最新 肝臓病学
全国現状調査から将来展望まで

編集

渡辺　明治　富山医科薬科大学教授
樋口　清博　富山医科薬科大学講師

株式会社 新興医学出版社

序

　肝臓病学は肝炎ウイルスの研究を中心に著しい発展を遂げてきた．その成果に支えられ，臨床面では，C型慢性肝炎のIFN治療や肝細胞癌の発生予防などに優れた成果をあげている．一方，新世紀の肝臓病学を考えるとき，ウイルス学に代わって脂肪肝，自己免疫性肝疾患，薬剤性・アルコール性肝障害など代謝・免疫生化学的疾患が重要な研究課題となることが予測される．確かに，現在のウイルス肝炎の診療と比較すればこれらはいずれも立ち遅れが目立つ分野といえる．

　1999年12月に第33回日本肝臓学会西部会を開催するにあたり，代謝肝臓学を基本的テーマとしたことから，応募いただいた多くの演題の中からとくに編者らがこの趣旨に沿って優れた内容のものを選定し，まとめて編集したものが本書である．とくに，最新の実態を知るために行った薬剤性肝障害，肝性脳症の全国調査，さらにこれまでに行われた全国集計を取り入れた肝臓病の地域偏在性などを中心として，さらに将来のわが国の肝臓学の展望を「若手企画：新時代をひらく肝臓病学」として学会でとりあげたので，それらを重視して本書を企画，編集した．

　薬剤性肝障害は年代によりその起因薬剤が異なっていることから最新の全国集計によるデータが必要とされていたところであり，また発症機序の解明が進むにつれて新しい診断法の確立が求められている．腹部画像診断法の普及とともに，肝硬変を伴わない肝性脳症例の報告が多くなり，その実態の正しい理解と新しい概念の確立が望まれている．また，小児科医と内科医の連携も大切な分野でもある．さらに肝臓病の地域偏在性では，劇症肝炎，自己免疫性肝炎，C型慢性肝疾患，肝癌，アルコール性肝障害などが取りあげられ，日常診療に欠かせない最新情報を提供していると考えている．

　主として第33回日本肝臓学会西部会でご発表いただいた先生方に執筆をお願いしたが，いずれもわが国を代表する肝臓病学のエキスパートの方々である．本書を肝臓病の診療の一助としてご活用いただければ幸いである．

　最後に執筆いただいた各先生方と学会の開催に労を共にした富山医科薬科大学第三内科教室員一同に感謝いたします．

　　平成12年11月

編者

渡辺　明治

樋口　清博

執筆者一覧

内藤雅文（大阪厚生年金病院内科）
片山和広（大阪厚生年金病院内科）
浜崎　景（三重県立総合医療センター専門診療医）
馬場　優（三重県立総合医療センター診療部長）
林　紀夫（大阪大学大学院医学系研究科分子制御治療学教授）
有地建実（香川医科大学第三内科）
西岡幹夫（香川医科大学第三内科教授）
西大路賢一（京都府立医科大学第三内科）
伊藤義人（京都府立医科大学第三内科助手）
葛下典由（大阪大学大学院医学系研究科分子制御治療学医員）
萱野幸三（山口大学第一内科助手）
沖田　極（山口大学第一内科教授）
菅原　聡（新潟大学第三内科）
市田隆文（新潟大学第三内科）
上田重彦（奈良県立医科大学第三内科）
福井　博（奈良県立医科大学第三内科教授）
井出達也（久留米大学第二内科助手）
佐田通夫（久留米大学第二内科教授）
安藤量基（岐阜大学第一内科助手）
鶴見　寿（岐阜大学第一内科助手）
江川　徹（高知医科大学第一内科）
西原利治（高知医科大学第一内科講師）
吉波尚美（京都市立病院消化器科医長）
勝馬芳徳（京都市立病院消化器科部長）
為田靱彦（山本総合病院院長）
足立幸彦（三重大学第三内科）
渡辺明治（富山医科薬科大学第三内科教授）
杉本元信（東邦大学医学部第二内科助教授）
舛本俊一（愛媛大学第三内科講師）
恩地森一（愛媛大学第三内科教授）
村脇義和（鳥取大学第二内科講師）
川崎寛中（鳥取大学第二内科教授）
西内明子（兵庫県立西宮病院内科部長）
進士義剛（兵庫県立西宮病院名誉院長）
池田隆明（横須賀共済病院内科部長）
佐藤千史（東京医科歯科大学保健衛生学科教授）
神代龍吉（久留米大学第二内科助教授）
黒田雅昭（朝日大学附属村上記念病院消化器内科）
小島孝雄（朝日大学附属村上記念病院消化器内科）
國谷　等（富山医科薬科大学第三内科）
高原照美（富山医科薬科大学第三内科講師）
吉治仁志（奈良県立医科大学第三内科）
栗山茂樹（奈良県立医科大学第三内科講師）
坂井田功（山口大学第一内科講師）
飯室勇二（京都大学医学研究科消化器外科助手）
山岡義生（京都大学医学研究科消化器外科教授）
稲垣　豊（国立金沢病院内科・臨床研究部）
森本日出雄（国立金沢病院消化器科部長）
武田英二（徳島大学病態栄養教授）
山中仙示（徳島大学病態栄養）
森脇久隆（岐阜大学第一内科教授）

米澤一仁（神戸大学バイオシグナル研究センター教授）
原　賢太（神戸大学バイオシグナル研究センター助手）
内野高子（熊本県健康福祉部健康増進課課長補佐）
遠藤文夫（熊本大学小児科教授）
佐倉伸夫（広島大学小児科助教授）
小林圭子（鹿児島大学第一生化学助教授）
佐伯武頼（鹿児島大学第一生化学教授）
河相　覚（富山医科薬科大学第三内科）
植村正人（奈良県立医科大学第三内科講師）
田宮芳孝（大牟田市立総合病院消化器科）
久保保彦（大牟田市立総合病院院長）
松原　寛（愛媛大学第三内科）
道堯浩二郎（愛媛大学光医療診療部助教授）
金田　暁（国立千葉病院内科医師）
高梨秀樹（国立千葉病院消化器科医長）
飯田　宏（金沢大学第一内科）
金子周一（金沢大学第一内科）
井内英人（愛媛大学第三内科助手）
堀池典生（愛媛大学第三内科助教授）
斎藤　聡（虎の門病院消化器科）
熊田博光（虎の門病院消化器科部長）
丸山敦史（信州大学第三内科）
清澤研道（信州大学第三内科教授）
桐島寿彦（京都府立医科大学第三内科）
岡上　武（京都府立医科大学第三内科助教授）
木村泰彦（香川医科大学第三内科）
佐久川廣（琉球大学第一内科講師）
仲宗根啓樹（琉球大学第一内科）
岩井正勝（岩手医科大学第一内科助手）
鈴木一幸（岩手医科大学第一内科教授）
高瀬修二郎（金沢医科大学消化器内科教授）
渡辺文時（東京慈恵会医科大学消化器・肝臓内科助手）
戸田剛太郎（東京慈恵会医科大学消化器・肝臓内科教授）
大澤陽介（岐阜大学第一内科）
永木正仁（岐阜大学第一内科講師）
辻研一郎（国立長崎中央病院臨床研究部）
矢野右人（国立長崎中央病院院長）
船津和守（九州大学大学院工学研究院教授）
杉町圭蔵（九州大学大学院医学研究院教授）
堀本雅祥（大阪大学大学院病態情報内科学）
安村　敏（富山医科薬科大学第三内科）
新敷吉成（富山医科薬科大学第三内科）
酒井佳夫（金沢大学第一内科）
小林健一（金沢大学第一内科教授）

（執筆順）

目　次

I　肝炎

症例
インターフェロン治療 6 年 8 カ月後に再燃をきたした C 型慢性肝炎 ……………………………… 2
Monoclonal gammopathy of undetermined significance を合併した C 型慢性肝炎の 2 例 ………… 6

C 型肝炎ウイルス感染による肝病態形成とその制御 …………………………………………………… 9

肝炎と免疫
C 型肝炎ウイルス（HCV）に対する予防的 DNA ワクチンの試み …………………………………… 13
C 型慢性肝炎におけるケモカイン IP-10，MIP-1β，MCP-1 の臨床的意義 ………………………… 16
C 型慢性感染患者における肝炎発症，進展およびその抑制に関与する宿主遺伝子の同定 ………… 19
単一リンパ球レベルからみた劇症肝炎患者における Th1/Th2-associated cytokine imbalance …… 22
肝疾患における NKT 細胞の役割について ……………………………………………………………… 25

肝炎と血液疾患
非ホジキンリンパ腫例における C 型肝炎ウイルス（HCV）感染に関する検討 ……………………… 31
赤芽球癆を合併した急性ウイルス性肝炎 5 例の臨床的検討 …………………………………………… 35
B 型肝炎ウイルス healthy carrier における造血器疾患治療の問題点 ……………………………… 38

II　薬剤性肝障害

症例
タモキシフェンによる steatohepatitis とその背景 ……………………………………………………… 42
フロン代替物質による肝障害 ……………………………………………………………………………… 46

薬剤性肝障害の全国集計 …………………………………………………………………………………… 50

実態と時代的推移
薬剤性肝障害の実態──10 年間の調査結果── ………………………………………………………… 62
薬剤性肝障害の時代的推移──最近 10 年間の傾向── ………………………………………………… 67
薬剤性肝障害の時代的推移 ………………………………………………………………………………… 70

診断法
薬剤性肝障害における腹腔鏡検査の意義について ……………………………………………………… 74
薬剤性肝障害の診断──フローサイトメトリーによるリンパ球刺激試験（LST）── ……………… 79
薬剤性肝障害における cytochrome P450 の遺伝子多型の検討 ………………………………………… 84

III 肝硬変

症例
ラクツロース抵抗性肝性脳症に対する *Helicobacter pylori* 除菌療法 ……………………88
短絡路閉鎖により脳MRI所見の改善を認めた静脈管開存による
　門脈―大循環系短絡路性脳症の1例 ……………………92

肝線維化
トランスジェニックマウスを用いたTIMP-1の肝線維化過程における役割の解析 ……………………95
Fibrolysis亢進による肝線維化改善の試み ……………………98
マトリックスメタロプロテアーゼ (MMP)-1強制発現による肝線維化の治療
　および肝細胞増殖の強制開始 ……………………101
インターフェロンの抗線維化作用に関する臨床的ならびに分子生物学的検討 ……………………106

栄養代謝
肝疾患と病態栄養――予防と治療を考える―― ……………………110
臨床栄養の意義と役割――肝疾患を例として―― ……………………114
アミノ酸バランスを感知する新たな細胞内シグナル伝達機構の研究 ……………………118

肝性脳症（全国集計を含む）
20歳未満で診断された先天性門脈―体循環シャント症例の臨床像について ……………………123
ガラクトース血症マス・スクリーニングで発見された門脈大循環シャント ……………………127
成人発症Ⅱ型シトルリン血症 ……………………131
非肝硬変性脳症の全国調査とその分類 ……………………136
肝性脳症を呈した特発性門脈圧亢進症の病態――脳症非合併例，肝硬変脳症との対比―― ……………………143

IV 肝腫瘍

症例
自然経過により壊死，消失した肝細胞癌の1剖検例 ……………………150
肝不全で発見された若年乳癌のびまん性肝類洞内転移の1例 ……………………155

肝癌治療の合併症とその対策
肝細胞癌に対する肝動脈塞栓術の効果と合併症の検討 ……………………158
亜区域肝動脈塞栓術における肝機能への影響と合併症の検討 ……………………163
肝細胞癌に対する経皮的エタノール注入療法と経皮的高周波熱凝固療法
　の合併症の比較検討 ……………………167

V わが国における肝臓病の地域偏在性とその要因

首都圏における肝疾患の実態 ……………………172
長野県における肝疾患の成因別頻度 ……………………176

京都地区の一肝臓外来の肝疾患の実態 ……………………………………………………………181
香川医大第三内科における肝疾患の成因別実態 ……………………………………………………186
沖縄県における肝疾患の実態 ……………………………………………………………………………190
劇症肝炎における地域偏在性について ………………………………………………………………194
本邦におけるアルコール性肝障害の実態と変遷 ……………………………………………………198
わが国における自己免疫性肝炎（AIH）の地域偏在性——厚生省全国調査による実態解析の試み——…203

VI　これからの肝臓病——将来への展望

TNF-α により誘導される肝細胞アポトーシスとシグナル伝達 ……………………………………212
B 型慢性肝炎に対するワクチン療法の可能性 ………………………………………………………216
ハイブリッド型人工肝臓補助システムの前臨床動物実験 …………………………………………220
ヒト肝癌における生存シグナルの検討 …………………………………………………………………225
Retro-Tet system を用いたマウス肝癌発達過程における VEGF の作用
　および Flk-1 の役割の解析 ……………………………………………………………………………229
マーカー遺伝子導入細胞を用いた肝癌転移メカニズムの解明と
　活性化ナチュラルキラー細胞による免疫治療 ……………………………………………………233
アデノウイルスベクター二重感染法による肝癌特異的自殺遺伝子治療 …………………………237
肝疾患研究における呼気生化学的アプローチ ………………………………………………………241

索　　引 ……………………………………………………………………………………………………249

肝 炎

Ⅰ

症例

インターフェロン治療6年8ヵ月後に再燃をきたしたC型慢性肝炎症例

はじめに

C型慢性肝炎に対するインターフェロン（IFN）治療の効果判定は，IFN投与終了6ヵ月後の肝機能正常化および血中HCV RNA陰性化をもって著効と判定するのが一般的である[1,2]．今回われわれはIFN治療により"著効"を得たものの，6年8ヵ月後に多形滲出性紅斑に対するステロイド使用を契機に再燃をきたしたと考えられる症例を経験した．C型慢性肝炎のIFN治療の効果判定に厳重な経過観察が必要なことを示唆する貴重な症例と考え，ここに報告する．

I．症例

患　者：44歳，女性
主　訴：肝機能異常
家族歴：特記すべき事項なし
輸血歴：なし
飲酒歴：なし

現病歴および経過：1991年6月心窩部痛のため他医受診時，肝機能障害（ALT：1805 IU/l，AST：1032 IU/l，T. Bil：10.0 mg/dl）を指摘され当院へ紹介入院となった（入院時の検査成績を表1に示す）．ALT値は一峰性上昇のみで順調に改善し，HCV第1世代抗体陰性，血中HCV RNA陽性よりC型急性肝炎と診断した．いったんALT値は正常化したものの1992年2月に再増悪（ALT：58 IU/l）をきたしたため，同年3月よりIFN治療（rIFN-α-2a 600万単位×週3回×8週＋rIFN-α-2b 300万単位×週3回×16週：計28800万単位）を行い生化学的，ウイルス学的著効を得た（図1）．

IFN治療後の経過観察中は肝機能検査値は正常を維持し，血中HCV RNAは陰性を継続した．1998年5月の検査成績はALT：9 IU/l，AST：17

表1　初回入院時検査成績

【末梢血液検査】		【生化学検査】		【血清蛋白】	
WBC	5700 /mm³	T. Bil	10.0 mg/dl	TP	7.0 g/dl
RBC	441×10⁴ /mm³	D. Bil	6.8 mg/dl	Alb	4.3 g/dl
Hb	13.3 g/dl	AST	1520 IU/l	Glb	2.7 g/dl
Ht	41.1 %	ALT	2311 IU/l	α1-Glb	3.4 %
Plt	25.0×10⁴ /mm³	ALP	142 IU/l	α2-Glb	8.9 %
【凝固検査】		LDH	589 IU/l	β-Glb	12.9 %
PT	77 %	γ-GTP	161 IU/l	γ-Glb	13.1 %
HpT	46 %	LAP	464 IU/l	IgG	1180 mg/dl
【ウイルスマーカー】		ChE	0.69 IU/l	IgA	888 mg/dl
IgM-HA	(−)	T-Chol	166 mg/dl	IgM	165 mg/dl
HBsAg	(−)	BUN	10 mg/dl		
HBsAb	(−)	Crn	0.9 mg/dl		
IgM-HBc	(−)	FBS	81 mg/dl		
HCV Ab(1 st)	(−)	Amy	189 IU/l		
HCV RNA(PCR)	(+)				

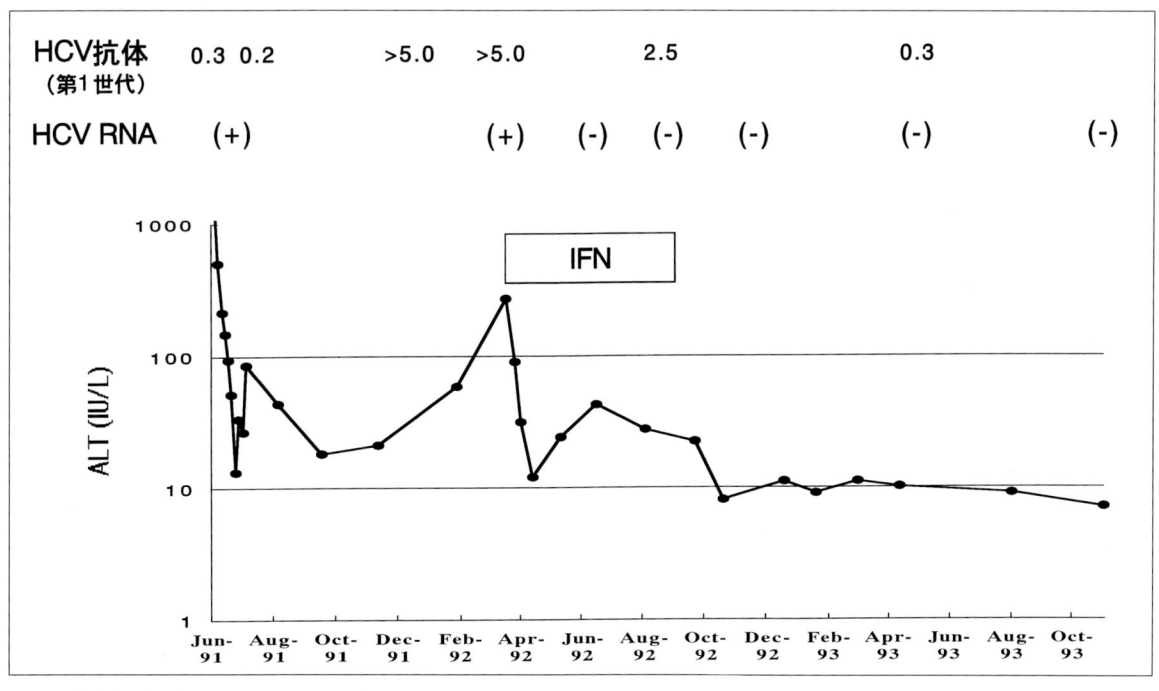

図1 臨床経過（Jun. 91～Nov. 93）

表2 再燃時検査成績

【末梢血液検査】		【生化学検査】		【血清蛋白】	
WBC	8600 /mm³	T. Bil	0.8 mg/dl	TP	7.0 g/dl
RBC	437×10⁴ /mm³	D. Bil	0.1 mg/dl	Alb	3.7 g/dl
Hb	13.2 g/dl	AST	107 IU/l	Glb	3.3 g/dl
Ht	41.7 %	ALT	170 IU/l	α1-Glb	5.9 %
Plt	34.0×10⁴ /mm³	ALP	198 IU/l	α2-Glb	8.1 %
【ウイルスマーカー】		LDH	153 IU/l	β-Glb	14.3 %
IgM-HA	(−)	γ-GTP	99 IU/l	γ-Glb	19.5 %
HBsAg	(−)	LAP	86 IU/l	IgG	1503 mg/dl
HBsAb	(−)	ChE	145 IU/l	IgA	660 mg/dl
IgM-HBc	(−)	T-Chol	258 mg/dl	IgM	146 mg/dl
HCV Ab (3 rd)	11	BUN	19 mg/dl		
HCV RNA	87 Kcopy/ml	Crn	0.6 mg/dl		

IU/l, HCV RNA 陰性, HCV コア抗体陰性, HCV 第3世代抗体4.2 であった.

1999年4月15日全身の皮疹のため当院皮膚科に入院, 多形滲出性紅斑の診断のもとにステロイド治療（メチルプレドニゾロン250 mg i.v.×3日, プレドニゾロン30 mg p.o. 以後漸減）を行い皮疹は軽快した. 皮膚科入院中肝機能検査値は正常であった. 5月24日内科外来受診時に ALT：170 IU/l, AST：107 IU/l とトランスアミナーゼの上昇を認め, 同時に血中 HCV RNA は陽性化し, 第3世代抗体価の上昇（抗体価11）も認められ, C型慢性肝炎の再燃と考えられた（検査成績を表2に示す）. 1999年12月現在肝機能異常は持続し血中 HCV RNA も陽性で, 8.9～190 Kcopy/ml と比較的低ウイルス量で推移している.（図2）.

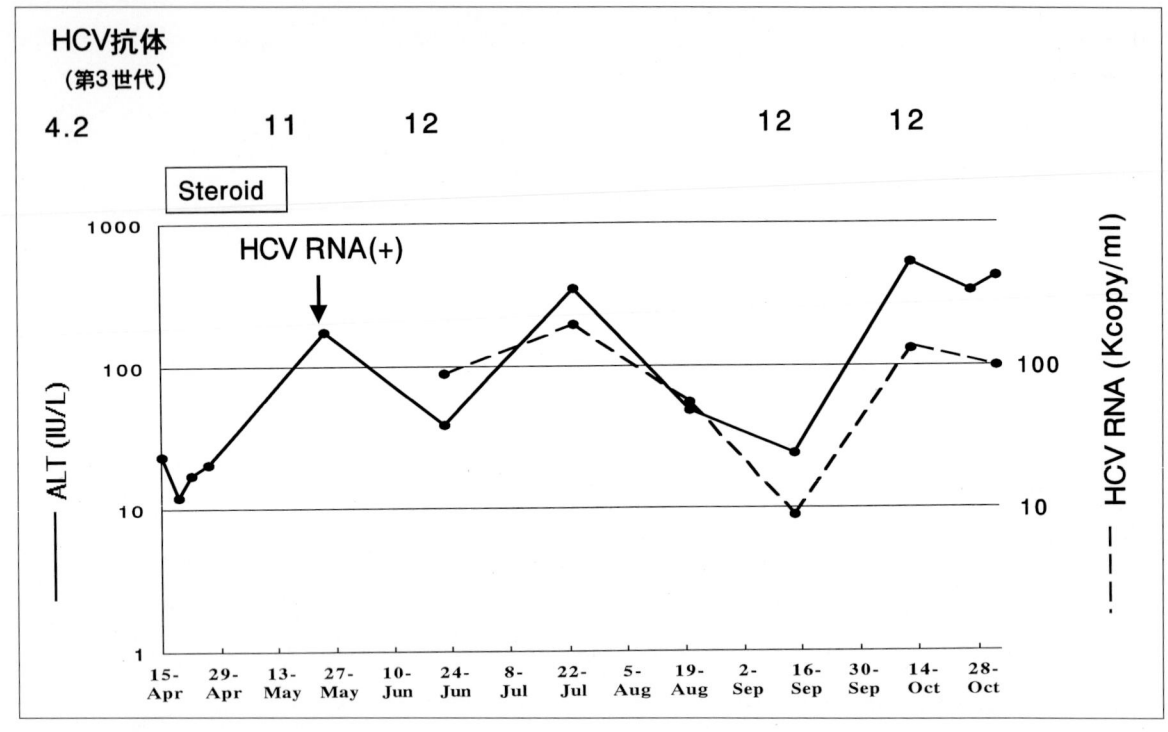

```
HCV抗体
(第3世代)

 4.2           11        12                    12        12
```

図2 臨床経過 (Mar.～Nov. 99)

II. 考　察

　本症例のようにいったん著効と考えられた症例においてC型肝炎の再燃がみられた場合，それが再燃であるのか，あるいは新たなC型肝炎ウイルスの感染なのか．IFN治療前と再燃時のウイルス学的検討を行うことがその解明に必要であるが，治療前の保存血清がなかったため最終的な結論は得られていない．学会当日の討議でも本症例は新たな感染と考えるのが妥当であろうとの意見も出された．しかしながら，皮膚科への入院までは医療行為は受けておらず，drug, tattoo, 針治療, sexual contactなどの考えうる感染経路は否定されているため，その他の日常生活においてC型肝炎の感染が新たに起こった可能性は低いと考えられる．そのうえ発症早期から第3世代抗体価は11と高力価を示していた．以上の点よりわれわれは微量ながらも存在したC型肝炎ウイルスがステロイド投与を契機に増殖し肝炎を惹起したと推論した．
　ステロイド投与によりC型慢性肝炎の急性増悪が惹起されることに関しては諸家からの報告が散見される[3]．C型肝炎ウイルスの場合，肝移植後の免疫抑制剤使用[4]や自己免疫性肝炎としてのステロイド投与[5]により感染ウイルス量がB型肝炎ウイルスほどではないにしても増えるとされているが，血中HCV RNAが陰性化していた症例においてステロイドにより陽性化したとの報告はなく，今後結論を得るためにもさらなる症例の蓄積が必要と考える．
　C型慢性肝炎のIFN治療効果判定においては，長期にわたる厳重な経過観察の必要性があり，特に免疫抑制剤などの使用の際は再燃の可能性を念頭に置くべきと考えられた．

文　献

1) 飯野四郎：C型慢性肝炎に対するIFN療法の効果判定基準について．厚生省特定疾患難治性の肝炎調査研究班，平成3年度研究報告；182-183, 1992.
2) 飯野四郎：C型慢性肝炎に対するIFN療法の効果判定基準について．厚生省特定疾患難治性の肝炎調査研究班，平成5年度研究報告；5-7, 1994.
3) 竹内靖雄，他：ステロイドにより急性増悪をきたしたC型慢性肝炎の2例，肝臓 38 (Suppl. 2)：273, 1997.

4) Everhart JE, et al.: Recurrent and new hepatitis C virus infection after liver transplantation. Hepatology 29: 1220-1226, 1999.
5) Yoshikawa M, et al.: Disappearance of serum HCV-RNA after short-term prednisolone therapy in a patient with chronic hepatitis C associated with autoimmune hepatitis-like serological manifestations. J Gastroenterol 34 (2): 269-274, 1999.

(内藤雅文, 吉川　澄, 新崎信一郎, 柄川悟志, 横井豊彦, 南條明子, 伊藤善基, 石橋一伸, 片山和宏)

Monoclonal gammopathy of undetermined significance を合併した C 型慢性肝炎の 2 例

はじめに

C 型肝炎ウイルス感染症の肝外病変として，多発性骨髄腫，悪性リンパ腫やクリオグロブリン血症など，リンパ系増殖性疾患の合併症例が報告され，その関連性が議論されている[1]．今回われわれは，C 型慢性肝炎にリンパ系増殖性疾患の一つである monoclonal gammopathy of undetermined significance（MGUS）を合併した 2 例を経験したので若干の文献的考察を加え報告する．

I．症例 1

患　者：69 歳，女性
主　訴：尿の泡立ち
既往歴：62 歳，胆嚢摘出術（輸血あり）
嗜好歴：タバコ＝なし，アルコール＝機会飲酒
現病歴：64 歳より，糖尿病，C 型慢性肝炎にて近医通院していた．平成 11 年 3 月頃より，尿の泡立ちが気になり，当院外来を受診．尿蛋白陽性，血清 M 蛋白陽性，尿中の Bence-Jones 蛋白（κ 型）陽性で精査加療目的にて入院となった．

入院時現症：特記すべき異常なし．
入院時検査成績（表1）：血小板の減少，ZTT，GOT，GPT の上昇，また血糖，HbA1c の軽度上昇を認めた．蛋白尿は陽性で，一日蛋白尿は 0.31 g であった．HCV genotype は 1 b 型で，ウイルス量は 350 Kcopy/ml．クリオグロブリン血症は陰性であった．

蛋白分画では，軽度の γ-グロブリン上昇を認め，血清 IgG は正常上限．血清免疫電気泳動では，IgG-κ 型の M 蛋白が陽性で，尿中では Bence-Jones 蛋白 κ 型が認められた．骨髄所見としては，形質細胞数は 7.8 ％ と軽度上昇しているものの異型性はなく，顆粒球系，赤芽球系にも特に異常は認めなかった．

肝生検の病理組織は C-CH（A_2, F_2）であった．
以上より，本症例は，MGUS を合併した C 型慢性肝炎と診断した．

表 1　入院時検査所見

症例 1				症例 2			
WBC	3800 /μl	GLU	137 mg/dl	WBC	2600 /μl	U-Protein	(2+)
RBC	420×10⁴/μl	HbA1c	6.2 ％	RBC	335×10⁴/μl	U-Cast	(−)
Hb	13.3 g/ml	U-Protein	0.31 g/day	Hb	10.0 g/ml	HBsAg	(−)
Hct	39.6 ％	HBsAg	(−)	Hct	31.0 ％	HCVAb	(+)
Plt	9.4×10⁴/μl	HCVAb	(+)	Plt	7.7×10⁴/μl	HCV-RNA	830 KIU/ml
GOT	91 IU/l	HCV-RNA	350 Kcopy/ml	GOT	32 IU/l	genotype	1b
GPT	103 IU/l	genotype	1b	GPT	31 IU/l	IgG	3252 mg/dl
LDH	211 IU/l	IgG	1641 mg/dl	LDH	293 IU/l	IgA	268 mg/dl
ChE	257 IU/l	IgA	73 mg/dl	ChE	150 IU/l	IgM	154 mg/dl
ALP	343 IU/l	IgM	41 mg/dl	ALP	161 IU/l	Alb	50.1 ％
γ-GTP	36 IU/l	Alb	51.3 ％	γ-GTP	16 IU/l	α1	2.3 ％
TP	6.6 g/dl	α1	2.7 ％	TP	7.7 g/dl	α2	8.3 ％
Alb	3.9 g/dl	α2	10.6 ％	Alb	3.7 g/dl	β	10.3 ％
ZTT	25.6 K-U	β	11.4 ％	ZTT	20.7 K-U	γ	29.0 ％
T-Bil	0.68 mg/dl	γ	24.0 ％	T-Bil	0.44 mg/dl	血清免疫電気泳動	IgG-κ 型
T-CHO	170 mg/dl	血清免疫電気泳動 尿中 BJP-κ 型	IgG-κ 型 陽性	T-CHO	123 mg/dl	尿中 BJP	陰性

II. 症例2

患　者：71歳，男性
主　訴：検診での異常
既往歴：31歳，肺結核にて右上葉切除（輸血あり）
嗜好歴：タバコ＝なし，アルコール＝機会飲酒
現病歴：平成7年8月老人基本検診で汎血球減少症および腎機能障害を指摘され，当科へ精査目的入院となった．
入院時現症：眼結膜；軽度貧血あり，黄疸なし．その他，特記すべき異常なし．
入院時検査成績（表1）：汎血球減少症，腎機能障害，ZTTの上昇，Alb，T-Cho，ChE，A/G比の低下および蛋白尿を認めた．HCV genotypeは1b型で，ウイルス量は830 KIU/ml．クリオグロブリン血症は陰性であった．

蛋白分画では，軽度のγ-グロブリン上昇を認め，血清IgGは3252 mg/dlと高値を認めた．血清および尿中の免疫電気泳動では，IgG-κ型のM蛋白が陽性で，尿中Bence-Jones蛋白は陰性．骨髄所見では，細胞数はやや減少し，巨核球数は正常下限程度であったが，組織学的には顆粒球系，赤芽球系に特に異常は認めず，形質細胞の異型性もなかった．

腹腔鏡所見では島田分類317番地の斑紋肝，中等度の脾腫を，肝生検の病理組織では，C-CH（A$_2$, F$_3$）であった．

また，腎生検では糸球体係蹄の肥厚，メサンギウム細胞の増殖を認め，蛍光抗体法にてIgGやC3の沈着も認められ，膜性増殖性糸球体腎炎と診断した．

以上より，本症例もMGUSを合併したC型慢性肝炎と診断した．

III. 考　察

本邦で報告されたMGUSを合併したC型慢性肝炎（表2）はまだ少なく，われわれの検索した範囲内では自験例（第5，6例）を含め6例であった．年齢はすべて58歳以上の比較的高齢であり，MGUSのクラス分類では，すべてIgG-κ型であった．全例でHCV RNAが陽性で，そのgenotypeは1b型が4例，2a型が1例であった．

表2　本邦で報告されたMGUSを合併したC型慢性肝炎

	sex	age	MGUS class	HCV genotype	HCV RNA	HBsAg
1	F	74	IgG-κ型	2a	陽性	陰性
2	F	58	IgG-κ型	1b	陽性	陰性
3	M	65	IgG-κ型	1b	陽性	陰性
4	F	60	IgG-κ型	?	陽性	?
5	F	69	IgG-κ型	1b	陽性	陰性
6	M	71	IgG-κ型	1b	陽性	陰性

C型肝炎ウイルス感染症とMGUSの関連に関する報告例では，Andreoneらによれば，C型慢性肝炎とB型慢性肝炎のMGUS合併頻度を年齢，性別，組織の進展度を考慮し，比較検討した結果，C型慢性肝炎8.1％（16/198）であるのに対し，B型慢性肝炎0％（0/50）であり，明らかな有意差を認め，C型肝炎ウイルス感染症とMGUS発症の関連性を示唆する報告をした[2]．

一方，Mangiaらは，C型慢性肝炎におけるMGUSの合併頻度については，1.8％（11/614）とgeneral populationと有意差を認めなかったと報告した[3]．

クリオグロブリン血症を伴わないMGUSにおけるHCV抗体陽性率に関しては，Mangiaらは15.6％（16/102）（対照5.3％），Mussiniらは14.3％（10/70）と対照群に比べて約3倍の高値を示し，その関連性を示唆する報告をした．しかし，Mangiaらは，MGUSおよびC型慢性肝炎は高齢者に分布することに注目し，50歳以上でage matchingさせて検討すると，17.9％（対照10％）と有意差を認めなくなり，その関連性に疑問を残した[3,4]．

一般的に，MGUSは慢性感染症，自己免疫疾患，悪性腫瘍などに伴い発症することが知られている．C型慢性肝炎に合併したクリオグロブリン血症やnon-Hodgkin B cell lymphoma（NHL）の症例の末梢血単核球，一部の骨髄やリンパ節などでHCV RNAが検出された[5,6]．したがって，MGUSは，NHLなどの悪性リンパ増殖性疾患の前段階と考えるなら，HCV感染がその発症病理に関与していることが考えられる．すなわち，MGUSでHCVのB細胞への感染，それに伴う免疫異常，細胞機能障害などの機序が推測されるが，その本態は不明であ

る.

こうした点を明らかにするために,同様の症例を集積分析するとともに,HCV の B 細胞への感染性,遺伝子への影響など,分子生物学的検討を加える必要があると考えられる.

文献

1) 長尾由美子,佐田通夫:C 型肝炎ウイルスと肝外病変.日本消化器病学会雑誌 96 (11): 1249-1257, 1999.
2) Andreone P, Gramenzi A, Cursaro C, et al.: Monoclonal gammopathy in patients with chronic hepatitis C virus infection. Blood 88: 1122, 1996.
3) Mangia A, Clemente R, Musto P, et al.: Hepatitis C virus infection and monoclonal not associated with cryoglobulinemia. Leukemia 10: 1209-1213, 1996.
4) Mussini C, Ghini M, Mascia MT, et al.: Monoclonal gammopathy and hepatitis C virus infection. Blood 85: 1144-1145, 1995.
5) Ferri C, Monti M, Civita L, et al.: Infection of peripheral blood mononuclear cells by hepatitis C virus in mixed cryoglobulinemia. Blood 82: 3701-3704, 1993.
6) Ferri C, Civita LL, Monti M, et al.: Can type C hepatitis infection be complicated by malignant lymphoma? Lancet 346: 1426-1427, 1995.

(浜崎　景,馬場　優,長谷川浩司,甲斐基一,荒木美帆,渡邉典子,恒矢保雄,熊澤正継,足立幸彦)

C型肝炎ウイルス感染による肝病態形成とその制御

はじめに

アポトーシス（apoptosis）は，1970年代のはじめにスコットランドの病理学者であったKerrらにより提唱された概念で，核クロマチンの凝縮，核の断片化，アポトーシス小体の形成によって特徴づけられる細胞死の一形態であり，細胞の膨化を伴う壊死/ネクローシス（necrosis）とは区別される．以前より，ウイルス性肝炎におけるCouncilman body/acidophilic bodyはアポトーシスを起こしている細胞であることが知られていたが，従来「肝炎は壊死（ネクローシスnecrosis）」という既成概念があり，アポトーシスはあまり注目されていなかった．しかし，ウイルス性肝炎では細胞障害性Tリンパ球（cytotoxic T lymphocytes：CTL）が肝細胞障害の主役であり，肝細胞障害におけるアポトーシスの重要性が脚光をあびるようになった．そこで，アポトーシスの分子機構を述べたあと，アポトーシスからみたC型肝炎における肝病態形成について述べたい．

I．アポトーシスの分子機構

アポトーシスは，放射線や紫外線など物理的な刺激をはじめ，増殖因子の除去，化学薬剤の投与，熱処理，FasやTNFR1（tumor necrosis factor receptor 1）への刺激などによって誘導される．アポトーシスは前述のように形態的な特徴から生まれた概念であるが，アポトーシスを起こした細胞からDNAを抽出して電気泳動にかけると，はしご（ladder）のようにバンドが並ぶ"DNA ladder"が認められる．これは，細胞内エンドヌクレアーゼ活性が上昇し，ヌクレオソーム単位にDNAが切断されたためであるが，ネクローシスでも認められるときがあり，必ずしもアポトーシスに特徴的なものではない．このように，アポトーシスの誘導機構には多くの機構があるが，肝細胞障害を考えるうえでは，Fasの系が特に重要と考えられる．

1. Fasリガンド/Fasシステム

アポトーシスの分子生物学的解明が進み，なかでも細胞をアポトーシスに導くFasが注目されている．Fasは細胞膜にある受容体であり，Fasの発現を増強するだけではアポトーシスは誘導されず，Fasの活性化にはFasリガンドが必要である．Fasは細胞内にdeath domain（DD）を有し，DDは細胞死のシグナル伝達に必須の60〜80アミノ酸のモチーフである．FasはFasリガンドの刺激を受けると3量体となり，FasのDDはFas-associated death domain-containing protein（FADD）のDDと会合する．さらに，FADDはそのdeath effector domain（DED）で，アポトーシス実行機構であるカスパーゼと呼ばれるシステインプロテアーゼのpro-caspase-8のDEDと会合し，caspase-8が活性化される．

2. アポトーシスの実行機構

Horvitzらは，C. elegansの変異体を解析しアポトーシスに関わる遺伝子群の存在を明らかにし，アポトーシスの実行に関与するced-3およびced-4遺伝子，アポトーシスの抑制に関与するced-9遺伝子を同定した．その後，ced-9遺伝子はヒトにおいてアポトーシスを抑制する遺伝子bcl-2とホモロジーがあり，ced-3はプロテアーゼであるインターロイキン1β変換酵素（interleukin-1β converting enzyme：ICE）とホモロジーがあることがわかった．ICEにホモロジーをもつ遺伝子群をcaspase（カスパーゼ）と呼び，ヒトではいままでに12種類が報告されている．いずれも活性中心にシステイン残基をもつシステインプロテアーゼであり，基質の切断部位にアスパラギン酸を必要とする酵素である．

細胞死の実行にとって，caspaseの中でもcaspase-3の活性化が最終的に重要である．これは細胞死の後期過程としてみられる形態的変化やDNA断片化に関与する分子をcaspase-3が基質としていることや，サブファミリー間のカスケードの最下流に位置していると考えられているからである．長田らは，DNAの断片化を誘導する因子caspase-dependent deoxyribonuclease（CAD）およびそれを阻害する因子（ICAD）を同定し，ICADが

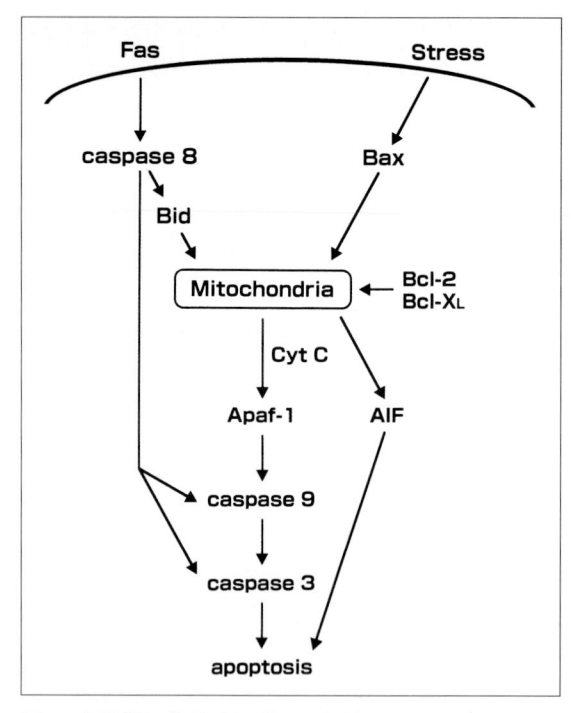

図1 細胞死の細胞内シグナル伝達

caspase-3 により不活化されることにより複合体から解離し，活性化された CAD は核内に移行して，DNA を断片化することを明らかにした．

caspase-3 の活性化は，caspase-8 や caspase-9 により行われる．caspase-9 は，Apaf-1 と cytochrome c により活性化される．細胞死を引き起こすシグナルがミトコンドリアに達すると，cytochrome c が細胞質に放出され，caspase-9 と Apaf-1 に細胞死実行のシグナルを伝える．ミトコンドリアは，ある意味では細胞死を行うかどうかの判断を下す器官ともいえ，雑多な細胞死シグナルが入ってくる．肝細胞では，caspase-8 が活性化されると，細胞死促進型の Bcl-2 ファミリーである Bid が caspase-8 により切断され，その切断型 Bid がミトコンドリアに移行してミトコンドリアにおける細胞死進行のシグナルをオンにすると考えられている．また，細胞生存因子により活性が維持されている Akt は細胞死促進型 Bcl-2 ファミリーの Bad をリン酸化することで，Bad の細胞死促進活性を抑えていると考えられている．また，細胞促進型 Bcl-2 ファミリーの代表格である Bax は，細胞がストレスなどの細胞死を促す刺激を受けると，細胞質から

ミトコンドリアへ移動集積する．

そこで，C 型肝炎における肝発癌進展過程における細胞死回避能の分子機構を，ヒト C 型肝癌で検討すると，活性化された Akt と A kinase が協調して BAD をリン酸化し，リン酸化された BAD が anti-apoptotic な働きをする Bcl-X_L との複合体より離れることで，Bcl-X_L がミトコンドリアからの cytochrome c の流失を阻害して，caspase-3 の活性を抑制することが明らかになった．このように，肝癌組織のみならず前癌状態である非癌部においても，生存シグナル伝達経路の活性化が細胞死回避能に関与していることが示唆された．

II. C 型肝炎における肝細胞障害

1. C 型肝炎と Fas システム

CTL はウイルス感染した細胞を直接障害する T 細胞であり，抗体による液性免疫のサーベイランスを逃れて細胞内に入り込んだウイルスを，感染細胞ごと排除する．感染細胞においてウイルス抗原はプロセシングされ 9 個前後のアミノ酸に切断されたペプチドになり，HLA class I 複合体に抱きかかえられた形で細胞表面に発現している．CTL は TCR を介してこの抗原ペプチドを認識し活性化され，Fas リガンド/Fas の系，パーフォリン・グランザイムの系，サイトカインを機能させて感染細胞を破壊する．

HCV 特異的 CTL は，1992 年 Koziel らによって C 型肝炎患者の肝臓内リンパ球から初めて誘導された．その後，末梢血リンパ球からも誘導され，C 型肝炎での肝細胞障害に CTL が重要な役割を果たしていることが明らかになった．さらに，CTL による肝細胞障害にとって重要な Fas リガンド/Fas についても検討されており，正常肝の肝細胞では Fas は発現していないが，C 型慢性肝炎肝組織では Fas 陽性肝細胞が認められ，炎症の強さに比例して Fas 発現が増強している．一方，肝浸潤リンパ球では FasL が発現しており，Fas を介したアポトーシスがヒトウイルス性肝炎の肝細胞障害に実際に関与していることが示された．このようにヒトウイルス性肝炎では CTL 上の Fas リガンドが肝細胞上の Fas にアポトーシスの刺激を伝達し，肝炎ウイルス感染肝細胞は細胞死に向かうと考えられる．

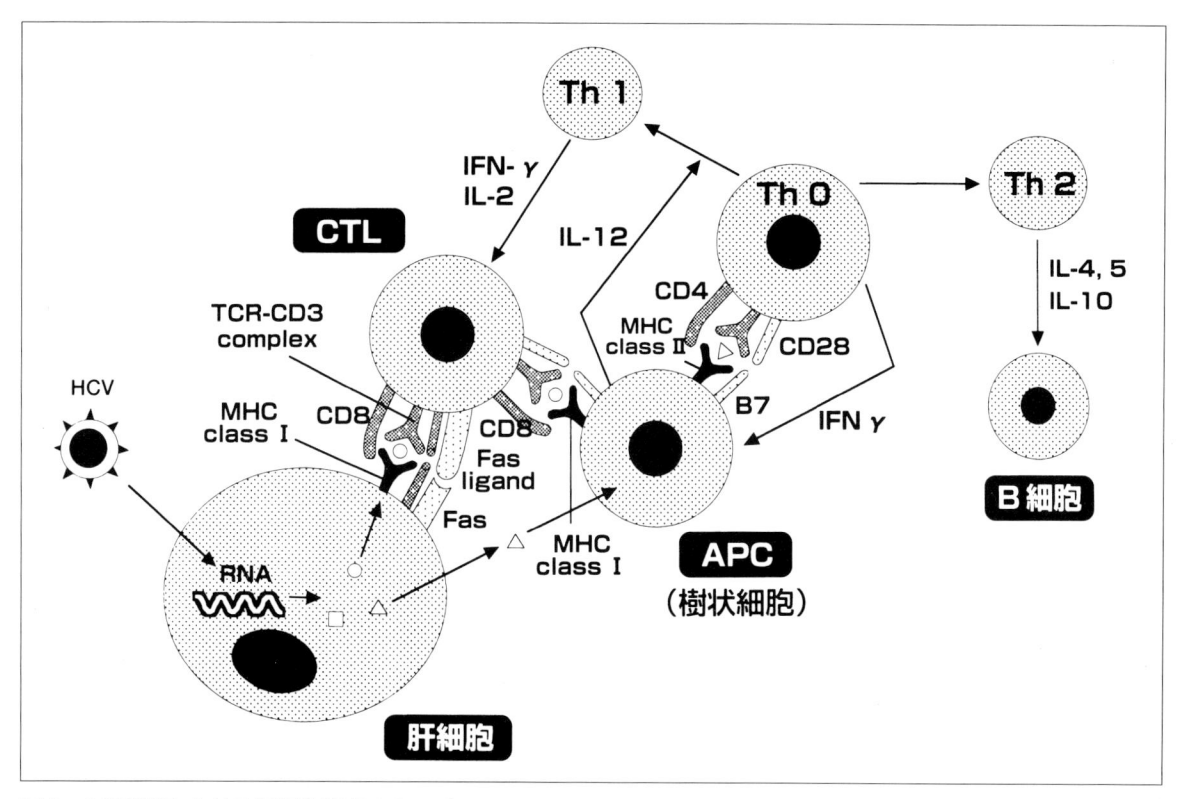

図2　C型肝炎における肝細胞障害メカニズム

　Fasは膜蛋白であるが，alternative splicingにより可溶型が産生される．可溶型FasはFasLとFasの結合を抑制し，アポトーシスを負に制御している．C型慢性肝炎患者の血中可溶型Fasは，健常者集団の可溶型Fas濃度に比し有意に高値で，これは肝組織のFasの発現量を反映しており，過剰な肝細胞のアポトーシスを抑える negative feed-back 機構がC型肝炎でも働いていると考えられている．

2. 肝炎ウイルス蛋白とアポトーシス

　肝炎ウイルス蛋白がアポトーシスを制御しているというデータも集積されている．HCVのコア蛋白（HCVcore）のトランスジェニックマウスではアポトーシスに陥る肝細胞数は増加しておらず，HCVcore単独ではアポトーシス誘導能をもたない．しかしHepG2細胞にHCVcoreを発現させると，HepG2細胞表面上のFas発現量に変化はないものの抗Fas抗体に対する感受性が増強しており，HCVcoreはFasの細胞内シグナルを増強すると報告されている．しかし，HCVcoreがアポトーシスを抑制しているという報告もみられ，現在のところヒトのC型肝炎で結論は得られていない．また，TNFR1はFasと同じく細胞内に"death domain"をもち，TNFαの刺激によって細胞死を誘導する．LaiのグループはHCVcoreがTNFR1の"death domain"に結合し，細胞死のシグナルを修飾することを示した．このように，in vitroの系ではHCVの各蛋白が細胞死のシグナルに影響するが，ヒトのC型肝炎においてどのような影響を与えるかについては，さらに検討が必要である．

3. CTL活性化の調節機序

　CTLはHCV感染細胞の排除において最も重要なエフェクター細胞だが，多くのC型肝炎患者においてCTLが存在するにもかかわらず，HCVが排除できない．このことは，HCV特異的CTLの誘導が，C型肝炎患者において不十分である可能性を示唆する．抗原提示細胞（APC）は抗原特異的免疫反応の中心に位置し，CTLの誘導において重要な役割を果たしている．そこで，生体における最も強力な抗原提示細胞である樹状細胞の機能をC

型肝炎で検討すると,樹状細胞機能は低下し,その成因としてはCD86の低発現およびIL-12の低産生による低増殖刺激が認められた.

以上のように,C型慢性肝炎では最も強力な抗原提示細胞である樹状細胞機能が低下し,CTLによりHCVが排除されず持続感染が成立すると考えられた.

まとめ

細胞死に関する研究のスピードには目を見張るものがある.細胞死が分子生物学的に厳密に制御されているという事実は,この機構のコントロールがさまざまな疾患に対する新たな治療戦略への足がかりになる可能性を示している.今後,C型肝炎や肝細胞癌をはじめとする難治性肝疾患の治療に,細胞死の制御による治療が応用される日も遠くないと期待する.

文献

1) Nagata S: Apoptosis by death factor. Cell 88: 355-365, 1997.
2) Mita E, Hayashi N, Iio S, et al.: Role of Fas ligand in apoptosis induced by hepatitis C virus infection. Biochem Biophys Res Commun 204: 468-474, 1994.
3) Koziel MJ, Dudley D, Afdhal N, et al.: Hepatitis C virus (HCV)-specific cytotoxic T lymphocytes recognize epitopes in the core and envelope proteins of HCV. J Virol 67: 7522-7532, 1993.
4) Hiramatsu N, Hayashi N, Katayama K, et al.: Immunohistochemical detection of Fas antigen in liver tissue of patients with chronic hepatitis C. Hepatology 19: 1354-1359, 1994.
5) Kanto T, Hayashi N, Takehara T, et al.: Impaired allostimulatory capacity of peripheral blood dendritic cells recovered from hepatitis C virus-infected individuals. J Immunol 162: 5584-5591, 1999.

(林 紀夫)

肝炎と免疫

C型肝炎ウイルス（HCV）に対する予防的DNAワクチンの試み

I. 目 的

DNAワクチンは，標的となる抗原を細胞内に表出し，効率良く細胞性および体液性免疫を誘導することが報告されており[1-4]，数多くのpreclinical modelにおいて防御反応を示すことが報告されている．これが最初に示された動物実験は，インフルエンザAウイルスのnucleoproteinのDNAワクチンである．このDNAワクチンを免疫されたマウスでは，抗原特異的な抗体が産生され，インフルエンザAウイルスが感染した細胞を特異的に傷害するMHC class I拘束性のCTL（cytotoxic T lymphocyte）も認められた[1]．この現象によって，DNAワクチンは数多くのエピトープに対してMHC class I拘束性のCTLを誘導し，ウイルスに対する感染防御を獲得できる簡便な方法であることが示された．

またHCVの治療は，現在のところインターフェロンを使用して行われているが，あまり有効ではない．そこで，HCVの感染と蔓延を防ぐワクチンの開発が急務である．

しかしながらHCVは，遺伝学的に多様性を示し，最低6つのgenotypeが存在し，各々に数多くのquasispeciesが認められており，escape variantsとなって生体の免疫監視機構から逃れ，HCVの持続感染が成立すると推定されており[5]，急性肝炎後に回復した場合に終生免疫が獲得されるかどうかは，議論の余地があるところである[6]．

HCVのenvelope glycoproteins（E1とE2）をチンパンジーに免疫した実験では，可変領域であるE1とE2に特異的な高力価の抗体のみが，非常に低力価のウイルスに対してのみ感染防御を認めたのみである[7]．

次に，DNAワクチンの人間への応用を試みるために，その類似モデルが必要である．チンパンジーはHCV感染と免疫反応の有用なモデルであるが，非常に高価で貴重である．それゆえに代用動物が必要であり，われわれはHLA-A2.1トランスジェニックマウス[8-11]を使用し，HLA-A2.1分子拘束性のCTLの免疫反応を調べた．なぜならば，われわれは以前，HLA-A2.1トランスジェニックマウスがHLA-A2.1 binding motifを有するペプチド（HCV-core由来）に特異的なCTLを産生し，これらのCTLは，HLA-A2.1分子を有するC型慢性肝炎患者のCTLの反応を解析できることを示した[8]からである．以上より，われわれはHLA-A2.1トランスジェニックマウスを使用して，HCVのアミノ酸配列が高度に保存されているcore領域に特異的な免疫反応をHCVのワクチンとして使用することは非常に有用であると考え，HCV-core DNAワクチンの臨床応用の可能性を検討した．

II. 方 法

1. マウス

HLA-A2.1トランスジェニックマウスは，MHC $\alpha 1$ と $\alpha 2$ ドメインにHLA-A2.1分子，$\alpha 3$ ドメインにマウスの D^d 分子を有している[10]．

2. DNAプラスミド

HCV-core DNA（AC7）は，HCV-H（1a）strain[12]のnucleocapsid（core）（a.a.1-191）をコードしている[13]．

3. ペプチド

われわれはHCV-core領域より，HLA-A2.1 binding motifをもつ3個のペプチド，1073.07（aa 35-44, YLLPRRGPRL），C7A2（aa 132-140, DLMGYIPLV），939.20.1（aa 178-187, LLALLSCLTV）を合成した．われわれは，これら3個のペプチドはHLA-A2.1拘束性の，人

間のCTLのエピトープであり，genotype間でアミノ酸配列が保存されていることを報告している[14]．

4. 細 胞

C1R-AADは人間のBリンパ芽球のcell lineであるHMYC1Rに，MHCの$\alpha 1$と$\alpha 2$ドメインにHLA-A2.1分子，$\alpha 3$ドメインにマウスのD^d分子を有するキメラ分子をトランスフェクトした細胞である[10]．

5. 免疫方法

マウスは，週0，14，28にAC7またはmock（コントロール）100 μgを大腿四頭筋に免疫された．

6. CTLアッセイ

免疫2，6，14ヵ月後に脾細胞を摘出し，CTLアッセイに使用した[15]．

7. HCVをコードするrVV (recombinant vaccinia virus) に対する防御反応

HCV-core特異的CTLが，HCV-core DNAワクチンを免疫2，6，14ヵ月後に，HCVを排除しHCVの感染を防御できるかどうかを調べるために1×10^7pfu (plaque-forming unit) のrVVを腹腔内投与し，5日後にrVVの力価を卵巣で測定した．なぜならば，HCVはマウスに感染しないので，HCVの代用物として，マウスに感染するrVVを使用したのである[16,17]．また，CD8$^+$T細胞がrVVに対する感染防御に関与しているかどうかを調べるために，抗CD8抗体を，sacrificeの7，6，5，4日前に0.5 mg/日腹腔内投与した[15]．

III. 結 果

1. HCV-core特異的CTL活性は最低14ヵ月継続する

われわれはHCV-core DNAワクチンを免疫2，6，14ヵ月後に，前述の3個のペプチドに特異的なCTLを誘導することに成功した[15]．

2. HCV-core特異的CTLはCD8$^+$であり，HLA-A2.1拘束性である

前述のCTL活性は，抗CD8抗体[18]と抗HLA-A2.1抗体[9]でブロックされ，抗CD4抗体[19]でブロックされなかった．

3. HCV-core特異的CTLは内因性に合成され発現したHCV-core由来蛋白を特異的に認識できる

上記のCTLはHCV-coreをコードするrVVが感染した細胞を破壊でき，麻疹ウイルスのHA (hemagglutinin) をコードするrVVが感染した細胞を破壊できなかった[15]．

4. DNAワクチンはHCVをコードするrVVの感染に対し最低14ヵ月防御反応を示し，この反応はCD8$^+$T細胞に担われる

免疫2ヵ月後では，HCV-core DNAで免疫し抗CD8抗体を投与しなかった群では，mockを免疫した群と比較して，HCV-coreをコードするrVVの力価の10^6〜10^{12}の減少を認め，一方，麻疹ウイルスのHAをコードするrVVの減少を認めなかった．HCV-core DNAで免疫し抗CD8抗体を投与した群では，HCV-coreをコードするrVVの力価の減少を認めなかった[15]．免疫6ヵ月後では，HCV-core DNAで免疫し抗CD8抗体を投与しなかった群では，HCV-core DNAで免疫し抗CD8抗体を投与した群と比較して，HCV-coreをコードするrVVの力価の10^7の減少を認めた（$p=0.000057$）[15]．免疫14ヵ月後でも，HCV-core DNAで免疫し抗CD8抗体を投与しなかった群では，mockを免疫した群と比較して，HCV-coreをコードするrVVの力価の10^5の減少を認めた（$p=0.0000015$）[15]．

IV. 考 察

HCV-core DNAは，HLA-A2.1分子により抗原提示される，HCV-core由来のペプチドに特異的なCD8$^+$CTLを長期間継続して誘導することと，このCTLが，HCV-coreをコードするrVVに対する特異的防御反応を担当していることが判明した．これは，DNAの免疫によってメモリーCTLの誘導を示唆するものである．

V. 結 論

HCV-core DNAは，HLA-A2.1分子を有する人間に対して，長期間継続する細胞性免疫を賦与するものとして，HCVの予防的ワクチンの有力な候補である．

この研究は，以下の方々との共同研究である．
Jay A. Berzofsky (NCI, NIH, USA)
Takafumi Saito, Stephen M. Feinstone (FDA, USA)
Victor H. Engelhard (University of Virginia, USA)

文献

1) Ulmer JB, et al.: Heterologous protection against influenza by injection of DNA encoding a viral protein. Science 259: 1745-1749, 1993.
2) Li X, et al.: Protection against respiratory syncytial virus infection by DNA immunization. J Exp Med 188: 681-688, 1998.
3) Gurunathan S, et al.: Vaccination with DNA encoding the immunodominant LACK parasite antigen confers protective immunity to mice infected with Leishmania major. J Exp Med 186: 1137-1147, 1997.
4) Wang R, et al.: Induction of antigen-specific cytotoxic T lymphocytes in humans by a malaria DNA vaccine. Science 282: 476-480, 1998.
5) Weiner AJ, et al.: Evidence for immune selection of hepatitis C virus (HCV) putative envelope glycoprotein variants: potential role in chronic HCV infections. Proc Natl Acad Sci USA 89: 3468-3472, 1992.
6) Farci P, et al.: Lack of protective immunity against reinfection with hepatitis C virus. Science 258: 135-140, 1992.
7) Choo QL, et al.: Vaccination of chimpanzees against infection by the hepatitis C virus. Proc Natl Acad Sci USA 91: 1294-1298, 1994.
8) Shirai M, et al.: CTL responses of HLA-A2.1-transgenic mice specific for hepatitis C viral peptides predict epitopes for CTL of humans carrying HLA-A2.1. J Immunol 154: 2733-2742, 1995.
9) Sarobe P, et al.: Enhanced in vitro potency and in vivo immunogenicity of a CTL epitope from hepatitis C virus core protein following amino acid replacement at secondary HLA-A2.1 binding positions. J Clin Invest 102: 1239-1248, 1998.
10) Newberg MH, et al.: Importance of MHC class I alpha 2 and alpha 3 domains in the recognition of self and non-self MHC molecules. J Immunol 156: 2473-2480, 1996.
11) Newberg MH, et al.: Species specificity in the interaction of CD 8 with the alpha 3 domain of MHC class I molecules. J Immunol 149: 136-142, 1992.
12) Kolykhalov AA, et al.: Transmission of hepatitis C by intrahepatic inoculation with transcribed RNA. Science 277: 570-574, 1997.
13) Saito T, et al.: Plasmid DNA-based immunization for hepatitis C virus structural proteins: immune responses in mice. Gastroenterology 112: 1321-1330, 1997.
14) Battegay M, et al.: Patients with chronic hepatitis C have circulating cytotoxic T cells which recognize hepatitis C virus-encoded peptides binding to HLA-A2.1 molecules. J Virol 69: 2462-2470, 1995.
15) Arichi T, et al.: Prophylactic DNA vaccine for hepatitis C virus (HCV) infection: HCV-specific cytotoxic T lymphocyte induction and protection from HCV-recombinant vaccinia infection in an HLA-A2.1 transgenic mouse model. Proc Natl Acad Sci USA 97: 297-302, 2000.
16) Alexander-Miller MA, et al.: Selective expansion of high- or low-avidity cytotoxic T lymphocytes and efficacy for adoptive immunotherapy. Proc Natl Acad Sci USA 93: 4102-4107, 1996.
17) Belyakov IM, et al.: The importance of local mucosal HIV-specific CD8(+)cytotoxic T lymphocytes for resistance to mucosal viral transmission in mice and enhancement of resistance by local administration of IL-12. J Clin Invest 102: 2072-2081, 1998.
18) Sarmiento M, et al.: IgG or IgM monoclonal antibodies reactive with different determinants on the molecular complex bearing Lyt2 antigen block T cell-mediated cytolysis in the absence of complement. J Immunol 125: 2665-2672, 1980.
19) Ceredig R, et al.: Expression of interleukin-2 receptors as a differentiation marker on intrathymic stem cells. Nature 314: 98-100, 1985.

（有地建実，西岡幹夫）

C型慢性肝炎におけるケモカイン IP-10, MIP-1β, MCP-1の臨床的意義

はじめに

　白血球の走化性因子であるケモカインは分子量8〜10 kDaの蛋白質であり，炎症性疾患の病態成立に重要と考えられ，近年注目されている．ケモカインは炎症部位から産生され，特異的なレセプターをもつ白血球を濃度勾配に従って遊走させるほか，血管内皮細胞上のヘパラン硫酸プロテオグリカンに固相化され，内皮細胞上をローリングしてくる白血球上のレセプターに結合する．それに伴って白血球上のインテグリンが活性化され，白血球は血管内皮細胞上のICAM-1などのリガンドに強く結合し，さらに，組織内の炎症部位に浸潤する（図1）．

　ケモカインは構造上4つに分類されるが，IL-8に代表されるシステイン残基間に1個の残基が入るCXCケモカインとMCP-1に代表されるシステイン残基が隣接するCCケモカインが主に研究されている．Interferon inducible protein 10（IP-10）はLusterによって分離された10 kDaの蛋白[1]で，CXCケモカインに分類され，CXCR3レセプターを発現する活性化T細胞（Th1細胞）に対して走化性を有する[2]．IP-10は炎症性サイトカインIFN-γのほか，IL-1β，TNF-αによっても産生を誘導されることが知られている．

I．目　的

　C型慢性肝炎では，活性化T細胞を中心とした単核球浸潤が肝炎の病態成立に重要であり，T細胞を走化，浸潤させるケモカインが肝炎の発症，進展に重要な役割を果たしている可能性がある．今回，われわれは，IP-10の肝組織上での発現や血清中のIP-10と肝機能検査値，肝組織のgrade（病期），ウイルス量との関連性を検討した．さらに，他のT細胞に対するケモカインMIP-1α，MIP-1β，MCP-1の血清中の値も測定し，IP-10と比較した．

II．対象と方法

　経皮的肝生検を施行したC型慢性肝炎患者75例と健常人20例を対象とした（表1）．肝生検時に肝機能検査を行い，血清MIP-1α，MIP-1β，MCP-1，IP-10[3]をELISA法で測定した．ウイルス量はHCV core蛋白定量で，肝組織はDesmet[4]の分

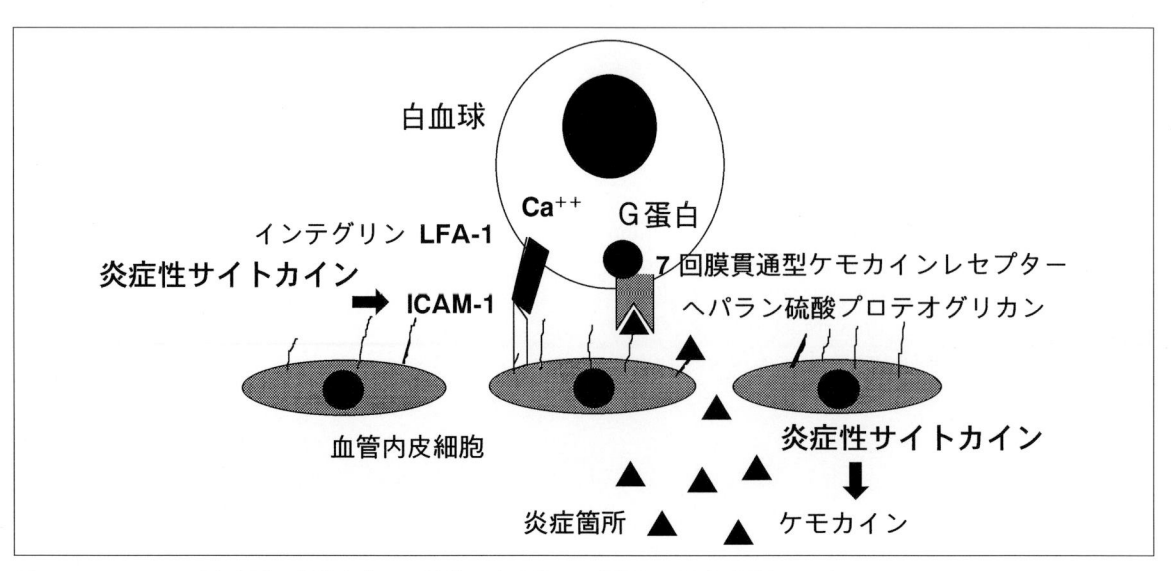

図1　ケモカインが白血球の血管内皮への接着，炎症部への浸潤に果たす役割

表1 患者背景

	Healthy volunteers ($n=20$)	CH-C ($n=75$)
Gender（M：F）	10：10	30：45
Age（year）	46.4±14.4	51.6±8.8
AST（IU/l）	16.7±3.2	69.0±46.8
ALT（IU/l）	9.7±4.1	100.9±78.1
γ-GTP（IU/l）	10.0±3.97	42.0±36.4
T-bil（mg/ml）	0.49±0.14	0.83±0.29
γ-globurin（g/dl）	1.15±0.17	1.57±0.4
HAI score	N.D.	8.02±3.63

表2 血清IP-10値と各種肝機能検査値との関係

	r	p
AST	.654	<0.0001
ALT	.591	<0.0001
γ-GTP	.546	0.0469
T.P.	.160	0.1715
γ-gl.	.359	0.0016
T-bil	.103	0.3799
HCV core protein	.225	0.0536
HAI score 1+2+3 (activity index)	.508	<0.0001

CH-C（$n=75$）

類に従い，またHAIスコアで評価した．HAIスコアのうち活動性を表すcomponent 1+2+3をactivity indexと定義した．また，IP-10に対するS^{35}-CTPでラベルしたセンス，アンチセンスRNAプローブを作製，4％パラホルムアルデヒドリン酸緩衝液で固定し，パラフィン包埋した生検肝組織を用いて，*in situ* hybridizationを行い，オートラジオグラフィーを施行，組織上のgrainの集積をIP-10 mRNA陽性所見とした．

III. 成 績

1. 血清IP-10, MIP-1α, MIP-1β, MCP-1と肝機能検査値との関係（表2）

血清IP-10値は，血清トランスアミナーゼAST，ALT，γ-GTP，γ-グロブリンと有意の正の相関を示し，activity indexとも有意の正の相関を示した．しかし，total protein, total bilirubin, HCV core蛋白量とは相関しなかった．MIP-1αはいずれも感度以下で計測できなかった．MIP-1β，MCP-1はどの検査値とも相関しなかった．

2. 肝組織のactivityとの関係

血清IP-10は肝組織のactivityが高くなるにつれ高値を示した（図2）．これに対し，MCP-1では各activity間で有意差がなかった．MIP-1βではmoderate, severeでは健常人より高値を示した．

3. インターフェロン治療効果と血清ケモカイン値との関係

インターフェロン著効例（45例）における治療前，終了後3ヵ月，1年後におけるそれぞれの血清ケモカイン値を比較検討した．血清IP-10値は終了後3ヵ月の時点ですでに有意に低下し，1年後ではさらに健常人レベルにまで低下し，それぞれの間に有意差があった（図3）．一方，無効例では変化しなかった．血清MCP-1値は治療前に比し，終了後3ヵ月，1年後は低下する傾向にあったが，有意差はなかった．MIP-1β値は治療前，終了後3ヵ月，1年後を通して変化しなかった．

4. *In situ* hybridizationによる検討

In situ hybridizationの結果では，明視野でfocal necrosisと考えられる箇所を暗視野で見ると，IP-10 mRNAを示すgrainがfocal necrosis周囲の肝細胞に見られた．これに対し陰性対照であるセンスプローブでは，明らかなgrainを認めなかった．一方，門脈域には特異的なgrainの集積は明らかでなかった[3]．

5. 他の肝疾患との比較

さらに，各種肝疾患での血清IP-10値を測定した．B型慢性肝炎，自己免疫性肝炎，原発性胆汁性肝硬変で血清IP-10値は成因を問わず健常人より有意に上昇していた．

いずれの疾患群でも，血清IP-10値はAST，ALTと良好な相関を示した．

IV. 考 察

今回の検討結果から，4種類のケモカインのうち，血清IP-10値が肝組織所見，炎症の活動性と血清トランスアミナーゼ値と最も有意に相関することがわかった．さらにIFN治療著効例では炎症の改善に伴い血清IP-10値は低下した．また，IP-10はfocal necrosis周囲の肝細胞で産生されていた[3]．

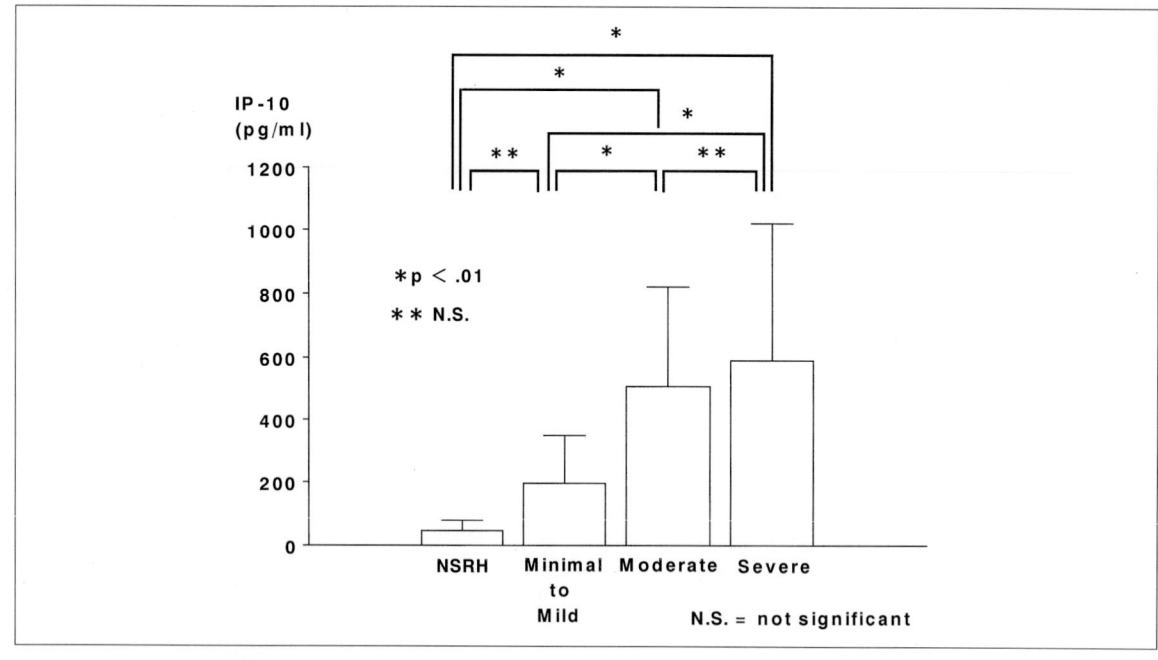

図2 血清 IP-10 と肝組織の activity の関係

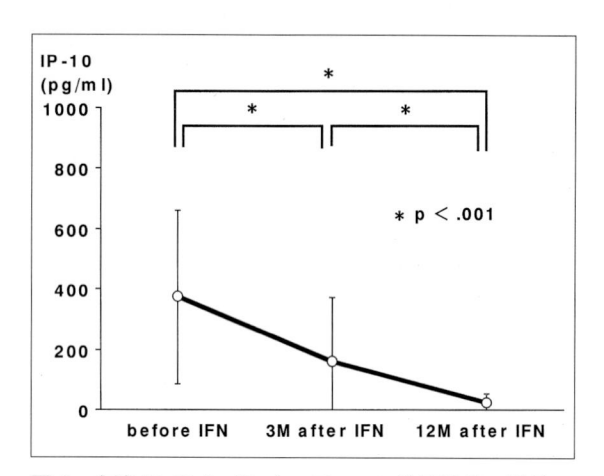

図3 血清 IP-10 とインターフェロン治療効果の関係

慢性肝炎の肝組織では浸潤単核細胞が IFN-γ, TNF-α を産生していると考えられ[5], IP-10 はこれらの炎症性サイトカインに誘導されて肝細胞で産生され, さらに単核細胞の肝実質への浸潤に影響している可能性がある. C 型慢性肝炎局所でのケモカインの役割はいまだ明らかにはなっていないが, 今回の結果から IP-10 は C 型慢性肝炎の発症, 進展に関与しているものと考えられる.

文 献

1) Luster AD, Unkeless JC, Ravetch JV : Gamma-Interferon transcriptionally regulates an early-response gene containing homology to platlet proteins. Nature 315 : 672-676, 1985.
2) Bonecchi R, Bianchi G, Bordignon PP, et al. : Differential expression of chemokine receptors and chemotactic responsiveness of type 1 T helper cells (Th1s) and Th2s. J Exp Med 187 : 129-134, 1998.
3) Narumi S, Tominaga Y, Tamaru M, et al. : Expression of Interferon-inducible protein 10 (IP-10) in chronic hepatitis. J Immunol 158 : 5536-5544, 1997.
4) Desmet VJ, Gerber M, Hoofnagle JH, et al. : Classification of chronic hepatitis : diagnosis, grading and staging. Hepatology 19 : 1513-1520, 1994.
5) Yoshioka K, Kakumu S, Arao M, et al. : Immunohistochemical studies of intrahepatic tumor necrosis factor in chronic liver disease. J Clin Pathol 43 : 298-302, 1990.

(西大路賢一, 岡上 武, 伊藤義人, 盛田篤広, 成見正作, 加嶋 敬)

C型慢性感染患者における肝炎発症，進展およびその抑制に関与する宿主遺伝子の同定

はじめに

肝炎ウイルスに感染すると，急性肝炎としてウイルスを排除することができ，慢性化せず治癒する場合と，ウイルスを排除できず持続感染に移行する場合とに大別される．C型肝炎ウイルス（HCV）感染の多くは後者の経過をとり，高率に慢性化する．さらに，肝炎の慢性化に伴い活動性肝炎，肝硬変へと進展する．しかし，明らかなHCV血症を呈するにもかかわらず，長期間にわたり肝病変の進展がない症例も少ないながら報告されており，このような症例では宿主側の因子の関与が推測される．本稿では，宿主側の因子としてHLA，さらに抗原提示関連遺伝子の多型性に注目し，これらと肝病態との関連について概説したい．

I．HLA多型性と肝障害

HCV無症候性キャリアとはHCVに感染しているが一定期間肝機能が正常である者をさす．これら無症候性キャリアの多くは1～2年の定期的な経過観察中にトランスアミナーゼの上昇をみる．しかし，高齢者でまったく過去に肝機能異常を指摘されたことがなく，偶然病院受診時，あるいは献血時にHCV抗体陽性を指摘されるような長期間肝機能が持続正常の症例も少ないながら存在し，なかには高ウイルス血症を呈する者もある[1]．これら症例は無症候性キャリアのなかでもウイルスに対する免疫応答が起こりにくいなど，特別な因子の関与が考えられるものの，これまでは明確に区別することは困難であった．われわれは，HCV持続感染における肝障害とHLA多型性との関連を検討するため，肝機能長期持続正常の無症候性キャリアと慢性肝疾患者のHLA class I（A, B），class II（DR, DQ）を決定し，それらの遺伝子頻度を両群で比較検討した[2]．

慢性肝疾患群において，B54, DRB1*0405, DQB1*0401の遺伝子頻度の増加を認めた．反対に，無症候性キャリアでDRB1*1302, 1101, DQB1*0604の遺伝子頻度の増加を認めた．日本人集団では，遺伝子座の近接するclass II DR, DQだけでなくclass IBとclass IIとの間にも連鎖不均衡が存在する．そこで，さらに拡張ハプロタイプでの検討を行った（表1）．慢性肝疾患群では，B54を含む拡張ハプロタイプB54-DRB1*0405-DQB1*0401の遺伝子頻度が増加し，B54と強い連鎖をするclass II DRB1*0405-DQB1*0401は直接関与していなかった．一方，無症候性キャリアにおいては，B44-DRB1*1302-DQB1*0604を含むハプロタイプの頻度が増加し，DRB1*1302-DQB1*0604と強い連鎖をするB44は直接関与していなかった．これらは，

表1　HCV感染患者におけるHLA拡張ハプロタイプ

HLAハプロタイプ	陽性者数（%）		オッズ比	p値
	慢性肝疾患群 （n=93）	無症候性キャリア （n=32）		
〈肝障害に関与するハプロタイプ〉				
B54-DRB1*0405-DQB1*0401	21 (23)	0	13.2	0.0015
others-DRB1*0405-DQB1*0401	24 (26)	7 (22)		
〈肝障害の抑制に関与するハプロタイプ〉				
B44-DRB1*1302-DQB1*0604	6 (6)	7 (22)	0.079	0.0076
B44-others	5 (5)	0		

（文献2より改変）

慢性 HCV 感染における肝炎発症あるいは，その抑制に，特定の HLA を含む拡張ハプロタイプが関与していることを示唆している．

II．抗原提示関連遺伝子多型性と慢性 C 型肝炎

近年，HLA class I 拘束性の抗原提示機構が分子レベルで明らかにされた．図1に示すようにウイルスなどの内在性抗原は，細胞質内のプロテアゾームによってペプチドに断片化されたのち，小胞体に運ばれる[3]．transporter associated with antigen processing (TAP) は，小胞体の膜上に存在しペプチドの小胞体への選択的輸送を行う．TAP により小胞体内に運ばれたペプチドは完全な class I 分子複合体を形成し，細胞膜上に提示される．TAP は TAP1，TAP2 からなるヘテロダイマーで，その遺伝子は興味あることに class II 領域内 DQ 遺伝子座のごく近傍に位置する[4]（図2）．

われわれは慢性 HCV 感染患者において TAP2 遺伝子多型性を PCR-RFLP 法にて決定し，肝炎発症との関連を検討した[5]．TAP2*0103 は無症候性キャリアの 44％ に認められ，慢性肝疾患の 17％ に比し有意に高頻度であった．他のアレルでは遺伝子頻度の差異は認めなかった．さらに重要なことに，この TAP2*0103 は class II DRB1*1302-DQB1*0604 ハプロタイプと強い連鎖不均衡を呈していた．そこで，DRB1*1302-DQB1*0604 を有しない患者間で TAP2*0103 の頻度を比較したところ同様に無症候性キャリアで有意に高頻度であった（表2）．これは，慢性 HCV 感染者の肝炎発症の抑制に TAP2 遺伝子の第一義的な関与を示唆するものである．TAP2*0103 を有する HCV 感染患者では HCV 由来の抗原ペプチドを CTL に効率よく提示できないために肝障害が起こらない可能性がある．AIDS ウイルス，B 型肝炎ウイルスでは CTL のアンタゴニストとなる抗原ペプチドの存在も報告されており，今後 TAP2*0103 が実際どのような HCV 由来のペプチドを輸送しているか検討する必要があると思われる．

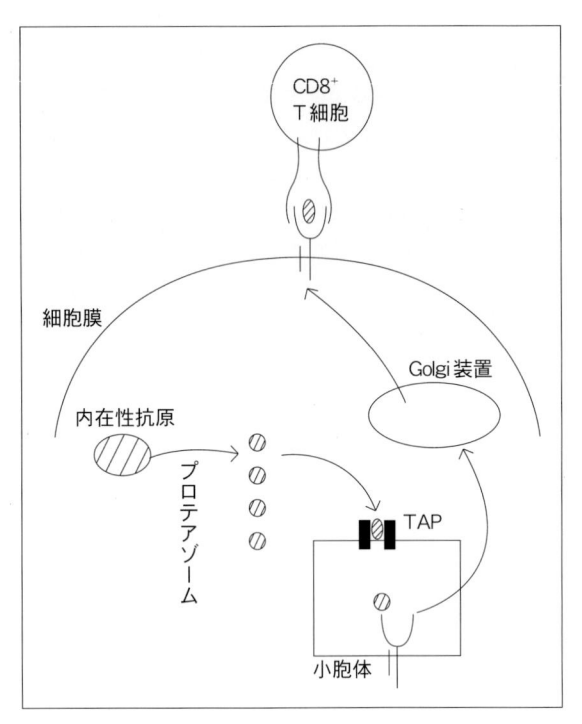

図1 HLA class I 拘束性の抗原提示機構（文献3より改変）

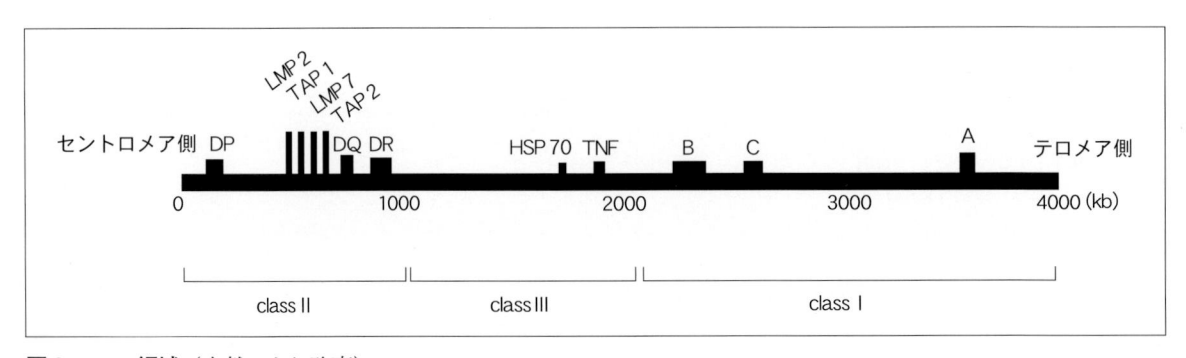

図2 HLA 領域（文献4より改変）

表2 HCV感染患者の肝障害におけるDRB1*1302-DQB1*0604とTAP2*0103との関連

DRB1*1302 DQB1*0604 ハプロタイプ	TAP2*0103	患者数（％） 無症候性キャリア	慢性肝疾患
+	+	7 (19)	7 (6)
+	−	0	0
−	+	9 (25)	10(9)
−	−	20 (56)	92 (84)

$p=0.008$

（文献5より改変）

おわりに

　抗原提示関連遺伝子であるTAP2遺伝子が，慢性C型肝炎の発症，進展において抑制的に関与している可能性が示唆された．一方，肝炎発症，進展においてもHLA以外の遺伝子の関与も推測され，今後さらに検討される必要があると思われる．

文　献

1) Brillanti S, Foli M, Gaiani S, et al.: Persistent hepatitis C viraemia without liver disease. Lancet 341: 464-465, 1993.
2) Kuzushita N, Hayashi N, Moribe T, et al.: Influence of HLA haplotypes on the clinical courses of individuals infected with hepatitis C virus. Hepatology 27: 240-244, 1998.
3) Thorsby E: Invited anniversary review: HLA associated diseases. Hum Immunol 53: 1-11, 1997.
4) Parham P, Ohta T: Population biology of antigen presented by MHC class I molecules. Science 272: 67-74, 1996.
5) Kuzushita N, Hayashi N, Kanto T, et al.: Involvement of transporter associated with antigen processing gene 2 (TAP2) polymorphisms in hepatitis C virus infection. Gastroenterology 116: 1149-1154, 1999.

（葛下典由，佐々木裕，堀　正二，林　紀夫）

単一リンパ球レベルからみた劇症肝炎患者における Th1/Th2-associated cytokine imbalance

はじめに

劇症肝炎は急激かつ広範な肝細胞壊死に基づいて，肝性昏睡をはじめとする種々の急性肝不全症状をきたすきわめて予後の不良な疾患であり，その病態は非常に複雑であるが，基本的には肝臓を標的臓器とする局所免疫反応および全身性の免疫反応が過剰に亢進している病態であるととらえることが可能である．このような病態下では持続する高濃度の炎症性サイトカインの発現が肝細胞障害を継続させ，さらに全身性の炎症反応の亢進，すなわち SIRS (systemic inflammatory response syndrome) と呼ばれる病態を惹起し，多臓器不全 (multiple organ failure：MOF) へと至らしめると考えられる．

われわれは，全身性の過剰な免疫反応が劇症肝炎の進展・増悪に関与するという立場から，主として炎症性サイトカイン (pro-inflammatory cytokine) の産生に関連する helper T cell, type 1 (Th1) と，主として抗炎症性サイトカイン (anti-inflammatory cytokine) の産生に関連する helper T cell, type 2 (Th2) との免疫学的バランスが重要であるという立場で研究を行っている．そこで本稿では，劇症肝炎の病態における Th1/Th2-associated cytokine imbalance の関与について，細胞内サイトカイン測定法という新しい手法を用いて，単一リンパ球レベルおよび単一 monocyte/macrophage レベルにおいて解析した結果を中心に記述していく．

I. 対象および方法

対象患者は劇症肝炎急性型3例，亜急性型2例の合計5例で，原因はいずれも HBV 感染によるものであり，転帰は4例が死亡で，1例が生存例であった．コントロールとして意識障害を伴わない急性肝障害6例および健常人6例についても同様の解析を行った．急性肝障害の内訳は急性肝炎重症型 (PT<40％) 2例，急性肝炎 (PT>40％) 1例，伝染性単核球症1例，アルコール性肝障害1例および薬剤性肝障害1例であった．

方法としては原則として当科入院時に採血を行い，より生体に近い条件下でのサイトカイン産生能を解析するために抗凝固剤添加全血を用いた．Th1-associated cytokine である IFN-γ および IL-2 産生能をみるために phorbol-myristate-acetate 25 ng/ml および Ionomycin 1 μg/ml でリンパ球を刺激し，Th2-associated cytokine である IL-10 産生能をみるためには Concanavalin A 5 μg/ml でリンパ球を刺激した．次いで産生されたサイトカインの分泌を阻害するために Brefeldin を 10 μg/ml 添加後，IFN-γ，IL-2 産生能に関しては4時間，IL-10 に関しては24時間，37℃にてインキュベーションした．インキュベーション終了後，PerCP 標識抗 CD3 抗体により T リンパ球を染色後，赤血球を溶血させ，さらにリンパ球細胞膜を浸透圧溶液にて処理した．引き続き抗ヒト IFN-γ，抗ヒト IL-2 および抗ヒト IL-10 の各蛍光標識抗体を加え，細胞内に存在する目的サイトカインと結合させた後，フローサイトメトリーを用いて T リンパ球 7000〜1万個につき IFN-γ，IL-2 および IL-10 の各陽性率を算出し，単一リンパ球レベルにおけるこれらのサイトカイン産生能について各群間で比較した．

さらに Th2 系サイトカインである IL-10 に関しては，その産生が知られている単一 monocyte/macrophage レベルにおいても，劇症肝炎2例 (急性型生存例1例および急性型死亡例1例) および急性肝炎1例の計3例について解析を行った．

II. 結果

1. 単一リンパ球レベルにおける Th1 サイトカイン産生能 (図1)

リンパ球の IFN-γ 陽性率は劇症肝炎 (34.2±3.6％) および急性肝障害 (43.8±8.4％) は健常人 (19.6±2.9％) に比して著明に亢進していた．IL-2 も劇症肝炎 (27.5±7.0％) および急性肝障

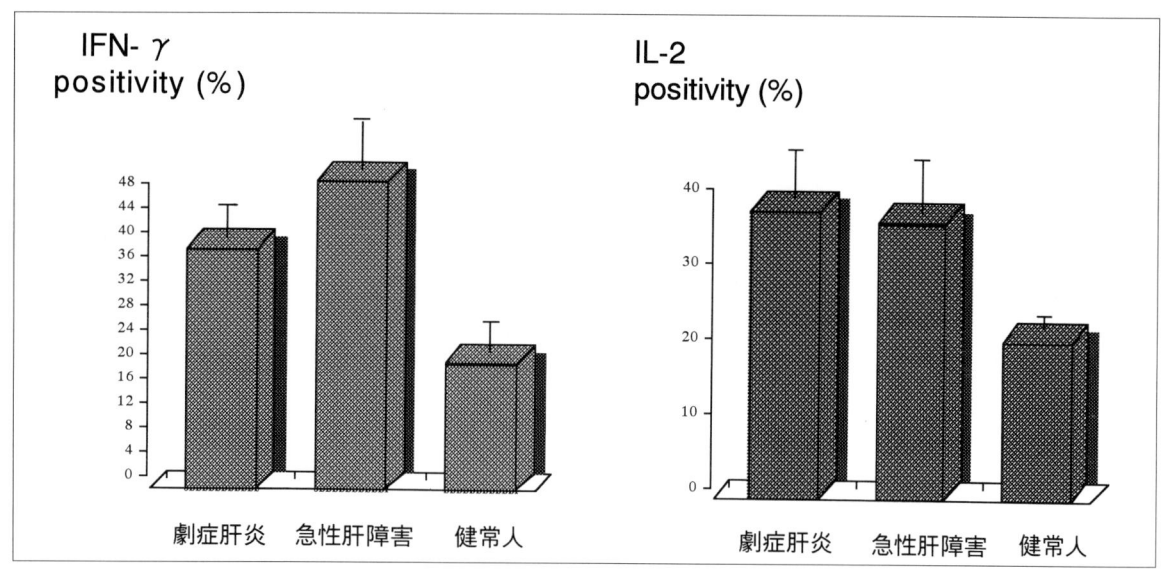

図1 Comparison of positivity of T-lymphocytes producing IFN-γ and IL-2

害（29.0±5.6％）は健常人（18.3±1.4％）に比して著明に亢進していた．

2. 単一リンパ球レベルにおける Th2 サイトカイン産生能（図2）

リンパ球のIL-10陽性率は劇症肝炎（1.2±0.4％），急性肝障害（3.1±1.2％）および健常人（1.1±0.8％）であり，いずれの群においても低値であるが急性肝障害においてやや高くなる傾向を認めた．また劇症肝炎例では発症早期のIL-10はほとんど産生されていなかったのに対し，急性肝障害においては発症から持続的にIL-10の産生が確認される症例が認められた．

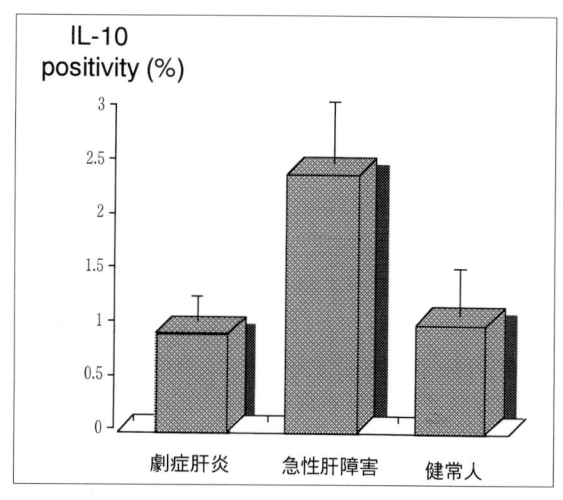

3. 単一 monocyte/macrophage レベルにおける Th2 サイトカイン産生能

monocyte/macrophage のIL-10産生は劇症肝炎（6.2±1.1％），急性肝障害（8.3％）でリンパ球よりも高値であり，また急性肝障害は劇症肝炎よりも高値を示した．また劇症肝炎急性型生存例においては少なくとも monocyte/macrophage の IL-10 産生が保たれていた．

III．考　察

劇症肝炎はきわめて予後不良な疾患であるが，その理由の一つとして肝臓を標的臓器とした局所免疫反応が亢進した状態，すなわち急性肝炎と呼ばれる

図2 Comparison of positivity of T-lymphocytes producing IL-10

病態だけに終わらず全身性にも免疫亢進を惹起し，すなわち SIRS を引き起こしさらに MOF へと至らしめるためであると考えられる．近年炎症性サイトカイン（pro-inflammatory cytokine）である Th1-associated cytokine と，抗炎症性サイトカイン（anti-inflammatory cytokine）である Th2-associated cytokine との不均衡，すなわち Th1/Th2-associated cytokine imbalance という観点から各種疾患が解析されるようになり，特に肝疾患に関し

てはC型慢性肝炎の病態進展にTh1/Th2-associated cytokine imbalanceの関与が報告されている[1]．

そこで今回劇症肝炎の病態におけるTh1/Th2-associated cytokine imbalanceの関与について，細胞内サイトカイン測定法[2]という新しい手法を用いて単一リンパ球レベルで解析した結果，Th1-associated cytokineであるIFN-γおよびIL-2はともに，劇症肝炎さらに急性肝障害患者においては，健常人に比して著明にその産生が亢進していることが単一リンパ球レベルにおいても証明され，これらの炎症性サイトカインの病態への強い関与が示された．またTh2-associated cytokineであるIL-10に関しては急性肝障害患者においては劇症肝炎患者よりも高い傾向を認めたこと，および急性肝障害患者の数症例において発症早期からIL-10の産生が認められ，それが数日間持続していたが劇症肝炎患者においてはそのような症例はみられず，ほとんどの症例で持続低値であったことなどは抑制性サイトカインとしてのIL-10の重要な役割を示唆しているものと考えられる．さらにIL-10の産生細胞として知られているmonocyte/macrophageについて単一monocyte/macrophageレベルにおけるIL-10産生能を解析した結果，劇症肝炎生存例においては少なくともmonocyte/macrophageからのIL-10産生が保たれていたことは注目すべき結果であろう．

IL-10は種々の肝障害モデルにおいて，その肝障害抑制作用が示されている[3,4]が，今回のわれわれの結果と合わせ劇症肝炎においてはIL-10産生の持続低値が全身性の免疫亢進状態を惹起し，それが病態のさらなる進展・増悪を招くとするならば，免疫学的バランスを是正するという意味においても劇症肝炎発症早期における治療法の一つとしてIL-10の投与は有効となる可能性があると思われる．

おわりに

肝炎発症早期の適当な時期に抑制性サイトカインであるIL-10が産生されることの重要性に着目しながら，劇症肝炎患者におけるTh1/Th2 cytokine imbalanceについて述べてみた．肝炎の劇症化が予想される場合あるいは劇症化してしまった早期の治療戦略の一つにIL-10がなりうる可能性を強調したい．

文献

1) John N, Bishop GA, Peter HM, et al.: Progressive liver injury in chronic hepatitis C infection correlates with increased intrahepatic expression of Th1-associated cytokines. Hepatology 24: 759-765, 1996.
2) Shar LW, Christine JP, Dolores MP, et al.: Determination of antigen-specific Memory/Effector CD4+ T cell frequencies by flow cytometry. Evidence for a novel, antigen-specific homeostatic mechanism in HIV-associated immunodeficiency. J Clin Invest 99: 1739-1750, 1997.
3) Luca S, Stefano F, Mihnea C, et al.: Interleukin 10 reduces lethality and hepatic injury induced by lipopolysaccharide in galactosamine-sensitized mice. Gastroenterology 111: 736-744, 1996.
4) Hubert L, Olivier LM, Marie-Odile P, et al.: Production and role of Interleukin-10 in concanavalin A-induced hepatitis in mice. Hepatology 25: 1382-1389, 1997.

（萱野幸三，坂口栄樹，坂井田功，沖田　極）

肝疾患におけるNKT細胞の役割について

はじめに

1990年に初めて，マウスの肝類洞内に胸腺外分化T細胞の存在が見出され[1]，胸腺外分化T細胞の約半数はNK細胞受容体であるNK1.1を発現するサブセットであり，NKT細胞と呼ばれ，T細胞，B細胞，NK細胞に次ぐ第四のリンパ球として，近年多くの研究者によって解析が進められてきた．ヒトではCD56もしくはCD57を発現するT細胞として同定でき，これらのNKT細胞は末梢血や末梢リンパ組織にも存在するが，肝臓で最も多く認められ，肝臓の免疫や肝疾患の病態に深く関わっていると考えられる．そこでわれわれは肝臓に存在するNKT細胞と肝疾患の関係について検討した．

I．ヒトのNKT細胞の分布

ヒトの末梢血リンパ球と肝内リンパ球におけるNKT細胞の分布を図1に示す．CD56⁺NKT細胞，CD57⁺NKT細胞とも肝臓では末梢血の約2～3倍多く存在し，これらのNKT細胞の特徴として$\alpha\beta$型のNKT細胞では発現しているT細胞レセプター（TCR）α鎖がVα24Jα18を高頻度に使用していることと，そのTCRのリガンドがα-ガラクトシルセラミドであることが知られている[2]．この細胞の機能としては，刺激によって多量のIFN-γやIL-4の産生が可能で，いわゆるtype 0 helper T型のリンフォカイン産生能を有することや，細胞傷害活性をもつことが知られてる．

II．C型慢性肝炎とNKT細胞の関係

1．C型慢性肝炎の活動性とNKT細胞

ウイルス肝炎の肝細胞障害はウイルス感染細胞を排除しようとする免疫応答によるものが主で，cytotoxic T（CTL）細胞が密接に関係していると報告されており，C型肝炎ウイルスのコア蛋白に対するCD8⁺CTL細胞の細胞障害機序が想定される．一方，C型慢性肝炎では患者末梢血におけるNKT細胞の増加は報告されてるが，肝内リンパ球の動態からみたC型慢性肝炎の発症とNKT細胞の関係についてはあまり知られてはいない．

肝生検で慢性活動性肝炎と診断された症例と非活動性肝炎症例の肝内リンパ球を比較すると，CAHで優位にT細胞におけるNKT細胞の割合が増加していた（図2）．そして，NKT細胞の割合と血清

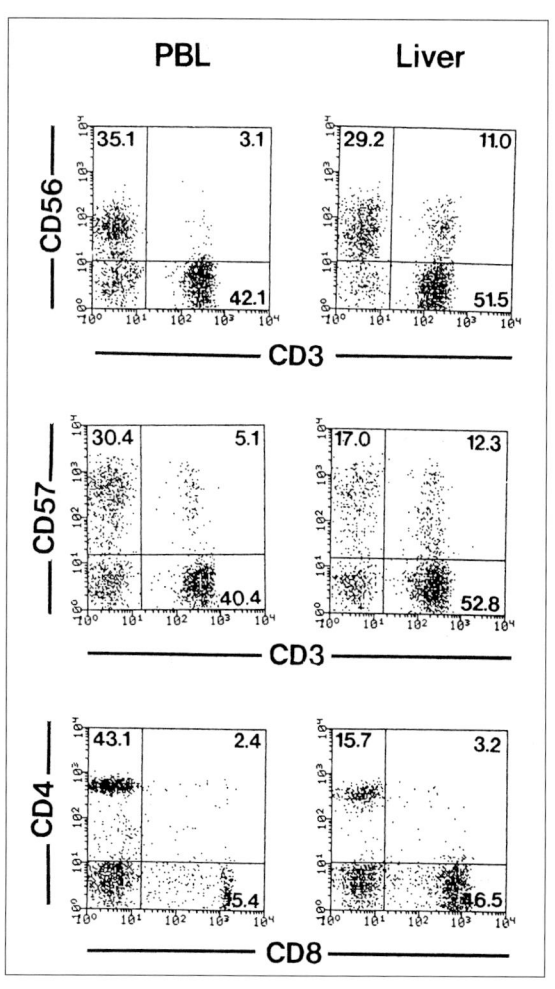

図1　ヒトの末梢血リンパ球（PBL）と肝リンパ球におけるNKT細胞の分布　肝リンパ球でCD56⁺T細胞・CD57⁺T細胞が多く分布している．

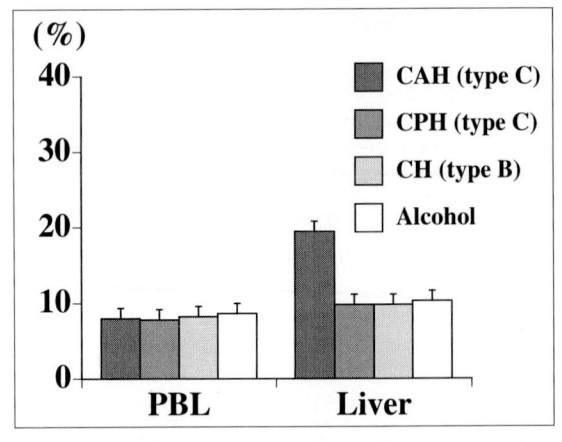

図2 各肝疾患での CD3⁺T 細胞に占める CD56⁺ 細胞の割合　C型活動性肝炎の肝内単核球で NKT 細胞の増加を認める．

表1　C型慢性肝炎 IFN-α 反応群の末梢血リンパ球 CD56⁺T 細胞

	CD8(%)	CD4(%)	γδ-TCR(%)	LFA-1(%)(high)
CD56⁺T	71.2	10.5	45.5	93.3
CD56⁻T	35.4	52.4	5.8	58.8

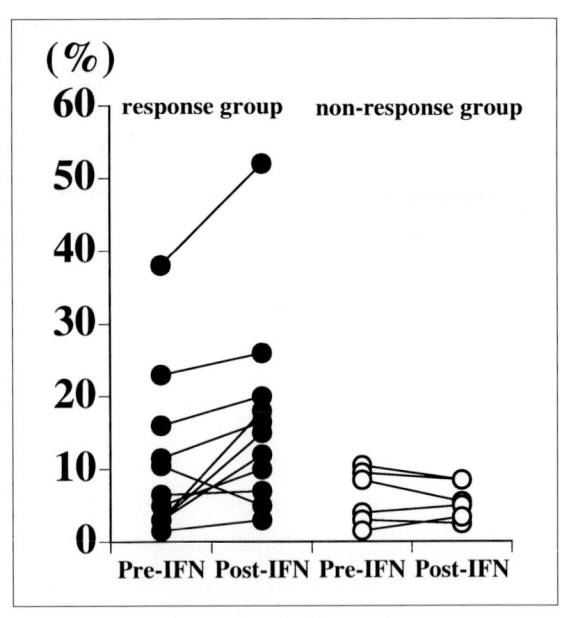

図3　IFN-α 反応群と無反応群の末梢血 CD3⁺T 細胞に占める CD56⁺ 細胞の割合の変化

トランスアミナーゼ上昇や組織での活動性および線維化の進行度で正の相関が認められた．免疫組織染色により，連続切片で抗 CD3 抗体と抗 CD56 抗体で NKT 細胞の分布をみると，門脈域に NKT 細胞が浸潤していることが認められ，このことから C 型慢性肝炎の活動性に NKT 細胞が関与していると考えられた．

2. C型慢性肝炎の IFN-α 治療と NKT 細胞

IFN-α がC型慢性肝炎の治療に使用されて，その治療効果は，ウイルス量が少ないことや，genotype が 1b でないこと，肝線維化が進行していないことを条件としていることが知られている．しかし，免疫学的に IFN-α の有効性と NKT 細胞とにいかなる関係が存在するのか，いまだによく知られてはいないのが実状である．そこで，C型慢性肝炎患者の IFN-α 治療前後で末梢血リンパ球のフェノタイプについてみてみると，IFN-α 投与によりトランスアミナーゼが正常化もしくは治療前の 50% 以下に低下した IFN-α 反応群では，末梢血 T 細胞に占める NKT 細胞の割合は 11.1% を呈した（図3）．この割合は IFN-α 無反応群の 7.8%，健常人の 3.4% に比して有意に高く，さらに，IFN-α 無反応群では治療後も 6.5% と NKT 細胞の分布には変化がなく，その他のリンパ球サブセットにも変化はみられなかった[3]．一方，IFN-α 反応群では IFN-α 投与後2週後では治療前 11.1% から，治療終了後 16.4% と NKT 細胞の増加を認めた．

三重染色で解析すると，CD56⁺NKT 細胞の大部分が CD8⁺ CTL で，約半数が γδ-T 細胞であることが判明した（表1）．さらに，細胞間接着因子の一つである ICAM-1 がC型肝炎ウイルス感染肝細胞に発現されており，その発現の程度が肝障害の程度に相関することが知られている．CTL は LFA-1 を用いて ICAM-1 を認識するが，NKT 細胞の 90% 以上が LFA-1 を発現していた．このことより，CD8⁺NKT 細胞が HLA class I 拘束下に LFA-1 と ICAM-1 の反応を用いて，ウイルス感染肝細胞を障害することにより，慢性肝炎が引き起こされることが示唆された．

III. 原発性胆汁性肝硬変と NKT 細胞の関係

1. 原発性胆汁性肝硬変と NKT 細胞

胸腺外分化 T 細胞は分化の過程で胸腺でのネガティブセレクションを受けないため，自己応答性の禁止クローンを有し，自己免疫性疾患の発症に関与していると考えられている．その一方，いくつかの自己免疫疾患モデルマウスでは，発症時に NKT 細胞が減少していることが報告されており[4]，NKT 細胞が発症の制御・調節に関わる可能性が推測されている．

原発性胆汁性肝硬変（PBC）は小葉間胆管上皮を標的細胞とする自己免疫疾患であるが，NKT 細胞との関係についてはあまり報告はなく，PBC 患者の末梢血と肝内リンパ球を解析した．末梢血と肝内リンパ球の $CD3^+$ 細胞/$CD56^+$ 細胞比をみると，PBC 患者の末梢血で増加，つまり $CD56^+$ 細胞の減少が認められたが，肝内リンパ球は不変であった（図4）．しかし，肝内 NKT 細胞は減少していた．

$CD4^+$ 細胞/$CD8^+$ 細胞比は末梢血，肝内リンパ球とも増加し，$CD8^+$ T 細胞の減少が認められた．このことより，NKT 細胞・$CD8^+$ T 細胞の減少が PBC の発症と関わっていると推測された．

2. LCAP 治療と NKT 細胞

リンパ球除去療法（LCAP）は障害性リンパ球を除去することや障害性サイトカイン産生リンパ球の形質変化を期待した一種の免疫療法であるが，PBC においても末梢血リンパ球を除去することにより免疫抑制作用と肝臓内のリンパ球に変動がみられ，病態を改善すると予想して PBC 患者に LCAP を施行した．LCAP は週2回総計6回行った．黄疸を有する症例では全例で血清ビリルビン値の低下・アルカリホスファターゼ値の低下を認め，胆汁うっ滞による肝細胞障害としてのトランスアミナーゼ値も全例 70〜50% その値が低下した（図5A）．組織学的には病期の変動は認められなかったが，門脈域から肝実質へ分布するリンパ球浸潤像は軽減傾向にあった[5]．

末梢血と肝内リンパ球のフローサイトメトリー解析では，肝内リンパ球は T 細胞の増加，特に $CD8^+$ T 細胞の増加が顕著で，NKT 細胞の増加と NK 細胞の減少を認めた（図5B）．一方，末梢血では

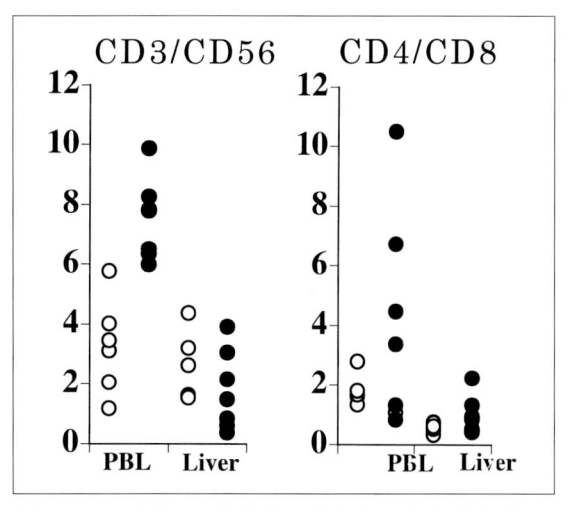

図4 PBC 患者の末梢血リンパ球（PBL）と肝内リンパ球の $CD3^+$ 細胞/$CD56^+$ 細胞比・$CD4^+$ 細胞/$CD8^+$ 細胞比の変化　○：健常者末梢血および肝内リンパ球，●：PBC 患者末梢血および肝内リンパ球

NK 細胞と $CD8^+$ T 細胞の増加が認められ，NKT 細胞は不変であった．末梢血のリンパ球除去により胆道系酵素の減少や黄疸の軽減とともに肝内リンパ球の分布が変動することは，NKT 細胞や $CD8^+$ T 細胞が病態へ重要な関わりをもっていると考えられ，LCAP 後の $CD8^+$ T 細胞の増加は，この場合肝細胞の障害よりも肝障害の回避に作用しており，いわゆる active suppression 作用の影響と思われ，NKT 細胞とともに病態の監視・コントロールを行うものと推察された．

IV. 肝細胞癌と NKT 細胞の関係

NKT 細胞は large granular lymphocyte の形態をとり，NK 細胞と同様に抗腫瘍活性についても注目されており，IL-12 により活性化して IFN-γ を産生し，強力な抗腫瘍活性を獲得して癌の転移を抑制することが知られている[6]．肝細胞癌（HCC）および HCC 周囲の非癌部の肝組織よりリンパ球を分離して，癌組織への浸潤リンパ球サブセットとその細胞の IFN-γ 産生についてフローサイトメトリー解析した．癌浸潤リンパ球は非癌部に比して NK 細胞，NKT 細胞とも少なく，$CD8^+$ CTL の減少が認められた（図6）．さらに，T 細胞・NKT 細胞，NK 細胞とも IFN-γ 産生細胞は非癌部よりも少な

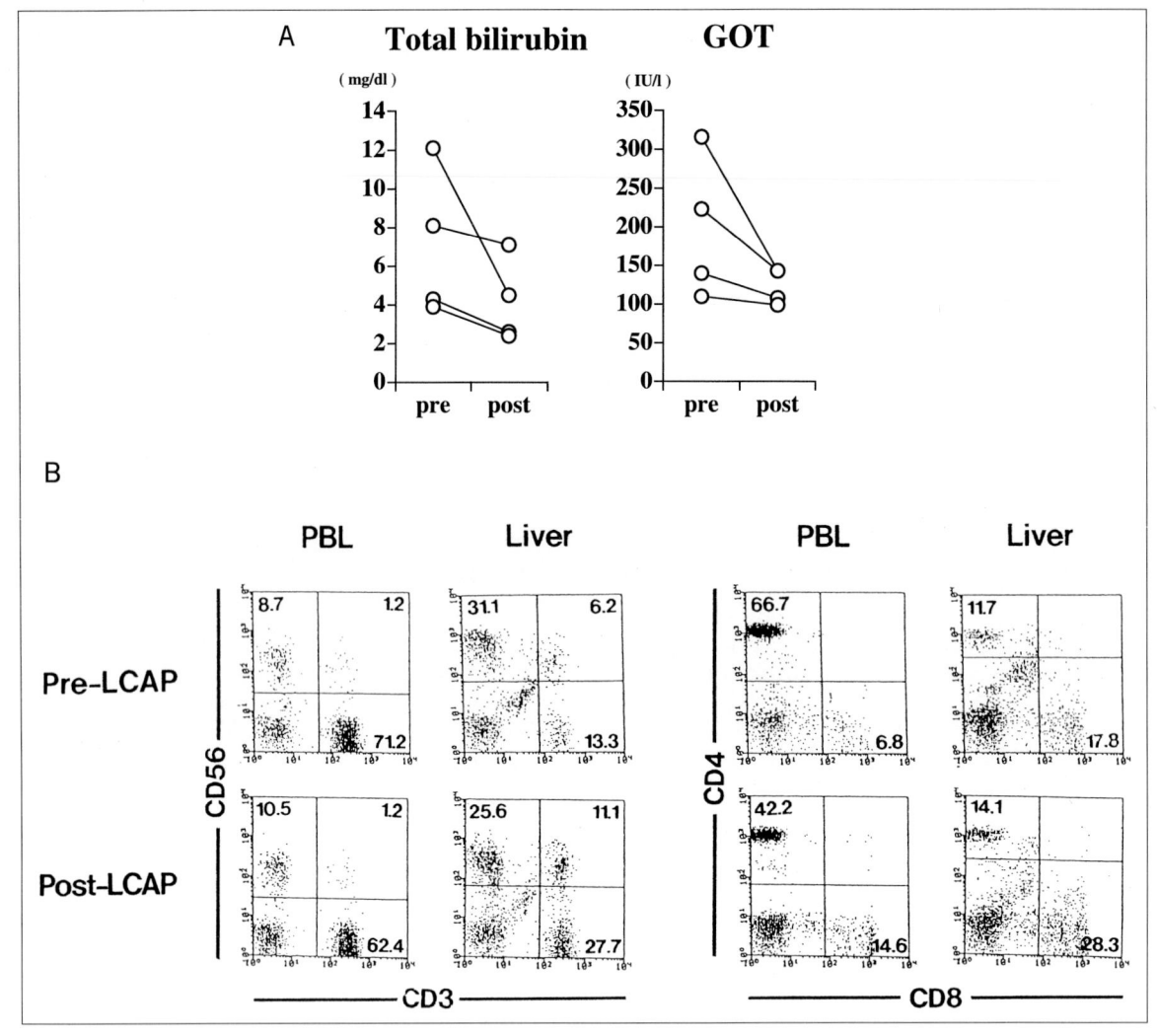

図5 LCAP前後ので TB, GOT の変化と NKT 細胞　A：LCAP 前後の血清 TB, GOT の変化．B：LCAP 前後の NKT 細胞の分布．LCAP により肝内リンパ球は CD8$^+$ T・NKT 細胞が増加し, NK 細胞は減少する．

いことが認められた．このことより癌部の免疫反応の低下，特に NK 活性の低下により HCC が immune surveillance system から逃れていると考えられた．NKT 細胞は IFN-γ 産生の他に IL-4 を産生することもあり，Th1/Th2 バランスにも重要な役割を担っていることから，生体内で IL-12 を増やすことにより NKT 細胞活性化，IFN-γ 産生誘導や Th1 反応を促進し，強い抗腫瘍傷害効果による HCC の制御が今後期待される．

おわりに

NKT 細胞は肝臓に多く分布し，自己免疫疾患や担癌状態の免疫に深く関わっていることがマウスの実験で知られている．ヒトのウイルス性肝炎，原発性胆汁性肝硬変，肝細胞癌で肝内リンパ球サブセットやサイトカイン産生の変化が認められた．そして，治療によって NKT 細胞の分布に変動が認められ，NKT 細胞は免疫学的に注目すべき点が多く，いまだに不明なことも多いが，今後これらの免疫担当細胞の解析を進めることにより，さまざまな肝疾患の

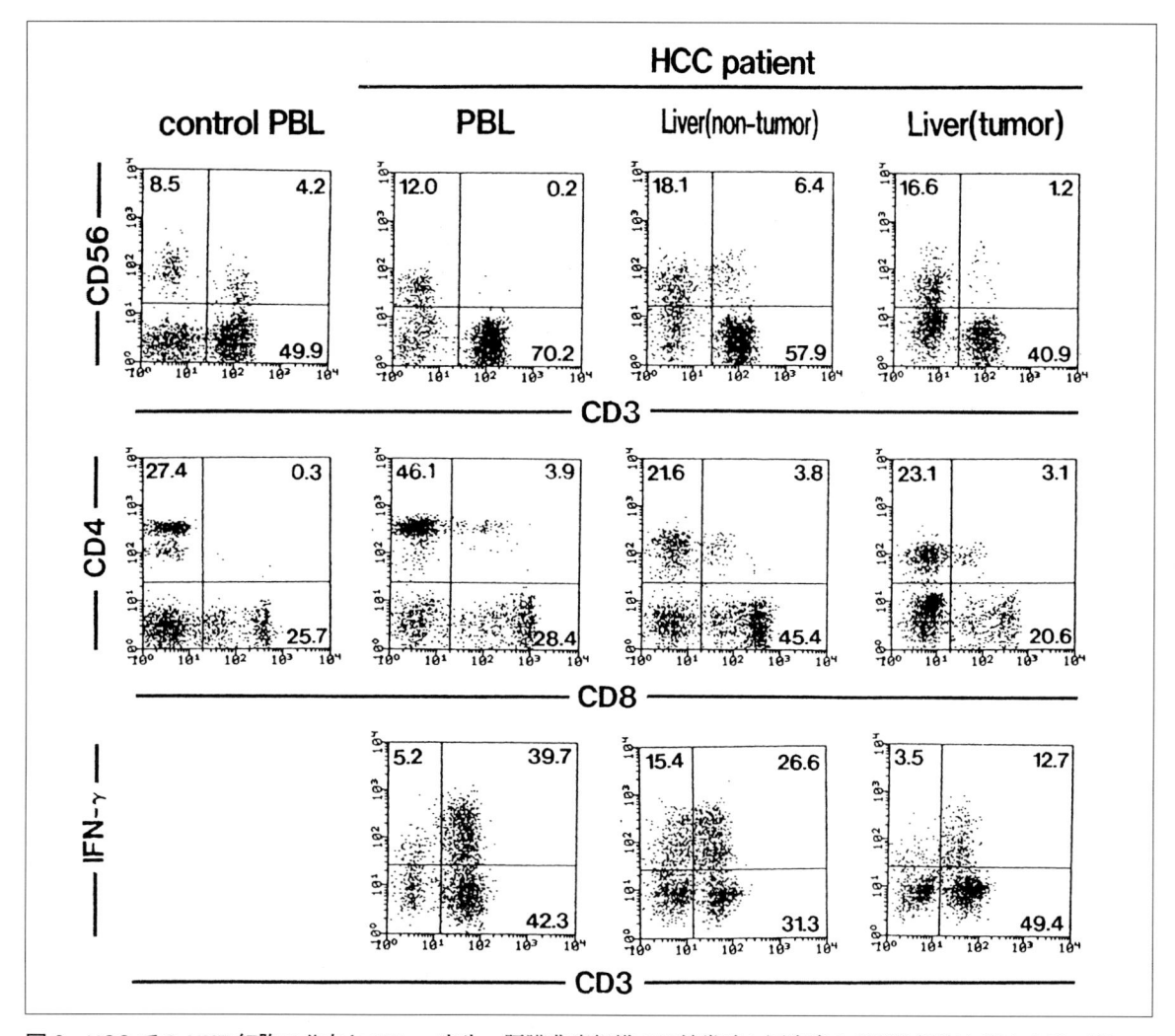

図6 HCCでのNKT細胞の分布とIFN-γ産生　肝臓非癌組織では健常時と同程度のNKT細胞を認めるが，癌部ではNKT細胞やCD8+CTLの減少を認める．細胞内サイトカイン染色ではIFN-γ産生が著しく減少している．

病態解明につながるものと考える．

文献

1) Sato K, Ohtsuka K, Hasegawa K, et al.: Evidence for extrathymic generation of intermediate T cell receptor cells in the liver revealed in thymectomized, irradiated mice subjected to bone marrow transplantation. J Exp Med 182: 759-767, 1995.
2) Kitamura H, Iwakabe K, Yahata T, et al.: The natural killer T (NKT) cell ligand α-galactosylceramide demonstrates its immunopotentiating effect by inducing interleukin (IL)-12 production by dendritic cells and IL-12 receptor expression on NKT cells. J Exp Med 189: 1121-1127, 1999.
3) Sato K, Ohtsuka K, Hasegawa K, et al.: Increase in the proportion of CD56+T cells in patients with chronic type C hepatitis after treatment with α-interferon. Int Hepatol Commun 2: 398-402, 1994.
4) Mieza MA, Itoh T, Cui JQ, et al.: Selective reduction of Vα14+NKT cells associated with disease development in autoimmune-prone mice. J Immunol 156: 4035-4040, 1996.
5) Ichida T, Sato K, Uchida M, et al.: Treatment of symptomatic primary biliary cirrhosis with

lymphocytapheresis : a preliminary clinical trial. Hepatology Research 11 : 41-48, 1998.
6) Takeda K, Seki S, Ogasawara K, et al. : Liver NK1.1$^+$CD4$^+\alpha\beta$T cells activated by IL-12 as a major effector in inhibition of experimental tumor metastasis. J Immunol 156 : 3366-3373, 1996.
7) Yamagiwa S, Ichida T, Sato K, et al. : Liposome-encapsulated OK-432 specifically and sustainedly induce hepatic natural killer cells and intermediate T cell receptor cells. J Gastroenterology and Hepatology 15: 542-549, 2000
8) Ichida T, Yamagiwa S, Sato K, et al. : Clinical significance of liposome-encapsulated OK-432 injection with simultaneous interventional radiological treatment of hepatocellular carcinoma based on experimental analysis of liver-associated lymphocytes. IVR Immunotherapy :40-48
9) 菅原　聡, 市田隆文, 佐藤万成, 他：肝疾患における胸腺外分化Tリンパ球の役割. 肝胆膵 38：461-468, 1999.
10) 菅原　聡, 市田隆文, 石川　達, 他：肝細胞癌に対する免疫療法の展開. 肝胆膵 39：659-665, 1999.

〔菅原　聡, 市田隆文〕

肝炎と血液疾患

非ホジキンリンパ腫例におけるC型肝炎ウイルス（HCV）感染に関する検討

はじめに

C型肝炎ウイルス（HCV）感染においては肝疾患のみならず，クリオグロブリン血症，膜性増殖性糸球体腎炎，晩発性皮膚ポルフィリン症，Sjögren症候群，慢性甲状腺炎，悪性リンパ腫，扁平苔癬などの種々の肝以外の病変や症候の合併が認められる。これら肝外病変のうち，HCV 感染と non-Hodgkin's lymphoma（NHL）との関連は，主にイタリアの研究者から報告されているが，一方ではこの関連を否定する報告も北米の研究者より出され，現在，一定の結論は得られていない。そこでわれわれは，奈良医大第三内科および関連施設におけるNHL患者ならびにB-cell disorder患者のHCV感染率について調査するとともに，HCV 感染 NHL患者の臨床的特徴について検討した。また，NHL患者におけるHCV感染率ならびにNHL発症におけるHCV感染の役割について文献的に考察をした。

I. 対象と方法

対象は，奈良医大第三内科および関連施設にて，過去5年間に診断された135例（平均年齢60歳，M/F＝86/49，全例 HBsAg 陰性）で，その内訳は，NHL75症例（B-NHL64例，T-NHL11例，節外性9例），Hodgkin's lymphoma（HL）5例，多発性骨髄腫（MM）25例，原因確定に至らなかったM蛋白血症（monoclonal gammmopathy of uncertain significance：MGUS）3例，B細胞慢性リンパ性白血病（B-CLL）2例，肝臓癌以外の消化器癌25例である。HCV感染は，第二もしくは第三世代抗体にてスクリーニングし，原則として5'NC領域プライマーを用いたRT-PCR法にて血中HCV-RNAを確認した。

II. 成績

HCV抗体陽性患者は全例血中HCV-RNA陽性であった。各疾病のHCV陽性率を表1に示す。HCV感染率は，B-NHLでは64例中12例（18.8%），MMでは25例中5例（20.0%），MGUSでは3例中1例（33.3%）であった。一方，肝臓癌以外の消化器癌25例では1例（4.0%）でHCV陽性であった。このほか，T-NHL，HL，B-CLLはいずれもHCV陰性であった。

HCV抗体陽性のNHL症例12例（男性9例/女性3例）の各々の臨床像を表2に示す。年齢分布は52～75歳，平均年齢は60±6.7歳であった。Genotypeは検査を施行した9例すべてIb。全例が肝疾患を有し，慢性肝炎が9例，肝硬変が3例であった。12例すべて，リンパ腫細胞はB細胞由来であった。12例のHCV感染NHLのWF分類は，11例がintermediate grade（diffuse large 5例，

表1 Prevalence of HCV infection in patients with B-cell disorders

Study Group	No. of patients	No. of HCV-infected patients
B-NHL	64	12 (18.8%)
MM	25	5 (20.0%)
T-NHL	11	0 (0%)
HL	5	0 (0%)
MGUS	3	1 (33.3%)
B-CLL	2	0 (0%)
Digestive organ cancer	25	1 (4.0%)

B-NHL：B-cell non-Hodgkin's lymphoma, MM：multiple myeloma, T-NHL：T-cell non-Hodgkin's lymphoma, HL：Hodgkin's lymphoma, MGUS：monoclonal gammmopathy of uncertain significance, B-CLL：B-cell chronic lymphocytic leukemia

表2 Summaries of HCV-infected patients with NHL

No.	Age/Sex	Genotype	Liver disease	Histology	Nodal or Extranodal
1	60/M	Ib	CH	DL, B	N
2	60/M	Ib	CH	DL, B	E(P, Sp)
3	55/M	Ib	CH	DM, B	N
4	57/M	NT	CH	DMX, B	N
5	52/F	Ib	CH	DL, B	E(L)
6	58/F	NT	CH	DL, B	N
7	62/M	Ib	CH	DL, B	E(St)
8	70/M	Ib	LC	DM, B	N
9	75/M	Ib	CH	IBL, B	E(L, Sp)
10	60/M	Ib	CH	DMX, B	N
11	62/M	NT	LC	DM, B	N
12	52/F	Ib	LC	DM, B	N

CH：Chronic hepatitis, LC：Liver cirrhosis, NT：Not tested, DL：Diffuse large, DM：Diffuse medium, DMX：Diffuse mixed, P：Pancreas, Sp：Spleen, L：Liver, St：Stomach

diffuse medium 4例, diffuse mixed 2例), 1例が high grade であった．節外性 B-NHL 9例のうち4例（胃，肝，脾原発各1例および肝脾原発性1例）に HCV 感染（感染率44％）を認め，一方，節性 NHL における HCV 感染率は66例中8例（12％）であった．肝脾原発性 NHL の1例は，基礎肝疾患として慢性肝炎を有し，毎月1回の血液検査と3ヵ月に1回の腹部超音波検査を施行していたにもかかわらず，黄疸と急激な LDH および ALP の上昇と著明な肝脾腫の出現を認め，急性肝不全で死亡した．生前に primary hepatosplenic lymphoma (PHSL) の診断はなしえなかった．死後，肝脾の necropsy より，B-NHL, WF 分類 high grade, large-cell, immunoblastic, polymorphic lymphoma と診断した．

III. 考察

われわれの成績では，B-NHL 患者における HCV 陽性率は18.8％であった．ちなみに，平成10年度の日本赤十字社の奈良県における全献血者に占める HCV 抗体陽性率は0.53％と報告されており，B-NHL 患者における HCV 陽性率はきわめて高いと考えられる．本邦における他施設の成績（表3）でも，HCV 陽性率は11％から22.2％との報告がなされており，われわれの成績を支持するものであった．海外の成績では，NHL 患者，特にB-NHL 患者では高率に HCV 感染を認めるとする報告（表4）がある一方で，NHL と HCV 感染との関連性に否定的な報告（表5）もみられる．前者にはイタリアからの報告が多く，一方，後者には北米およびヨーロッパでもイタリア以外の地域であるドイツやフランスからの報告が多い．NHL 患者における HCV 感染率には地域格差があり，本邦やイタリアなどヨーロッパの一部の地域では B-NHL 患者における HCV 感染率は高いと考えられる．

ところで，HCV 感染集団における NHL の発生についての検討はきわめて乏しいが，Ohsawa らの成績は，HCV 感染のある有肝疾患患者2162名中4例に B-NHL の発症を認め，一般健常人における NHL 発症期待値に比べて高いと報告している．

次に，われわれは HCV 感染を認めた NHL 患者12例の特徴について検討した．全例有肝疾患例で，リンパ腫細胞は B 細胞表面形質陽性であった．組織型では diffuse type が多く，悪性度では海外の報告にみられる low grade より intermediate grade と判断される例が多かった．さらに，急性肝不全にて死亡した primaly hepatosplenic lymphoma (PSHL) 例は，IBL (high grade) であった．12例中4例は節外発生であったが，全節外性 NHL 9例中4例（44.4％）に HCV 感染が観察され，節発生 NHL 例における HCV 感染率（8/66：12％）に比べ高率であった．HCV 感染を認めた NHL 患者の特徴として，肝疾患を有し，細胞起源は B 細胞由来，組織型は diffuse type であることがあげられる．

以上のように HCV 感染と NHL との関連を示唆する疫学的成績は集積されてきたが，HCV 感染がリンパ球の腫瘍化にどのように関与しているかは明らかではない．HCV は患者末梢血の B リンパ球，T リンパ球，単球，さらに骨髄細胞や T 細胞株 (MOLT-4 cells) にも感染し複製しうることが証明されている（Shimizu ら，Zignego ら，Bouffard ら，Gabrielli ら）．さらに，HCV 感染のある mixed cryoglobulinemia (MC) 患者では高率（46.2％）に骨髄に low grade NHL を認めたとする報告や（Pozzato ら），MC のない例でも約

表3 Prevalence of HCV infection in Japanease patients with NHL

	NHL	B-NHL	T-NHL	HL	control
Izumi T, et al (Blood 87:5380-1, 1996)		12/54(22.2%)	0/20(0%)	0/9(0%)	
荻野ら(肝臓 38 Suppl. (2) 113,1997)	4/34(12%)			0/2(0%)	
村上ら(日消誌 94 臨増.174.1997)	14/135(10%)	9/85(11%)	4/19(21%)	0/9(0%)	
柴田ら(肝臓 40 Suppl. (2) 187,1999)		15/81(18.5%)	5/20(25%)	0/9(0%)	
水谷ら(Int J Hematol 69 Suppl. (1) 149,1999)	15/172(8.7%)				
重岡ら(Int J Hematol 69 Suppl. (1) 149,1999)	25/328(7.6%)				
平本ら(肝臓 40 Suppl. (3) 133.1999)		17/100(17%)	0/25(0%)		
自験		12/64(18.8%)	0/11(0%)	0/5(0%)	

表4 Prevalence of HCV infection in patients with NHL (1)

	NHL	B-NHL	T-NHL	HL	control
Ferri C, et al, Italy(Br J Haematol 88:392-4, 1994)	17/50(34%)			3%	1.3%
Zuckerman E, et al, USA(Ann Intern Med 127:423-8, 1997)		26/120(22%)			6/114(5%)
Zignego AL, et al, Italy(Blood 89:3066-8, 1997)		37/150(25%)		8%	1%
De Vita S, et al, Italy(Blood 90:776-82, 1997)		35/157(22.3%)			
Catassi C, et al, Italy(Recenti Prog Med 89:63-7, 1998)	16/143(11.2%)				
Luppi M, et al, Italy(Ann Oncol 9:495-8, 1998)		35/157(22.3%)			
Timuraglu A, et al, Turkey(Haematologia 29:301-4, 1999)	3/35(8.6%)				0/28(0%)

表5 Prevalence of HCV infection in patients with NHL (2)

	NHL	B-NHL	T-NHL	HL	control
Perez RG, et al, USA(Gastroenterol 112:A1356, 1997)	1/90(1.1%)			1/30(3.3%)	1.30%
King PD, et al, USA(Clin Lab Haematol 20:107-10, 1998)	0/73(0%)			0/20(0%)	
Ellenrieder V, et al, Germany(J Hepatol 28:34-9, 1998)		3/69(4.3%)			
Collier, et al, Canada(Hepatology 29:1259-61,1999)		0/100(0%)			0/100(0%)
Germanidis G, et al, France(Blood 93:1778-9, 1999)		4/201(2.0%)		1/94(1.1%)	
Shariff S, et al, Canada(Ann Oncol 10:961-4, 1999)		2/88(2.3%)	0/37(0%)		11/1085(1%)

24%において末梢血に clonal B-cell expansion を認めたとの報告（Franzin ら）などもある．このように，HCV 感染患者においては，末梢血および骨髄レベルで B-cell の clonal な expansion が高率にみられ，low grade NHL と診断できる例もあることは，HCV 感染がリンパ球の腫瘍化に関連していることを強く示唆している．しかし一方で，HCV には，逆転写酵素もなく宿主細胞のゲノムに取り込まれることもなく，今のところ HCV による直接的なリンパ球の腫瘍化は考えにくい．HCV の持続感染により生じる何らかの原因が B 細胞のクローナルな増殖を促し腫瘍化に関与すると推測するが，どのようなメカニズムによるものかはいまだ不明である．

結 語

1) NHL では高率に HCV 感染が観察され，とりわけ B-NHL に HCV 感染が多かった（18.8%）．

2) HCV 感染合併 NHL は組織学的には diffuse タイプが多かった．

3) HCV 感染は節性 NHL の 12%，節外性 NHL の 44% に認められ，節外性 NHL に高率であった．

文 献

1) Bouffard P, Hayashi PH, Acevedo R, Levy N, Zeldis JB: Hepatitis C virus is detected in a monocyte/macrophage subpopulation of peripher-

al blood mononuclear cells of infected patients. J Infect Dis 166 : 1276-1280, 1992.
2) Franzin F, Efremov DG, Pozzato G, Tulissi P, Batista F, Burrone OR : Clonal B-cell expansions in peripheral blood of HCV-infected patients. Br J Haematol 90 : 548-552, 1995.
3) Gabrielli A, Manzin A, Candela M, Caniglia ML, Paolucci S, Danieli MG, Clementi M : Active hepatitis C virus infection in bone marrow and peripheral blood mononuclear cells from patients with mixed cryoglobulinaemia. Clin Exp Immunol 97 : 87-93, 1994.
4) Ohsawa M, Shingu N, Miwa H, Yoshihara H, Kubo M, Tsukuma H, Teshima H, Hashimoto M, Aozasa K : Risk of non-Hodgkin's lymphoma in patients with hepatitis C virus infection. Int J Cancer 80 : 237-239, 1999.
5) Pozzato G, Mazzaro C, Crovatto M, Modolo ML, Ceselli S, Mazzi G, Sulfaro S, Franzin F, Tulissi P, Moretti M, Santini GF : Low-grade malignant lymphoma, hepatitis C virus infection, and mixed cryoglobulinemia. Blood 84 : 3047-3053, 1994.
6) Shimizu YK, Iwamoto A, Hijikata M, Purcell RH, Yoshikura H : Evidence for in vitro replication of hepatitis C virus genome in a human T-cell line. Proc Natl Acad Sci 89 : 5477-5481, 1992.
7) Zignego AL, Macchia D, Monti M, Thiers V, Mazzetti M, Foschi M, Maggi E, Romagnani S, Gentilini P, Brechot C : Infection of peripheral mononuclear blood cells by hepatitis C virus. J Hepatol 15 : 382-386, 1992.

〈上田重彦，吉川正英，福井　博〉

赤芽球癆を合併した急性ウイルス性肝炎5例の臨床的検討

はじめに

ウイルス性肝炎罹患後にまれではあるが種々の造血器障害をきたすことが知られている．肝炎後の再生不良性貧血については，1968年，Rubinらがsyndrome of hepatitis and aplastic anemia としてその概念をまとめ，現在までかなりの症例の報告がみられる．肝炎後の赤芽球癆に関しては，さらに頻度が低く，1987年の富山ら[1]の集計によると世界でも十数例で，現在でも30例に満たない．急性A型肝炎後に赤芽球癆を合併した例はわれわれが本邦で最初に報告した[2,3]．

肝炎後の造血器障害の成因はいまだ明らかでなく，治療および予後に関しては，赤芽球癆の例はステロイドによく反応し予後も比較的良好であるとされる．

今回，われわれの教室において経験した，急性ウイルス性肝炎後に赤芽球癆を認めた5例について臨床的検討を行う機会を得たのでここに報告する．

I．結　果

1．5症例の背景因子と検査成績（表1）

症例1～3は急性A型肝炎後に，症例4は急性B型肝炎後に，症例5は輸血後非A非B型肝炎後に赤芽球癆を合併した．全例骨髄穿刺にて赤芽球癆の確定診断を得た．症例3と5が女性であり，平均年齢は40.8歳であった．HCV抗体は，症例1, 3, 4は陰性（他の2例は未測定）で，他のウイルスとの重複感染の検討を行いえた例では，サイトメガロウイルス，EBウイルスの初感染は否定的であった．

sGPT，LDH，T.BilおよびD.Bilは経過中の最高値を，プロトロンビン時間は最低値を示す．sGPT値は，肝炎の型による差はなく，プロトロンビン時間はA型肝炎の3例で若干低下していたが，重症化の傾向はなかった．ハプトグロビンは測定しえた例では低下しており，エリスロポエチンは異常高値例を1例認めた．

2．5症例の治療，経過，合併症（表2）

肝炎発症から貧血出現までの期間は平均29日（24～37日）であった．予後に関しては，5例中1例が輸血による観察のみで寛解し，3例はプレドニゾロンにより貧血は改善し，プレドニゾロン投与を漸減した．また，症例2では急性腎不全を合併したが透析にて軽快し，症例4では血小板減少，腎不全，心不全，消化管出血にて死亡した．症例5では骨髄にepithelioid granulomaを認めた．このepithelioid granulomaはプレドニゾロン投与後には消失した．

3．症例の経過

典型例である症例1の経過を図1に示す．1978年9月の海外旅行の際にA型肝炎に罹患し，トランスアミナーゼ値の低下する時期に貧血をきたした症例である．黄疸とLDHの上昇を認め，プレドニゾロン40 mg投与により網状赤血球の上昇を認め，貧血も改善した．この症例のように5例全例とも

表1　原因ウイルスと検査成績

No	性	年齢	原因ウイルス	最高値				PTの最低値	ハプトグロビン (mg/dl, 40～150)	エリスロポエチン (mU/ml, 28～88)
				ALT	LDH	T.B.	D.B.			
1	男	51	HAV	2460	618	23.2	11.6	53	N.T.	N.T.
2	男	31	HAV	1305	3877	58.0	32.3	47	0	75
3	女	53	HAV	587	1032	34.5	—	53	<10.0	1220 (mU/ml, 8～36)
4	男	36	HBV	3160	2196	52.2	46.1	95	<10.0	N.T.
5	女	33	nonAnonB	1824	6220	37.4	26.1	90	N.T.	9

LDH値のピークはトランスアミナーゼ値のピークとは一致せず，貧血が増悪した時期に一致していたこと，LDHアイソザイムでは，1，2が有意であったこと，症例2，3，4では血中ハプトグロビン値が低下していたことから，骨髄での赤血球産生低下に加え，溶血の病態も存在すると考えられた．

死亡した症例3の経過を述べる．1998年12月29日に生かきの摂取がある．1999年1月16日より感冒様症状が出現し，全身倦怠感，黄疸を主訴に2月2日近医受診，急性肝炎の診断にて入院し，肝機能は改善傾向を認めた．しかし高熱も続き，血小板の減少が出現し，ステロイドパルス療法，エンドキサン内服を行ったが改善は認められなかった．2月8日の骨髄所見はNCC 5.6万，巨核球0の低形成骨髄であったがME比は1.5と正常であった．また巨核球は標本上少数で巨核球周囲にはほとんど認めず，免疫グロブリンにより崩壊していることが推察された．2月10日頃よりLDHの再上昇出現し，黄疸も増強，貧血の進行を認め，2月18日の骨髄所見では赤芽球癆の診断を得た．また腎不全も併発し，心不全，消化管出血を認めるようになり，2月26日死亡した．

II．考 察

ウイルス性肝炎後に軽度の血液学的変化を呈する例はしばしば経験されるが，まれに治療を必要とする例が存在する．

これまでの報告により，肝炎後の造血器障害は，A型肝炎ウイルス，B型肝炎ウイルス，C型肝炎ウ

表2 経過および予後

No	肝炎発症から貧血出現までの期間（日）	治療	予後	合併症
1	37	PSL 40 mg/日	寛解	なし
2	28	PSL 60 mg/日	寛解	急性腎不全
3	24	パルス，エンドキサン	死亡	急性腎不全 血小板減少
4	30	輸血のみ	寛解	なし
5	27	PSL 60 mg/日	寛解	骨髄における類上皮肉芽腫

（平均 29±5）

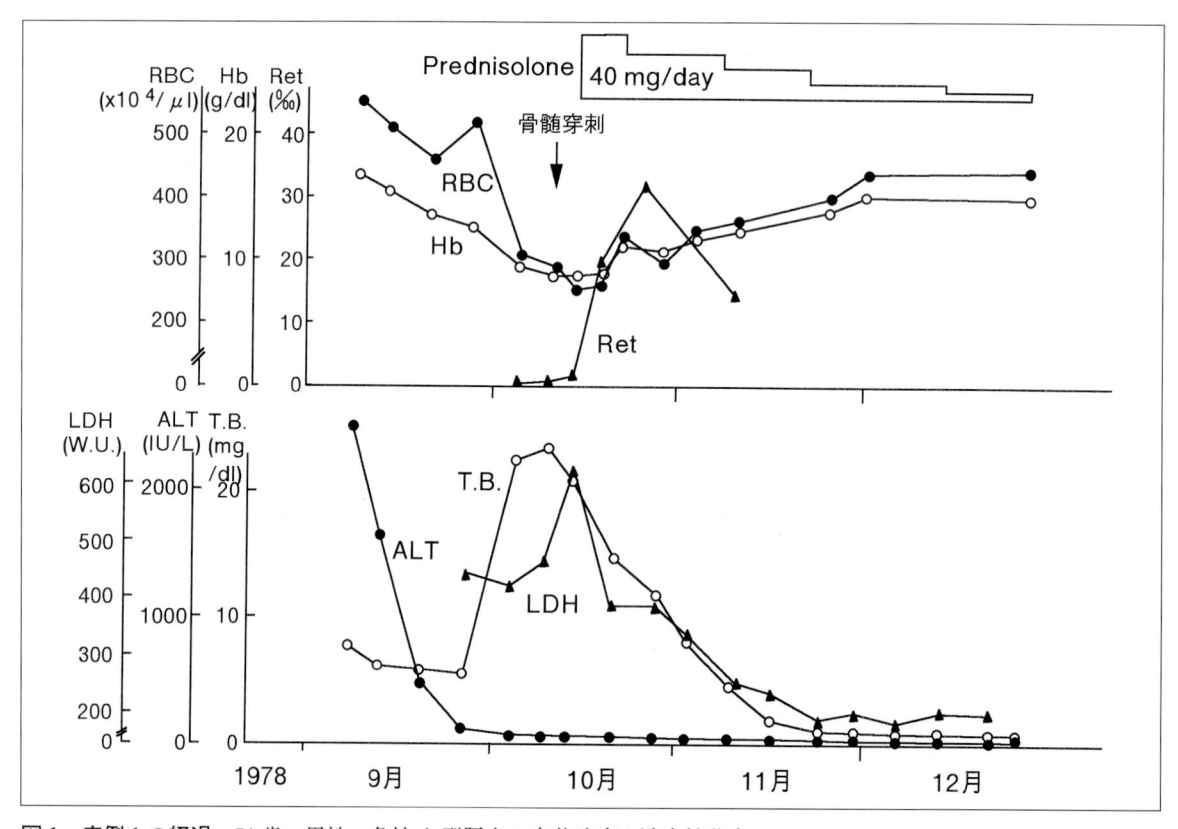

図1 症例1の経過　51歳，男性，急性A型肝炎＋赤芽球癆＋溶血性貧血

イルスのいずれのウイルスによっても発症しうることが知られている．赤芽球癆を合併した例は世界でも症例は少なくわれわれが検索できたかぎりでは1999年現在23例である．本邦での肝炎後赤芽球癆は，今回の報告も含め計15例で，その内訳はA型11例[4]，非A非B型3例，B型1例，不明1例でありA型に多いと考えられる．

肝炎後の赤芽球癆の成因について検討した報告をみてみると，Alexander[5]らは，輸血後肝炎に赤芽球癆を合併した患者の末梢血リンパ球が正常人の骨髄の赤芽球系幹細胞に抑制的に作用することから，その発症にSuppressor T cellの関与を示唆した．また，Young[6]らは，慢性溶血性貧血患者のtransient aplastic crisesにパルボウイルスが原因となり，しかも赤芽球系の核にパルボウイルスを電顕的に証明した．また，Zeldisら[7]は，in vitroにおいてHBVと骨髄幹細胞をco-cultureし，HBsAgやHBcAgを各種幹細胞中に免疫電顕的に証明した．さらに，Buschら[8]は，in vitroにおいて培養骨髄幹細胞にHAVを感染させると骨髄細胞の増殖抑制が認められたことなどから，ウイルスの骨髄赤芽球系細胞への直接傷害も示唆される．

興味深い点としては，今回われわれの報告した赤芽球癆5症例全例において，LDH値のピークはトランスアミナーゼ値のピークとは一致せず，貧血が増悪した時期に一致していることなどから，骨髄での赤血球産生低下に加え，溶血の病態も存在すると考えられた点である．富山ら[1]や他の諸家の報告した急性A型肝炎に赤芽球癆を合併した例でも同様に溶血が加味していたとしている．このことは，骨髄の赤芽球系細胞だけではなく成熟赤血球の障害も貧血の原因に関連している可能性が高く，各成熟段階にある赤血球すべてに共通な原因となりうる因子が存在すると考えられる．

経過および治療予後に関しては，，富山らの12症例の検討によると肝炎後，赤芽球癆と診断されるまでの期間は平均33.9日であり，治療は9例でプレドニゾロンが使用され，敗血症で死亡した例以外の予後は良好であったとしている．

今回われわれの報告した5例は発症までの期間は平均29日であり，4例は予後良好で，3例でプレドニゾロンを使用し，1例で急性腎不全を合併したものの寛解し，富山らの報告と同様の傾向を示している．これらのことから，肝炎後の赤芽球癆の症例を経験した場合，末梢血を参考にしながら自然経過を観察し，回復の兆しがみられない症例では，プレドニゾロンを40～60 mg使用し漸減する治療法が適当であると考えられる．死亡した症例3は血小板減少，高熱持続など一見hemophagocytic syndromeに類似した病態も考えられたが骨髄像や剖検所見では否定的であった．この例は肝炎後の赤芽球癆と血小板減少症と診断されるが特殊な例と考えられる．

肝炎後の造血器障害はまれな疾患であり，その成因もいまだ解明されていない．赤芽球癆はプレドニゾロンによく反応し，予後も良好であるのに対し，再生不良性貧血は重症例が多く予後不良である．この大きな臨床的相違は両者の発症機序がまったく異なることを示唆しているのであろうか．

今後，発症機序の解明ならびに治療法の確立が望まれる．

文献

1) 富山順治，工藤秀機，足立山夫，他：A型肝炎後に発症した急性赤芽球癆の1例．臨床血液 28：2187-2192, 1987.
2) 谷川久一，安倍弘彦，佐田通夫，他：A型肝炎の臨床．犬山シンポジウム．
3) Ide T, Sata M, Nouno R, et al.: Clinical evaluation of four cases of acute viral hepatitis complicated by pure red cell aplasia. Am J Gastroenterol 89: 257-262, 1994.
4) Tomida S, Matsuzaki Y, Nishi M, et al.: Severe acute hepatitis A assosiated with acute pure red cell aplasia. J Gastroenterol 31: 612-617, 1996.
5) Alexander H, McLaren GD, Dworken HJ et al.: Transient pure Red-cell aplasia: Cell-mediated suppression of erythropoiesis associated with hepatitis. Ann Int Med 92: 196-198, 1980.
6) Young N, Mortimer P: Virus and bone marrow failure. Blood 63: 729-737, 1984.
7) Zeldis JB, Mugishima H, Steinberg HN, et al.: In vitro hepatitis B virus infection of human bone marrow cells. J Clin Invest 78: 411-417, 1986.
8) FW. Busch, Sven de Vos, Bertram Flehmig, et al.: Inhibition of in vitro hematopoiesis by hepatits A virus. Exp Hematol 15: 978-982, 1987.

（井出達也，佐田通夫）

B型肝炎ウイルス healthy carrier における造血器疾患治療の問題点

はじめに

　肝炎ウイルス healthy carrier では，ウイルスの carrier でありながら宿主の免疫機構による攻撃を受けないため，感染肝細胞は破壊されないと考えられている．一方，造血器疾患の化学療法では，強い免疫抑制状態に陥ることは避けられない．また化学療法後の汎血球減少から回復する段階で，免疫能のリバウンドが起こると考えられる．つまり化学療法に伴って，宿主の免疫能は極度の低下状態とそのリバウンドによる免疫賦活状態が時期をずらして誘導されることになる．肝炎ウイルス healthy carrier では，宿主はウイルス抗原を"敵"とは見なしてはいないと思われるが，はたして，化学療法に伴う激しい免疫系の変化のなかで，肝障害は起きないのか，起きるのであればどのようなメカニズムによるのかを，本稿でのテーマとしてまとめたい．

I．免疫学的背景

　HBV healthy carrier の成立は，多くは垂直感染によるものである．十分な免疫応答を起こすことができない出産時に母体から感染し，HBV 蛋白を自己抗原として認識し，免疫学的寛容状態となることにより成立する．healthy carrier のなかに慢性肝炎を発症する症例があることから，この寛容状態は clonal deletion ではなく anergy によるものであろうと考えられる．つまり HBV に対する免疫学的寛容状態は破綻しうるものであることがわかる．anergy を break するためには，大量の自己抗原への曝露や IL-2 の大量投与などが動物実験で明らかにされている．このことは自己免疫疾患の発症機序として考えられている分子相同性理論を考えると理解しやすい．この機序では，自己抗原と分子相同性をもつウイルスが感染し，ウイルス由来蛋白が産生されると，自己抗原に対する免疫学的寛容状態が破綻し，自己の細胞が破壊され始めるというものである．これはまさに大量の自己抗原への曝露による anergy の break である．

　一方では化学療法を行った場合，白血球数の著しい低下が起こり，強い免疫抑制状態に陥る．この場合肝炎ウイルス healthy carrier では，生体内でウイルス量の急速な増殖が引き起こされると考えられる．つまり"大量の自己抗原への曝露"が起こることになる．はたして，肝炎ウイルス healthy carrier においても，自己免疫疾患と同様に免疫学的寛容状態が破綻するのであろうか．以下の項では，動物モデルでの実験データを示したい．

II．B型肝炎ウイルストランスジェニックマウス（Tg マウス）

　Tg マウスは組み込まれた遺伝子から読みとられる蛋白が自己抗原であることが特徴の一つである．肝炎ウイルスの分野では，1987年 Chisari らによってさまざまな Hepatitis B virus (HBV) Tg マウスが樹立された．これらのマウスでは HBs 抗原など HBV 由来の蛋白は抗原性をもたない．つまり原則として肝障害も起こらない（極端に HBs 抗原を蓄積する系では肝障害が起こるが，これは HBs 抗原を貪食し活性化した Kupffer cell hyperplasia によるもので，抗原特異的な免疫反応ではないと考えられる [lineage 50.4]）．つまり HBV Tg マウスはヒトの HBV healthy carrier と免疫学的にほぼ同様の状態であると考えられる．

1. Tolerance break

　このマウス (lineage 107-5) に LPS や IFN-γ や TNF-α を投与して，免疫系を活性化しても，HBV に対する免疫反応は誘導されない．ところが，HBV 遺伝子を組み込んだ recombinant vaccinia virus (rVac) を繰り返し投与すると，HBs 抗体が誘導され，血清中から HBs 抗原は排除される．すなわち，少なくとも B 細胞レベルでは免疫学的寛容状態が破綻したわけである．rVac を投与した場合マウスの体内で増殖し，大量のワクシニアウイルス由来蛋白とともに HBs 抗原が産生される．non-

Tgマウスではワクシニアウイルスに対するとともに，HBVに対しても免疫反応が誘導されるが，HBV Tgマウスでは当初ワクシニアウイルスに対してのみ免疫応答が起こり，rVacを排除しようとする．この間，rVacが排除されるまで，HBV Tgマウスは大量のHBs抗原に曝露され，これを繰り返すことにより，大量のHBs抗原への曝露が繰り返されることになる．そしてついにHBVに対するanergyが破綻したわけである．これは前項で述べた，分子相同性をもつウイルスの感染によって，自己免疫疾患が引き起こされることと，まさに同一の現象と言えよう．

2. Hepatocyte fragility

HBV TgマウスにHBs抗原特異的cytotoxic T cell（CTL）を投与すると肝障害が引き起こされる．この肝障害で特徴的なこととして，肝障害の強さは投与されるCTLの量や肝細胞に蓄積するHBs抗原量に比例することがある．つまりCTLのattackに対して，HBs抗原を蓄積した肝細胞は"脆弱"なのである．同様なことはTNF-αによる肝障害でも言える．TNF-αの投与によってnon-TgマウスでもTgマウスでは同等の肝障害が引き起こされる．これらの事実から，HBs抗原を蓄積した肝細胞は，種々の肝細胞障害因子に対してより感受性が高く，細胞障害を起こしやすいのではないかと考えられる．

III. HBV healthy carrierにおける化学療法

急性白血病や悪性リンパ腫の患者でも，一定の頻度でHBV healthy carrierは存在する．carrierであってもこれらの患者では，化学療法を施行しなければならない．最近7年間のわれわれの経験では，300例以上の造血器悪性疾患のなかで，2～3％のHBV healthy carrierが存在したが，化学療法後の肝障害の発症頻度は有意にnon-carrierに比して高かった．個々の症例を検討すると，肝障害を引き起こした症例ではいずれも化学療法後にHBV量の増加があったが，HBVの増加後しばらくしてHBs抗体やIgM-HBc抗体が陽性化，同時に肝障害が出現した症例が多かった．このことはII-1項で述べたtolerance breakが起こり，HBVに対する免疫反応によって肝障害が誘導されたと推定される．化学療法後の免疫抑制によって，HBVが急速に体内で増殖し免疫学的寛容状態が破綻したと考えてよいものと思われる．加うるに，これらの症例では化学療法後の免疫抑制状態から回復する際に，免疫学的リバウンドが起こるため，より免疫学的に活性化し抗体産生能が高まっていることも念頭に置く必要がある．一方ではII-2項で述べたように，HBVの増殖によって肝細胞が脆弱になり，薬剤に対する感受性が高くなっていたことも否定できない．ただし，われわれの経験では最終の化学療法が行われてから1週間以上経過して肝障害が引き起こされている症例がほとんどであり，HBVに対するtolerance breakが主なメカニズムではないかと考えている．

いずれにせよ，HBV healthy carrierにおいては，明らかに化学療法後の肝障害は起きやすく，経験例のなかでは重症化して死の転帰をとった症例もあり，慎重な治療計画が必要となる．

IV. 今後の展望

B型慢性肝炎としてHBVを既に"敵"と見なしている症例は，化学療法に際して慎重に進めていくことは言うまでもないが，今回の検討ではhealthy carrierでも何らかの対応が必要となることがわかった．具体的な方法としては，①化学療法にステロイドホルモンを使用する場合は免疫学的リバウンドを防ぐために，漸減する．②免疫抑制によるHBVの増殖を防ぐために抗ウイルス薬を併用する．③入院時よりHBV量の多い症例ではII-2項で述べた肝細胞の脆弱性があると思われるので，できるだけ化学療法に先行して抗ウイルス薬を開始するといった点が考えられる．現在当科での造血器悪性疾患の治療では，B型慢性肝炎，HBV healthy carrierいずれが合併している場合でも，上記の点に留意して治療を行っている．抗ウイルス薬としてはIFN-α，βやラミブジンがあげられるが，血液疾患では，化学療法後の白血球数が低下する時期にしばしば感染症を併発するため，発熱がほぼ必発するIFN-α，βの使用は感染症の診断を困難にする．当科ではラミブジンを第一選択として現在治療を行っており，今後の症例の蓄積が待たれる．

謝　辞

本稿をまとめるにあたって，個々の臨床例につきご教授頂いた，岐阜大学第一内科　原　武志先生，後藤英子先生，町立木曽川病院内科　山田俊樹先生，福野賢二先生に深謝します．

文　献

1) Wirth S, Guidotti LG, Ando K, Schlicht HJ, Chisari FV : Breaking tolerance leads to autoantibody production but not autoimmune liver disease in hepatitis B virus envelope transgenic mice. J Immunol 154 : 2504-2515, 1995.
2) Ando K, Moriyama T, Guidotti LG, Wirth S, Schreiber RD, Schlicht HJ, Shao-nan Huang, Chisari FV : Mechanisms of class I restricted immunopathology. A transgenic mouse model of fulminant hepatitis. J Exp Med 178 : 1541-1554, 1993.
3) Gilles PN, Guerrette DL, Ulevitch RJ, Schreiber RD, Chisari FV : HBsAg retention sensitizes the hepatocyte to injury by physiological concentrations of interferon-gamma. Hepatology 16 : 655-663, 1992.

（安藤量基，鶴見　寿，森脇久隆）

薬剤性肝障害

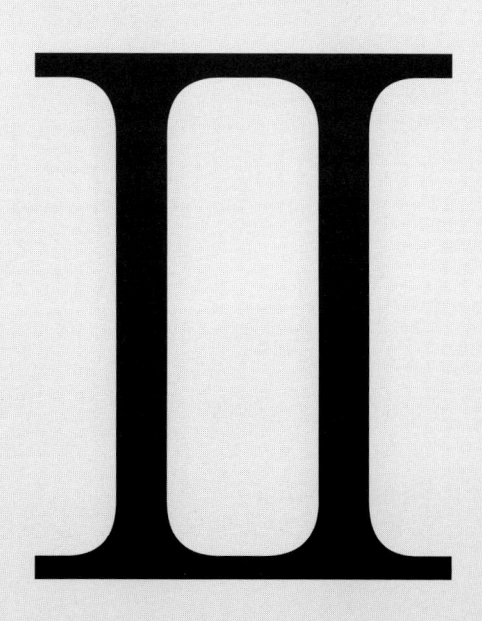

II

症例

タモキシフェンによる steatohepatitis とその背景

はじめに

タモキシフェンは抗エストロゲン作用を有する乳癌の特効薬でその予後を改善させ，子宮内膜癌の報告もあるが副作用の頻度も低く安全性の高い薬剤である．しかし，近年の NASH（non-alcoholic steatohepatitis）に関する関心の高まりとともに，欧米を中心に steatohepatitis の合併が報告されている．今回われわれは，タモキシフェン投与中に steatohepatitis を合併した症例を経験したので報告する．

I. 症例

患　者：48歳，女性
主　訴：なし
既往歴：アルコール歴なし
家族歴：特記事項なし
現病歴：平成8年5月に左乳癌（stage IIIB）に対してタモキシフェン 40 mg/日投与開始し，化学療法（CAF療法），手術，放射線療法（2.75 Gy×5/週，計 49.5 Gy）を施行した．タモキシフェン投与開始5ヵ月後より徐々にGPT値が漸増し，9ヵ月後 GPT 51 IU/l，12ヵ月後 84 IU/l，15ヵ月後 136 IU/l，20ヵ月後 161 IU/l となった．また体重は 52.5 kg から 59.5 kg に増加し，肝臓CT値/脾臓CT値比は-0.255と異常低値を示したため，肝生検目的にて平成10年4月当科入院となった．

入院時現症：身長 152.5 cm，体重 59.5 kg，BMI 25.6，体温 35.3℃，脈拍 64/分，整，血圧 122/70 mmHg．心，肺に異常所見なし．眼球結膜に黄疸なく，眼瞼結膜に貧血なし．肝を右肋弓下に2横指触知．神経学的所見なし．

入院時検査成績（表1）：HBs-Ag(-)，HCV-Ab(-)，GOT 128，GPT 180 と GPT 優位のトランスアミナーゼの上昇を認めたが ALP 92，γ-GTP 48，T-Bil 0.4，T-Cho 222 と正常範囲内であり，凝固系の異常もみられなかった．

入院後経過（図1）：入院当日肝生検を施行し，経過良好で翌日退院となった．以上の経過と検査よりタモキシフェンによる steatohepatitis と診断し，

表1　入院時検査成績（H. 10. 4. 13）

Peripheral blood		Blood chemistry	
WBC	5300/μl	TP	6.5 g/dl
band	4%	Alb	4.2 g/dl
seg	49%	ChE	313 IU/l
lymph	38%	T-Cho	209 mg/dl
mono	7%	HDL-Cho	52 mg/dl
eosino	1%	TG	155 mg/dl
baso	1%	FBS	89 mg/dl
RBC	426万/μl	γ-GTP	48 IU/l
Hb	12.9 g/dl	ALP	92 IU/l
Ht	40.7%	T-Bil	0.4 mg/dl
Plt	16.3万/μl	GOT	128 IU/l
Urinalysis		GPT	180 IU/l
protein	(-)	LDH	414 IU/l
sugar	(-)	Amy	186 IU/l
urobilinogen	(-)	BUN	19 mg/dl
WBC	0/HPF	Crn	0.4 mg/dl
RBC	0/HPF	UA	3.7 mg/dl
ESR	15 mm/1 h	CPK	52 IU/l
	36 mm/2 h	Na	142 mEq/l
Serological exam.		K	4.2 mEq/l
CRP	0.4 mg/dl	Cl	106 mEq/l
HBs-Ag	(-)	Fe	138 μg/dl
HCV-Ab	(-)	TIBC	327 μg/ml
IgG	1200 mg/dl	CU	142 μg/dl
IgA	271 mg/dl	Tumor marker	
IgM	110 mg/dl	CEA	0.94 ng/ml
Coagulation study		CA 15-3	7.0 U/ml
PT	85%	NCC-ST 439	2.6 U/ml
APTT	107.4%	BCA 225	39 Uml
fibrinogen	287 mg/dl		

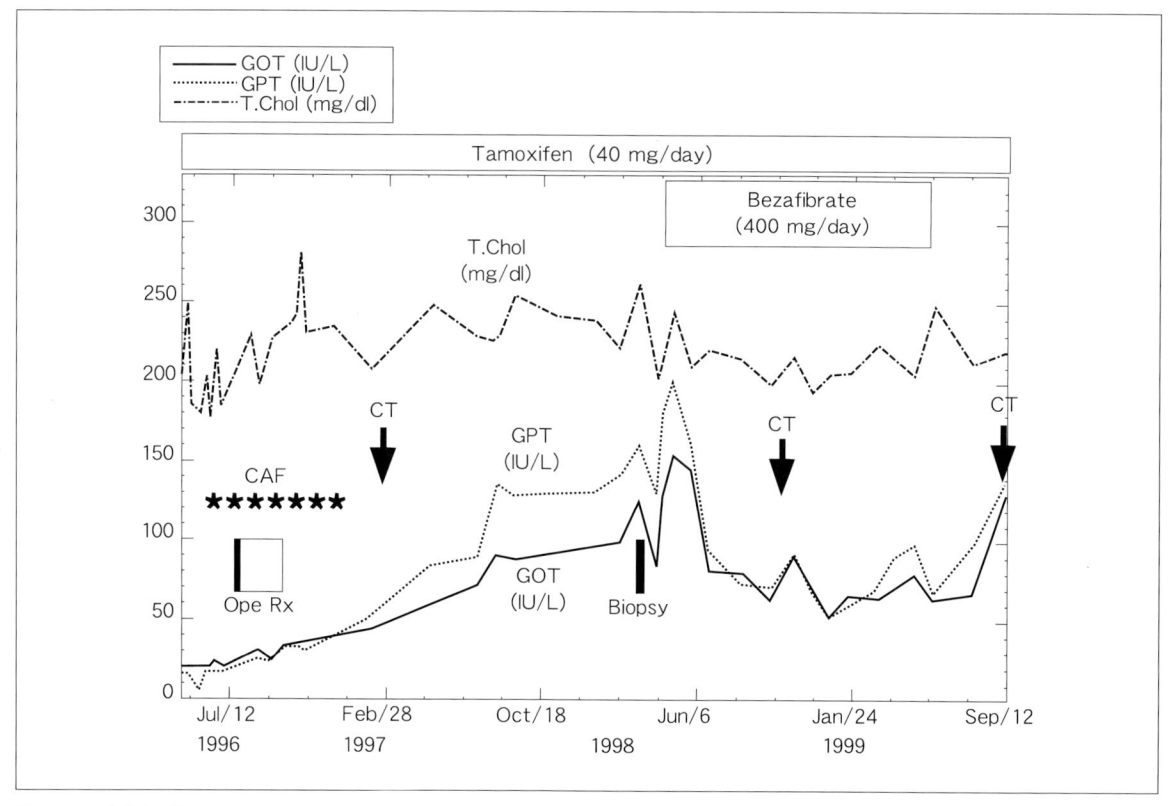

図1 入院後経過

ベザフィブラート 400 mg/日の投与を開始し，GPT および肝臓 CT 値/脾臓 CT 値比は著明に改善された．その後筋肉痛が出現したため，CPK，ALD は正常であるが，ベザフィブラートによる副作用の可能性も考慮し投薬を中止したところ，肝臓 CT 値の急速な再低下とトランスアミナーゼの再上昇を認めた．現在ベザフィブラート 400 mg/日の再開を考慮している．

CT 所見（図2）：平成 9.2.25 の CT では著明な CT 値の低下を認め，肝臓 CT 値/脾臓 CT 値比 -0.255 と異常低値を示した．ベザフィブラート投与 5 ヵ月後の平成 10.9.22 の CT では，肝臓 CT 値/脾臓 CT 値比は著明に改善された．平成 11.7 月ベザフィブラートの投与を中止したところ，2 ヵ月後の平成 11.9.7 には肝の CT 値が再度低下した．

病理組織所見（図3）：肝生検所見は，肝細胞に中滴性から大滴性の脂肪滴が多数貯留し，好中球浸潤，fibrous portal expansion，Mallory 体の形成，fat granuloma の形成や celloid macrophage の集積が認められた．

II. 考　察

NASH はウイルス性肝炎，自己免疫性肝炎，原発性胆汁性肝硬変などの自己免疫性肝疾患，ヘモクロマトーシスや Wilson 病などの代謝性疾患が除外され，また飲酒歴がないのにもかかわらず肝組織像ではアルコール性肝障害で観察されるような肝細胞の脂肪化，壊死，Mallory 体を認め，種々の程度の線維化を伴う肝疾患である．

自覚症状に特徴的なものはない．超音波検査においては肝輝度，肝腎コントラストの増強，深部エコーの減衰を認める脂肪肝の像を示し，X 線 CT において肝 CT 値が低下し，肝臓 CT 値/脾臓 CT 値比 < 0.9 となる．

本症に関しても，飲酒歴がなく他の肝疾患が否定的であり，検査所見や画像所見などからタモキシフェンによる steatohepatitis と診断し，ベザフィブラートの投与を開始している．

図2 CT所見

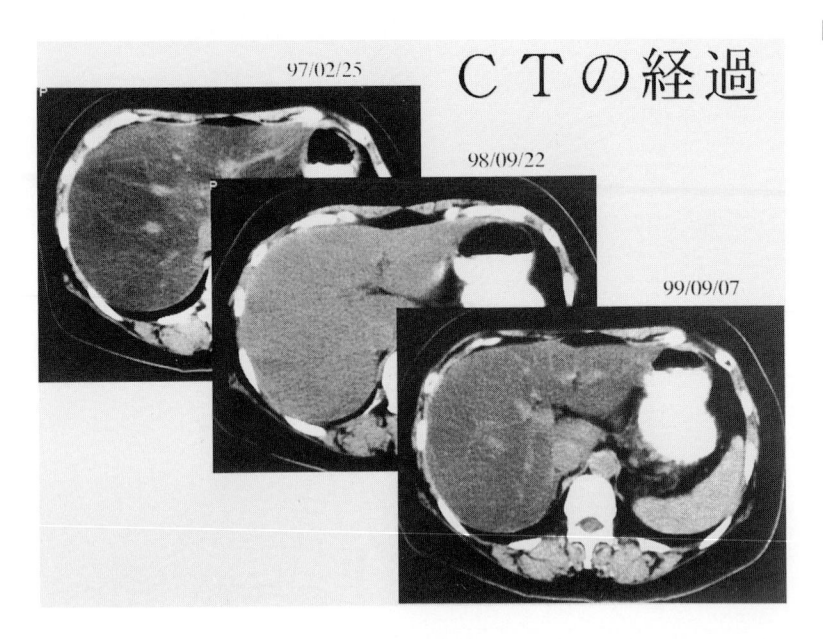

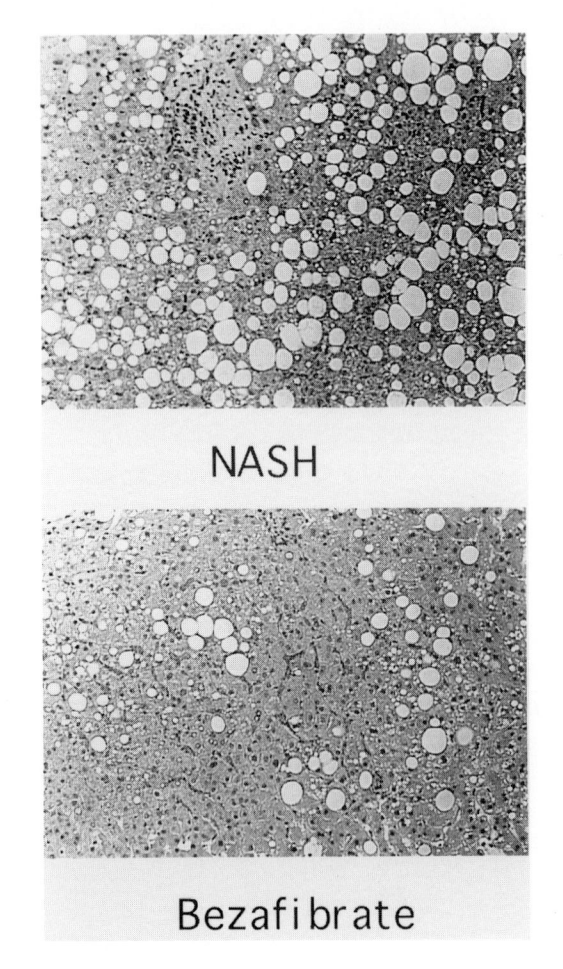

図3 病理組織所見

現在のところ，脂肪肝から壊死炎症反応や線維化が進展するメカニズムに確立されたものはないが，フリーラジカルやTNF-αなどの炎症性サイトカイン（inflammatory cytokine）の関与が想定されている．NASHの治療ではクロフィブラートは有効でないとする報告があるが，今回われわれはタモキシフェンにより誘導される類似の病変ではきわめて有効であることを明らかにしたので報告した．

まとめ

タモキシフェンは乳癌の予後を著明に改善させる有用性の高い薬剤である．しかし今回われわれは，タモキシフェン投与中にsteatohepatitisの合併をきたした症例を経験し，ベザフィブラートの投与がsteatosisの改善に有効であった．今後乳癌の治療に際しては，タモキシフェンによるsteatohepatitisの合併について留意が必要と考えられた．

文献

1) Saibara T : Bezafibrate for tamoxifen-induced non-alcoholic steatohepatitis. Lancet 353 : 1802, 1999.
2) Diehl AM : Nonalcoholic steatohepatitis. SEMINARS IN LIVER DISEASE 19 : 221-229, 1999.
3) Saibara T : Tamoxifen in early breast cancer. Lancet 352 : 404, 1998.

4) Ogawa Y : Tamoxifen-induced fatty liver in patients with breast cancer. Lancet 351 : 725, 1998.
5) van Hoof M : Tamoxifen-induced Steatohepatitis. Ann Intern Med 124 : 855-856, 1996.

(江川　徹，高橋昌也，根本禎久，秋澤直明，
小野正文，松浦　靖，岩崎信二，前田　隆，
西原利治，大西三朗，小川恭弘，吉田祥二，
弘井　誠，円山英昭)

フロン代替物質による肝障害

はじめに

1995年末にオゾン層破壊防止を目的として特定フロン（chlorofluorocarbon，CFC-11など，5物質）の使用が全廃された．これを受けて多数の代替フロンが開発されているが，その一種である1,1-dichloro-2,2,2-trifluoroethane（HCFC-123）は現在冷媒や溶剤として広く使用されている．HCFC-123を主成分とする洗浄剤により，一作業所内にて多発した肝障害症例を経験したので報告する．

I．症例

1999年3月，一作業所（着物，反物の染み抜き工場）の従業員のうち3人が悪心，頭痛，倦怠感，微熱，皮疹などを主訴に近医を受診し，肝機能異常を指摘され紹介入院となった．

症例1：23歳，男性，勤務歴1ヵ月，GOT 701 IU/l，GPT 1591 IU/l，ALP 379 IU/l，γ-GTP 127 IU/l，T.Bil 3.1 mg/l，PT 51.6％．

症例2：25歳，男性，勤務歴1ヵ月，GOT 871 IU/l，GPT 2086 IU/l，ALP 409 IU/l，γ-GTP 127 IU/l，T. Bil 2.2 mg/l，PT 46％．

症例3：28歳，男性，勤務歴2年，GOT 676 IU/l，GPT 1465 IU/l，ALP 375 IU/l，γ-GTP 123 IU/l，T. Bil 1.5 mg/l，PT 50.8％．

3例とも軽度の肝腫大を伴っていたが全身状態は良好であった．検査成績では胆道系酵素に比べてトランスアミナーゼの上昇が優位であり，プロトロンビン時間の延長が著しかった．各種肝炎ウイルスマーカーおよび自己抗体は全例陰性であった．肝生検組織像では，3例とも小葉中心帯から中間帯にかけて肝細胞の壊死，脱落が著明であり帯状壊死を認めた（図1）．3例とも自覚症状および肝機能は速やかに改善し，約1ヵ月で退院となった．しかし退院後早期に職場復帰した症例1では1週間の就労後，GPT 1050 IU/l，PT 50％と肝機能障害の再燃を認めた．自宅待機していた症例2では肝機能は正常化したままであった．わずか1日のみ作業に従事した症例3でも翌日の受診時にはGPT 1200 IU/l，PT 65％であった（図2）．

以上の経過をふまえて検討の結果，約6ヵ月前より同作業所で採用され，3症例とも共通して高頻度に使用していた染み抜き用洗浄剤を原因として疑った．この洗浄剤の組成は，代替フロンの一種であるHCFC-123（60％），HCFC-141（30％）と有機溶剤のN-ペンタン（10％）であることが判明した．

同作業所の従業員17名中13名を対象に，HCFC-123の代謝産物である尿中トリフルオロ酢酸を測定した．採尿時に自宅待機中であった症例2では低濃度であったが13名全員の尿中にトリフルオロ酢酸が検出された．また従業員16名に肝機能検査を施行し，11名にGPT 80 IU/l以上の肝障害を認め，うち5名がGPT 500 IU/l以上であり入院加療が必要であった（表1）．また今回の採血採尿時には他院に入院中であった別の1名も同様の肝障害が原因

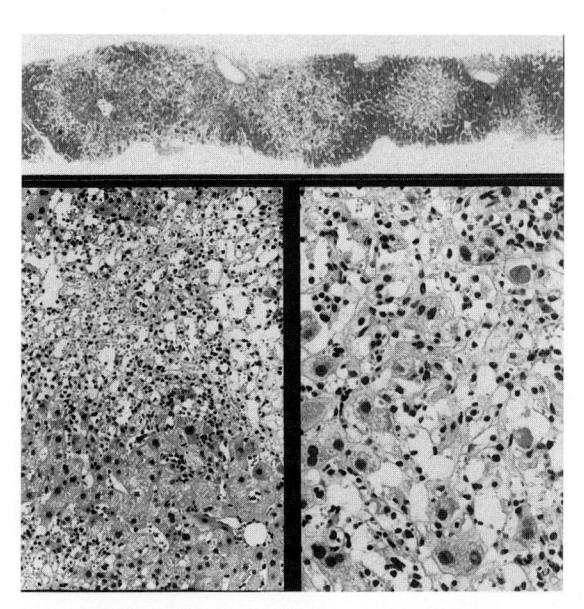

図1　症例3の第3病日に施行した肝生検組織像　上段：アザン染色，下段：HE染色．

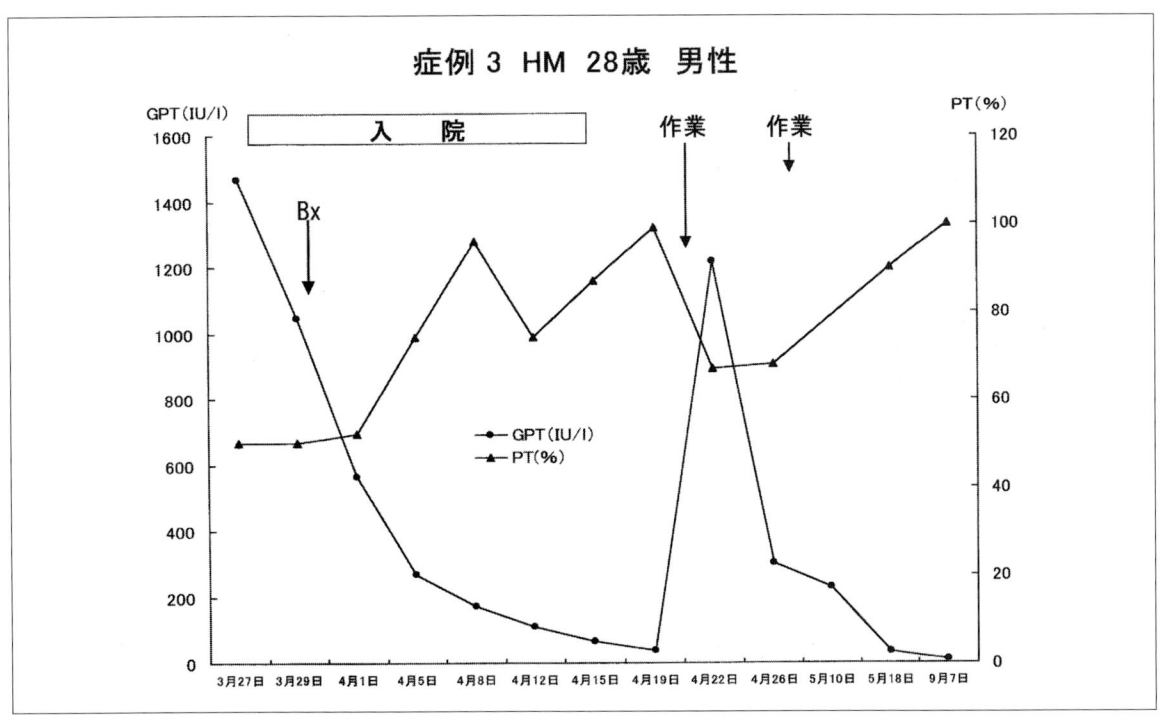

図2 症例3の臨床経過

表1 作業員の肝機能検査および尿中トリフルオロ酢酸測定結果

症例	年齢	性	GPT (IU/l)	γGTP (IU/l)	トリフルオロ酢酸 (mg/l)	備考
1	23	M	1425	65	14.2	当院入院
2	25	M	1938	66	0.4	当院入院
3	28	M	1864	74	12.9	当院入院
4	49	M	1582	65		他院入院
5	27	M	592	58		他院入院
6	25	M	313	157	14.7	
7	25	M	302	47	31.3	
8	29	M	166	65	14.6	
9	23	M	159	24	42.8	
10	43	M	118	14	31.8	
11	57	M	95	38	16.7	
12	30	M	21	35	27.1	
13	24	M	16	12	49.7	
14	35	M	14	22		
15	59	M	13	9	37.6	
16	22	F	6	9	31.4	

トリフルオロ酢酸：HCFC-123尿中代謝産物
(尿比重補正後)

であったことが判明し，作業所内にいた従業員17名中12名に明らかな肝障害が生じ6名が入院加療を受けていた．

洗浄剤の使用頻度はばらつきがあり作業員全員が使用していたわけではない．しかしHCFC-123の代謝産物は洗浄剤使用の有無にかかわらず測定した全員の尿中より検出されており，主として経気道的に曝露されたものと思われる．同洗浄剤を直接使用していた従業員で，より強い肝障害を認める傾向にあったが，症例4は洗浄剤の使用歴がないにもかかわらず，入院加療を必要とする肝障害を認めた．また症例1，2では約1ヵ月と短期間の曝露で肝障害が出現しているが，勤務歴も長く尿中トリフルオロ酢酸が高濃度で検出されているにもかかわらず，まったく肝障害を認めない作業員もあった．同洗浄剤の使用を中止してからは新たな肝障害症例の発生はなく，退院後経過観察中の3症例ともその後再燃は認めず肝機能は正常化したままである．

II. 考 察

オゾン層は有害波長領域の紫外線を大部分吸収することで，地球環境の保全のために大きな役割を果たしてきた．オゾン層の破壊は発癌などの健康障害や，気候の急激な変化をもたらす可能性があり，モントリオール議定書の採択を受け，本邦でも1995年末に重要なオゾン層破壊物質である特定フロンが全廃された．現在使用されている代替フロンはその化学構造上，Clの有無によりhydrochlorofluorocarbons (HCFCs) とhydrofluorocarbons (HFCs) とに大別される．HCFCsもオゾン層破壊に関与するため2019年末に生産廃止予定となっているが，物質としての安定性が高く現時点では冷媒，洗浄剤，溶媒，発泡剤などで広く使用されている．

今回問題となった洗浄剤の組成は代替フロンの一種であるHCFC-123とHCFC-141の2種類のHCFCsと，有機溶剤のN-ペンタンであった．HCFC-141とN-ペンタンは体内でほとんど代謝されず安定した物質であり，肝障害に関与している可能性は低いと考えられた．肝障害の原因物質であるHCFC-123は，無色透明不燃性の液体で沸点は27.7℃，融点は−107℃である．高濃度の吸入では全身麻酔類似症状，悪心，頭痛，思考力減退，意識消失，不整脈，心停止などが起こりうるとされているが，ラットやイヌなどを用いた「毒性評価実験」では比較的安全な物質と考えられたため広く使用されてきた．しかし1997年，ベルギーでHCFC-123およびHCFC-124の混合冷媒による肝障害が初めて報告された[1]．冷房器配管からの漏出による曝露であり9名に肝障害を認めた．うち1例で肝生検が施行されハローセンの代謝産物でありハローセン肝障害で重要な働きをするtrifluoroacetyl proteinが肝細胞中に証明されている．またハローセン肝障害と同様に[2]チトクロームp450 2E1に対する抗体も6名中5名で検出された．ついで1998年本邦でHCFC-123単剤による曝露作業者の肝障害が報告された[3]．またモルモットを使った実験や，ラットでも特殊な条件下では本事例と類似した肝障害の報告もみられる[4]．

HCFC-123は吸入麻酔薬のハローセンと化学構造，代謝経路，およびその代謝産物が類似している．両物質の肝障害では種差，個体差が明らかに存在すること，反復曝露により強い肝障害が起こりうること，またその組織学的特徴などに多くの共通点がある．頻度はまれながら重篤な肝障害を示すハローセン肝障害と多くの点で類似していることは，薬物性肝障害の病態を考えるうえできわめて興味深い．

HCFC-123の取り扱いに関しては労働安全衛生法第58条に基づき労働安全衛生規則第576条および第593条等の適用があり，1998年の本邦での肝障害事例を受けて労働基準局よりその使用に関して換気装置，保護衣の着用等の指導勧告が出されている．本事例の作業所は比較的換気状態の良くない30 m²程度の屋内であった．同洗浄剤の販売元が組成を明らかにしていなかったため作業所ではHCFC-123を使用していた自覚がなく，したがってその対応も不十分であったことが肝障害発生の一因と思われる．しかし中小の作業所では費用の面からも換気設備，防御衣などの作業環境の整備が不十分であることも予想される．さらに将来的には冷媒として使用されていたHCFC-123によって廃棄作業時に曝露を受ける可能性があり，同様の肝障害の発生が危惧される．

結 語

一作業所で多発した肝障害症例を経験した．染み抜き作業に用いた洗浄剤の主成分である代替フロン HCFC-123 が原因と考えられた．

なお，稿を終えるにあたり洗浄剤組成の分析と尿中トリフルオロ酢酸の測定にご協力いただいた松下産業化学センターの大原政男先生，藤木幸雄先生に深謝いたします．

文 献

1) Hoet P, et al.: Epidemic of liver disease caused by hydrochlorofluorocarbons used as ozone-sparing substitutes of chlorofluorocarbons. Lancet 350: 556-559, 1997.
2) Bourd M, et al.: Human cytochrome P450 2E1 is a major associated with halothane hepatitis. Chem Res Toxicol 9: 1159-1166, 1996.
3) 加部 勇，他：フロン代替物質 HCFC-123 暴露作業者の肝機能障害例．産業医学ジャーナル 21: 27-31, 1998.
4) Lind RC, et al.: Biotransfomation and hepatotoxicity of HCFC-123 in the Guinea Pig: Potentiation of hepatic injury by prior glutathione depletion. Toxicology and Applied Pharmacology 134: 175-181, 1995.

（吉波尚美，新谷弘幸，勝馬芳徳）

薬剤性肝障害の全国集計

はじめに

最近の新薬の開発は目覚ましく，従来外科的切除でしか対処できなかった疾病においても，薬物療法により内科的に治癒もしくはコントロール可能となった疾患も数多くある．しかし，このような目覚ましい新薬の開発に伴い，治験段階では予期しえなかった重篤な薬剤性肝障害が市販後に多数発症し，劇症肝炎により死亡する例も少なくなく，社会的な問題ともなっている．また，一般臨床においても原因不明の肝機能異常を呈する症例に遭遇することも多く，現時点では不明とされる肝炎ウイルスによるものか，服薬中の治療薬によるものかの判定に困惑することも多い．薬剤性肝障害を早期に疑い起因薬剤を推定するには，どのような薬剤が肝障害を惹起する頻度が高いか，また個々の薬剤で惹起される肝障害にはどのような特徴があるかを十分に把握しておくことが肝要である．

かかる観点から著者らは平成11（1999）年12月に富山市で開催された第32回日本肝臓学会西部会において，薬剤性肝障害が主題示説として取り上げられたのを機会に，薬剤性肝障害の全国調査を行ったのでその成績を報告する．

I. 対象・方法

薬剤性肝障害の全国調査は1999年4月に日本肝臓学会西部・東部会の評議員の所属する施設に，1989年1月1日〜1998年12月31日の10年間に各施設に入院し，薬剤性肝障害と診断された症例についてアンケート調査を行った．調査内容は症例の入退院年月日，生年月日，性，起因薬剤名，投薬開始から発症までの日数，診断法，薬剤添加によるリンパ球刺激試験（DLST）の施行の有無，診断法，病型，治療法および転帰である．アンケート調査の結果，109施設より回答があり，2561例の薬剤性肝障害例が集積され，これらの症例について起因薬剤別，薬効分類別に頻度，診断法，病型および予後について解析し，その年次別推移も併せて検討した．

なお，起因薬剤の薬効別分類は**表1**に従い，25項目の薬効分類と，10項目分類法の2種の方法を用いた．

II. 成績

1. 年代別の症例数と想定される起因薬剤数（図1）

図1に集積された2561例中発症年度が記載されていた2469例について，年度別の症例数を示した．1994年以前の症例数は1995年以降に比し，少ない傾向を認めたが，これは5年以上前の入院カルテが調査不能であった施設が存在したことが原因であり，発症数に年代による変化はないと考えられた．肝障害の原因となったと想定される薬剤数をみると（図1），起因薬剤を1剤と決定しえたのは65.87％にすぎず，他の症例では複数の薬剤が肝障害に関与していたと考えられるか，もしくは多剤服用中で起因薬剤を明確に決定しえなかった症例である．

2. 薬剤性肝障害の診断法・病型・予後（図2）

薬剤性肝障害の診断法を記載のあった2515例についてみると，臨床症状から診断されていたものが1682例（66.9％）と最も多く，ついでDLST，再投与，皮膚試験の順であった．その他とされた501例（19.9％）はDLST，臨床所見，肝生検などを総合的に評価し，診断されていた．病型では肝炎型が最も多く1143例（45.7％）を占め，ついで混合型の434例（17.4％），胆汁うっ滞型の434例（17.4％）の順で，劇症肝炎例は42例（0.6％）であった．予後では2298例（92.6％）が治癒していたが，41例（1.7％）が慢性の経過をとり，肝疾患以外の死因を含めた死亡例も58例（2.3％）でみられた．

3. 起因薬剤を1剤に決定しえた1687例における薬効分類別のDLST施行率とその陽性率（図3）

1687例中DLSTが施行されていたのは1073例（63.6％）であった．薬効分類別に施行率をみると，最も高率であったのは漢方薬の84.8％，最も低率であったのは抗癌剤の43.8％であった．陽性率は全例では45.67％，薬効分類別にみると，最も陽性率が高かったのは消化器用薬の69.66％，最も低率

表1 薬剤の薬効別分類法

分類(1)	分類(2)
解熱・鎮痛・抗炎症剤	解熱・鎮痛・抗炎症剤
痛風・高尿酸血症治療薬	（痛風・高尿酸血症治療薬を含む）
精神科用剤（催眠・鎮痛薬, 抗不安薬, 抗精神病薬, 抗うつ剤・抗躁剤・精神刺激剤）	精神・神経科用剤
神経科用剤（抗めまい薬, 抗てんかん薬, 筋弛緩剤, Parkinson病治療薬, 自律神経作用薬, 脳代謝賦活剤）	循環器・呼吸器用薬
	（抗凝固剤を含む）
	糖尿病・高脂血症用剤
抗アレルギー剤	消化器用薬
循環器用薬（強心薬, 抗狭心症薬, β遮断剤, Ca拮抗剤, 抗不整脈剤, 利尿薬, 降圧剤, 末梢循環改善薬, 昇圧剤）	抗生物質
	化学療法・抗真菌剤
高脂血症用剤	抗癌剤
呼吸器用薬（呼吸促進薬, 気管支拡張薬・喘息治療薬, 鎮咳剤, 去痰剤)	漢方薬・健康食品
消化器用薬（消化性潰瘍治療薬, 健胃・消化薬, 下剤, 止痢・整腸薬, その他の消化器用剤）	その他
	免疫抑制剤
糖尿病用薬	泌尿・生殖器用薬
ホルモン製剤（下垂体ホルモン製剤, 副腎皮質ホルモン製剤, 性ホルモン剤, その他のホルモン剤）	骨粗鬆症・骨代謝改善薬
	ホルモン製剤
骨粗鬆症・骨代謝改善薬	抗アレルギー剤
ビタミン製剤	ビタミン製剤
造血と血液凝固関係製剤	一般市販薬
抗生物質	薬剤以外の化学品
化学療法剤	
抗真菌剤	
抗癌剤	
免疫抑制剤	
泌尿・生殖器用剤	
漢方薬	
健康食品	
一般市販薬	
薬剤以外の化学品	
その他	

であったのは代謝性疾患用剤の20.51％であった．消化器用剤の陽性率が高率であったのは肝疾患および皮膚疾患の治療薬であるチオプロニンが消化器用剤に分類され，同剤は高率にDLSTが陽性を示すためと考えられた．また，代謝性疾患用剤が低率であったのは，最近登場した糖尿病治療薬が，アレルギーの関与の少ない個体の代謝異常に基づく例が多く，DLST陽性率が低率であったためと考えられた．

4．起因薬剤を1剤に決定しえた1687例における年代別のDLST施行率とその陽性率（図4）

年代別にDLSTの施行率をみると，最も高率であったのは1993年の71.1％であったが，過去10年間で大きな変動はなく，いずれの年度も60％前後の症例で実施されていた．

5．起因薬剤を1剤に決定しえた1687例における薬効分類別にみた薬剤性肝障害の頻度（表2）

最も症例数が多かったのは抗生物質の371例（21.99％）で，ついで解熱・鎮痛剤の200例（11.86％），消化器用剤の124例（7.35％），化学療法剤の122例（7.23％），循環器用剤の109例（6.46％），精神科用剤の101例（5.99％）の順であった．消化器用剤が多数存在したのは前述のチオプロニンによる症例が多いことに起因していると考えられた．また，注目すべき点として，比較的安全と考えられている漢方薬で80例（4.74％）と多数

年代別の症例数

年代	'89	'90	'91	'92	'93	'94	'95	'96	'97	'98
例数	200	178	183	182	211	230	325	326	303	331

(年代不明92例)

起因薬剤と判定された薬剤数

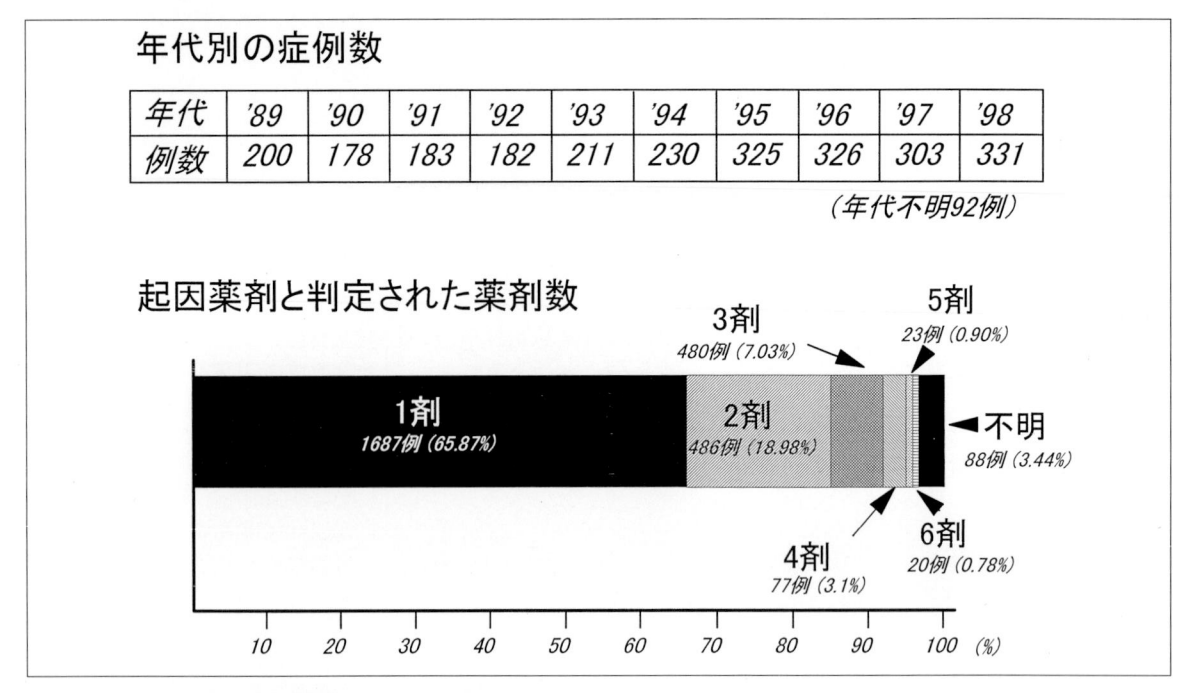

- 1剤 1687例 (65.87%)
- 2剤 486例 (18.98%)
- 3剤 480例 (7.03%)
- 4剤 77例 (3.1%)
- 5剤 23例 (0.90%)
- 6剤 20例 (0.78%)
- 不明 88例 (3.44%)

図1 年代別の症例数と起因薬剤とされた薬剤の数

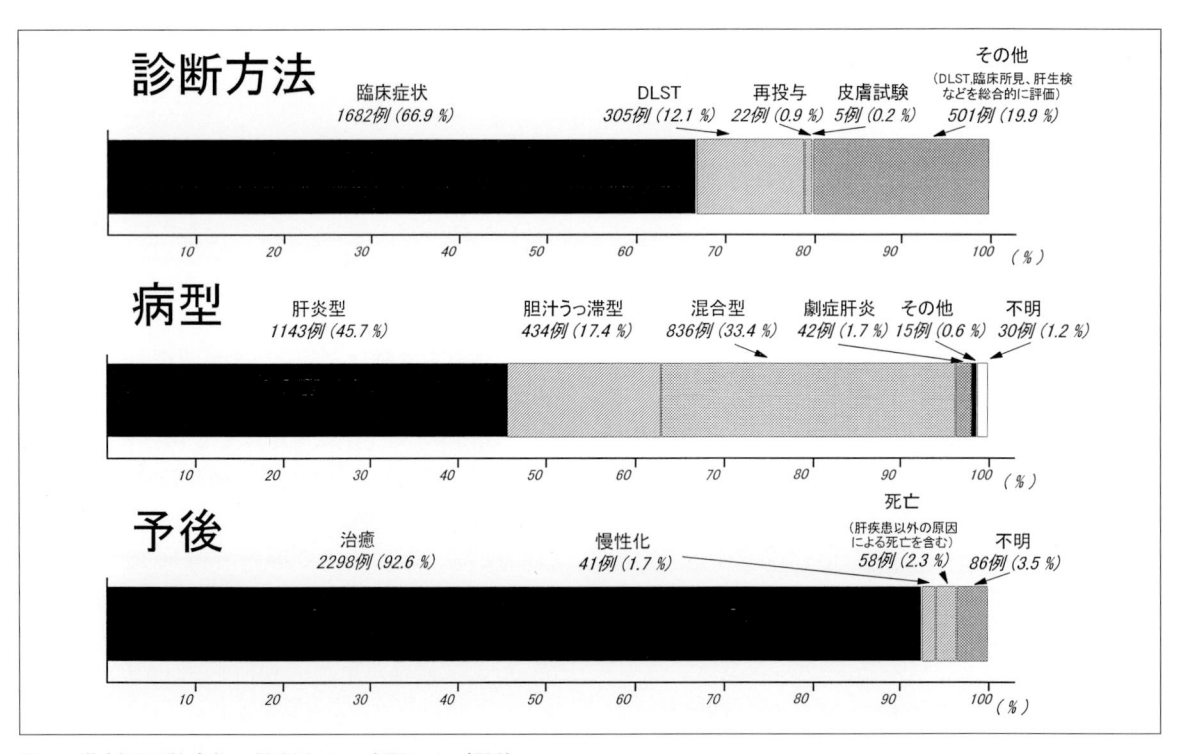

診断方法
- 臨床症状 1682例 (66.9%)
- DLST 305例 (12.1%)
- 再投与 22例 (0.9%)
- 皮膚試験 5例 (0.2%)
- その他(DLST,臨床所見,肝生検などを総合的に評価) 501例 (19.9%)

病型
- 肝炎型 1143例 (45.7%)
- 胆汁うっ滞型 434例 (17.4%)
- 混合型 836例 (33.4%)
- 劇症肝炎 42例 (1.7%)
- その他 15例 (0.6%)
- 不明 30例 (1.2%)

予後
- 治癒 2298例 (92.6%)
- 慢性化 41例 (1.7%)
- 死亡(肝疾患以外の原因による死亡を含む) 58例 (2.3%)
- 不明 86例 (3.5%)

図2 薬剤性肝障害例の診断方法,病型および予後

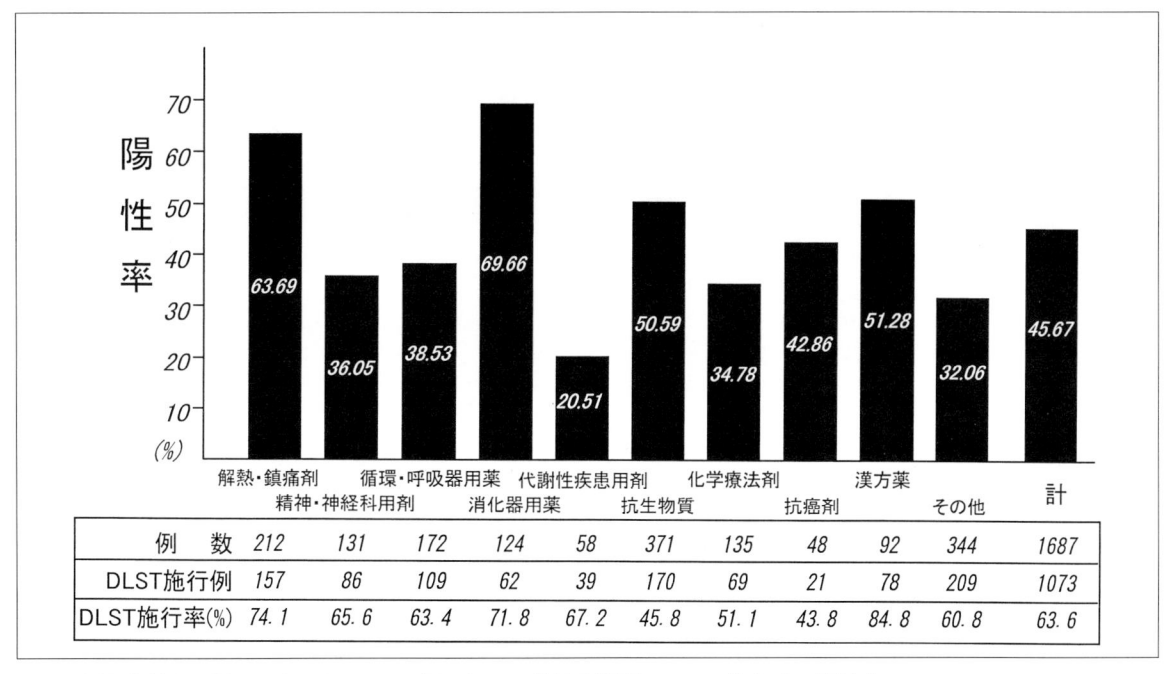

	解熱・鎮痛剤	精神・神経科用剤	循環・呼吸器用薬	消化器用薬	代謝性疾患用剤	抗生物質	化学療法剤	抗癌剤	漢方薬	その他	計
陽性率(%)	63.69	36.05	38.53	69.66	20.51	50.59	34.78	42.86	51.28	32.06	45.67
例　数	212	131	172	124	58	371	135	48	92	344	1687
DLST施行例	157	86	109	62	39	170	69	21	78	209	1073
DLST施行率(%)	74.1	65.6	63.4	71.8	67.2	45.8	51.1	43.8	84.8	60.8	63.6

図3　起因薬剤を1剤に決定しえた1687例における薬効分類別のDLST施行率と陽性率

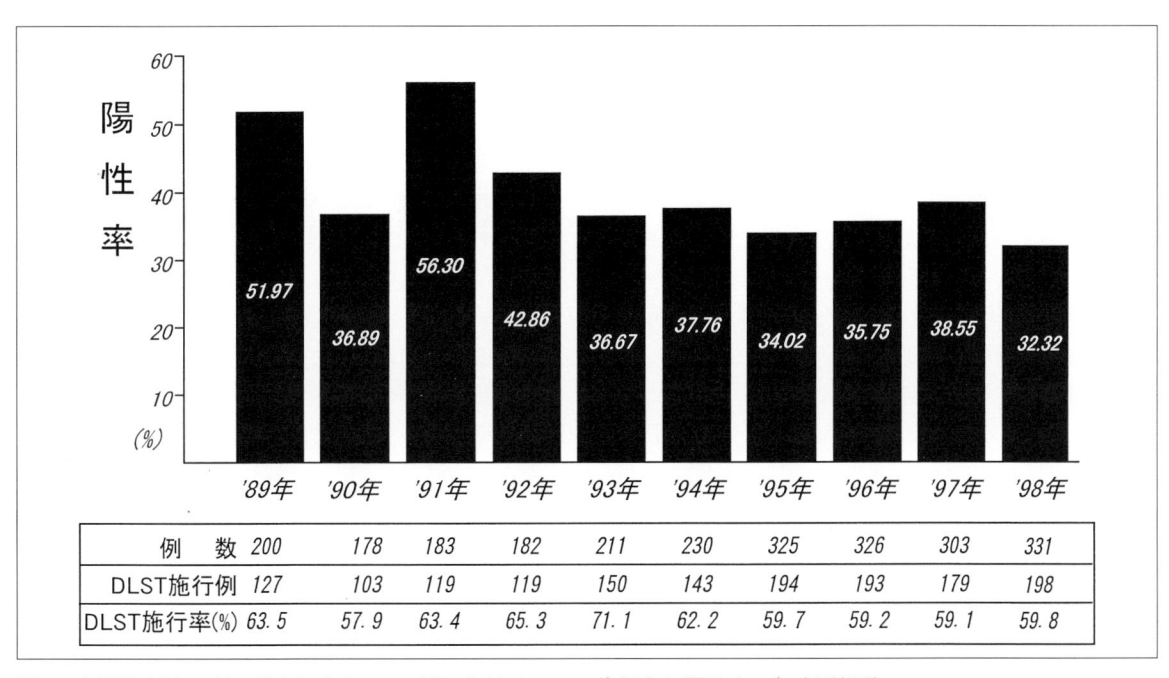

	'89年	'90年	'91年	'92年	'93年	'94年	'95年	'96年	'97年	'98年
陽性率(%)	51.97	36.89	56.30	42.86	36.67	37.76	34.02	35.75	38.55	32.32
例　数	200	178	183	182	211	230	325	326	303	331
DLST施行例	127	103	119	119	150	143	194	193	179	198
DLST施行率(%)	63.5	57.9	63.4	65.3	71.1	62.2	59.7	59.2	59.1	59.8

図4　起因薬剤を1剤に決定しえた1687例におけるDLST施行率と陽性率の年度別推移

表2 起因薬剤を1剤に決定しえた1687例症例における薬効分類別にみた薬剤性肝障害の頻度

薬効分類	例数	頻度
解熱・鎮痛剤	200例	(11.86%)
痛風治療薬	12例	(0.71%)
精神科用剤	101例	(5.99%)
神経科用剤	30例	(1.78%)
抗アレルギー剤	63例	(3.73%)
循環器用薬	109例	(6.46%)
高脂血症用剤	11例	(0.65%)
呼吸器用薬	6例	(0.36%)
消化器用薬	124例	(7.35%)
糖尿病用薬	47例	(2.79%)
ホルモン製剤	18例	(4.62%)
骨代謝改善薬	2例	(0.12%)
ビタミン製剤	13例	(0.77%)
血液凝固関係製剤	61例	(3.62%)
抗生物質	371例	(21.99%)
化学療法剤	122例	(7.23%)
抗真菌剤	13例	(0.77%)
抗癌剤	48例	(2.85%)
免疫抑制剤	6例	(0.36%)
泌尿・生殖器用剤	4例	(0.24%)
漢方薬	80例	(4.74%)
健康食品	12例	(0.71%)
一般市販薬	97例	(5.75%)
治療薬以外	9例	(0.53%)
その他	68例	(4.03%)

表3 起因薬剤多剤であった症例（のべ2008例）における薬効分類別にみた薬剤性肝障害の頻度

薬効分類	例数	頻度
解熱・鎮痛剤	244例	(12.15%)
痛風治療薬	22例	(1.06%)
精神科用剤	172例	(8.57%)
神経科用剤	122例	(6.08%)
抗アレルギー剤	81例	(4.03%)
循環器用薬	183例	(9.11%)
高脂血症用剤	32例	(1.59%)
呼吸器用薬	40例	(1.99%)
消化器用薬	148例	(7.37%)
糖尿病用薬	18例	(0.90%)
ホルモン製剤	36例	(1.79%)
骨代謝改善薬	10例	(0.50%)
ビタミン製剤	13例	(0.65%)
血液凝固関係製剤	72例	(3.59%)
抗生物質	347例	(17.00%)
化学療法剤	197例	(9.81%)
抗真菌剤	7例	(0.35%)
抗癌剤	26例	(1.30%)
免疫抑制剤	0例	
泌尿・生殖器用剤	17例	(0.85%)
漢方薬	60例	(2.99%)
健康食品	9例	(0.45%)
一般市販薬	100例	(4.98%)
薬品以外	4例	(0.20%)
その他	48例	(2.39%)

の薬剤性肝障害例が報告されていたこと，一般市販薬でも97例（5.75%）と多数みられたこと，治療薬でない健康食品でも12例（0.71%）に肝障害がみられたことなどである．

6. 多剤服用例における薬効分類別にみた薬剤性肝障害の頻度（表3）

起因薬剤を1剤に決定できず，多剤の関与もしくは多剤服用中で起因薬剤を同定しえなかった症例はのべ2008例存在した．それらを薬効分類別に肝障害の報告頻度をみると，表2に示した1剤に決定しえた例と同様の傾向を認めたが，精神科用剤，神経科用剤，循環器用剤，呼吸器用剤，化学療法剤，泌尿生殖器用剤で1剤と決定しえた症例に比し高率となる傾向を認めた．

7. 薬効分類別にみた薬剤性肝障害の発生頻度の年代別推移（図5）

各年度を通じ起因薬剤として抗生物質が最も高頻度であったが，化学療法剤は減少する傾向を，代謝性疾患治療薬，漢方薬は増加する傾向を認めた．

8. 起因薬剤の薬効分類別にみた病型の頻度（図6）

肝炎型は多くの薬剤で半数近くを占めていたが，最も高率であったのは漢方薬の53.9%，ついで代謝性疾患治療用剤の53.7%，化学療法剤の52.3%，抗生物質の51.3%の順であった．胆汁うっ滞型が最も高率であったのは消化器用剤および循環・呼吸用剤の24.7%で，それぞれチオプロニン，塩酸チクロピジンによる影響と考えられた．他の薬剤では胆汁うっ滞型は十数%前後と大差はみられなかった．劇症肝炎の頻度が高率であったのは抗癌剤の11.4%，ついで代謝性疾患治療用剤の5.6%，解熱・鎮痛剤の2.9%，化学療法剤の2.3%の順であった．代謝性疾患治療用剤で劇症化率が高率であったのは，最近登場したインスリン抵抗改善薬やα-グルコシダーゼ阻害剤による影響と考えられた．

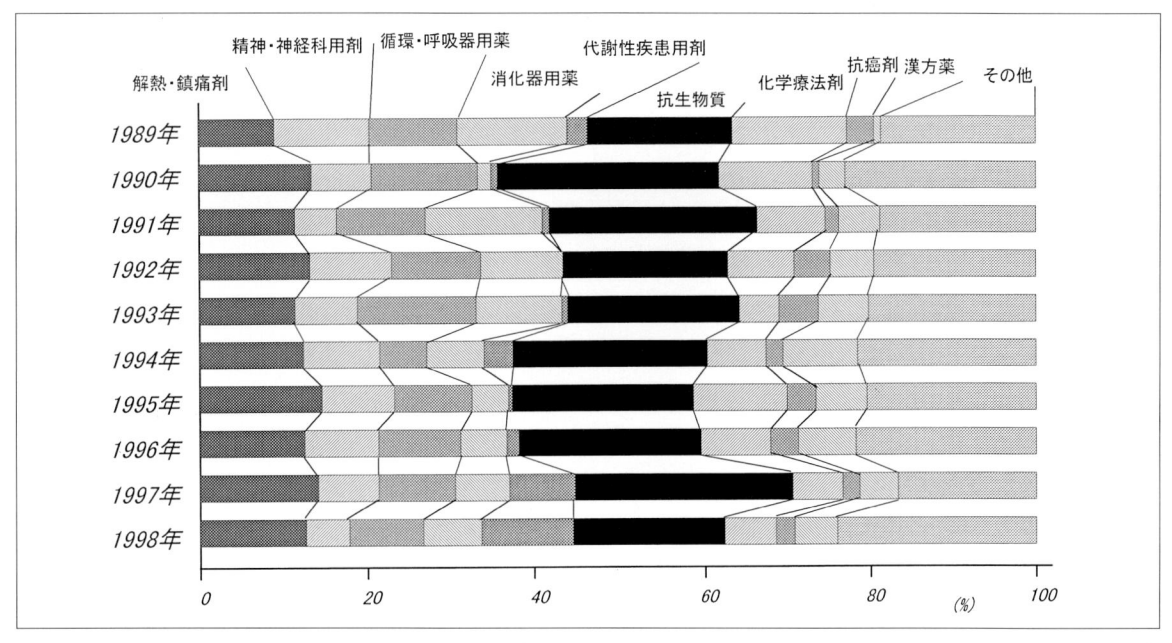

図5 薬効分類別にみた薬剤性肝障害の発生頻度の年代別推移

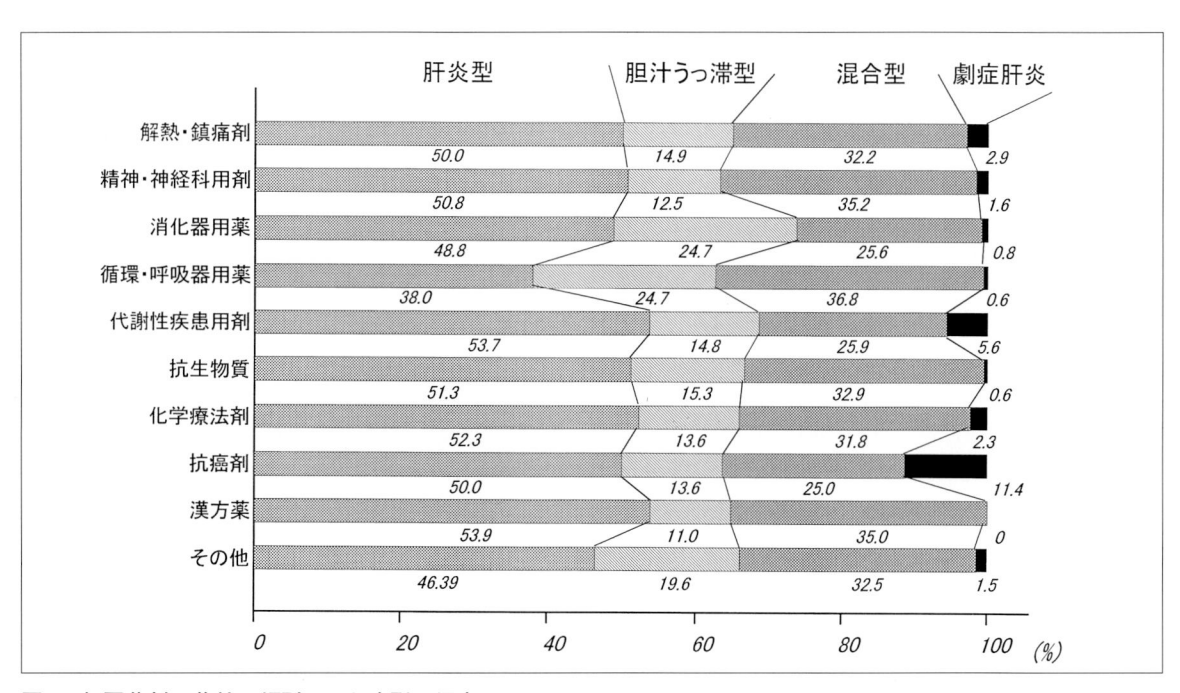

	肝炎型	胆汁うっ滞型	混合型	劇症肝炎
解熱・鎮痛剤	50.0	14.9	32.2	2.9
精神・神経科用剤	50.8	12.5	35.2	1.6
消化器用薬	48.8	24.7	25.6	0.8
循環・呼吸器用薬	38.0	24.7	36.8	0.6
代謝性疾患用剤	53.7	14.8	25.9	5.6
抗生物質	51.3	15.3	32.9	0.6
化学療法剤	52.3	13.6	31.8	2.3
抗癌剤	50.0	13.6	25.0	11.4
漢方薬	53.9	11.0	35.0	0
その他	46.39	19.6	32.5	1.5

図6 起因薬剤の薬効分類別にみた病型の頻度

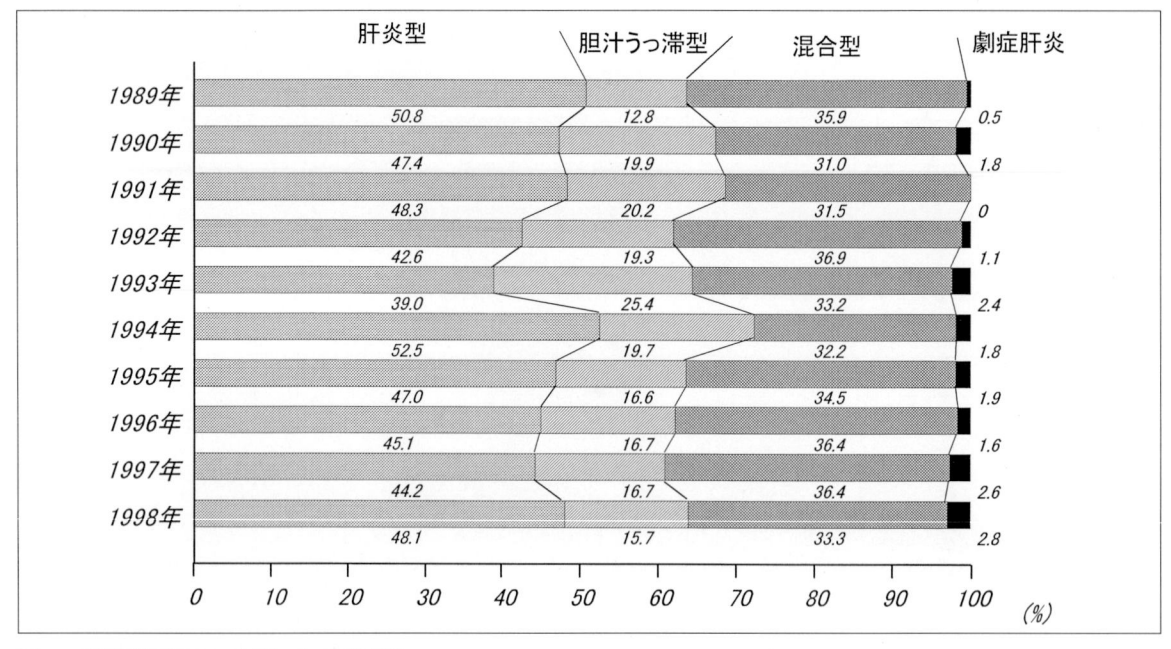

図7 薬剤性肝障害の病型の年代別推移

9. 薬剤性肝障害の病型の年代別推移（図7）

薬剤性肝障害の病型の年代別推移を発症年度の記載のあった2469例についてみると，肝炎型は年代による差はみられず約半数を占めていた．一方，胆汁うっ滞型は若干減少傾向を，劇症肝炎は増加する傾向がうかがえた．

10. 5例以上の報告があった薬剤名，例数，病型およびDLST陽性率（表4）

各薬剤による薬剤性肝障害の実態を明らかにする目的にて，5例以上報告のあった薬剤の病型，DLST陽性率を示した．最も例数が多かったのは塩酸チクロピジンの52例で，病型は胆汁うっ滞型と混合型がともに19例（36.54％）で肝炎型は14例（26.92％）と少数で，DLST陽性率は19.6％であった．ついで多くの報告がみられた薬剤はチオプロニンの45例で，同剤では胆汁うっ滞型が42.2％と約半数を占めたのと，DLSTが89.7％と高率に陽性を示したのが特徴的であった．その他比較的報告の多い薬剤としてはピペラシリンナトリウムの42例，ジクロフェナクナトリウムの41例，塩酸セフォチアムの33例，リファンピシンの26例，テガフールウラシルの26例，セフォクロルの24例，アセトアミノフェンの23例，オキサトミドの21例，チアマゾールの21例などであった．

11. 劇症肝炎の起因薬剤（表5）

劇症肝炎として報告された43例について，その薬剤名，年齢，投与開始から発症までの日数，DLSTの結果，転帰を示した．43例中劇症肝炎の起因薬剤を1剤に決定しえたのは29例であった．29例中アセトアミノフェン，ハロセンおよびテガフール製剤が3例ずつあり，トログリタゾンも2例存在した．複数の薬剤の関与が考えられた14例では抗結核剤が4例と最も高頻度であった．

12. 特殊な薬物による肝障害例（表6）

健康食品など一般の治療薬以外の薬物による肝障害が15例存在した．うち健康食品は12例で，病型では肝炎型が8例，胆汁うっ滞型が1例，混合型が4例であった．DLSTは11例で施行され，うち9例が陽性を示し，健康食品に含まれる薬剤に対するアレルギー機序の関与が考えられた．また，食品以外では染毛剤が2例，育毛剤が1例で，病型では肝炎型はなく，胆汁うっ滞型が1例，混合型が2例であった．

おわりに

　原因不明の肝機能異常を呈する患者に遭遇したときは常に薬剤性肝障害の存在を考慮する必要がある．一般に肝機能異常を呈した患者の診療に対しては常に詳細な薬剤服用歴を聴取するよう心がける必要がある．しかし，薬剤服用歴を有するにもかかわらず薬剤の服用と肝炎発症とを決定できず病因不明とせざるをえない症例が多数存在し，さらに慢性疾患で治療中の患者では多剤投与例が多く，そのなかから起因薬剤を決定することが不可能なことも多いと考えられる．

　現在，薬剤性肝障害の診断基準は「薬剤と肝研究班」のものが用いられている[1]．しかし，この診断基準はアレルギー機序に基づく肝障害を念頭に置いたもので，DLSTや皮膚添付試験などの免疫学的な検査が陽性を示すか，偶然の機会に再投与され，肝障害の発現がみられたときのみ起因薬剤の決定が可能である．

　一般に薬剤性肝障害は，薬剤そのものが直接肝障害を惹起するいわゆる中毒性肝障害と，宿主の特異体質に基づく狭義の薬剤性肝障害とに大別される[2]．このうち，中毒性肝障害は投与された全例に量依存性の肝障害が惹起され，動物においても同様の肝障害を作製することが可能とされている．一方，宿主の特異体質に基づく肝障害は，さらに免疫機序によるいわゆるアレルギー性肝障害と，遺伝的な薬剤代謝酵素の異常により肝毒性を有する中間代謝産物が生じ，肝障害が惹起されるものとに分けられる．このうち，DLSTや皮膚添付試験が陽性を示し，再投与により早期に肝障害が発現するのはアレルギー性肝障害のみであり，中間代謝産物が肝障害を惹起している症例における確実な診断法は現在ないのが現状である．最近の薬剤性肝障害の傾向をみると，アレルギー機序の関与が少ないもしくは，ないと考えられる症例が多い．著者らが報告した降圧剤による劇症化肝炎例[3]や，最近の糖尿病治療薬による肝障害例はいずれもアレルギー症状を欠き，服薬から発症までの期間が数ヵ月と長く，自覚症状の乏しい症例が多い[4-13]．

　また，アレルギー機序が関与していると考えられる例においても，薬剤の中間代謝産物が抗原となり肝障害を惹起している場合は，肝障害の原因と想定される薬剤を直接用いたDLSTや皮膚試験は陽性を呈さない．また，DLSTは現在保険適用がなく，一般臨床の場で実施することは困難なことも多い．さらにDLSTの手技が標準化されておらず，想定される起因薬剤の添加量やリンパ球の保存状態など手技上の問題点も多い．

　さらに比較的安全と考えられていた漢方薬や健康食品でも肝障害が惹起されている事実を鑑み[14,15]，本邦における薬剤性肝障害の正確な実態調査と，新たな薬剤性肝障害の診断基準の作成，起因薬剤同定のための検査法の確立が切に望まれる．

文　献

1) 薬物性肝障害の診断基準案．薬物と肝（第三回薬物と肝研究会記録），杜稜印刷，東京，1978, 96.
2) Zimmerman HJ: Drug-induced hepatitis. In: Schiff's Diseses of the Liver, 8th Ed. (Ed by Shiff ER, Sorrel F, Maddrey WC), Lippincott-Raven, Philadelphia, 1999, 973-1064.
3) Tameda Y. Hamada M, Takase K, et al.: Fulminant hepatic failure caused by ecarazine hydrochloride (a hydralazine derivative). Hepatology 23: 465-470, 1996.
4) 蔵本　築，清水直容，戸田剛太郎：トログリタゾン肝障害の臨床的検討．臨床医薬 14: 461-466, 1998.
5) Watkins PB, Whitcomb RW: Hepatic dysfunction associated with troglitazone. N Engl J Med 338: 916-917, 1998.
6) Gitlin N, Julie ML, Spurr CL, et al.: Two cases of severe clinical and histological hepatotoxity associated with troglitazone. Ann Intern Med 129: 36-38, 1998.
7) Neushwander-Tetri BA, Isley WL, Oki JC, et al.: Troglitazone-induced hepatic failure leading to liver transplantation: a case report. Ann Intern Med 129: 38-41, 1998.
9) Andrade RJ, et al.: Hepatic injury caused by acarbose. Ann Intern Med 124: 931, 1996.
10) Diaz-Guierrez FL, Laedero JM, Diaz-Rubio M, et al.: Acarbose-induced acute hepatitis. Am J Gastroenterol 93: 481, 1998.
11) Forman LM, Simmins DA, Diamond RH: Hepatic failure in a patient taking rosiglitazone. Ann Intern Med 132: 118-121, 2000.
12) Al-Salman, Arjomand H, Kemp DV, et al.: Hepatocellular injury in a patients receiving rojiglita-

表4 5例以上報告のあった薬剤，例数，病型およびDLST陽性率

薬効分類	一般名	代表的な商品名	例数	病型 肝炎型	胆汁うっ滞型	混合型	劇症肝炎	不明	DLST陽性率
解熱・鎮痛・消炎剤	アスピリン	アスピリン	7	2	0	4	1	0	4/6
	アスピリン，ダイヤルミネート	バファリン	14	7	1	6	0	0	4/12
	アセトアミノフェン	アセトアミノフェン	23	11	3	7	2	0	9/15
	イブプロフェン	ブルフェン	10	6	1	3	0	0	4/6
	インドメタシン	インダシン	8	3	2	3	0	0	3/4
	合剤	セデス	9	6	2	1	0	0	4/6
	合剤	PL顆粒	9	5	2	2	0	0	6/8
	ジクロフェナクナトリウム	ボルタレン	41	16	9	16	0	0	21/31
	プラノプロフェン	ニフラン	7	4	1	2	0	0	4/6
	メフェナム酸	ポンタール	12	6	1	4	0	1	7/11
	ロキソプロフェンナトリウム	ロキソニン	17	11	0	3	1	2	9/14
痛風・高尿酸血症用剤	アロプリノール	ザイロリック	7	2	1	2	1	0	0/3
神経科用剤	カルバマゼピン	テグレトール	18	6	2	9	1	0	6/11
	クロルプロマジン	クロルプロマジン	10	2	2	6	0	0	1/7
	バルプロ酸ナトリウム	デパケン	11	4	1	4	1	1	0/7
	ハロペリドール	セレネース	5	4	0	1	0	0	4/5
	フェニトイン	アレビアチン	19	14	1	4	0	0	4/9
抗アレルギー剤	オキサトミド	セルテクト	21	4	7	9	0	1	4/16
	セラトロダスト	ブロニカ	5	3	0	2	0	0	1/4
	トラニラスト	リザベン	19	5	4	10	0	0	1/13
循環器用剤	アジマリン	アジマリン	11	1	4	5	0	1	4/10
	塩酸アプリンジン	アスペノン	14	4	5	5	0	0	1/11
	塩酸ニカルジピン	ペルジピン	5	2	0	3	0	0	2/4
	トラピジル	ロコルナール	9	6	0	3	0	0	1/6
	ニフェジピン	アダラートL	8	3	2	3	0	0	1/3
	メチルドパ	アルドメット	5	2	2	1	0	0	1/4
消化器用剤	塩酸ラニチジン	ザンタック	5	2	1	0	0	2	2/3
	シメチジン	タガメット	6	4	1	1	0	0	4/4
	ファモチジン	ガスター	13	7	4	2	0	0	3/8
	ランソプラゾール	ラニチジン	6	5	0	0	1	0	2/4
	オメプラゾール	オメプラール	5	5	0	0	0	0	1/3
	サラゾスルファピリジン	サラゾピリン	19	11	0	7	0	1	3/10
	スルピリド	ドグマチール	6	4	0	2	0	0	5/5
	チオプロニン	チオラ	45	12	19	13	0	1	35/39
糖尿病用剤	グリベンクラミド	ダオニール	5	2	2	1	0	0	1/2
	アカルボース	グルコバイ	12	6	1	4	1	0	0/7
	ボグリボース	ベイスン	6	5	0	1	0	0	1/2
	トログリタゾン	ノスカール	19	8	2	5	2	2	3/15
	エパルレスタット	キネダック	5	5	0	0	0	0	1/5
ホルモン用剤	酢酸クロルマジノン	プロスタール	6	2	2	1	1	0	0/3
	ダナゾール	ボンゾール	6	6	0	1	0	1	0/5
	チアマゾール	メルカゾール	21	7	8	6	0	0	0/8
	プロピルチオウラシル	チウラジール	14	8	0	5	0	1	2/11

分類	一般名	商品名							
造血・凝固関連用剤	塩酸チクロピジン	パナルジン	52	14	19	19	0	0	8/29
抗生物質	アモキシシリン	サワシリン	9	5	0	4	0	0	2/4
	アンピシリン	ビクシリン	13	7	2	4	0	0	5/5
	ピペラシリンナトリウム	ペントシリン	42	21	5	12	0	4	9/17
	セファゾリンナトリウム	セファメジン	17	10	1	6	0	0	3/8
	セフォクロル	ケフラール	24	11	6	5	0	2	10/16
	セファレキシン	ケフレックス	5	1	1	2	1	0	2/4
	セフォペラゾン	セフォペラジン	6	3	1	2	0	0	2/2
	スルバクタムナトリウム・セフォペラゾンナトリウム	スルペラゾン	9	3	3	3	0	0	5/5
	塩酸レナンピシリン	タカシリン	5	2	0	3	0	0	0/3
	イミペネム	チエナム	9	5	0	1	0	2	1/2
	塩酸セフォゾプラン	ファーストシン	6	2	1	3	0	0	0/1
	塩酸セフォチアム	パンスポリン	33	15	5	11	0	2	6/13
	セフィキシカム	セフスパン	7	1	1	5	0	0	2/4
	セフジニル	セフゾン	6	1	2	2	0	2	2/5
	セフタジジム	モダシン	5	3	0	3	0	0	1/3
	セフテラムピボキシル	トミロン	8	3	0	5	0	0	2/5
	セフトリアキソンナトリウム	ロセフィン	6	2	0	4	0	0	0/2
	セフポドキシムプロキセチル	バナン	8	3	1	4	0	0	2/5
	セフメタゾールナトリウム	セフメタゾン	13	9	1	3	0	0	3/6
	トシル酸スルタミシリン	ユナシン	7	4	1	2	0	0	2/3
	フロモキセフナトリウム	フルマリン	8	3	3	2	0	0	1/6
	ラタモキセフナトリウム	シオマリン	6	5	0	1	0	0	2/2
	クラリスロマイシン	クラリス	10	5	1	4	0	0	4/8
	塩酸ミノサイクリン	ミノマイシン	18	7	5	4	1	1	4/9
	ホスホマイシン	ホスミシン	11	10	0	1	0	0	1/3
	ロキシスロマイシン	ルリッド	6	5	0	1	0	0	0/3
化学療法剤	イソニアジド	イソニアジド	19	9	1	7	1	1	7/14
	リファンピシン	リファンピシン	26	16	4	6	0	0	1/7
	塩酸シプロキサシン	シプロキサン	6	4	0	2	0	0	0/2
	オフロキサシン	タリビット	17	8	3	5	0	1	2/9
	レボフロキサシン	クラビット	14	7	3	4	0	0	1/8
	スルファメトキサゾール・トリメトプリム	バクター	6	2	3	1	0	0	2/3
	ノルフロキサシン	バクシダール	8	3	3	2	0	0	2/6
抗真菌剤	グリセオフルビン	グリソジンFP	5	2	1	2	0	0	1/3
抗癌剤	テガフール・ウラシル	フトラフール, UFT	26	12	4	5	4	1	7/14
その他	ハロセン	ハローセン	15	7	3	1	4	0	2/14
	アシクロビル	ゾビラックス	12	7	1	4	0	0	1/6
	ストレプトキナーゼ・ストレプトドルナーゼ	バリダーゼ	5	3	2	0	0	0	5/5
漢方薬	合剤	小柴胡湯	18	9	7	1	0	1	9/17
	合剤	柴令湯	5	3	0	2	0	0	3/5
	合剤	葛根湯	5	1	2	2	0	0	3/5

表5 劇症肝炎例の起因薬剤

薬剤名	年齢(歳)	投与から発症(日)	DLST	転機
ロキソプロフェンナトリウム	47	27	(+)	死亡
アセトアミノフェン	59	3	(+)	死亡
アセトアミノフェン	44	40	(+)	生存
パブロン（アセトアミノフェン）	36	3	(−)	死亡
アスピリン	58	5	(+)	生存
アロプリノール	68	9		生存
ベンズブロマロン	53	67	(+)	死亡
バルプロ酸ナトリウム	24			生存
カルバマゼピン	20	17	(−)	死亡
塩酸デラプリル	63	7	(−)	死亡
ランソプラゾール	55	30		生存
トログリタゾン	58	90	(+)	死亡
トログリタゾン	66	110	(−)	死亡
アカルボース	64	78	(−)	死亡
酢酸クロルマジノン	71	60		死亡
セファレキシン	54	12	(+)	死亡
ホスホマイシン	48	60	(+)	生存
塩酸ミノサイクリン	61	7	(−)	死亡
イソニアジド	45	57	(+)	死亡
ピラジナミド	49	40		生存
フルタミド	77	30		死亡
ドキシフルリジン		28	(−)	生存
テガフール	56	30	(−)	生存
テガフール・ウラシル	60	15	(−)	死亡
テガフール・ウラシル	40	48	(−)	生存
ハロセン	56	10	(−)	生存
ハロセン	58	12	(−)	生存
ハロセン	67	10	(−)	死亡
シンナー	47	44		生存
ゾピクロン, セデスG	70	7	(−)	生存
ベシル酸アムロジピン, セロトロダスト	70		(−)	生存
イソニアジド, リファンピシン	75	70		死亡
イソニアジド, リファンピシン	52	180		死亡
イソニアジド, リファンピシン	68	65		死亡
抗結核剤	50		(+)	死亡
新セデス, パブロン	30	8	(+)	死亡
ナロンエース, アセトアミノフェン	36		(+)	生存
総合感冒薬, ジクロフェナクナトリウム	32	20	(−)	死亡
ジクロフェナクナトリウム, トロキシビド			(+)	死亡
バルプロ酸ナトリウム, クロルプロマジン, レボメプロマジン	31	900	(−)	死亡
フルニトラゼパム, ベゲタミンA, サフラン, アモバルビタール, ブロムワレリル尿素	27	14	(−)	生存
ピロミドサン, セフィジミル, ブロノプロフェン, アスピリン, 塩酸チアアプリド	68	7	(−)	死亡
フロセミド, スピロノラクトン, ブコローム, ワルファリン, 塩酸イソプレナリン, 塩酸プロトフェノン	55	50	(−)	生存

表6 健康食品など特異な薬品による肝障害

薬　品　名	性	年齢(歳)	病　型	服薬→発病(日)	DLST
ライフパック（朝鮮人参を含む健康食品）	M	56	肝炎型	14	（−）
アロエ（健康食品）	F	60	混合型	60	（＋）
アガリタケエキス（健康食品）	F	60	肝炎型	12	（＋）
深海鮫の肝油（健康食品）	F	63	肝炎型	14	（＋）
健康食品	M	36	胆汁うっ滞型	365	（＋）
ライフパーク（センナ，ソルビトールを含む健康薬）	F	不明	肝炎型	28	ND
ファットハーフカット（ダイエット食品）	F	34	混合型	60	（＋）
レバンコンク（滋養強壮剤）	M	23	混合型	2	（＋）
クロレラ	M	58	肝炎型	不明	（＋）
クロレラ	M	72	肝炎型	7	（＋）
琉球ヨモギエキス	M	47	肝炎型	10	（＋）
アミノナイトマキシムQ	F	63	肝炎型	30	（−）
染毛剤	M	66	胆汁うっ滞型	10	（−）
染毛剤	F	59	混合型	150	ND
育毛剤（米国製）	M	28	混合型	100	ND

zone. Ann Intern Med 132 121-124, 2000.
13) Iwase M, Yamaguchi M, Yoshinari M, et al.: A Japanese case of liver dysfunction after 19 months of troglitazone treatment. Diabetes Care 22 : 1382-1384, 1999.
14) Larrey D: Hepatotoxity of herbal remdedies. J Hepatol 26 (Suppl. 1) : 47-51, 1997.
15) Picciotto A, Campo N, Brissola R, et al.: Chronic hepatitis induced by Jin Bu Huan. J Hepatol 28 : 165-167, 1998.

（為田靱彦，足立幸彦，渡辺明治）

実態と時代的推移

薬剤性肝障害の実態
——10年間の調査結果——

はじめに

肝炎ウイルス研究の進歩，ウイルス肝炎の減少，さらに多数の医薬品の開発に伴い，最近わが国では急性肝障害に占める薬剤性肝障害の割合が多くなっている．しかし，薬剤性によると思われる肝障害でも，これまでの「薬物と肝」研究会（1978年）の判定基準案[1]では確診に至る例は少ない．本検討では，当科で扱った症例を調査し，診断基準に関する問題点を提起する．

I．対象と方法

過去10年間（1989～1998年）に当科で「薬剤性肝障害」と診断（疑いを含む）された入院症例のうち，ウイルス肝炎や循環障害などの合併が除外できた144例を対象とした．平均年齢は49.2歳，男女比は1.2：1であった．これらを従来の判定基準案により，確診例（A群），疑診例（B群），その他（C群）に分類した．各群の内訳をみると，A群は22例で，全体の15％にすぎず，B群は82例で，全体の57％に及んだ．C群，すなわち上記A群とB群のいずれにも該当せず，薬物使用後に肝障害が発現した例が残り40例で，全体の28％を占めた．各群の平均年齢はA群41.3歳，B群52.7歳，C群46.4歳で，B群では高齢の傾向がみられた．また，男女比はA群1：1，B群1：1，C群2.3：1で，C群では男性優位の傾向がみられた．

各症例の入院診療録をもとに，起因薬剤，発症までの期間，臨床症状，検査所見，臨床病型（Danan[2]の基準による），肝生検組織像（一部症例），治療，臨床経過を調査し，データベースを作成した．まずA群およびB群の各症例の診断根拠をまとめた．次に上記事項をA，B，C各群で比較した．さらに薬剤と臨床像との関連を検討するために，特異的な臨床像を呈した例の起因薬剤をリストアップし，続いて高頻度にみられた薬剤と臨床像を対比した．

II．成績

1．A群とB群の診断根拠

A群，すなわち確診例22例の診断根拠は，DLST陽性によるもの19例，偶然の再投与によるもの3例であった．なお，DLSTは対象144例のうち75例に行われており，陽性例は19例（陽性率25％）にすぎなかった．また，偶然のchallenge test陽性例は対象144例中3例（陽性率2％）であった．このうち1例にDLSTが施行され，結果は陰性であった．B群，すなわち疑診例82例の診断の根拠は，初発症状2項目以上によるもの25例，好酸球6％以上増加によるもの68例であった．なお，判定基準案にある白血球数は原疾患のために増加していると判断された例が少なくなかったため，今回の検討では用いなかった．

2．起因薬剤，発症までの期間（図1）

起因薬剤は，どの群でも抗生物質が多く，全体で35％を占め，循環器用薬16％，向神経薬8％と続いた．A群では他群に比べNSAIDが高い比率でみられた．あらゆる薬剤がみられたが，疑わしい薬剤が複数で1種に特定できない例が15％存在した．

発症までの期間は，2週までの例が多く，長くても4週までの例が全体の90％を占めた．しかし，4週以降の例が特にC群に多く，15％の例にみられ，最長は2年6ヵ月であった．

3．臨床症状（図2）

発熱，発疹，瘙痒，黄疸の4項目の臨床症状を各群で比較した．当然C群では症状が少なかったが，A群とB群の間には発疹以外では大差なく，

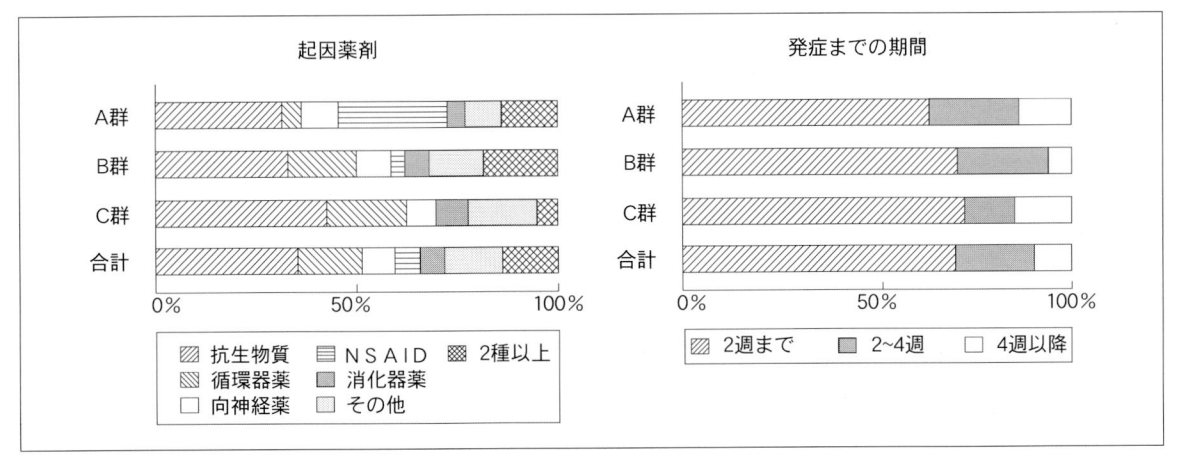

図1 起因薬剤，発症までの期間

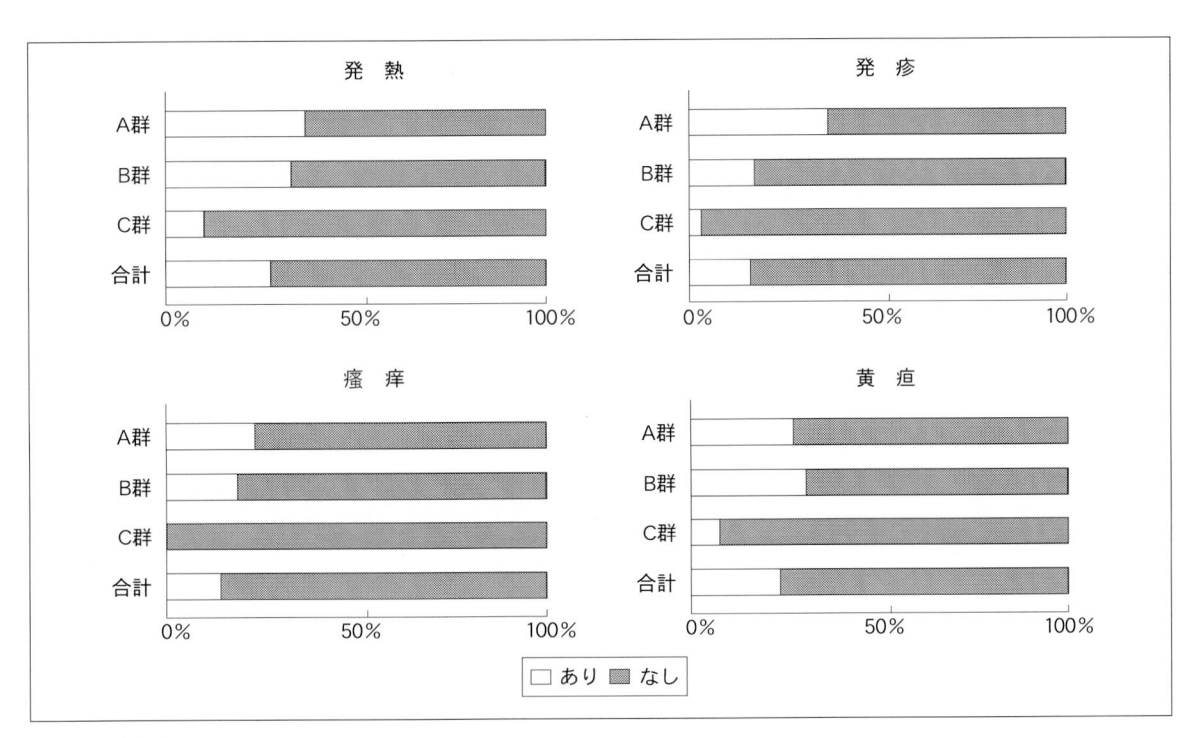

図2 臨床症状

20〜40％の発現率であった．

4. 好酸球数，プロトロンビン時間（図3）

好酸球増多は138例の検討であるが，全体で過半数の例にみられ，A群33％，B群84％，C群0％と差がみられた．B群には11％以上の例が29％も存在していた．

プロトロンビン時間は115例の検討であるが，どの群も約70％の例が活性80％以上の正常値を示し，活性40％未満の例はB群のみで2例あった．

5. 臨床病型，肝生検組織像（図4）

臨床病型は，肝炎型と混合型がともに50％弱あり，胆汁うっ滞型は数％と少なく，各群で大差なかった．

肝生検が施行されたのは19例のみで，断定的なことは言えないが，C群では強い壊死像を示す例が目立った．

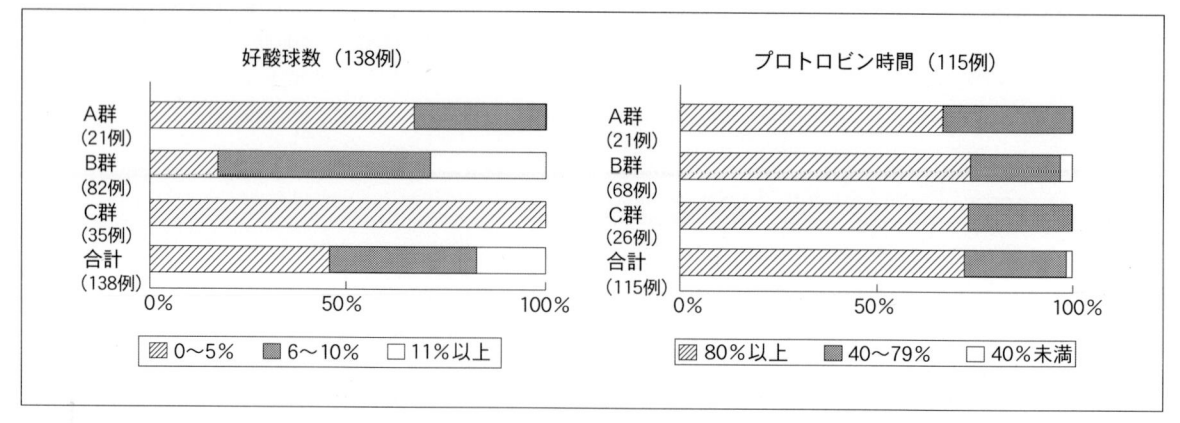

図3 好酸球数，プロトロンビン時間

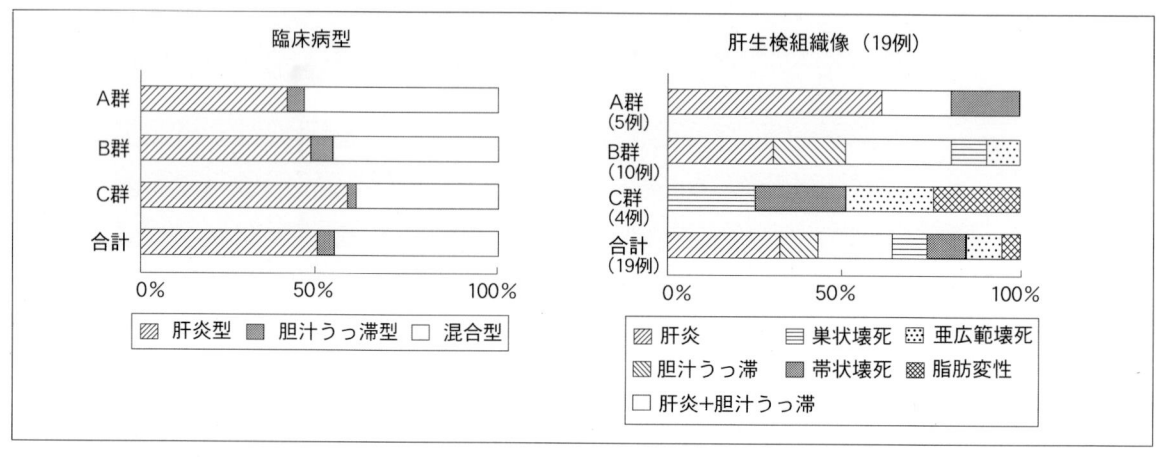

図4 臨床病型，肝生検組織像

6．治療，臨床経過（図5）

治療は，どの群も約80％の例が無治療であった．治療に用いられた薬剤は，SNMC，UDCA，GSH，ステロイド，あるいはこれらの多彩な組み合わせで，血漿交換が行われた例はB群の1例のみであった．

臨床経過は，94％が順調に治癒し，2ヵ月以上の遷延化例が5例（3％），劇症化例が2例（1％）あった．遷延化は各群にみられたが，劇症化はB群のみであった．他病死1例以外に死亡例はなかった．

7．特異的な臨床像を呈した例の起因薬剤

a）発症までの期間4週以上の例

A群3例，B群5例，C群6例の計14例．このなかでは塩酸チクロピジンが3例（B群1例，C群2例）と目立ち，うち1例は発症まで1年と長かっ

た．最長2年6ヵ月は抗腫瘍薬（テガフール・ウラシル，C群）の例であった．

b）胆汁うっ滞例

A群1例，B群5例，C群1例の計7例．このなかにはジクロフェナクナトリウムが2例（A群，B群各1例）あり，他にミノサイクリン，塩酸バンコマイシン，エピルビシン，塩酸チクロピジン，チアマゾールが各1例と多彩であった．

c）臨床経過2ヵ月以上遷延化例

A群2例，B群2例，C群1例の計5例．このなかでは各種抗生物質が目立ち，セフェム系（B群），セフェム系とミノサイクリン併用（B群），抗結核薬（リファンピシン，C群）が各1例あった．

d）劇症化例

B群2例．ともにハロセン麻酔後であった．

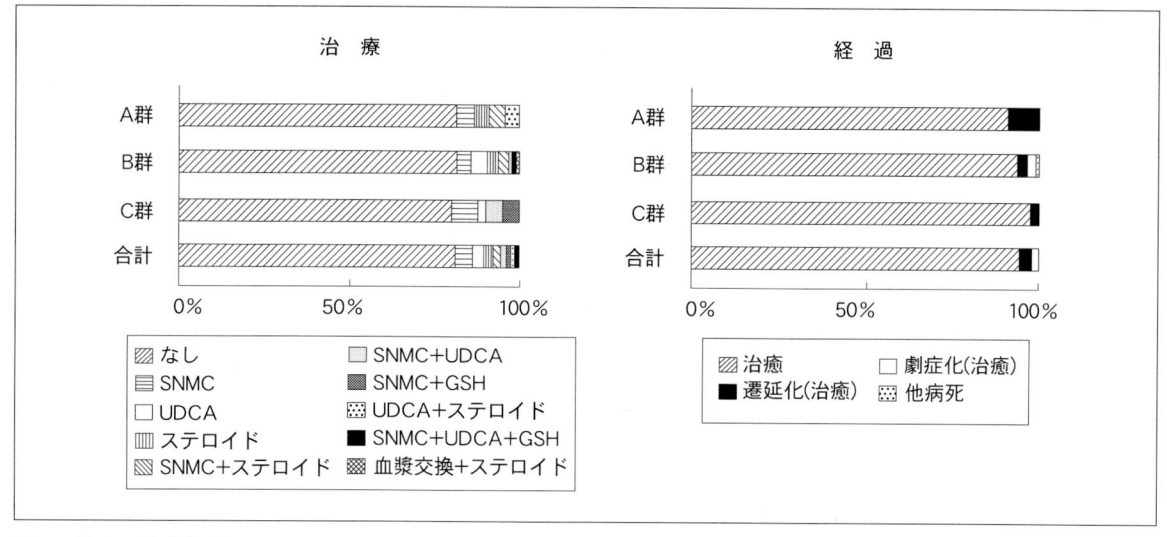

図5 治療, 臨床経過

8. 高頻度にみられた薬剤とその臨床像

a) 抗生物質による肝障害（51例）

セフェム系24例, ニューキノロン系5例, ペニシリン系4例, その他10例, 2種以上8例. DLST施行27例中陽性5例. 肝炎型27例, 胆汁うっ滞型2例, 混合型22例. 遷延化3例. 劇症化なし.

b) 塩酸チクロピジンによる肝障害（12例）

DLST施行6例中陽性例なし. 発症までの期間4週以上3例（最長1年）. 肝炎型5例, 胆汁うっ滞型1例, 混合型6例. 遷延化なし. 劇症化なし.

c) ジクロフェナクナトリウムによる肝障害（6例）

DLST施行3例全例陽性. 発症まで全例2週以内. 肝炎型2例, 胆汁うっ滞型2例, 混合型2例. 遷延化なし. 劇症化なし.

d) ハロセンによる肝障害（5例）

DLST施行4例中1例陽性. 発症まで全例2週以内. 肝炎型2例, 混合型3例. 劇症化2例, うち1例はステロイドパルス療法, 1例は血漿交換＋ステロイドにて軽快. 遷延化なし.

III. 考 案

薬剤性肝障害の診断には難渋することが多い. かつてわが国ではウイルス肝炎との鑑別が問題になる場合が多かったが, 1990年以来HCVマーカーが測定されるようになり, この問題も解決されている. しかし, その診断には1978年「薬物と肝」研究会による判定基準案[1]が改訂されることなく用いられているのが現状である. 欧米においては, 1988年Danan[2]の報告に続き, 1997年Mariaら[3]が新たに詳細なスコア化の試みを提唱した. わが国でも再検討されるべき時期と思われる.

本検討では過去10年間に当科で「薬剤性肝障害」と診断（疑いを含む）された入院症例のうち, ウイルス肝炎などが除外できた144例を調査した. その結果, 従来の診断基準で確診とされた例は15％にすぎず, 疑診例が57％と多く, これらのいずれにも該当しない例が28％もあった. その理由は, 診断基準で主要項目とされている薬物感受性試験の陽性率が低いことである. 今回の検討では, DLST陽性率は25％（75例中19例）であった. 薬物感受性試験はわが国独自のものであり, 上述のMariaら[3]の基準には取り上げられていない. 今後, DLSTの感度を上げる努力も必要であるが, 診断基準のなかでの扱い方を一考するべきである.

もう一つの問題点は, 従来の診断基準がアレルギー性を強く意識して提案されたが, 日常遭遇する薬剤性肝障害は従来信じられてきたほどアレルギー性が普遍的とも思われない. 本検討で, 特に疑診にも達しない例のなかに発症までの期間が長い例が多く, 組織学的に強い壊死像を示す例があり, アレルギー

以外の機序を示唆するものであった．このような例は，CYP遺伝子多型などに注目し，遺伝薬理学的な検討の余地もあると思われる．

Maria ら[3]の基準の末尾には，「文献的に当該薬剤で肝障害の報告があるか否か」の一項が設けられている．本検討でも，薬剤と臨床像との関連を調べた結果，やはり薬剤により特定の臨床像を発現する傾向がみられた．その原因が究明されなければならないが，一方で日常診療の場ではその事実を広く啓蒙する必要がある．

まとめ

過去10年間の当科における薬剤性肝障害の実態を報告した．従来の判定基準案は病態をunderestimateする傾向があると思われた．また，アレルギー性以外の発症機序も少なくないと思われた．今後新たにより適切な診断基準を作成することが望まれる．

文 献

1) 薬剤性肝障害の判定基準案．薬物と肝（第3回「薬物と肝」研究会記録），杜陵印刷社，東京，1978, 96-98.
2) Danan G : Consensus meeting on causality assessment of drug-induced liver injury. J Hepatol 7 : 132-136, 1988.
3) Maria VAJ, Victorino RMM : Development and validation of a clinical scale for the diagnosis of drug-induced hepatitis. Hepatology 26 : 664-669, 1997.

（杉本元信）

薬物性肝障害の時代的推移
——最近10年間の傾向——

はじめに

著者らは，アレルギー機序を示唆する所見の少ない薬物性肝障害が増加していることを報告してきた[3]．薬物性肝障害を診断するうえで，他のウイルス性肝炎を除外することが重要である．1989年にC型肝炎ウイルス感染の診断方法が開発され[2]，翌年より本邦においてもHCVが診断可能となっている．一方，薬物性肝障害の実態についてはいまだ明確でない．そこで，今回，HCVが診断可能となった1990年以降の最近10年間の薬物性障害の臨床病理学的特徴について検討し，それ以前と比較したので報告する．

I．対象と方法

対象は病理組織学的に診断された薬物性肝障害85例．HCVが診断可能となる前の1976～1989年（過去）57例，診断可能となったあとの1990年以降（最近）28例．その臨床症状，潜伏期間，生化学検査，組織所見について検討した．起因薬物同定のため薬物リンパ球刺激試験（DLST）を67例で施行した．また，Danan[1]による薬物性肝障害の診断基準で，過去，最近の症例を評価し，2群間で比較検討した．なお，ウイルス肝炎の関与を除外するためにHCVを含めたウイルスマーカーを，過去例にさかのぼって検索した．

II．成　績

1．年齢・性別・潜伏期間

過去，最近の薬物性肝障害の年齢はそれぞれ46±16歳，51±16歳，性別は男性27症例，13症例，女性30症例，15症例で，年齢，性別に差異は認めなかった．潜伏期間は過去，最近それぞれで36±60日，67±133日で，有意差は認めなかったが，最近，長期化していた．

2．起因薬物

過去，最近における起因薬物を表1に示す．起因薬物では抗生物質が過去39％，最近24％で，過去，最近とも，最も多かった．過去には1例（2％）であった和漢薬が，最近では5例（15％）と増加していた．

3．臨床症状

臨床症状の出現頻度を図1に示す．黄疸，発熱は過去，最近で差異を認めなかったが，発疹は減少傾

表1　当科における過去・最近での薬物性肝障害の起因薬物

起因薬物	過去（1976～1989）	最近（1990～）
抗生物質	22例（39％）	8例（24％）
循環器病薬	13例（23％）	3例（9％）
解熱鎮痛剤	4例（7％）	7例（21％）
消化器官用薬	5例（9％）	4例（12％）
中枢神経用薬	6例（11％）	3例（9％）
和漢薬	1例（2％）	5例（15％）
代謝性医薬品	2例（4％）	2例（6％）
麻酔薬	1例（2％）	0例（0％）
腫瘍用薬	0例（0％）	1例（3％）
ホルモン剤	1例（2％）	0例（0％）
アレルギー用薬	1例（2％）	0例（0％）
その他	1例（2％）	1例（3％）

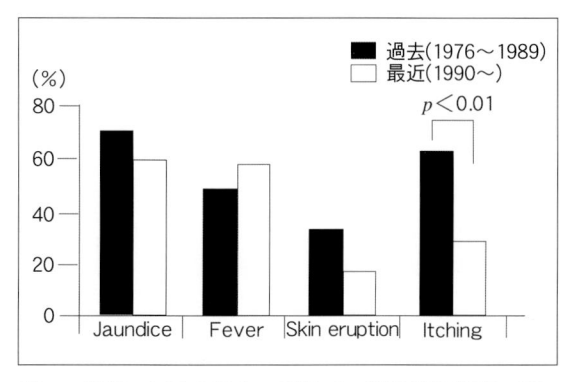

図1　当科における過去・最近での薬物性肝障害の臨床症状の出現頻度

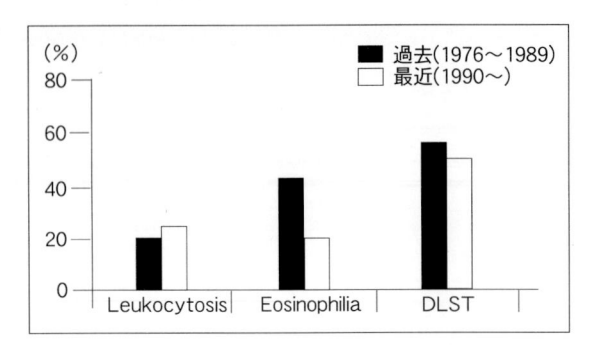

図2 当科における過去・最近での白血球増多・好酸球増多・DLSTの陽性率

向にあり，瘙痒感は過去58％，最近23％で，最近で有意（$p<0.01$）に減少した．

4．検査成績

過去および最近の検査成績はそれぞれ，ビリルビン 10.5 ± 10.5 mg/dl，8.0 ± 10.7 mg/dl，GPT 334 ± 337 IU/l，394 ± 415 IU/l，ALP 527 ± 542 IU/l，533 ± 940 IU/l で，過去，最近で差異を認めなかった．アレルギー機序を示唆する検査成績を図2に示す．白血球数では差異を認めなかったが，末梢血の好酸球増多の出現頻度は過去45％，最近19％で，過去と比較して有意差はなかったが，最近で減少していた．DLSTの陽性率は過去58％，最近52％と差異を認めなかった．DLSTの陽性率は過去，最近で差異を認めなかったが，陽性を得るために各症例で行われたDLSTの施行回数を検討すると，過去 1.7 ± 0.6 回，最近 2.5 ± 0.8 回で，過去と比較して，最近では有意（$p<0.01$）に頻回にDLSTを必要とした．

5．組織所見

組織学的所見では過去，最近でそれぞれ，胆汁うっ滞型11例（19％），2例（7％），混合型27例（47％），8例（29％），肝炎型17例（30％），13例（46％），その他2例（4％），5例（19％）で，最近では有意（$p<0.05$）に胆汁うっ滞型が減少し，肝炎型が増えた．

6．Dananの診断基準による評価

Dananによる診断基準では過去，最近でそれぞれdubious 10.6％，8.7％，possible 27.7％，21.7％，likely 36.2％，47.8％，very likely 25.5％，21.7％で両群間に差異を認めなかった．

また，過去，最近ともに90％の症例で診断が可能であった．

III．考 案

HCVが診断可能となった最近10年間では，好酸球増多を認める症例が減少し，DLSTで陽性を得るために頻回の検査を要するようになった．臨床症状では，発疹および瘙痒感を認める症例が減少し，組織所見では胆汁うっ滞型が減少し，肝炎型が増加していた．以上よりアレルギー機序を示唆する所見の少ない症例が増加していた．その一因としては，薬物の開発の段階で抗原性が強くアレルギーを生じやすい薬物が除外されてきている可能性が考えられる．

起因薬物では過去，最近とも抗生物質が最も多かったが，最近の特徴としては過去には少なかった和漢薬が増加していた．

本邦における薬物性肝障害の診断は，通常，1979年に「薬物と肝」研究会で提案された判定基準案によってなされている[4]．一方，ヨーロッパにおいては，1988年にDananにより薬物性肝障害の診断基準が示された[1]．本邦における診断基準ではDLSTが重要視されているのに対して，より臨床経過を重要視している．経時的な薬物性肝障害の評価（chronological score）と臨床的事象（clinical score）を分け，薬物性肝障害らしさを判定している．また経時的な薬物性肝障害の評価は，薬物投与から発症までと発症後の経過に分け，より詳細な検討が加えられている．過去，最近ともにこの診断基準での評価では差異を認めず，90％の症例で診断の可能性が示唆された．ただし，この診断基準では薬物投与中止により，治癒することが前提であり，この診断基準で診断が困難であった残り10％の症例では，病態が遷延していた．

以上より，最近10年間では，特徴的な臨床病理学的所見を示す薬物性肝障害が減少し，また，過去には少なかった起因薬物も出現したことより，診断に苦慮する症例が増加した．一方，Dananの診断基準は過去，最近ともに有用であったが，病態が遷延する一部の症例では注意が必要であることが示唆された．

文 献

1) Danan G : Consensus Meeting on : Causality assessment of drug-induced liver injury. J Hepatol 7 : 132-136, 1988.
2) Kuo G, Choo Q-L, Alter HJ, et al. : An assay for circulating antibodies to major etiologic virus of human non-A, non-B hepatitis. Science 24 : 362-364, 1989.
3) 馬越順子，舛本俊一，Akbar SMF，他：薬物性肝炎の臨床病理学的検討―最近5年間の傾向について―．肝臓 37（7）: 368-373, 1996.
4) 薬物性肝障害の判定基準案．薬物と肝（第3回薬物と肝研究会記録），東京，1978, 96.

（舛本俊一，恩地森一）

薬剤性肝障害の時代的推移

はじめに

近年,わが国における医薬品の開発および海外からの導入は目覚ましく,これに伴って薬剤性肝障害の臨床病態が変遷してきていることが推測される.塩崎と鮫島[1]は1990年までの過去80年間のわが国における薬剤性肝障害の実態について詳細な報告を行っているが,この10年間を含めた検討は少ない.今回,薬剤性肝障害の時代的推移を明らかにするため,昭和51～平成10年度に薬剤性肝障害で当科に入院した患者を,再投与試験を行っていた昭和51～59年度(前期),薬物リンパ球刺激試験(DLST)が導入された昭和60～平成元年度(中期),C型肝炎ウイルスの診断が可能となった平成2～10年度(後期)の3期に分けて,起因薬剤,起因薬剤同定の感度,臨床像,治療について比較検討した.

I.起因薬剤

対象とした症例は23年間で46例[前期:22例(男性12例/女性10例,平均年齢57±14歳),中期:10例(男性2例/女性8例,平均年齢60±16歳),後期:14例(男性5例/女性9例,平均年齢59±10歳)]であった.起因薬剤は,前期では循環器官用薬が27％,精神神経系用薬が27％,消化器官用薬が14％の順で,中期では循環器官用薬が30％,精神神経系用薬が30％の順で,後期では精神神経系用薬が36％,循環器官用薬が14％の順で,いずれの時期でも循環器官用薬と精神神経系用薬とで50％以上を占めており,時期によって特に変わりなかった(表1).個々の薬剤でみると,2例以上を認めた薬剤は,前期ではメチルドパ,アジマリン,クロルプロマジン,チオプロニンで,後期ではプラバスタチンであった.

薬効別頻度は,塩崎と鮫島[1]の成績では1986～1990年の5年間で第1位が抗生物質製剤26％で,ついで中枢神経系用薬17％,循環器官用薬12％,腫瘍用薬10％,化学療法薬5％の順であった.また,為田ら[2]が第33回日本肝臓学会西部会に際してこの10年間の薬剤性肝障害の実態をアンケート調査した成績では,第1位が抗生物質36％で,ついで向神経薬,循環器官用薬の順であった.われわれの検討で抗生物質が第1位とならなかった理由としては,他科より紹介の抗生物質による肝障害例はその科で経過観察したこと,さらに抗生物質による肝障害は通常早期に診断されるため重症例が

表1 起因薬剤

前 期 昭和51～59年度:22例	中 期 昭和60年～平成元年度:10例	後 期 平成2～平成10年度:14例
循環器官用薬:6例(27％) 　メチルドパ:3 　アジマリン:2	循環器官用薬:3例(30％)	循環器官用薬:2例(14％) 　プラバスタチン:2
精神神経系用薬:6例(27％) 　クロルプロマジン:3	精神神経系用薬:3例(30％)	精神神経系用薬:5例(36％)
消化器官用薬:3例(14％) 　チオプロニン:3	消化器官用薬:1例(10％)	消化器官用薬:1例(2％)
抗菌薬:3例(14％)	抗菌薬:2例(20％)	抗菌薬:1例(7％)
漢方製剤:1例(5％)		漢方製剤:1例(7％)
その他:2例	その他:2例	その他:3例
不　明:1例		不　明:1例

少なく，薬剤中断により速やかに軽快することより当科へ転科する例が少なかったことなどがあげられる．

II．起因薬剤の同定試験

肝障害の起因薬剤を同定する試験として in vivo と in vitro の方法が行われている[3]．in vivo での試験としては，推定起因薬物を常用量の1/3ほどの少量を投与し好酸球や血液生化学検査を経時的に観察する再投与試験，皮内試験や貼付試験などの皮膚試験がある．前者は重症化あるいは遷延化する可能性があるため現在では禁忌とされている．後者は一般に陽性率が低く信頼性が乏しいとされている．このため in vitro での薬物添加リンパ球刺激試験（drug lymphocyte stimulation test：DLST）が臨床で広く用いられている．

今回われわれの成績では（表2），起因薬剤の同定率は，再投与試験が行われた前期では73％，DLSTが行われた中期および後期では，それぞれ56％，18％であった．今回対象の症例は中期のイソニアジドによる中毒性の1例を除いて，全例がアレルギー性機序による発症と考えられているが，再投与試験が全例で陽性とならなかった理由は推定薬剤の少量1回投与であったためと考えられる．ただ，再投与試験に比べて，DLSTでの同定率は低く，特に最近の症例では陽性率がきわめて低くなっていた．この理由として測定系自体の感度[4]とともに，最近の症例ではDLSTで検出できない活性代謝物がハプテンとなっている場合が多いことも考えられる．

この点を改善する方法として，Mariaら[5]は健常者に推定起因薬剤を服用させ，服用後2時間の血清を添加薬剤の代わりに用いる ex vivo の方法を提唱している．この方法では薬物を使用する場合に比べて陽性率が約2倍増加したと報告されている．ただ，この場合問題となるのは，各個体で薬物代謝能が異なっていることである[6]．

III．臨床像

内服から発症までの潜伏期間は，アレルギー性機序の場合通常1～4週間とされているが，われわれの検討では，前期で平均27±17（SD）日（7～70

表2　起因薬剤同定方法とその感度

	前期 昭和51 ～59年 22例	中期 昭和60 ～平成元年 10例	後期 平成2 ～10年 14例
再投与試験 （陽性例/実施例）	11例/15例 （73％）	未施行	未施行
DLST （陽性例/実施例）	未施行	5例/9例 （56％）	2例/11例 （18％）

日），中期で47±95日（4～300日），後期では63±21日（9～240日）と最近の症例では潜伏期間が長い傾向を示した．潜伏期間が2ヵ月以上であった薬剤としては，前期ではカルバマゼピン（抗てんかん薬），中期ではピリジノールカルバメート（動脈硬化用薬），後期ではトラピジル（血管拡張薬），プラバスタチン（高脂血症用薬），ミドドリン（低血圧症用薬），マレイン酸セチプリン（抗うつ薬）などがあった．

アレルギー性肝障害の診断基準の一つに好酸球増加（6％以上）があげられているが，今回の検討で，好酸球増加を認めた症例は，前期では55％（12例/22例），中期では20％（2例/10例），後期では28％（4例/14例）と，中期以降では好酸球増加を伴わない症例が増えていた．

臨床病型は，前期では胆汁うっ滞型11例（50％），肝細胞障害型9例（41％），混合型2例（9％）で，中期ではそれぞれ2例（20％），4例（40％），4例（40％）で，後期ではそれぞれ6例（43％），3例（21％），4例（29％）であり，いずれの時期でも胆汁うっ滞型が多い傾向にあった．この理由としては入院患者のみを対象としたためと考えられる．なお，45例が急性肝障害であったが，後期の1例で慢性肝炎を認めた．

慢性肝炎を呈した症例（図1：72歳，男性）は，左網膜動脈閉塞症と不整脈のためペントキシフィリンを約2年間，トラピジルを3ヵ月間服用し肝障害を発症，その後も約5ヵ月間服用していた．問診ではこの2年間薬剤の変更はないとのことで，薬剤以外の各種成因を検索したがすべて陰性であった．経過中肝障害は軽快してきたので様子をみていたが，再びトランスアミナーゼが上昇するため入院のうえ

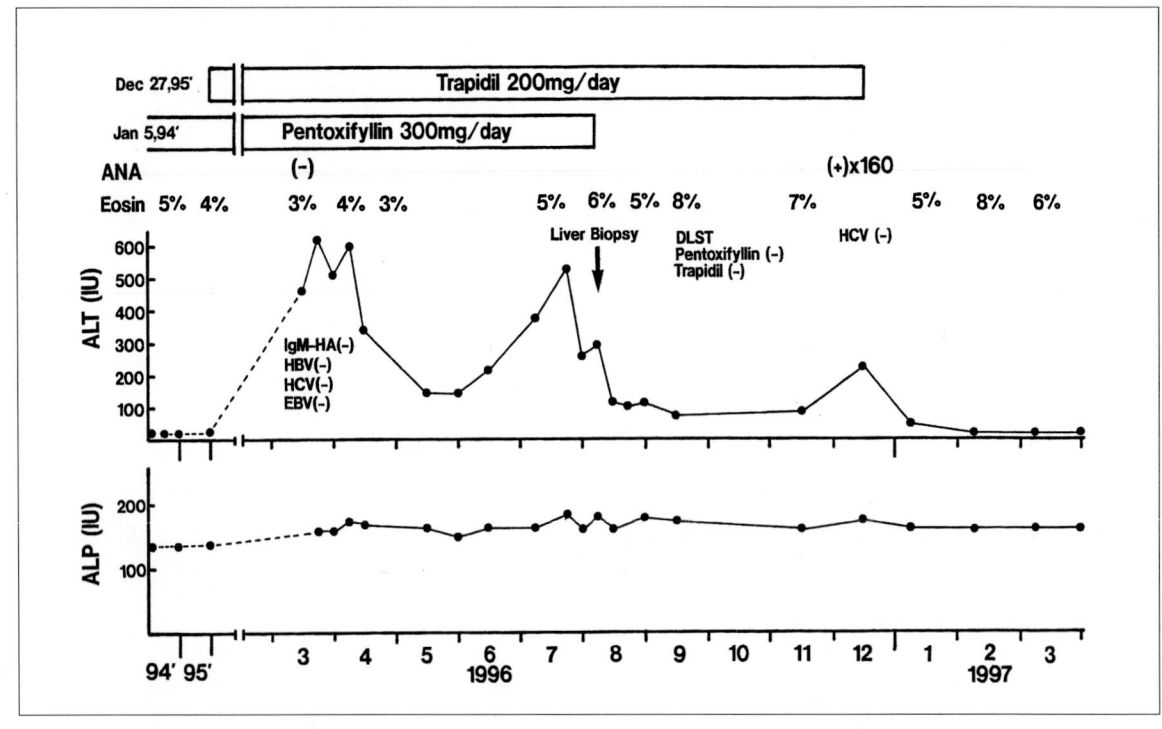

図1 薬剤性慢性肝炎の臨床経過（72歳，男性 No. 002-1999-8）

表3 薬剤性肝障害の治療

	前期 昭和51 〜59年 22例	中期 昭和60 〜平成元年 10例	後期 平成2 〜10年 14例
治療方法 薬剤中止のみ プレドニゾロン UDCA	18例(82％) 4例(18％)	9例(90％) 1例(10％)	10例(71％) 3例(21％) 1例(7％)
治癒期間	60±41日	46±28日	56±43日

精査した．DLSTで両薬剤は陰性であったが，ペントキシフィリンの薬剤性肝障害を考え，中断したところトランスアミナーゼの急速な改善が認められた．このため当初本剤を起因薬物と考えていた．なお，肝生検組織では慢性肝炎の像であった．その後順調に経過したが，再びトランスアミナーゼが上昇し，抗核抗体も陽性となったため，継続していたトラピジルを中断したところ，トランスアミナーゼは正常化し，2年以上経過した現在でも血液生化学検査はまったく正常である．したがって，現時点では本例はトラピジルによる薬剤性肝障害と考えている．本例が慢性肝炎に至った原因は肝炎型の肝障害をきたした起因薬物を長期間服用を続けたためと考えられるが，この理由は問診で薬物服用歴を正確に把握しなかったためである．

IV. 治 療

治療としては，大部分の症例が薬剤中止のみで改善したが，胆汁うっ滞型のうち，前期で4例，中期で1例，後期で3例にプレドニゾロンが，1例にウルソデオキシコール酸（UDCA）が投与された（表3）．プレドニゾロンの胆汁うっ滞に対する作用機序としては，抗炎症作用のほかに肝細胞膜のNa^+, K^+-ATPaseを活性化し胆汁酸非依存性胆汁流量を増加することがあげられている[3]．UDCAの作用機序としては，胆汁酸依存性胆汁流量の増加とともに分泌型利胆作用があげられる[3]．なお，治癒までの期間は，前期で60±41日，中期で46±28日，後期で56±43日であった．

まとめ

薬剤性肝障害の起因薬剤は時代とともに変遷しており,以前の症例に比べて最近の症例は内服から発症までの潜伏期が長い例が増え,さらにDLSTが陰性の例が多く,診断に苦慮する傾向にある.今回,薬剤によると思われる慢性肝炎例を経験したが,本例では診療の基本である薬物服用歴が正確に把握できなかったため,発症から薬物中断まで約5ヵ月を要した.

文献

1) 塩崎安子,鮫島美子:薬剤性肝障害:日本における過去80年間の薬剤性肝障害例.日本臨床 50(1992年増刊号):624-633, 1992.
2) 為田靱彦,他:アンケート調査による薬剤性肝障害の全国集計結果.肝臓 40(Suppl 3):82, 1999.(抄録)
3) 村脇義和,川崎寛中:薬物性肝障害.肝臓病学 Clinical Science,医学書院,東京,1998, 437-450.
4) Maria VAJ, Pinto L, Victorino RMM: Lymphocyte reactivity to ex-vivo drug antigens in drug-induced hepatitis. J Hepatol 21: 151-158, 1994.
5) Maria VAJ, Victorino RMM: Diagnostic value of specific T cell reactivity to drugs in 95 cases of drug induced liver injury. Gut 41: 534-540, 1997.
6) Larrey D, Pageaux P: Genetic predisposition to drug-induced hepatotoxicity. J Hepatol 26 (Suppl 2): 12-21, 1997.

(村脇義和,周防武昭,川崎寛中)

診断法

薬剤性肝障害における腹腔鏡検査の意義について

はじめに

　薬剤性肝障害のうちアレルギー性肝障害の診断には「薬物と肝」研究会（1978年）の診断基準[1]が提案され，薬剤性肝障害の診断に広く使用されている．しかし最近では診断基準にあてはまらない，例えば薬剤が原因と考えられる起因薬剤のリンパ球刺激試験（DLST）が陰性であっても，臨床的に薬剤性肝障害の診断が予想される症例が増加している．臨床的に薬剤性肝障害が疑われる症例において，腹腔鏡検査を行い，腹腔鏡肝表面像の細かい検討で，薬剤性肝障害の診断がよりいっそう可能になると考えられる．
　われわれは過去24年間に当院において腹腔鏡検査を施行し，肝生検にて診断した薬剤性肝障害の時代的推移を検討し，DLST施行例の腹腔鏡肝表面分類との関係についても比較検討した．

Ⅰ．対象と方法

　1974.10～1999.6 までに施行できた腹腔鏡検査症例3465例のなかで，臨床的所見と腹腔鏡肝生検にて診断した薬剤性肝障害109例（男54例，女55例）を対象にした．
　腹腔鏡検査の時期により1974.10～1986.12に施行した前期群と1987.1～1999.6の後期群の2群に分類した．そのうち薬剤性肝障害を腹腔鏡肝表面像より中心壊死型，広範壊死型，急性肝炎型，胆汁うっ滞型，peliosis hepatis 型，その他（脂肪肝，蓄積型を含む）の6型に分類した（表1）[2-4]．
　また前期群と後期群の薬剤性肝障害の起因薬剤についても分類した．起因薬剤によるDLSTは20例に施行した．

Ⅱ．成　績

1．薬剤性肝障害の腹腔鏡分類（表1）

　腹腔鏡肝表面像の分類は以下の①～⑥の6型に分類した．
　①中心壊死型：肝表面の拡大像で，主として小葉中心部に陥凹を認める．陥凹は組織像で小葉中心部の壊死に相当し，腹腔鏡的に中毒性薬剤性肝炎と診断が可能である．
　②広範壊死型：広範な大陥凹をきたし，組織像で広範な肝細胞壊死を認める．
　③急性肝炎型：肝は腫大し，赤色調で肝表面は平滑である．組織像では細胞浸潤の状態からウイルス性とは異なる所見である．
　④peliosis hepatis 型[5]：腹腔鏡的に肝表面に散在した直径 0.5～2 mm の暗赤色から暗紫色の斑点が認められる．組織学的には肝実質内に不規則に分布する血液を貯留する小腔である．
　⑤胆汁うっ滞型：肝は平滑であり，主として小葉中心性に胆汁うっ滞を示す．組織像では小葉中心性に胆栓を伴う．
　⑥その他：脂肪肝や蓄積型を含み種々の肝表面像を呈する．

表1　薬剤性肝障害の腹腔鏡分類

腹腔鏡分類	前期群 ('74.10～'86.12)	後期群 ('87.1～'99.6)	計
中心壊死型	0	3	3
広範壊死型	6	2	8
急性肝炎型	14	15	29
胆汁うっ滞型	15	6	21
peliosis hepatis 型	22	6	28
その他	17	3	20
計	74	35	109
腹腔鏡検査症例	2251	1244	3495

薬剤性肝障害は前期群の腹腔鏡検査 2251 例中 74 例であり，peliosis hepatis 型 22/74（30％），胆汁うっ滞型 15/74（20％），急性肝炎型 14/74（19％）である．後期群は 1244 例中 35 例で，急性肝炎型 15/35（43％），胆汁うっ滞型 6/74（17％），peliosis hepatis 型 6/35（17％），中心壊死型 3/35（9％）であった．前期群では peliosis hepatis 型が，後期群では急性肝炎型，中心壊死型が特徴的であった．

2．薬剤性肝障害起因薬剤（表2）

薬剤性肝障害 109 例の起因薬剤別の検討では前期群は腎移植後の免疫抑制剤 22/74（30％），抗生物質 11/74（15％），循環器用剤 8/74（11％），化学療法剤，麻酔薬，精神神経剤は各 4 例であった．後期群は健康食品・漢方薬 11/35（31％），糖尿病剤 2 例と増加傾向であり，腎移植後の免疫抑制剤 9/35（26％）であるが，一方，抗生物質，麻酔薬，精神神経剤による薬剤性肝障害は減少傾向であった．薬剤の種類別に時代的な変化がみられた．

3．チャレンジテスト

薬剤のチャレンジテストは前期群の 4 例にのみ行い，全例陽性であったが，後期群では倫理的な問題もあり行えていない．

4．DLST 施行例（表 3, 4, 5）

起因薬剤の DLST は前期群の 1 例と後期群の 19 例計 20 例に行われた．DLST 陽性例は 12 例であり（表4），胆汁うっ滞型では 4/4 全例が陽性であり，急性肝炎型 6/11（55％）と高率であった．DLST 陰性例は 8 例であり（表5），DLST 陰性症例においては腹腔鏡肝表面の詳細な検討を行うと，中心壊死型 2 例，peliosis hepatis 型 1 例に腹腔鏡的に診断が可能であった．

表2　薬剤性肝障害起因薬剤

起因薬剤	前期群 ('74.10〜'86.12)	後期群 ('87.1〜'99.6)	計
抗生物質	11	1	12
循環器用剤	8	2	10
降圧剤	4	5	9
非ステロイド鎮痛剤	4	2	6
化学療法剤	4	2	6
麻酔剤	4	0	4
精神神経剤	4	0	4
抗動脈硬化剤	3	1	4
糖尿病剤	0	2	2
その他健康食品・漢方薬	10	11	21
腎移植後の免疫仰制剤	22	9	31
計	74	35	109

表3　リンパ球刺激試験施行例の腹腔鏡分類

腹腔鏡分類	DLST 陽性 ($n=12$)	DLST 陰性 ($n=8$)
中心壊死型	1	2
広範壊死型	1	0
急性肝炎型	6	5
胆汁うっ滞型	4	0
peliosis hepatis 型	0	1
その他	0	0

表4　リンパ球刺激試験陽性薬剤性肝障害症例（$n=12$）

腹腔鏡型	症例	年齢	性	Lap No.	起因薬剤	服用期間	腹腔鏡所見	組織所見
中心壊死	B.T.	64	F	3134	Tegaful-Uracil	80 D	central nec.	central nec.
広範壊死	A.Y.	49	F	2239	Diclofenac S	30 D	SHN	SHN
急性肝炎	Y.F.	71	M	1210	Sulfamethizole	40 D	AH	AH, toxic
	T.W.	61	M	2613	Enalapril Maleate	5 Y	AH	AH central nec.
	A.Y.	53	F	2692	Pravastatin S	120 D	AH	AH
	N.N.	55	M	2724	Kurostatin	70 D	AH	AH
	W.K.	34	F	3122	Chinese Med	120 D	AH	AH
	O.M.	50	F	3468	Kurostatin	365 D	AH	AH
胆汁うっ滞	S.O.	30	M	2433	Diclofenac S	7 D	chlestaticH	chlestatisis
	H.M.	27	M	2575	Tiopronin	30 D	chlestaticH	intra, pure
	T.U.	46	M	3361	Acetaminophen	7 D	chlestaticH	chlestaticH
	I.H.	20	M	3522	Salicylamide	3 D	chlestaticH	AH

表5 リンパ球刺激試験陰性薬剤性肝障害症例 (n=8)

腹腔鏡型	症例	年齢	性	Lap No.	起因薬剤	服用期間	腹腔鏡所見	組織所見
中心壊死	T.S.	52	F	2362	Trapidil	30 D	central nec.	central nec.
	K.T.	74	M	3465	Voglibose	60 D	central nec.	central nec.
急性肝炎	T.K.	46	F	2413	Mequitazine	40 D	AH central nec.	AH
	F.M.	73	F	2504	Trichormethiazine	90 D	AH	AH
	K.Y.	74	F	2611	Tichropidine Hydrochloride	60 D	AH	AH
	H.N.	48	M	2638	Dilevalol	14 D	AH	AH
	T.F.	75	F	3472	Troglitazone	120 D	AH	AH
Peliosis	N.T.	51	F	3171	Tegaful-Uracil	210 D	peliosis	peliosis

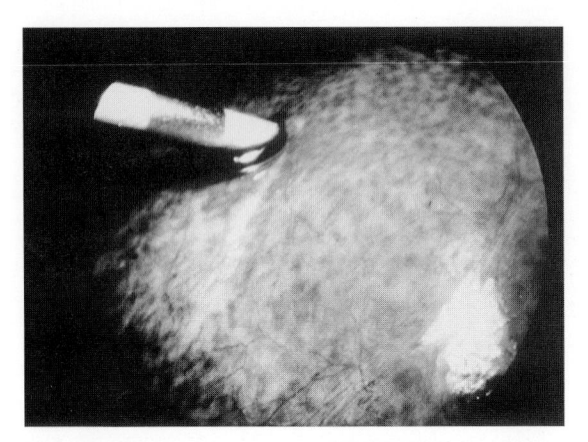

図1 エリスロマイシンによる薬剤性肝障害例，胆汁うっ滞型，Lap 996 腹腔鏡肝右葉生検部，小葉中心部に胆汁うっ滞像を認める．

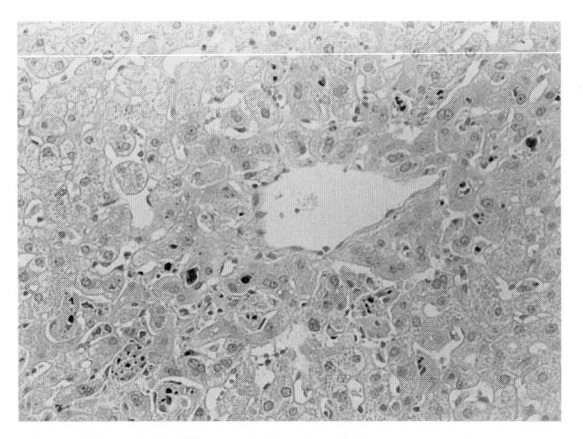

図2 図1と同症例の生検肝組織像 HE染色．小葉中心部に胆汁うっ滞所見．

5. 前期群薬剤性肝障害代表例の肝表面像

a) エリスロマイシンによる薬剤性肝障害

胆汁うっ滞型．エリスロマイシン服用14日後に発症した30歳女性．肝表面は平滑であり，小葉中心性の胆汁うっ滞をきたしている（図1）．組織像では小葉中心部に胆栓を認める（図2）．このような胆汁うっ滞型は腹腔鏡下に薬剤性と診断できる場合が多い．

b) INHによる薬剤性肝障害

peliosis hepatis型．INH服用30日後に発症した39歳女性．肝表面は平滑であり，肝右葉の外側部にpeliosis hepatisを認め（図3），組織像で被膜直下の類洞開大で診断できた（図4）．peliosis hepatisを視診することで，薬剤性肝障害を示唆できる所見である．

6. 後期群薬剤性肝障害代表例の肝表面像

a) トラピジルによる薬剤性肝障害（表5）

中心壊死型．トラピジル服用30日後に発症した52歳女性．トラピジルのDLST（－）．肝は腫大し，肝表面は平滑であり，微細な赤色調の陥凹を認め（図5），肝表面の拡大像でその出血性陥凹は小葉中心部である（図6）．組織像では陥凹は小葉中心部の壊死に相当し（図7），腹腔鏡的に中毒性の薬剤性肝炎と診断可能である．

b) ボグリボースによる薬剤性肝障害（表5）

中心壊死型．ボグリボース服用60日後に発症した74歳男性．ボグリボースのDLST（－）．肝表面には微細な陥凹性病変を認め，主としてその陥凹は小葉中心部の陥凹と出血性変化で（図8），組織学的にも小葉中心部の壊死が認められた（図9）．

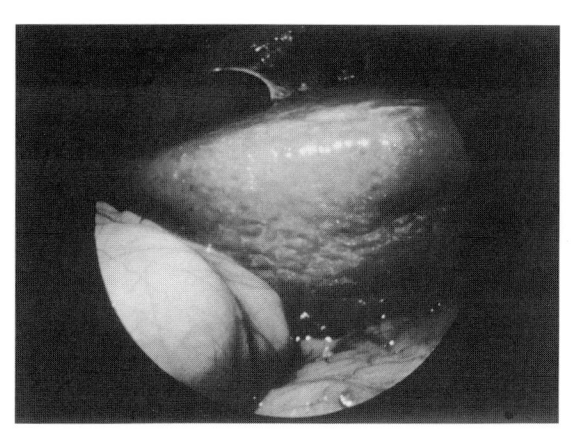

図3 INHによる薬剤性肝障害例，peliosis hepatis型，Lap 694 腹腔鏡肝右葉，外側部にpeliosis hepatis像を認める．

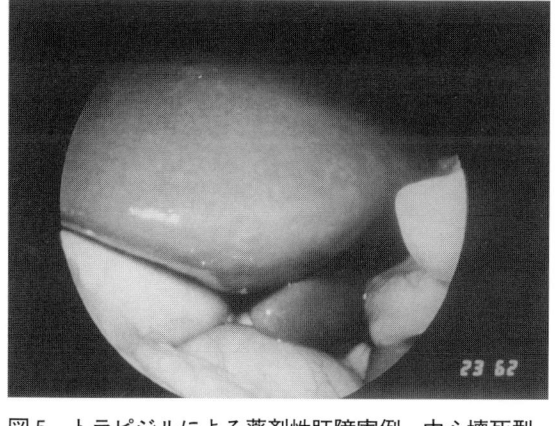

図5 トラピジルによる薬剤性肝障害例，中心壊死型，Lap 2362 腹腔鏡肝右葉，肝は腫大し，表面は平滑である．

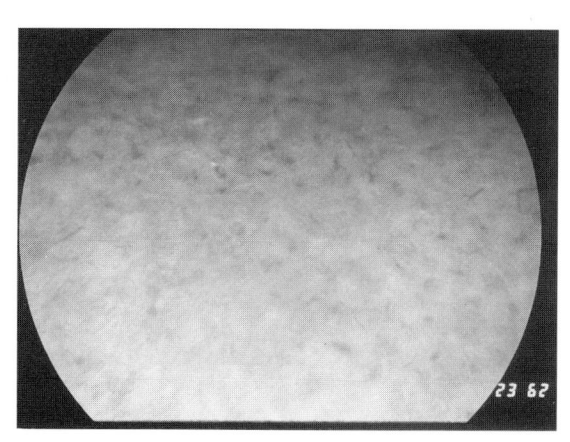

図6 図5の拡大像 肝の小葉中心部に出血性陥凹を認める．トラピジルのDLST（−）．

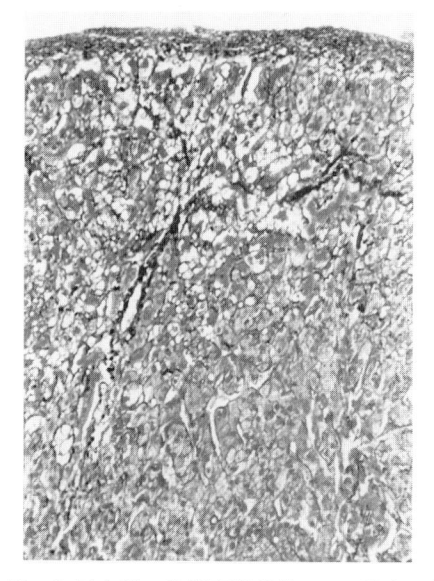

図4 図3と同症例の生検肝組織像 HE染色．被膜直下に類洞の開大所見．

III. 考 察

　薬剤性肝障害は時代的に推移が認められ，腹腔鏡肝表面像の分類および起因薬剤の間に差異が認められた．塩崎ら[1]も過去80年間の薬剤性肝障害1万3782例の統計的な検討で起因薬剤の変化，特に最近では肝障害が起こりえないと考えられるようなビタミン剤，漢方薬，健康食品などの薬剤が注目されていると報告し，われわれの検討でも前期群と後期群での変化が認められた．

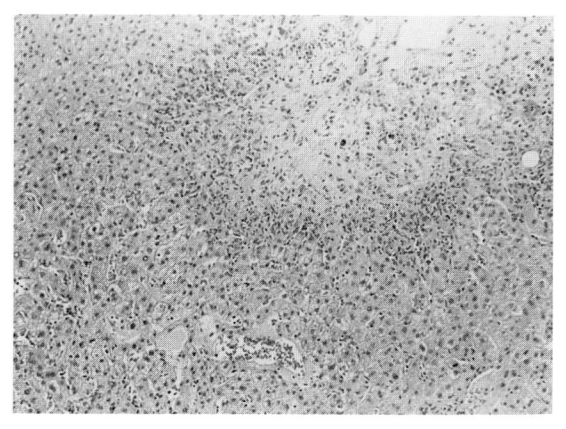

図7 図5と同症例の生検肝組織像 HE染色．小葉中心部に肝細胞壊死所見．

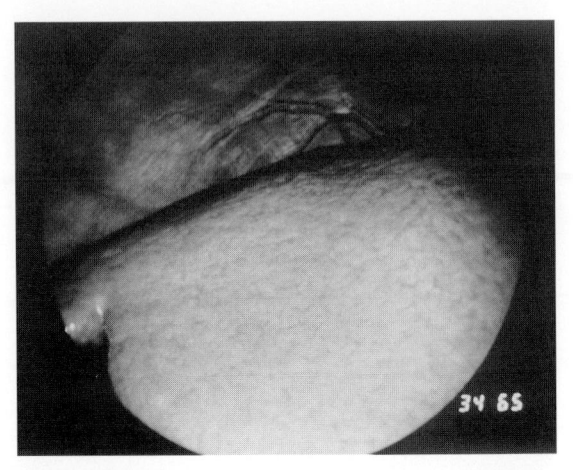

図8 ボグリボースによる薬剤性肝障害例，中心壊死型，Lap 3465 腹腔鏡肝右葉生検部，肝表面には微細な陥凹性病変を認め，小葉中心部に出血性陥凹を認める．ボグリボースのDLST（－）．

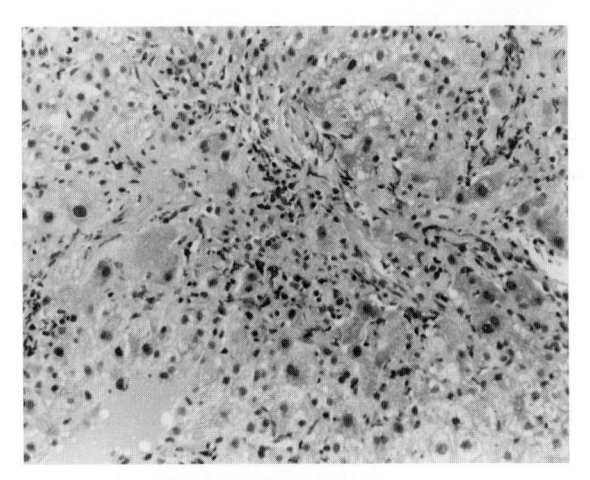

図9 図8と同症例の生検肝組織像 HE染色．小葉中心部に肝細胞壊死所見．

薬剤性肝障害の診断基準にDLSTが行われているが，DLSTを施行しても陰性例が多く認められ，そのため診断には腹腔鏡検査での細かい検討が必要と考えられる．われわれは肝小葉中心部の陥凹すなわち中心壊死やperiosis hepatisを視診することで診断が容易になることは報告してきた[2-4]．その後のさらなる検討で腹腔鏡的に薬剤性肝障害の診断が容易になる．

薬剤性肝障害は予後良好の例が多く，診断後，薬剤の中止で軽快する症例がほとんどであるが，われわれの報告例109例中，前期群の広範壊死型nalidixic acidの1例のみ死亡した．他の症例は診断後に軽快している．

薬剤性肝障害の診断，特にDLST陰性症例において，腹腔鏡検査での細かい肝表面の検討により早期に診断し，的確な治療を行う必要があり，腹腔鏡検査は重要な検査と思われる．

結 語

1) 薬剤性肝障害を時代的に前期群と後期群に分類し腹腔鏡肝表面像の6型との関係について検討した．

2) 薬剤性肝障害の診断には腹腔鏡肝表面像の細かい検討が重要である．

3) 薬剤性肝障害の起因薬剤によるリンパ球刺激試験は20例に施行し，陰性例は8例であり，診断には腹腔鏡検査による診断が必要である．

文 献

1) 塩崎安子，鮫島美子：薬剤性肝障害―日本における過去80年間の薬剤性肝障害例―．日本臨牀 50：624-633, 1992.
2) 西内明子，泉 哲，亀田幸男，進士義剛：腹腔鏡所見から見た薬剤性肝障害の種々相．Gastroenterol Endosc 33：1457-1458, 1991.
3) 西内明子，亀田幸男，関 孝一，進士義剛，栖田道雄：薬剤性肝障害の腹腔鏡的特徴．肝臓 38 (Suppl. 3)：122, 1997.
4) Nishiuchi M, Kameda Y, Seki Y, Shinji Y : Laparoscopic findings in drug-induced hepatitis. Digestion 55 (Supple. 3)：520, 1998.
5) 進士義剛：肝紫斑病．消化器内視鏡 8：1477-1480, 1996.

（西内明子，関 孝一，進士義剛）

薬剤性肝障害の診断
——フローサイトメトリーによるリンパ球刺激試験 (LST) ——

緒　言

　わが国では，薬剤性肝障害の診断にリンパ球刺激試験 (LST) が重視されてきた．しかし，最近ではその診断精度に疑問を投げかける見解も認められる．これは，現行の ^3H-チミジンを用いた LST の測定感度が不十分であるという考えや，測定結果と臨床像の関連について明確な検討が行われていない点に起因していると考えられる．われわれは放射性同位元素を使用しないフローサイトメトリーによるリンパ球芽球化測定法を LST に応用し，その有用性について報告してきた (Ikeda, et al., 1998)．今回，この方法を用いて LST を行い，測定結果と臨床像との関連について検討した．

I．対象と方法

1．対　象

　臨床像より薬剤性肝障害が疑われた 44 例を対象とした．全身的なアレルギー症状の有無により，症例を 2 群に分類した．A 群はアレルギー症状（好酸球増加［6％以上］±発熱±発疹）を認める 32 例（男性 22 例，女性 10 例，平均年齢 53±16 歳［平均値±SD］)，B 群はアレルギー症状を欠く 12 例（男性 8 例，女性 4 例，平均年齢 57±18 歳）とした．また，C 群として，肝障害を認めない薬剤アレルギー症例（好酸球増加＋発疹±発熱）14 例（男性 12 例，女性 2 例，平均年齢 63±9 歳）を疾患対象とした．なお健常者 17 例（男性 12 例，女性 5 例，平均年齢 52±7 歳）を正常対照群とした．

2．方　法

　検査は肝障害やアレルギー症状が発現後 10～26 日で施行した．

a) 末梢血単核細胞分画の採取

　患者および正常対照群よりヘパリン添加末梢血を採取し，Ficoll-Hypaque 法によって末梢血単核細胞分画 (PBMC) を採取した．

b) 薬剤添加濃度および培養日数

　上の方法で得られた PBMC を，$1×10^6/ml$ の濃度になるように 10％胎児ウシ血清 (FCS；Flow Laboratories) 添加 RPMI 1640 (Flow Laboratories) で調整した．この分画液 1 ml に，薬剤服用中の成人の血中濃度の 0.1, 0.2, 1, 10 倍の各濃度で薬剤を添加し，37℃ 5％ CO_2 下で 6 日間培養した．培養日数の決定は，LST 陽性の薬剤性肝障害 4 症例の薬剤刺激後 2, 4, 6 および 8 日の S 期細胞カウント数を調べることにより行った．それぞれのカウント数は，127±15 (mean±SE), 261±73, 295±63 および 236±77 であり，培養 6 日目の S 期細胞カウント数が最大であったため，以後の培養は 6 日間で行った．フィトヘマグルチニン (PHA) (10 $\mu g/ml$；Difco) 刺激による培養日数は 3 日間とした．

c) フローサイトメトリーによる S 期細胞測定

　培養終了 30 分前に，ブロモデオキシウリジン (BrdU) (10 $\mu g/ml$；Sigma Chemical Co.) 添加によるパルスラベルを行った．その後，70％エタノールによる固定，および塩酸による DNA の一重鎖処理を施行した．0.5％ Tween 20 およびモノクローナル抗 BrdU 抗体 (Becton Dickinson) を 30 分作用させたあとに，FITC 標識抗マウス IgG 抗体 (Sigma) を加え BrdU を蛍光標識した．さらに，propidium iodine (5 $\mu g/ml$) を 4℃ 30 分添加することにより DNA 染色を行った．その後 EPICS CS cell sorter (Coulter Electronics Inc.) にて，S 期細胞数をカウントした．

d) LST 測定結果の判定

　Stimulation index (S.I.) は以下により計算した．
　S.I.＝薬剤刺激培養リンパ球の S 期細胞数／非刺激培養リンパ球の S 期細胞数
　なお，S.I.＞2.0 を LST 陽性の基準とした．

e) 統計学的解析

　成績は平均値±SEM で表示した．統計学的解析は，Student's t test, Wilcoxon's rank sum test お

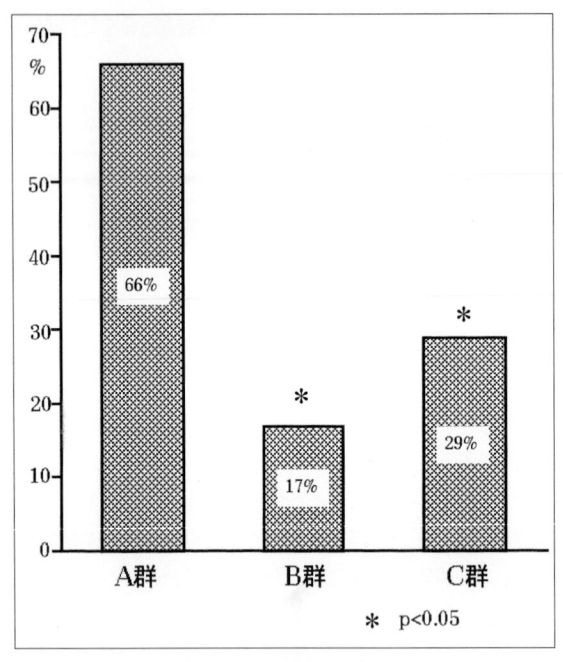

図1　A，B，C群のLST陽性率の比較

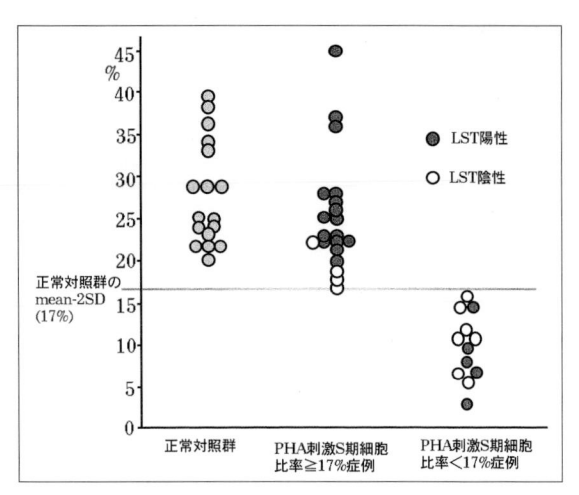

図2　PHA刺激S期細胞比率からみたLST陽性率

およびChi-square testで行った．

II．結　果

1．LST陽性率

　LST陽性率はB群の17％およびC群の29％に比較し，A群では66％と有意に高率であった（図1）．また，A群で好酸球増加のみ（4例），好酸球増加と発熱（8例），好酸球増加と発疹（15例）および好酸球増加と発熱・発疹（5例）を認める症例のLST陽性率は，それぞれ75％，63％，67％および60％で有意差は認められなかった．

2．PHA刺激によるS期細胞比率

　PHA刺激によるS期細胞比率は，正常対照群の27.9±1.3％，およびA群のLST陽性例の22.5±1.7％に比較し，A群のLST陰性例では14.0±1.5％と有意に低値であった．

3．PHA刺激S期細胞比率からみたLST陽性率

　A群でPHA刺激S期細胞比率が正常対照群のmean−2SD（17％）以上の症例でのLST陽性率が80％であったのに対して，17％未満の症例では42％と有意に低率であった（図2）．

4．LSTによる起因薬剤の同定

　LSTの測定結果が，起因薬剤の同定に役立った2症例を示した．症例1（図3）は気管支喘息，急性気管支炎に対してアミノフィリン，塩酸シプロフロキサシンの処方を受け，その後発疹，好酸球増多を伴った肝障害が発現した．LSTでは，アミノフィリンのS.I.が1.6と陰性であったのに対して，塩酸シプロフロキサシンのS.I.は11.9と陽性であり，こらが起因薬剤と判断した．その後アミノフィリンを再投与したが，以後アレルギー症状，肝障害の発現は認められなかった．

　症例2（図4）は急性心筋梗塞，心室性不整脈に対して塩酸プロパフェノン，塩酸ベラパミルおよび塩酸チクロピジンの処方を受け，その後発疹，好酸球増多を伴った肝障害が発現した．LSTでは，それぞれのS.I.は，6.1，1.8および1.6であり，起因薬剤は塩酸プロパフェノンと判断した．その後，塩酸ベラパミルおよび塩酸チクロピジンを再投与したが，以後アレルギー症状，肝障害の発現は認められなかった．

III．考　察

　薬剤性肝障害の客観性をもった診断指標としてLSTが重視されている．しかし，実際の臨床の場でこれを活用しようとした場合に，種々の問題点が存在する．すなわち，現行のLSTが，①芽球化の測定に^{3}H-チミジンを用いるための放射性同位元素使用による制約，②培養後の芽球化反応の測定が煩雑で，測定結果が出るのに24時間以上を必要とす

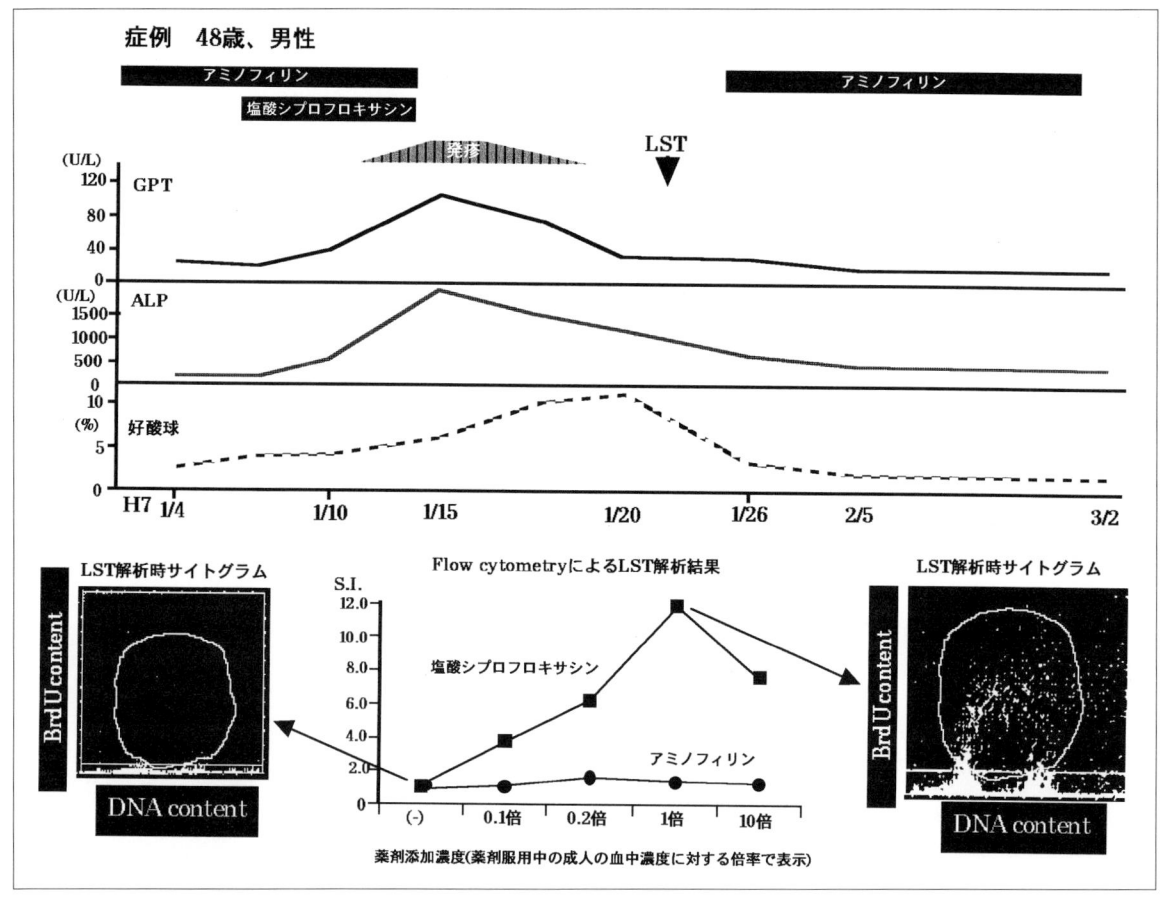

図3 LSTの測定結果が起因薬剤同定に役立った症例(1)

る，③薬剤の添加濃度や培養日数を含めた方法論についての検討，および得られた測定結果と臨床像との関連についての検討が不十分であることなどである．

われわれはBrdUとPIを用いたフローサイトメトリーによる芽球化測定法をLSTに応用し，その有用性について報告してきた（Ikeda, et al., 1998）．この方法は，放射性同位元素を使用しないこと，6時間以内で芽球化反応の測定が可能であること，およびサイトグラムを観察することにより，個々のリンパ球の芽球化の状態を確認できることなど多くの利点が認められる．そしてわれわれは，この方法を用いてLSTを行い，以下の結果を得てきた（Ikeda, et al., 1998）．すなわち，LSTは臨床症状発現後10〜26日の範囲で施行した場合にはその測定感度が安定していること，また薬剤添加の至適濃度は，薬剤服用中の成人の血中濃度の0.1〜10倍の範囲に含まれる可能性が高いことなどである．

今回，これらの基礎検討に加え，至適培養日数についての検討を行った．その結果，薬剤刺激後のリンパ球芽球化反応のピークは6日後に認められるとの結果を得た．以前よりわが国で行われてきたLSTでは，3日間培養が採用されている．しかし，特異的な蛋白抗原刺激によるリンパ球芽球化反応のピークは培養3〜5日後に認められるとの報告（Corradin, et al., 1977）や，欧米におけるLSTの報告の多くが5〜7日培養を採用していること（Maria, et al., 1994 ; Berg, et al., 1995 ; Bauer, et al., 1997）など，培養日数の検討はいまだ不十分な状態と考えられる．今後，LSTの測定感度を向上させるという観点から，培養日数についての再評価が必要であると考えられた．

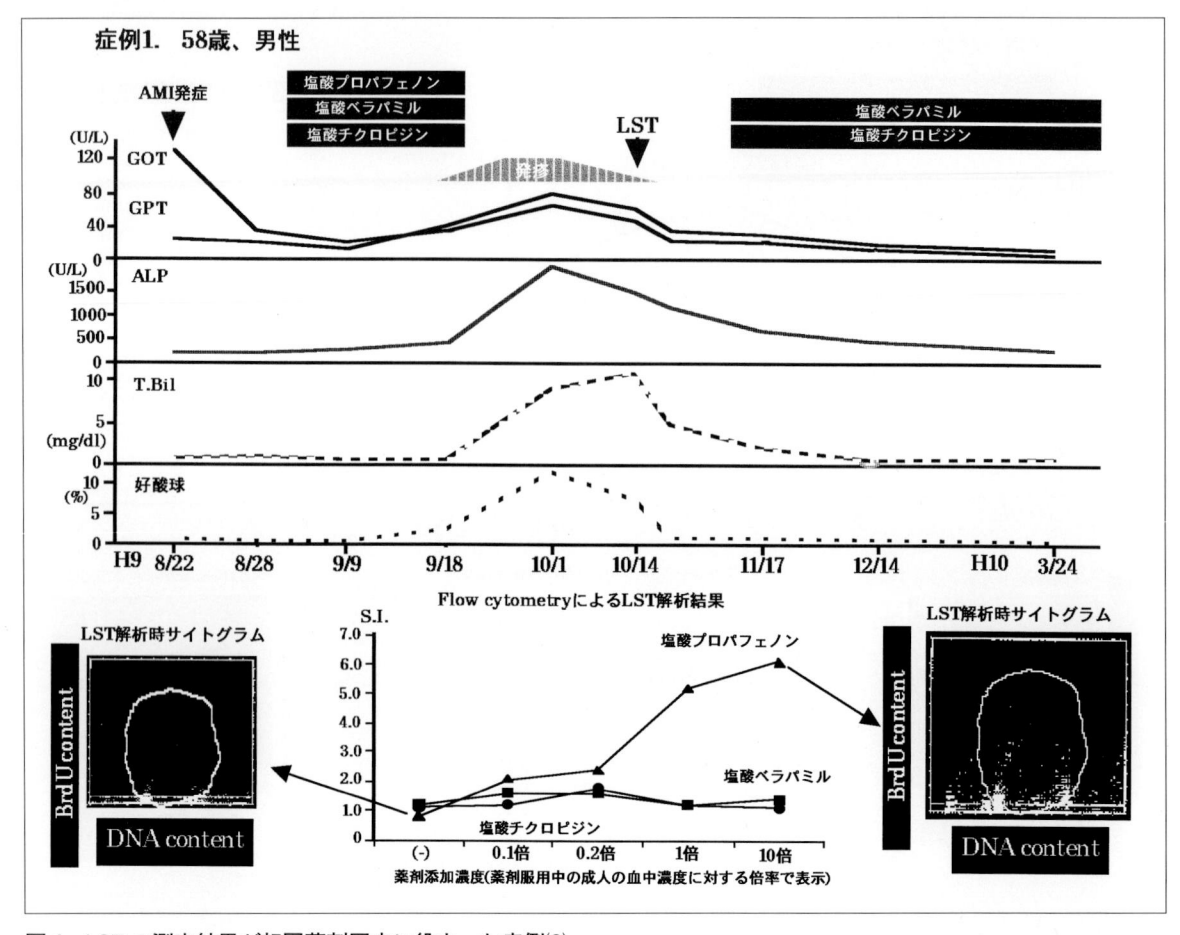

図4 LSTの測定結果が起因薬剤同定に役立った症例(2)

　今回，薬剤アレルギー性肝障害の診断におけるLSTの測定意義を明らかにするために，いかなる特徴をもった症例においてLSTの陽性率が高いかについて検討を行った．その結果，肝障害発現時に少なくとも好酸球増加を含めたアレルギー症状を認め，かつ非特異的な抗原刺激に対する細胞性免疫能を反映するPHA刺激によるS期細胞比率が正常である症例で，LST陽性率が80％と高率であることが明らかになった．この結果から，LSTの測定が診断上有用であるのは，肝障害発現時に少なくとも好酸球増加を含めたアレルギー症状を認める症例で，LSTの測定結果の検討にPHA刺激によるS期細胞比率が正常か否かの評価を加えることが必要であると考えられた．

　最近の薬剤性肝障害の特徴として，多剤併用中の肝障害の発現例が多く認められることがあげられる．これらのなかには原疾患の治療のため，起因薬剤の同定が必要である症例が多く含まれている．今回提示した2症例は，原疾患の治療上の必要性から，LST陽性の起因薬剤以外の薬剤の再投与が必要であった症例であり，2例ともこれら薬剤の再投薬開始後にアレルギー症状，肝障害の発現は認められなかった．今後多剤併用中の薬剤性肝障害の発現頻度が増加すると考えられ，薬剤性肝障害の診断のみならず，起因薬剤の同定という新たな面からも，LSTに対する要求がより高まる可能性が考えられた．

結　語

　薬剤性肝障害の診断に対するフローサイトメトリーによるLSTの測定意義を明らかにする目的で，LSTの測定結果と，臨床像の関連について検討を

行い,以下の結論を得た.

1) 薬剤性肝障害を疑われた症例のうち,アレルギー症状を認める症例(A群)のLST陽性率は,アレルギー症状を認めない症例(B群)に比較して有意に高率であった.また,肝障害を認めない薬剤アレルギー症例(C群)に比較しても有意に高率であった.

2) A群で好酸球増加のみ認める症例と,好酸球増加に加えて発熱・発疹など他のアレルギー症状を伴う症例でのLST陽性率に差は認められなかった.

3) A群のLST陰性例のPHA刺激S期細胞比率は,LST陽性例および正常対照群に比較し有意に低値であった.

4) A群でPHA刺激S期細胞比率が正常対照群のmean−2SD(17%)未満の症例のLST陽性率が42%であったのに対して,17%以上の症例では80%と有意に高率であった.

5) LST陽性薬以外の薬剤の再投与が必要であった症例で,投薬開始後にアレルギー症状,肝障害の発現は認められなかった.

6) 以上より,フローサイトメトリーによるLSTは,薬剤アレルギー性肝障害の診断および起因薬剤の同定に有用であることが明らかとなった.

文献

1) Bauer TM, Bircher AJ : Drug-induced hepatocellular liver injury due to benzylpenicillin with evidence of lymphocyte sensitization. J Hepatol 26 : 429-432, 1997.

2) Berg PA, Becker EW : The lymphocyte transformation test—a debated method for the evaluation of drug allergic hepatic injury. J Hepatol 22 : 115-118, 1995.

3) Corradin G, Etlinger HM, Chiller M : Lymphocyte specificity to protein antigens. 1. Characterization of the antigen-induced in vitro T cell-dependent proliferative response with lymph node cells from primed mice. J Immunol 119 : 1048-1053, 1977.

4) Ikeda T, Noguchi O, Kobayashi F, Tozuka S, Tokushima K, Sakamoto S, Marumo F, Sato C : Flow cytometric method to detect lymphocyte transformation in drug-allergic hepatic injury. Dig Dis Sci 43 : 513-520, 1998.

5) Maria VAJ, Pinto L, Victrorino RMM : Lymphocyte reactivity to ex vivo antigens in drug-induced hepatitis. J Hepatol 21 : 151-158, 1994.

(池田隆明,星野裕治,岡田英理子,渡辺秀樹,大岡真也,竹縄 寛,村上武司,佐藤千史)

薬剤性肝障害における cytochrome P450 の遺伝子多型の検討

はじめに

薬剤性肝障害は中毒性肝障害と薬剤アレルギー性肝障害の2つに大別されてきたが，日常臨床では中毒性にもアレルギー性にも分類できない薬剤性肝障害にしばしば遭遇する．たとえば抗結核剤のイソニアジドはある特定の患者においてのみ肝障害を起こすのでアセトアミノフェンに代表される中毒性肝障害とは言えず，また皮疹や好酸球増多などのアレルギー症状には乏しく薬剤アレルギー性肝障害とも呼べない．イソニアジド（INH）による肝障害はINHの代謝産物が肝障害を起こすと言われてきた．そのINHの代謝に関与する N-アセチルトランスフェラーゼ（NAT）には遺伝子多型が存在することが知られており，最近の研究ではその変異遺伝子 NAT2*5 が起因するアセチル化能の低下により肝障害が引き起されることが報告された[1]．このような肝障害は従来，特異体質性（idiosyncrasy）と言われてきた．特異体質性には個人の代謝的異常と免疫応答異常の2つがあり，アメリカのZimmerman HJは以前より，薬剤性肝障害を intrinsic hepatotoxicity（本質的肝毒性）と idiosyncratic reaction（特異体質的反応）の2つに分類している[2]．

最近われわれは糖尿病に用いるインスリン抵抗性改善剤のトログリタゾンによる肝障害を経験した．FDAなどから公表された疫学調査などから，この肝障害は服用者のごく少数（0.1％以下）において，2ヵ月以上の服用期間を経たあとに出現し，血清トランスアミナーゼが漸増する，そしてリンパ球幼弱化テストは必ずしも陽性ではない，などの特徴がわかった．そこでわれわれは同薬剤で肝障害を起こした個体に代謝的異常がないかを検討するため，まず薬剤代謝の第1相であるシトクローム酸化酵素の遺伝子多型の有無を調べた．さらにINHや抗精神薬についても検討した．

I．対象と方法

1．対象症例

グループ1：インスリン非依存性糖尿病（NIDDM）の診断でトログリタゾンを服用し，肝機能障害をきたした7例と肝障害をきたさなかった18症例の合わせて25例．肝機能障害は服用開始前の血清トランスアミナーゼ値（AST, ALT）が正常であり，服用開始後に正常上限の2倍以上になった場合とした．B型肝炎ウイルスとC型肝炎ウイルスの抗原が陽性の症例は除外した．

グループ2：肺結核のためストレプトマイシン，INH，リファンピシンの三者併用療法を受けて肝障害を発現した1例，内因性精神病のためのクロルプロマジンによる肝障害の1例，うつ病のためのジアゼパムによる肝障害の2例，NIDDMのためのアカルボースによる肝障害の2例，計6例．肝機能障害の基準はグループ1と同じである．

2．cytochrome P450（CYP）の遺伝子多型の検討

末梢血白血球を患者の末梢血より採取しDNAを抽出した．CYPの遺伝子多型の検討は CYP2C9, 2C19 については polymerase chain reaction（PCR）および restriction fragment length polymorphism（PCR-RFLP）にて，CYP2D6 については PCR-RFLP あるいは allele-specific PCR によって行った．

その結果，CYP2C9 では wild type（2C9*1）と 359 Ile → Leu の変異をもつ 2C9*3 の2つの allele，CYP2C19 では 2C9*1 のほか 2C19*2（681 G → A at exon 5）および 2C19*3（636 G → A at exon 4）の計3つの allele，CYP2D6 では 2D6*1, 2D6*2（188 C → T, 4268 G → C），2D6*5（deletion），2D6*10（2938 G → T, 4269 G → C）の4つの allele が存在していた．

II. 結 果

1. グループ1ではトログリタゾン肝障害の発現は服用開始から平均で217±218日（range 60-677, median 146）と幅広く分布し，服用開始1ヵ月以内に肝障害をきたしたものはなかった．肝障害発見時の血清 AST は282±347 IU/l（range 37-1028, median 119），ALT は296±293 IU/l（range 78-882, median 207）であった．

CYP2C19 の genotype は *1/*1 が2例（28.5％），*1/*2 または *1/*3 が2例（28.5％），*3/*3 が3例（43.0％）であった．一方，トログリタゾンを服用しても肝機能障害をきたさなかった17例での CYP の genotype は *1/*1 が8例（44.5％），*1/*2 または *1/*3 が6例（33.3％），*3/*3 が4例（22.2％）であった．

CYP2C19 の genotype とトログリタゾン服用期間（肝障害発見までの日数）の関係にに注目すると，*1/*1，*1/*2，*1/*3 では146日，150日，300日，677日（平均318±250日，median 225日）であったが，*3/*3 では60日，71日，112日（平均81±27.4日，median 71日）であり，homozygote の genotype を有する場合に発症までの期間が短い傾向であった．

CYP2D6 の genotype は肝機能障害のある群では *1/*1 が2例（28.5％），*1/*5 が1例（14.3％），*2/*2 が1例（14.3％），*2/*10 が2例（28.6％），*10/*10 が1例（14.3％），肝機能障害のない群では *1/*1 が1例（5.6％），*1/*5 が0例（0％），*1/*10 が7例（38.7％），*1/*2 が3例（16.7％），*2/*2 が1例（5.6％），*2/*10 が3例（16.7％），*10/*10 が3例（16.7％）であった．

2. グループ2ではジアゼパムとクロルプロマジン合わせて3例とも CYP2C19 の変異遺伝子が認められ，2例は *2/*2 と *2/*3 で1例は *1/*2 であった．2D6 は *1/*1 と *2/*2 が各1例，*1/*10 が2例であった．抗結核剤による肝障害例では CYP2C19 にも 2D6 にも変異遺伝子は存在しなかった．アカルボース肝障害の2例は 2C19 は *1/*1 と *1/*2，2D6 は *1/*10 と *2/*10 であった．

3. CYP2C9 には測定した対象に遺伝子変異は認められず，すべて *1/*1 の genotype であった．

III. 考 察

特異体質によるものとされていたいくつかの薬剤について，近年は肝機能障害に至る機構が明らかにされた．その例としては前述の INH 肝障害であり，また利尿降圧剤として開発されたものの肝機能障害例が多発して発売中止になった tielinic acid（TA）ではこの薬を酸化する CYP2C9 が肝腎ミクロソーム抗体（LKM 2）により標的抗原として認識され，抗体依存性の肝細胞障害をきたすことがわかった[3]．ヒドララジン肝障害での肝細胞膜抗体（LM）も同じ機構であるとされている．これらの肝機能障害はすべての個体に起こるわけではなく，ある特定の個人における代謝的または免疫応答上の異常である．それはちょうど一部の個体でみられるアルコール不耐症がアセトアルデヒド脱水素酵素活性の異常やアルコール性肝障害の起こりやすさが CYP2E1 との関係で述べられているのに類似している．これらの事実を背景にわれわれは CYP2C9，2C19，2D6 の遺伝子多型と薬剤性肝障害発生との関連を調べた．

グループ1のトログリタゾン肝障害では，CYP2C19 の2つの allele ともに変異遺伝子を有するものが43％もあった．症例数が少なくトログリタゾン服用にても肝機能障害をきたさなかった群との間に有意な差はなかったが，多数の日本人で調べた報告では，CYP2C19 の2つの allele ともに変異遺伝子を有するものの頻度は18.8％であり[4]，43％という数字はきわめて高い．トログリタゾンは本来，薬物代謝の第1相を経ずに，いきなり硫酸抱合かグルクロン酸抱合を受け，一部がおそらく CYP でキノン体に酸化される．したがって CYP による酸化は本剤の主要な代謝経路ではない．しかしトログリタゾン肝障害は服用開始後，2ヵ月以上経ってからしか起こらず，アレルギー症状は伴わないこと，そして肝障害の初期では血清 ALT は徐々に高くなることなどから，ある特定個人では用量依存的に肝障害をきたした可能性がある．そこでわれわれは硫酸抱合やグルクロン酸抱合の能力にも個人差はあるので，トログリタゾンが服用中に蓄積し，それを酸化しようとする際，CYP の遺伝子変異を

有する個体ではさらにトログリタゾンが蓄積して肝障害を生じるのではないかと推測した．ただし肝障害に至る経路は不明である．酸化酵素が低下すれば中間代謝産物の生成が少なくむしろ肝障害は起こりにくいのではないかとの考えもある．しかしINHの代謝における N-アセチルトランスフェラーゼのアセチル化反応遅延者（いわゆる slow acetylator）にむしろ肝障害発生が多いという最近の説は[1]，従来の考えを覆す可能性があるかもしれない．さらに CYP2C19 の2つの allele とも変異遺伝子を有する個体においてトログリタゾン服用開始から肝機能障害発現までの期間が短いという結果は，CYP2C19 の活性が低下している症例ほど肝機能障害の発現が早いことを示しているかもしれない．

グループ2のクロルプロマジンとジアゼパムではまだ症例数が少ないが，CYP2C19 の遺伝子多型と肝障害の関係がさらに深いと考えられた．抗結核剤とCYPについては理論的にも関連が薄いが，対象とした1例ではCYPの変異遺伝子は認められず，またアカルボース肝障害でもCYPの遺伝子多型との関連は不明であった．

以上より，変異遺伝子に起因する CYP2C19 の欠損者ではトログリタゾンや抗精神薬による肝障害をきたす可能性があると思われた．このような形質を有する患者に長期に薬剤を投与する際には定期的な肝機能をチェックすることが大切であり，薬剤の処方量にも注意が必要である．

おわりに

薬剤性肝障害のうち，狭義の中毒性肝障害（アセトアミノフェンなど）や典型的薬剤アレルギー肝障害（リンパ球幼弱化反応陽性）を除いた host side の idiosyncrasy の肝障害機序を明らかにするために，薬理遺伝学的な考えを導入することは今後有効な手段と思われる．また処方しようとする薬剤の代謝経路上の酵素の遺伝子多型や酵素活性をあらかじめチェックすることで安全で適切な薬剤治療がもたらされるであろう．

文献

1) Yi-Shin Huang, Shi-Yi Yang, Wei-Jiang Su, et al.: Genotype of N-acetyltransferase and isoniazid-rifampin induced hepatitis in Chinese adults. Hepatology 30 (Supple.): 686, 1999 (AASLD abstract).
2) Zimmerman HJ: Drug-induced liver disease. Shiff's Diseases of the Liver, 8th ed (ed by Shiff ER, Sorrell MF, Madrey WC), Lippincott-Raven, Philadelphia, 1999, 973-988.
3) Robin MA, Maratrat M, Le Roy M, et al.: Antigenic target in tielinic acid hepatitis. J Clin Invest 98: 1471-1480, 1996.
4) Kubota T, Chiba K, Ishizaki T: Genotyping of S-mephenytoin 4′-hydroxylation in an extended Japanese population. Clin Pharmacol Ther 60: 661-666, 1996.

（神代龍吉，久保田隆廣，石井邦英，古賀郁利子，井出達也，福泉公仁隆，日野照子，村島史郎，久持顕子，田中正俊，向坂彰太郎，稲田千鶴子，吉田　博，富田裕子，佐田通夫）

肝硬変

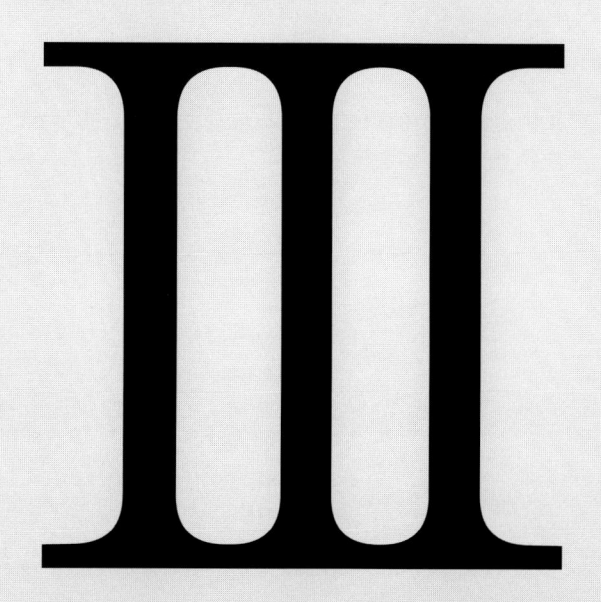

III

症　例

ラクツロース抵抗性肝性脳症に対する *Helicobacter pylori* 除菌療法

はじめに

血中アンモニアは，腸内細菌のみならず，強力なウレアーゼ活性を示す胃内 *Helicobacter pylori*（*H. pylori*）により産生されるが，最近肝硬変に伴う高アンモニア血症ならびに肝性脳症の主たる原因の一つが胃内 *H. pylori* によるとする報告がみられる[1]．今回われわれは，ラクツロース抵抗性の高アンモニア血症を伴う肝性脳症例に対し，*H. pylori* 除菌療法を施行し，その治療効果について検討した．

I．対象と方法

肝硬変に伴うラクツロース抵抗性のII度以上の肝性脳症を有する高アンモニア血症患者で *H. pylori* 陽性判定者4例（表1）に対し，オムペラゾール 40 mg/日，アモキシシリン 2000 mg/日，クラリスロマイシン 800 mg/日による *H. pylori* 除菌治療を施行し，施行前後の肝性脳症昏睡度，血中アンモニア値を除菌後可能な限り長期間測定した．血中アンモニア値の測定は3日間連続早朝起床時の静脈血にて行い，その平均値を用いた．また，治療前後の肝機能の推移についても同時に観察した．除菌効果判定は組織生検による鏡検培養法，および Urea Breath Test にて行った．

II．成　績

H. pylori 除菌成功率は100％（4/4）であった．除菌成功例4例中3例に血中アンモニア値と肝性脳症の改善を認めた．このうち症例3は *H. pylori* 除菌治療施行後，肝不全死に至る19ヵ月にわたる長期経過において，食事制限やラクツロースの服用なく血中アンモニア値は低値を維持し，肝性脳症の出現を認めなかった（図1）．なお，全例で *H. pylori* 除菌治療前後に肝機能を含め明らかな悪化所見は認めなかった．

III．症　例

症例1を提示する．
主　訴：意識障害
既往歴：糖尿病
家族歴：特記事項なし
現病歴：15年前より肝硬変にて近医にて加療されていたが，平成10年6月頃より高アンモニア血症と肝性脳症を繰り返し，当科紹介入院となる．
入院時現症：身長 154.8 cm，体重 53 kg，血圧 120/70 mmHg，脈拍 66/分・整，体温 36.0℃，眼瞼結膜貧血なし．眼球結膜黄疸なし．右季肋下に弾性硬の肝を2横指触知，羽ばたき振戦（＋），下腿浮腫（－），腹水（－），その他理学的所見に異常を認めず．

表1　患者背景

症例	年齢	性別	原因	Child分類	昏睡度	除菌日数	シャントの有無	腺境界型
1	67	女	HCV	C	III	14日	なし	C2
2	54	男	HCV	B	II	7日	なし	C1
3	70	男	HCV	C	III	14日	なし	C2
4	66	男	HBV	C	II	14日	あり	O3

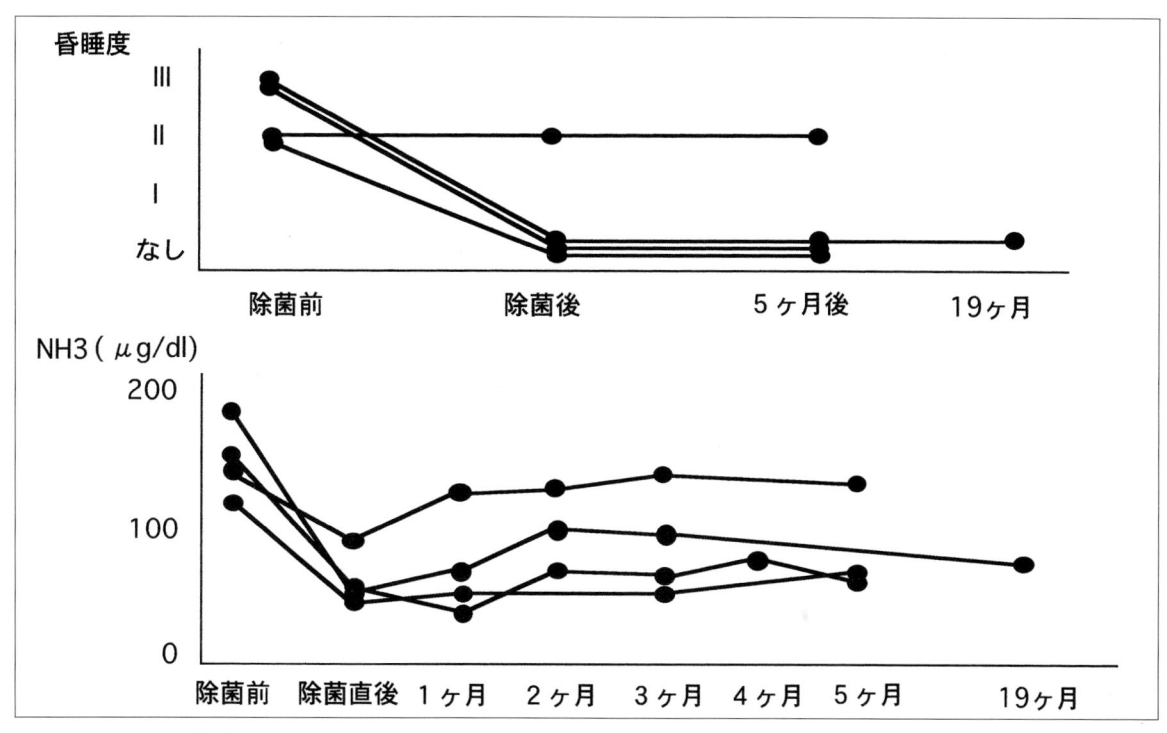

図1 H. pylori 除菌前後の肝性脳症昏睡度（悪化時）と血中アンモニア値の推移

表2 入院時検査所見

Peripheral blood				T-Bil	4.1	mg/dl	Urinalysis		
RBC	362×10⁴	/μl		D-Bil	1.6	mg/dl	Prot.	(−)	
Hb	13.4	g/dl		Amy	151	IU/ml	Sug.	(++)	
Ht	38.0	%		BUN	15.3	mg/dl	Occult blood	(−)	
WBC	3300	/μl		CRE	0.8	mg/dl	Urobg.	(±)	
Plt	2.4×10⁴	/μl		TP	7.0	g/dl	Viral infection		
Biochemistry				Alb	2.7	g/dl	HBsAb	(−)	
GOT	42	IU/ml		FBS	292	mg/dl	HCV	(+)	
GPT	34	IU/ml		GRP	0.4	mg/dl	STS	(−)	
ALP	298	IU/ml		Na	136	mEq/dl	HP-lgG	(+)	
LAP	186	IU/ml		K	4.2	mEq/dl	Tumor marker		
γ-GTP	32	IU/ml		Cl	104	mEq/dl	AFP	13ng/ml	
LDH	383	IU/ml		NH3	321	μg/dl	PIVKA-II	10mAU 以下	
ChE	38	IU/ml		ICG15	70	%			
T-Cho	127	IU/ml		HPT	60	%			

　入院時検査所見を表2，入院経過を図2に示す．入院後，低蛋白食，ラクツロース，分岐鎖アミノ酸製剤点滴などを行い，血中アンモニア値と肝性脳症病期の改善を軽度認めるも，その後も血中アンモニア値の高値，肝性脳症が持続するため，カナマイシンを併用するも肝機能障害が出現したため投与を中止した．このため十分なインフォームドコンセントの後 H. pylori 除菌治療施行．除菌治療施行後より速やかに血中アンモニア値の改善および肝性脳症の消失を認め，長期間持続した．また，除菌治療施行後，ラクツロースの中止と蛋白制限の解除を行うも，再発を認めず，現在外来通院中である．

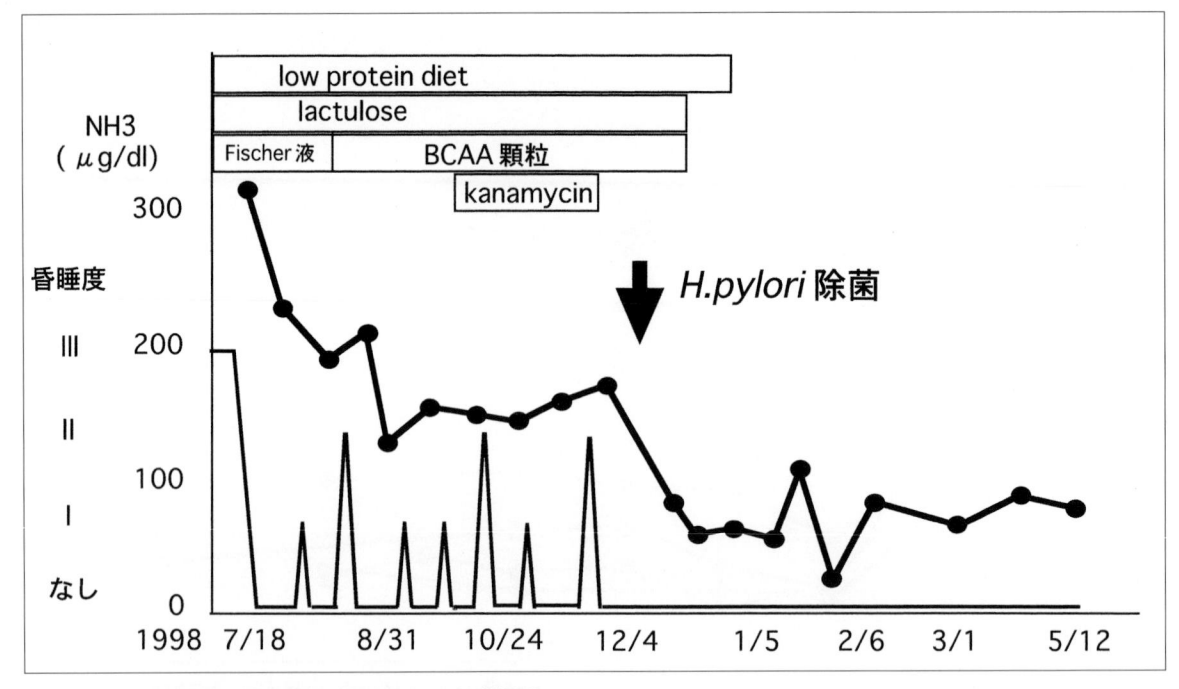

図2 H. pylori 除菌治療有効例（症例1）の治療経過

IV. 考 案

　肝硬変に伴う肝性脳症は，高アンモニア血症が主たる原因の一つと考えられている．すなわち血中アンモニアは主として肝臓で代謝されるが，肝硬変においては，アンモニア産生が代謝を上回り，脳症が発現すると考えられている．また，これまでアンモニア産生の原因は主として小腸および大腸に存在するウレアーゼ産生性腸内細菌によるものと考えられてきた．

　これに対して，H. pylori は1984年に Marshall らにより分離培養されて以来，主として胃炎や胃潰瘍の原因と考えられてきたが，この H. pylori はウレアーゼ陽性腸内細菌よりも数倍～数十倍高いウレアーゼ活性を有し，胃液内に存在する尿素を分解してアンモニアを産生することが報告され，ウレアーゼ産生腸内細菌とともにアンモニア産生に深く関わっているとされる[2,3]．近年，細菌学的研究や臨床研究により，H. pylori は除菌治療可能であり，胃炎や胃潰瘍などの革命的な治療につながっているが，1995年 Ito ら[4]は，高アンモニア血症を有する肝性脳症の治療として H. pylori 除菌治療が除菌後5ヵ月にわたり除菌前より低い血中アンモニア濃度を維持した2症例を報告した．われわれの提示した有効例もウレアーゼ陽性腸内細菌叢の影響を抑制するため，まず H. pylori 除菌治療施行前に低蛋白食，ラクツロース，カナマイシン，分岐鎖アミノ酸製剤を使用し，可能な限り血中アンモニア濃度を低下させた後 H. pylori 除菌治療を施行し，血中アンモニア濃度と肝性脳症の改善を認めた．

　腸内細菌叢の抗生物質による変化は一般に1～2ヵ月にて回復するとされ，6ヵ月以上の長期にわたり血中アンモニア濃度の改善を認めたこれらの症例は，単なるウレアーゼ陽性腸内細菌叢への一時的な影響とは考えにくく，高いウレアーゼ活性を有する H. pylori の除菌により，血中アンモニア濃度を低下させたと考えられた．また，ウレアーゼ陽性腸内細菌叢をも駆逐した可能性すら示唆しうるが，この点については今後の検討を要すると考えられる．さらに特筆すべき点は，有効例では H. pylori 除菌治療にて血中アンモニア濃度の改善後，蛋白制限の解除や，ラクツロースなどの肝性脳症治療薬の中止を行っても血中アンモニア濃度の悪化や肝性脳症の再発を認めなかったことである．肝性脳症の治療は，

低蛋白食，分岐鎖アミノ酸製剤，抗生物質（カナマイシンなど），緩下剤，ラクツロースなどの治療が主となり，患者にとっては長期間の服用を強いられ，コンプライアンスの悪いものであることを考えると，高アンモニア血症患者に対するH. pylori除菌治療は，きわめて有益な治療となりうると考えられる．

一方，H. pylori除菌治療施行後も血中アンモニア濃度の低下を認めなかった無効例（症例4）について有効例と比較検討すると，その相違点として門脈大循環シャントの存在，および胃底腺粘膜の萎縮の存在があげられた．本症例はdynamic CTで門脈大循環シャントを有しており，ウレアーゼ産生腸内細菌叢で産生されたアンモニアが肝での代謝を受けることなく大循環に存在することが可能となり，高アンモニア濃度を持続させる可能性が示唆された．また，胃底腺・幽門腺腺境界型分類にて胃底腺粘膜の高度の萎縮を示すopen typeであり[5]，間接的にH. pyloriの菌量が少ない可能性が考えられ[6]，高いウレアーゼ活性を有するH. pyloriではあるが，除菌前後の血中アンモニア濃度を変化させるだけの菌量を有していなかったのではないかとも考えられるが，今後の検討課題であり，症例の積み重ねが必要である．

結論

今回われわれはラクツロース抵抗性の高アンモニア血症を伴う肝性脳症4例に対しH. pylori除菌療法を施行し以下の結論を得た．

1) H. pylori除菌成功率は100％（4/4）であった．

2) 肝性脳症改善率は75％（3/4），血中アンモニア値改善率は75％（3/4）であった．

3) 肝性脳症改善症例は，長期にわたり脳症の再発を認めず，蛋白制限や肝性脳症治療薬の投与は不要であった．

4) 高アンモニア血症を伴う肝性脳症に対し，H. pylori除菌治療は試みるべき治療と考えられた．

文献

1) Gubbins GP, Moritz TE, Marsano LS, et al.: Helicobacter pylori is a risk factor for hepatic encephalopathy in acute alcoholic hepatitis; The ammonia hypothesis revisited. Am J Gastroenterol 88: 1906-1910, 1993.
2) Rappoport WJ, Kern F: Gastric urease activity in normal subjects and in subjects with cirrhosis. J Lab Clin Med 61: 550-559, 1963.
3) Ito S, Kohli Y, Kato T, et al.: Significance of ammonia produced by Helicobacter pyrori. Eur J Gastroenterol Hepatol 6: 167-174, 1994.
4) Ito S, Miyaji H, Azuma T, et al.: Hyperammonaemia and Helicobacter pylori. Lancet 8: 124-125, 1995.
5) 奥田順一：III 慢性胃炎．1 腺境界・胃小区による診断．色素・拡大内視鏡の最前線（丹羽寛文，井田和徳，編），日本メディカルセンター，東京，1998, 146-150.
6) 原瀬一郎：IV *Helicobacter pylori* 感染と色素内視鏡 2 コントラスト法からみた H. pylori 診断．色素・拡大内視鏡の最前線（丹羽寛文，井田和徳，編），日本メディカルセンター，東京，1998, 161-164.

（黒田雅昭，小島孝雄，端山暢郎，伴　尚美，黒田剛仁，原瀬一郎，奥田順一，井田和徳）

短絡路閉鎖により脳 MRI 所見の改善を認めた静脈管開存による門脈-大循環系短絡路性脳症の1例

I. 症 例

患　者：45歳の女性，電子部品組立
主　訴：全身倦怠感，不眠
既往歴：16歳時に虫垂切除術．36歳時に子宮腫瘍で片側卵巣・子宮全摘術
家族歴：父，膀胱腫瘍．母，敗血症．姉，甲状腺腫瘍術後
現病歴：平成8年10月，近医にAGMLにて入院，高アンモニア血症（124 μg/dl）が指摘され，門脈-大循環系短絡路による脳症と診断された．蛋白制限食とラクツロースなどの投与にて軽快したが，治療の中断により再び脳症が出現したため，根治的治療を希望し当科を紹介され平成9年12月2日に入院となった．輸血歴，飲酒歴なし．
入院時身体所見：身長167.5 cm，体重64.5 kg，体温37.1℃，脈拍数86/分で整，血圧130/60 mmHg．結膜に貧血・黄疸を認めない．心肺に異常所見はない．腹部は平坦で軟．肝・脾は触知しない．臍下正中と右下腹部に手術瘢痕を認める．手掌紅斑・クモ状血管腫・腹壁静脈の怒張は認めない．蛋白制限食により意識は清明で，羽ばたき振戦は認めない．
入院時検査成績：WBC 3150/μl，RBC 364×10^4/μl，Hb 12.1 g/dl，Ht 36.9％，Plt 13.3×10^4/μl，TP 6.4 g/dl，Alb 3.4 g/dl，GOT 29 IU/l，GPT 27 IU/l，LDH 174 IU/l，γ-GTP 30 IU/l，ALP 245 IU/l，T-Bil 1.0 mg/dl，ChE 0.39⊿pH，Na 140 mEq/l，K 4.3 mEq/l，BUN 12 mg/dl，Cre 0.5 mg/dl，FBS 83 mg/dl．アンモニアは74 μg/dl（正常60以下）と軽度に上昇し，Fischer比は1.5と低下を認めた．プロトロンビン時間は72％と延長していた．ICG 15分停滞率（ICG R15）は28％と上昇していた．ウイルスマーカーはHBs抗原，HCV抗体ともに陰性であった．
画像所見：MRI，超音波，CTで，門脈左枝より肝静脈基部へ流入する短絡路を認め，静脈管開存と考えられた．経上腸間膜動脈性門脈造影（図1A）では，門脈血の大部分は門脈左枝から太いシャント血管（図中矢印）を介して下大静脈に流入し，門脈右枝はほとんど造影されなかった．腹腔動脈造影（図1B）では肝内動脈の拡張と蛇行を認め，静脈相では他の短絡路を認めなかった．上部消化管内視鏡検査では胃・食道静脈瘤は認めなかった．
腹腔鏡所見と肝組織像：肝右葉の萎縮を認めたが，同部位より得た肝生検の組織所見はほぼ正常であった．
短絡路閉鎖試験：経右内頸静脈的に短絡路に留置したバルーンカテーテルによる試験閉鎖を行った．門脈圧は閉鎖前で13 mmHgであり，閉鎖後も著しい上昇がなく，アンモニア濃度も有意に低下したため，手術適応と考え，当院第2外科で平成10年1月6日に短絡路閉鎖術を行った．
手術所見：短絡路は門脈左枝水平部の左端から分岐し，肉眼的に血管構造を有しており，結紮し閉鎖した．
術後経過：術後の経過は良好で，血中アンモニア濃度は食蛋白制限・服薬を中止したにもかかわらず正常化し，ICG R15も正常化を認めた．術後7ヵ月になる平成10年8月14日に再入院し術後の評価を行った．倦怠感や睡眠障害は消失し，肝血流の正常化に伴って肝容積は25％増大し，肝の代謝・生合成能の改善がみられた（表1）．経上腸間膜動脈性門脈造影（図1C）では，門脈各枝が良好に造影されるようになり，静脈管は造影されず，新たな短絡路も認めなかった．腹腔動脈造影（図1D）では，肝内動脈の拡張・蛇行が改善していた．
術前後の脳MRIを比較すると，術前（図2A）ではレンズ核の高信号域（図中矢印）を認め，肝性脳症例でみられる特有の像を呈したが，術後7ヵ月（図2B）では著しい改善を認めた．

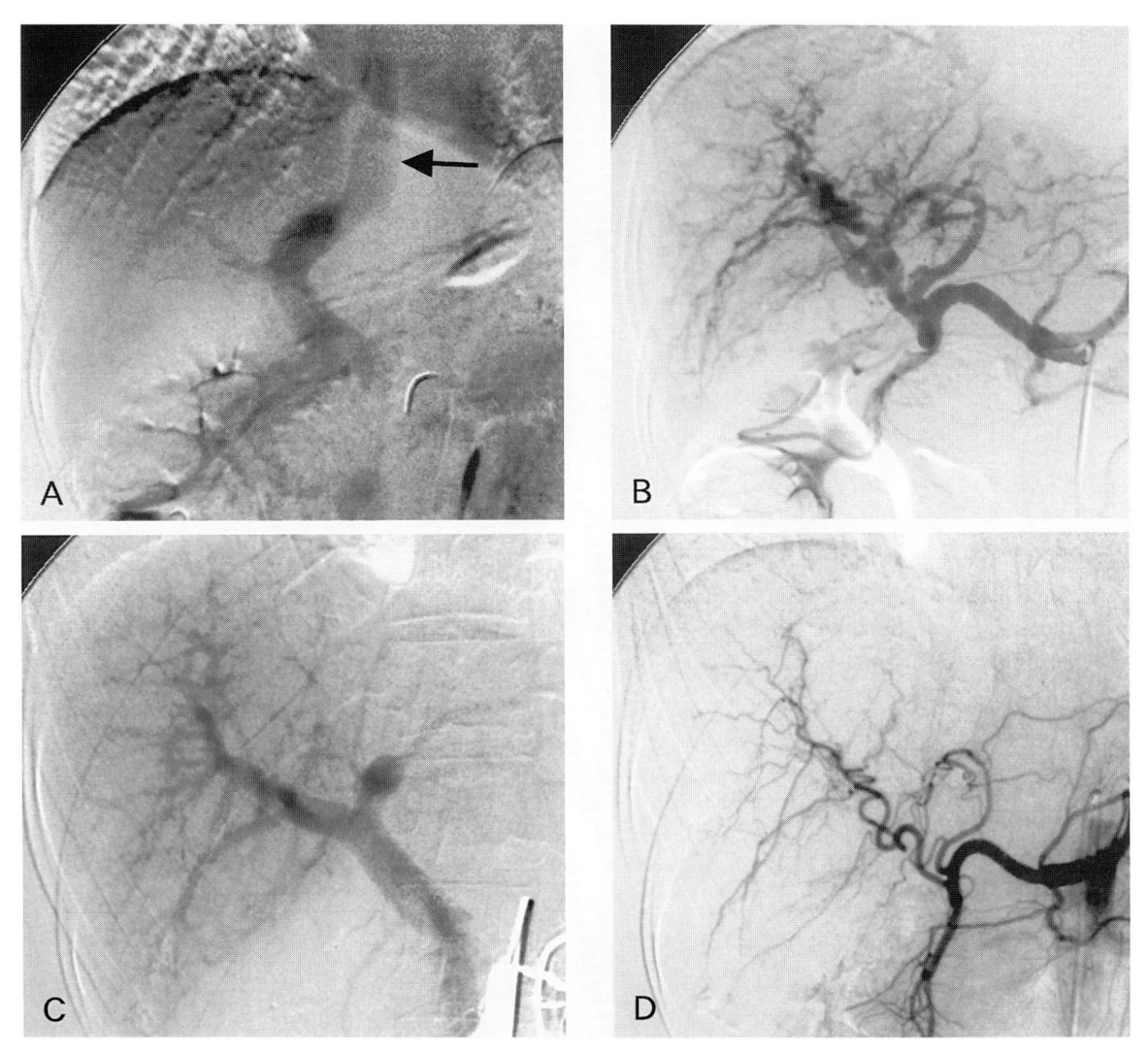

図1　腹部血管造影
術前（A：経上腸間膜動脈性門脈造影，B：腹腔動脈造影）
術後（C：経上腸間膜動脈性門脈造影，D：腹腔動脈造影）

表1　術前後の変化

	術前	術後7ヵ月
ICG R 15（％）	28	12
肝血流シンチ		
QA	73.6	15.1
QP	26.4	84.9
肝容積（ml）	708	883
NH_3（μg/dl）	75	36
Fischer's ratio	1.5	2.6
Alb（g/dl）	3.4	4.2
ChE（ΔpH）	0.39	0.49
PT-％（％）	72	94

II. 考　察

　非肝硬変性の門脈-大循環系短絡路性脳症の報告が近年増加しているが，静脈管開存による脳症例はほとんどが乳幼児期に診断・治療されおり，成人で診断された例はまれである．本症例は慢性肝疾患の既往がなく，静脈管は幼少期から既に開存していたと考えられたが，中年期まで症状が顕在化しなかった理由は明らかでなかった．肝性脳症患者では，脳MRI T1強調像で大脳基底核領域の信号強度の増強がみられる[1]．小児非肝硬変性脳症例においても，

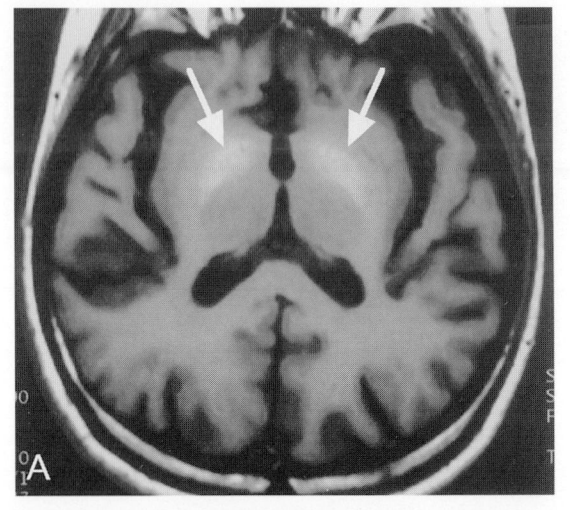

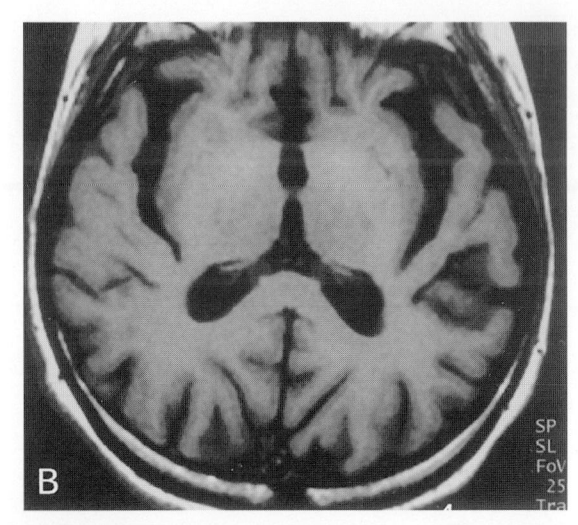

図2 脳MRI T1強調像（海馬長軸に平行な断面） A：術前，B：術後7ヵ月

淡蒼球の高信号が認められるという報告があるが[2]，本症例においても同様な結果が確認できた．また，短絡路の閉鎖により脳画像所見は可逆的に改善しうることが明らかになった．肝硬変性脳症例では，分岐鎖アミノ酸製剤などの投与により脳MRI所見が改善した報告があるが[3]，本症例のような非肝硬変性脳症例で，短絡路の閉鎖により脳MRI所見の改善があったことは脳MRI所見の成因を考える一助になると考えられた．

結　語

中年期に診断された静脈管開存による門脈-大循環系短絡路性脳症患者を経験した．外科的に短絡路結紮術を行い，術後7ヵ月の画像評価では，門脈，肝動脈の血行の正常化，肝容積の回復を認めた．非肝硬変性脳症例における脳MRI T1強調像での大脳基底核領域の高信号は，短絡路の閉鎖により可逆的に改善することが明らかになった．

文　献

1) Inoue E, Hori S, Narumi Y, et al.: Portal-systemic encephalopathy: Presence of basal ganglia lesion with high signal intensity on MR images. Radiology 179: 551-555, 1991.
2) 大崎　牧，須磨崎亮，新津　守，他：肝障害のない先天性門脈大循環短絡路症によってもMRI T1強調像で淡蒼球に高信号域が出現する．肝臓 40 (suppl. 1): 226, 1999.
3) Watanabe A, Murakami J, Ando T, et al.: Reduction of increase in the basal ganglia on T1-weighted MR images during treatment of hepatic encephalopathy. Intern Med 32: 10-15, 1993.

　　　　（國谷　等，高原照美，樋口清博，渡辺明治）

肝線維化

トランスジェニックマウスを用いた TIMP-1 の肝線維化過程における役割の解析

はじめに

近年，肝線維化過程のメカニズムの解析が進むにつれ，細胞外マトリックス（ECM）分解酵素であるマトリックスメタロプロテアーゼ（matrix metalloproteinase：MMP）とその阻害酵素である tissue inhibitor of metalloproteinsase（TIMP）のバランスの破綻が肝線維化に伴う ECM 再構成に重要な役割を有することが報告されている．TIMP は現在のところ4つのアイソフォームが知られているが，肝臓においては TIMP-1,2 が認められており，このうち肝における病態形成には TIMP-1 がより重要な働きをしているとされている．TIMP-1 は，実験肝線維化モデルならびにヒト標本において肝線維化の進展に伴いその発現が増加する．また血中 TIMP-1 レベルが肝線維化の程度と相関することも示され，TIMP-1 が肝線維化マーカーとなりうる可能性も示唆されている．さらに，実験的肝線維化モデルにおける線維化の改善過程で，TIMP-1 の発現が著明な減少を示すことも明らかにされている．これらの事実より，TIMP-1 が肝線維化過程において重要な役割を果たしていることが強く示唆されてきた．しかし，これまで肝線維化過程における TIMP-1 の直接的な役割については，解析のための適したモデルがなかったこともあり十分な検討はいまだなされていない．

今回われわれは，アルブミンプロモーター制御下に肝において特異的に TIMP-1 を発現するトランスジェニック（TIMP-Tg）マウスを作製し，TIMP-1 の高発現が肝線維化に及ぼす直接的役割について検討した．

I．肝特異的 TIMP-1 トランスジェニックマウス

今回作製したトランスジェニックマウスの導入遺伝子構造を図1に示す．定法に従いマウス胚に DNA を注入，TIMP-Tg マウスを作製した．5系統の founder を得た後に human TIMP-1（hTIMP-1）RNA の肝特異的発現，および hTIMP-1 の蛋白レベルを測定した．TIMP-1 は主要臓器のうち肝臓においてのみ RNA 発現を認め，生後1年半に至るまで肝内および循環血漿中にきわめて高いレベルの蛋白産生を認めた．（30週：肝；686 ± 145.4 ng/ml，血清；486 ± 134.7 ng/ml）TIMP-Tg マウスは無処置では肝の線維化を含め主要臓器に組織学的な変化を生じなかった．

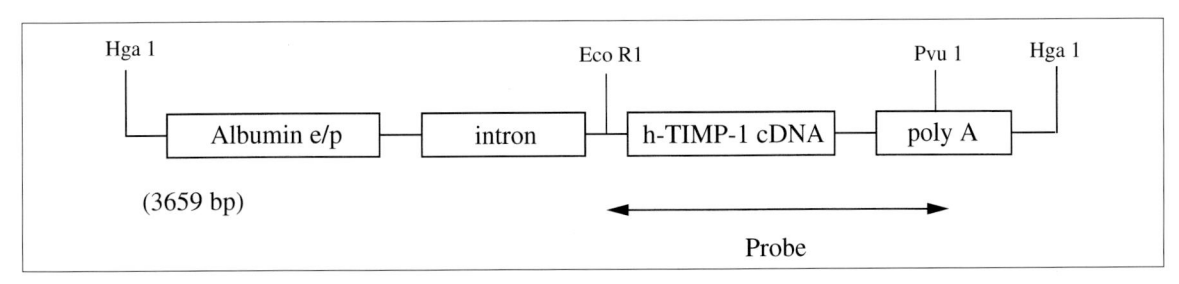

図1 **肝特異的 TIMP-1 トランスジェニックマウスの導入遺伝子構造** 肝特異的発現のための albumin enhancer/promoter 制御下に，cDNA である TIMP-1 の発現を安定させるために，β-globin の intron および SV40-poly A を挿入している．

表1 四塩化炭素モデルにおける肝線維化マーカー

	線維化面積 (/mm² liver)	Hydroxyproline (μg/g wet wt)	Collagen (μg/100g wet wt)	P-III-N-P (ng/ml)	7S-コラーゲン (ng/ml)	ヒアルロン酸 (ng/ml)
TIMP-1[a]	0.21±0.33[b]	728.4±186.3[b]	378.6±92.2[c]	40.4±0.03[b]	183.9±23.5[b]	118.9±27.5[b]
コントロール[a]	0.03±0.01	42.1±14.1	299.6±40.1	4.43±0.65	40.6±8.0	33.5±6.2

a: The results are expressed as means±SD ($n=7$). b: $p<0.001$ c: $p<0.05$
TIMP-1トランスジェニックマウスではコントロールマウスに比べ，種々の肝線維化マーカーの増加を認める．

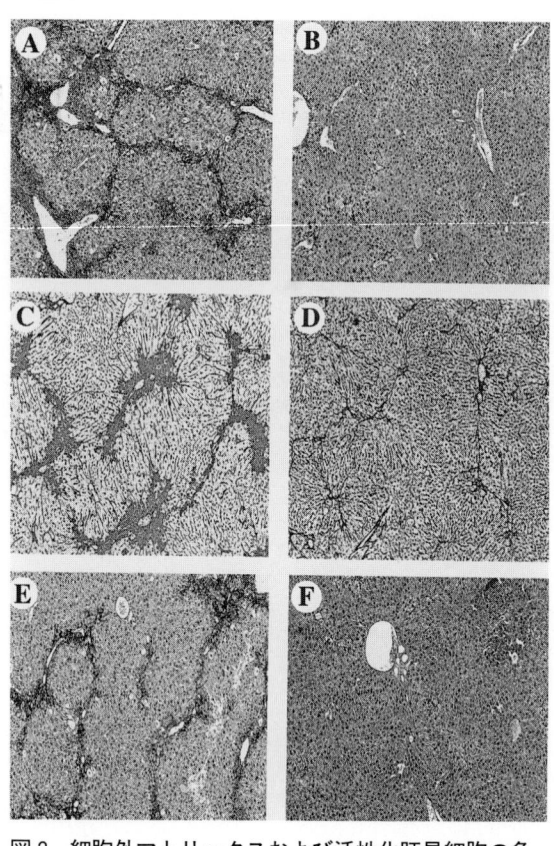

図2 細胞外マトリックスおよび活性化肝星細胞の免疫組織像 TIMP-1トランスジェニックマウス（TIMP）ではコントロールマウス（Cont）に比べ，I型コラーゲン（A：TIMP, B：Cont）およびIV型コラーゲン（C：TIMP, D：Cont）の著明な増加を認める．これらコラーゲンの染色性は活性化肝星細胞の指標である α-smooth muscle actin ときわめて類似していた．E：TIMP, F：Cont.

II．TIMP-1の肝線維化過程における役割

1．方 法

4週齢 TIMP-Tg マウスおよびコントロール（C）マウスに，週2回腹腔内に四塩化炭素（CCl_4）を4週間投与して実験的肝線維症を作製し，肝線維化について組織学的検索および各種線維化マーカーを比較検討した．さらに ECM 構成主要成分であるコラーゲン I 型（Col-I），IV 型（Col-IV），ならびに活性化肝星細胞の指標である α-smooth muscle actin（α-SMA）の免疫組織染色を行い比較検討した．

MMP-2，9の肝線維化過程における変化を ELISA 法にて測定するとともに，肝での TIMP-1 活性を MMP 阻害能を指標として reverse zymography にて測定，画像解析装置にて半定量した．

2．結 果

組織学的検討において，TIMP-Tg マウスでは，C-マウスに比較して，結節化を伴う著明な肝線維の増生を認め，イメージアナライザーを用いた解析では，TIMP-Tg マウスは C-マウスに対し平均約7倍の肝の線維増生を認めた．肝組織中のコラーゲン，ハイドロキシプロリン量は TIMP-Tg マウスにおいて有意に増加しており，血清学的な検討においても，P-III-N-P，7S-コラーゲン，ヒアルロン酸等の肝線維化マーカー値の有意な上昇を認めた（表1）．免疫組織染色において TIMP-Tg マウスは，C-マウスに比べ類洞壁を中心に Col-I，Col-IV の著明な増加を認め，その分布は α-SMA ときわめて類似していた（図2）．一方，CCl_4 投与による肝障害の程度は両群間で差を認めなかった．

MMP-2 は，TIMP-Tg，C-マウスの両群ともに線維化につれて著明に増加した．TIMP-Tg マウスにおける MMP-2 は CCl_4 処置にかかわらず C-マウスに比べて高値であった．MMP-9 に関しては，今回の実験系では線維化の前後で有意な変化は認めなかった．一方，肝における MMP 阻害活性は TIMP-Tg マウスでは，C-マウスの3.4倍を示した．

III. 考察

　TIMP-1を肝において高発現させると，肝線維化はECM構成成分であるCol-I, Col-IVの増加を伴って著明に促進された．この促進作用は，CCl_4投与による肝障害の程度が両群間で差を認めなかったことより，炎症後の回復過程の差による二次的なものではないと考えられた．TIMP-Tgマウスにおいては，CCl_4処置にかかわらずC-マウスに比べてMMP-2が高値を示したが，TIMP-1の多量の産生のために，肝におけるトータルでのMMP阻害活性はTIMP-TgマウスではC-マウスに比べて3.4倍であった．このMMP活性の相対的低下によるECM分解系の抑制が肝線維化の進行に重要な役割を果たしているものと考えられた．しかし，TIMP-Tgマウスは，TIMP-1の高発現のみでは肝線維化は生じず，CCl_4投与などによる肝線維化刺激が加わることによって初めて著明な肝線維化促進作用を認めることより，MMPとTIMP-1のアンバランスのみではTIMP-1の肝線維化の促進作用は説明できないことが今回の研究より明らかになった．

　TIMP-1は最近MMPの阻害作用のみならず，さまざまな生物学的作用を有する多機能蛋白質として認識されつつある．このうちいくつかの作用についてはMMP阻害作用とは独立したものであることが示されている．TIMP-1の最近報告された作用に抗アポトーシス作用がある．実験的肝線維化モデルでの線維化改善過程において，TIMP-1の発現の低下に伴って肝星細胞のアポトーシス増加が認められている．TIMP-1の抗アポトーシス作用が肝線維化においても関与しているかどうかなど，MMP阻害作用以外のTIMP-1の肝線維化における役割についても今後検討していくべきであると思われる．

おわりに

　TIMP-1は肝線維化過程において直接的な促進作用を有することが示された．TIMP-1は肝線維化において，それ自身で線維化を誘発するイニシエーターではなく，肝線維化刺激下において強力な促進作用を有するプロモーターであると考えられた．TIMP-1はMMP活性を阻害するとともに，活性化肝星細胞によるコラーゲン沈着を増加させ，これらの作用があいまって肝線維化促進に働くことが示唆された．

文献

1) Olaso E, Friedman SL: Molecular regulation of hepatic fibrogenesis. J Hepatol 29: 836-847, 1998.
2) Arthur MJ, Mann DA, Iredale JP: Tissue inhibitors of metalloproteinases, hepatic stellate cells and liver fibrosis. J Gastroenterol Hepatol 13 (Suppl): S 33-38, 1998.
3) Iredale JP: Tissue inhibitors of metalloproteinases in liver fibrosis. Int J Biochem Cell Biol 29: 43-54, 1997.
4) 村脇義和，川崎寛中：肝線維化の病態生理，日本消化器病学会雑誌 96: 1143-1152, 1999.

　　　　　　　　（吉治仁志，栗山茂樹，福井　博）

Fibrolysis 亢進による肝線維化改善の試み

はじめに

慢性肝疾患では肝におけるコラーゲンなど細胞外マトリックスの増加すなわち肝線維化が重要な問題の一つである．肝での細胞外マトリックスの主な産生細胞は肝星（伊東）細胞であり，その活性化の抑制は線維化治療で非常に重要である[1〜4]．星細胞は，コラーゲンを産生するほか，これを溶かすコラゲナーゼなどの matrix metalloproteinase（MMP）をも産生する．すなわち線維化を改善する能力はもっている．しかし残念ながら線維化が慢性化し星細胞の活性化が続くと MMP を阻害する tissue inhibitor of metalloproteinase（TIMP）が増加し，結局は線維化がさらに進行することになる．

このようなことから，星細胞の制御のみでは線維化改善といった観点からはおのずと限界が生じると考えられる．

今まで Kupffer 細胞は，種々のサイトカイン，growth factors，他の soluble mediators を介してこの星細胞の活性化に深く関与すると考えられていたが，線維化における他の関与はほとんど検索されていない．

われわれは，gadolinium chloride（$GdCl_3$）投与がブタ血清投与線維肝を抑制することは報告した[5]．今回は，dimethylnitrosoamin（DEN）を投与し完成された肝線維化に Kupffer 細胞に特異的に作用する $GdCl_3$ を投与し，既存の肝線維化にいかなる影響を及ぼすかを検討した．

I. 方 法

in vivo：6週齢 Wistar 系雄性ラットに 10 mg/kg の dimethylnitrosoamin（DEN）を週3回，4週間投与し肝線維化を作製した．その後，$GdCl_3$（Gd）を 7 mg/kg 週2回尾静脈投与する群と生食（Sal）を投与する群に分けて，4週後に屠殺した（各群6匹）（図1）．

組織学的検索：肝右葉より 5 mm 厚標本を切り出し 10％ ホルマリン固定の後，パラフィン包埋を

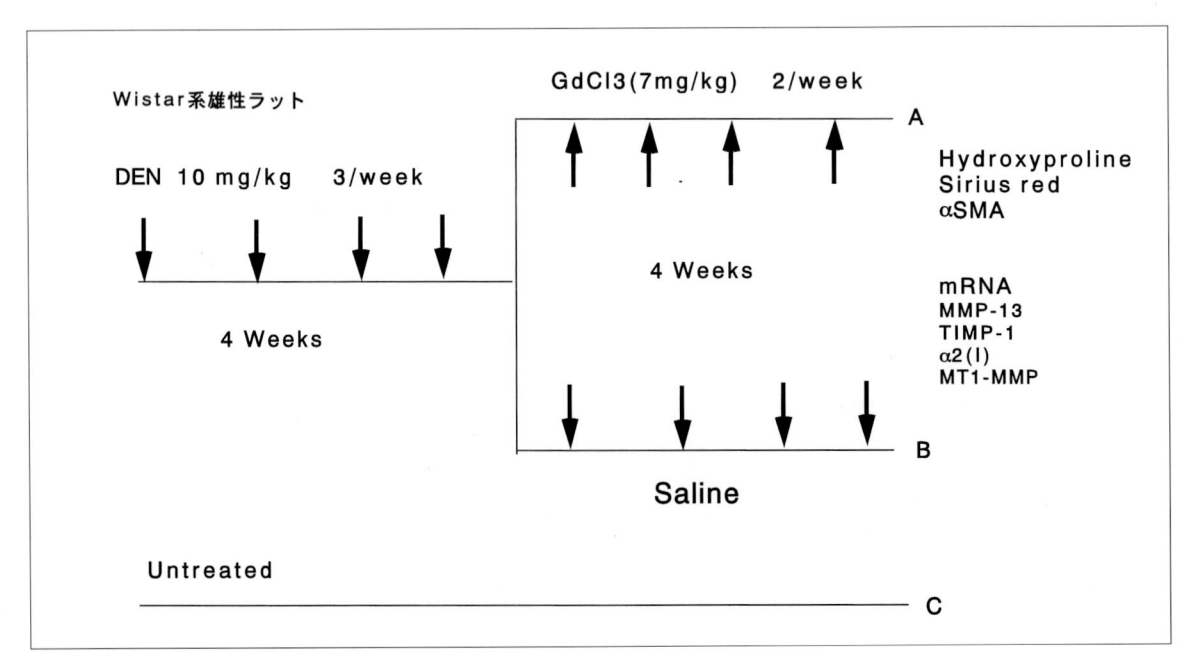

図1 方法（*in vivo*）

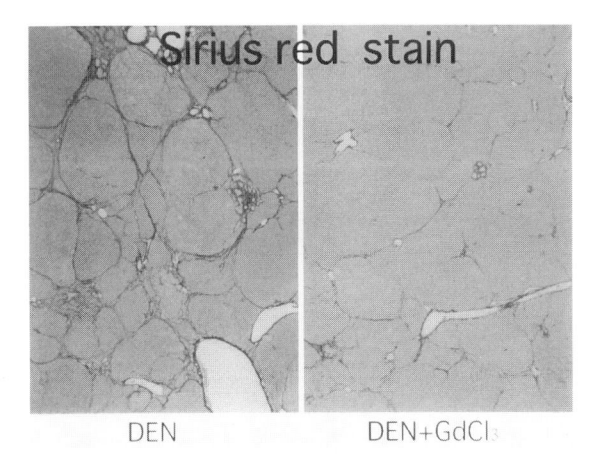

図2

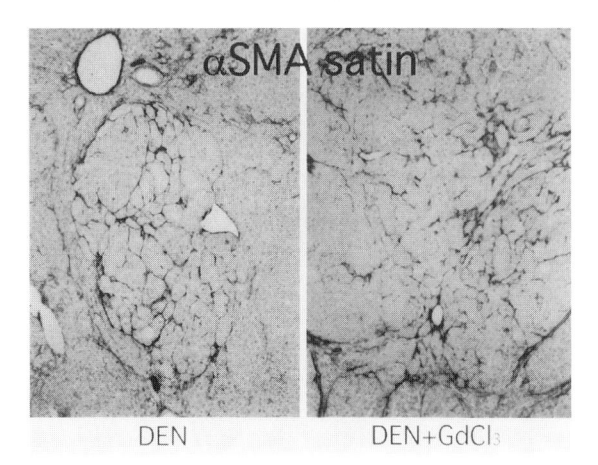

図3

行った．4μm厚に薄切し，hematoxylin-eosin-saffran液および0.1％Picro-sirius red液にて染色した．星細胞の活性化の指標としてα-smooth muscle actin（α-SMA）をavidin-biotin-peroxidase complex法により免疫染色した．

画像解析：Sirius red染色面積およびα-SMA陽性細胞面積をコンピュータ画像解析装置（Personal image analysis system LA-555, Pias, Ltd., Osaka, Japan）により算出した．任意の6視野において40×での全視野に占める陽性面積比を平均した．またα-SMA陽性細胞面積比算出においては，血管壁平滑筋などのbackground stainを補正するため，算出比は無処置ラット肝のα-SMA陽性細胞面積比で差し引いたものである．

hydroxyproline含量：modified Kivirikko's and Inayama's methodsにより既報のごとく測定した[1]．

mRNA発現：Whole liverにおけるType I procollagen $α_2$，MMP13およびTIPM-1のmRNA発現をNorthern blot法で検討した．

in vitro：ラット肝よりKupffer細胞を分離培養し，1時間後に$GdCl_3$を添加し，その3時間後にMMP13 mRNAを測定した．

II．結　果

in vivo：図2のごとくDEN＋Sal群の肝組織には線維化が残存するが，DEN＋Gd群では明らかに線維化の改善が認められた．しかしながら，活性化星細胞の指標であるα-SMA染色では両群間で差は認めなかった（図3）．すなわちgadolinium投与が星細胞には影響を与えていないことが判明した．

肝組織のmRNAの検討では，Type I procollagen $α_2$，TIMP-1 mRNAの発現には変化を認めなかったが，MMP-13 mRNAの発現はgadolinium投与群で増加していた（図4）．

in vitro：分離Kupffer細胞にgadoliniumを投与するとMMP-13 mRNAの発現が認められた．しかし，無添加群ではMMP-13 mRNAの発現は認めなかった．

III．考　察

肝線維化はコラーゲンおよび他の細胞外マトリックスが肝に異常沈着した状態であり，細胞外基質の合成のみではなく，その分解の絶対的，相対的低下によって成立すると考えられる．肝線維化過程でのMMPの変動については，肝ホモジネート中のinterstitial collagenase活性は線維化初期では増加するが肝硬変では活性が低下しているとの報告や，肝線維化過程でのinterstitial collagenase活性を沈着したコラーゲン量あたりに換算すると，interstitial collagenase活性は線維化とともに低下するとの報告がある．さらにヒト線維肝について，interstitial collagenaseとgelatinaseを比較検討した研究によると，gelatinaseは線維化の進行に伴い増加するが，interstitial collagenaseは正常肝のレベルと同様で発現がきわめて少ないという．このようにinterstitial collagenaseは肝線維化において，細胞外マトリックスの分解に重要なkey enzymeであることが推測される．

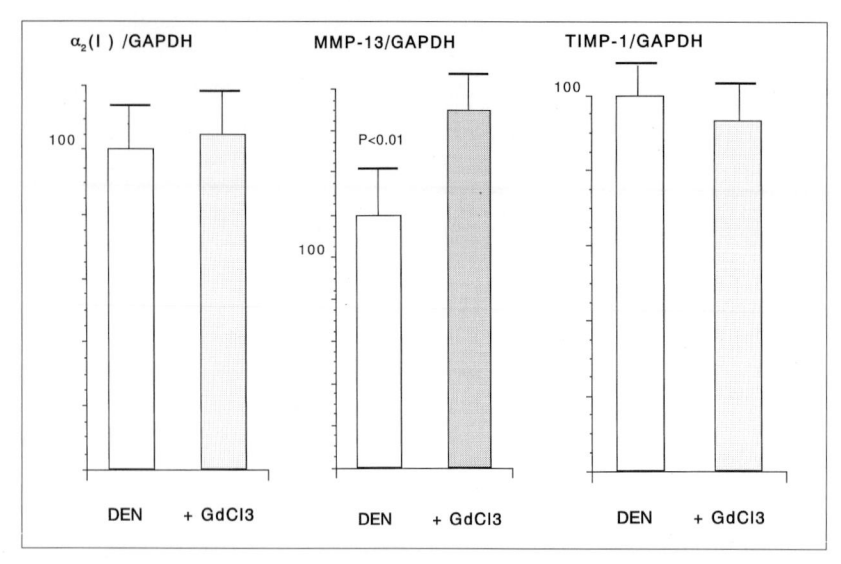

図4 Graphic presentation of mRNA expressions

今回，ラットの interstitial collagenase として確認されている MMP-13 を gadolinium 投与により強制的に発現させその線維化に対する効果を検討し，既存の線維化の改善（溶解）を認めた．この時，コラーゲンの合成や collagenase の阻害物（TIMP-1）には影響を与えず，interstitial collagenase（MMP-13）の発現を増強させることで線維化を改善した．また，$GdCl_3$ 投与は Kupffer 細胞特異的であることも分離実験により明らかになった．すなわち，星細胞とはまったく別の経路で線維化を治療できる可能性が示された．gadolinium がどのようにして Kupffer 細胞から MMP-13 を産生させるかは不明で今後の課題であるが，細胞が死ぬ前に爆発的に MMP-13 を産生しているらしい．したがって gadolinium をすぐに臨床応用することはもちろん無理である．しかし，従来は Kupffer 細胞が interstitial collagenase（MMP-13）を産生することには世界的には否定的な見解が強かったが，既報[5]の論文と今回の結果はそれを覆し，Kupffer 細胞が interstitial collagenase を明らかに産生することを証明した点が大きな成果である．また，そのような能力をもつ Kupffer 細胞は，線維化治療の観点から新しい局面をもたらしてくれるものと思われる．

結論

Kupffer 細胞の制御は線維化治療の戦略上で新しい展開をもたらすことが示された．

文献

1) Sakaida I, Matsumura Y, Kubota M, Kayano K, Takenaka K, Okita K : The prolyl 4-hydroxylase inhibitor HOE 077 prevents activation of Ito cells, reducing procollagen gene expression in rat liver fibrosis induced by choline deficient L-amino acid -defined diet. Hepatology 23 : 755-763, 1996.
2) Sakaida I, Hironaka K, Uchida K, Suzuki C, Kayano K, Okita K : Fibrosis accelerates the development of enzyme-altered lesions in the rat liver. Hepatology 28 : 1247-1252, 1998.
3) Sakaida I, Uchida K, Matsumura Y, Okita K : Interferon gamma treatment prevents procollagen gene expression without affecting TGF-b1 expression in pig serum-induced rat liver fibrosis in vivo. J Hepatol 28 : 471-479, 1998.
4) Sakaida I, Nagatomi A, Hironaka K, Uchida K, Okita K : Quantitative analysis of liver fibrosis and stellate cell changes in patients with chronic hepatitis C after interferon therapy. Am J Gastroenterol 94 : 489-496, 1999.
5) Hironaka K, Sakaida I, Matsumura Y, Uchida K, Kaino S, Okita K : Enhanced interstitial collagenase (matrix metalloproteinase-13) production of Kupffer cell by gadolinium chloride prevents pig serum-induced rat liver fibrosis in vivo. Biochem Biophys Res Commun (in press).

（坂井田功，弘中孝治，沖田　極）

マトリックスメタロプロテアーゼ (MMP)-1 強制発現による肝線維化の治療および肝細胞増殖の強制開始

はじめに

高度の肝線維症および肝硬変は，小葉間中心のI型およびIII型コラーゲンの増生，肝細胞基底膜領域のIV型コラーゲン，ラミニンなどの増加として認められる，著明な細胞外マトリックス（ECM）の蓄積を特徴とし，門脈圧の亢進，肝機能の低下を引き起こすとともに，肝切除後の再生能力は低下する．これらは，不可逆的変化とされ，残念ながら有効な治療法がないのが現状である．本研究では，肝臓への細胞外マトリックス分解酵素の一過性遺伝子導入により，既存の高度線維肝を治療しうるかを検討し，また肝ECM変化の肝細胞増殖への影響を検討した．今回，線維肝で最も多量に存在するI型コラーゲンおよびIII型コラーゲンを分解するマトリックスメタロプロテアーゼ (MMP)-1 を肝臓に強制発現させ検討を行った．

I．実験方法

1．MMP-1 発現アデノウイルスの作製

ヒトMMP-1 cDNA を adenovirus shuttle vector に組み込み，293細胞内でのE1欠損自己増殖能欠損アデノウイルス（Ad5）DNAとの相同組み換えにより，Ad5MMP-1を作製した．

2．in vitro におけるヒト MMP-1 の蛋白発現

Rat-2線維芽細胞（DMEM培養液）にAd5MMP-1を感染させ（25 MOI），48時間後の細胞培養上清中のMMP-1蛋白をWestern blot法（抗ヒトMMP-1抗体）にて検討した．また，pro-MMP-1を活性型MMP-1に変換するためAPMA（1 mM）と4時間（37℃）培養した上清も同様に検討した．

3．in vivo におけるヒト MMP-1 蛋白発現

生体肝臓内でのヒトMMP-1蛋白の発現を検討するために，雄性 Sprague-Dawley ラット（250 g）にAd5MMP-1 5×10^9 pfu を尾静脈より注入し，48時間後にラットを犠牲死させ，摘出した肝臓からの抽出液を用いて，in vitro と同様にヒトMMP-1に対する Western blot 法を行った．

4．肝線維化動物モデル

既存線維肝における治療効果を検討するため，薬剤投与中止後も線維化が自然治癒しないチオアセトアミド（TAA）投与によるラット肝線維化モデルを使用した．4週齢雄性 Sprague-Dawley ラットにTAA（200 mg/kg体重）を週3回腹腔内投与し，これを4週または7週継続し，2種類の程度の肝線維化モデルを作製した．TAA投与中止後，1週間のちにAd5MMP-1 または Ad5LacZ（5×10^9 pfu/rat）をラット尾静脈より注入し，その2週間後または4週間後にラットを犠牲死させ，肝組織を採取した．

5．肝病理組織学的検討

採取した肝臓をホルマリン固定後，パラフィン包埋し，組織切片にHE染色およびMassonトリクローム染色を施し，病理組織学的検討を行った．

6．肝乾燥重量の測定

アデノウイルス感染後2週または4週後の肝臓採取時の肝乾燥重量を測定し，体重（100 g）あたりの肝乾燥重量として表した．

7．血清中肝逸脱酵素の測定

肝臓採取時にそれぞれ大動脈より血液を採取し，血清分離後凍結保存し，血清 ALT，AST の測定を行い MMP-1発現による肝障害の指標とした．

8．MMP-1 発現正常肝における BrdU 取り込みの検討

肝臓内MMP-1発現の肝細胞増殖に与える影響を検討するため正常雄性SDラット（250 g）にAd5MMP-1（5×10^9 pfu/rat）または Ad5LacZ を静注し，経時的に犠牲死させたラット肝細胞へのBrdUの取り込みを観察した．BrdU（100 mg/kg）は，ラット犠牲死1時間前に腹腔内に投与し，採取した肝組織に対して抗BrdU抗体を用いたBrdU免疫組織染色を行った．また，肝細胞100個に対するBrdU陽性肝細胞数をBrdU labeling

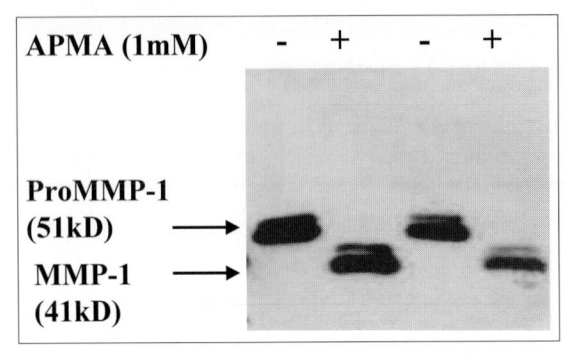

図1 Ad5MMP-1感染後 Rat-2 線維芽細胞培養上清中の MMP-1 蛋白の発現

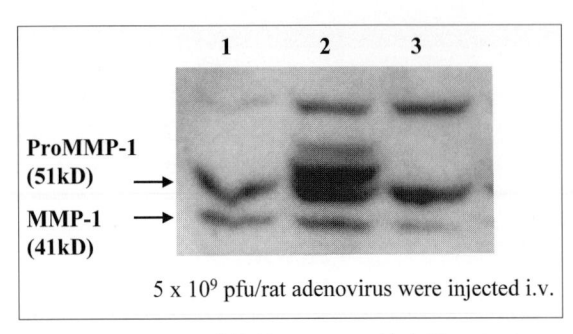

図2 Ad5MMP-1感染後ラット肝抽出液における MMP-1 蛋白の発現

index（％）とした．

II. 結　果

1. Ad5DNA へのヒト proMMP-1cDNA の組み込みの確認

293 細胞内での相同組み換え操作後，それぞれのウイルス DNA に対して，ヒト proMMP-1 用プライマーを用いた PCR を施行し，組み込み成功アデノウイルスを選択した．

2. Rat-2 線維芽細胞内での MMP-1 蛋白発現

Rat-2 線維芽細胞に Ad5MMP-1 を前述のごとく感染させた後，48 時間目の培養上清を用いて行った Western blot 法では（図1），ヒト proMMP-1 蛋白のバンドを認め，さらに培養上清に APMA（1mM）を加えることにより，proMMP-1 のバンドは下方にシフトし，活性型の MMP-1 蛋白に変換されたことがわかる．

3. ラット肝臓における MMP-1 蛋白の発現

アデノウイルス感染後 48 時間の肝臓抽出液を用いて行った抗ヒト MMP-1 Western blot 法では，in vitro で認めた 51 kD の proMMP-1 に加えて，41 kD の活性型ヒト MMP-1 を認めた（図2）．これはラット肝臓内で proMMP-1 が活性型 MMP-1 に変換されたことを示すもので，今回作製した Ad5MMP-1 が効率的に活性型 MMP-1 を肝臓内に発現しうることが確認された．

4. TAA 投与後の肝組織変化とアデノウイルス感染の線維化に対する影響

TAA 投与 4 週後には，肝小葉間中心に線維束の出現を認め，また 7 週後には線維化は著明に進行し，小葉間を結ぶ幅の広い線維束を認めた（図3，4）．これらの変化は，TAA 投与中止後 2 ヵ月経過しても改善傾向を認めなかった．TAA 4 週および 7 週投与モデルにアデノウイルス（5×10^9 pfu）を感染後，2 週目の肝組織所見は，Ad5LacZ 感染群では線維化に変化を認めないのに対し，Ad5MMP-1 感染群では，4 週モデル，7 週モデルともに線維化の有意な軽減を認めた（図3，4）．アデノウイルス感染後 4 週目において，それぞれのグループでの線維化に新たな変化を認めなかった．

また，HE 染色では，Ad5MMP-1 感染群の 2 週目において，肝細胞の大小不同化，肝細胞索の乱れなどが認められ，肝細胞増殖を示唆する所見であった（図5）．この変化は，アデノウイルス感染後 4 週間ではほぼ消失した．

5. 肝乾燥重量の変化

アデノウイルス感染後，HE 染色において肝細胞増殖様の変化を認めたため，肝乾燥重量を測定した．TAA 4 週投与群において，アデノウイルス感染後 2 週目に，Ad5MMP-1 群でのみ有意な肝乾燥重量の増加を認め（図6），4 週目には同様の傾向は残るものの有意差を認めなかった．TAA 7 週モデルにおいても同様の変化を認めたが，4 週目においても Ad5MMP-1 群では有意に肝乾燥重量が増加していた．

6. 血清中肝逸脱酵素の推移

TAA 4 週および 7 週モデルの両群において，AdMMP-1 感染後 2 週間で血清 ALT 値は 150〜200 IU/l 程度に増加したのち，4 週目には正常値と有意差を認めない程度に回復した．

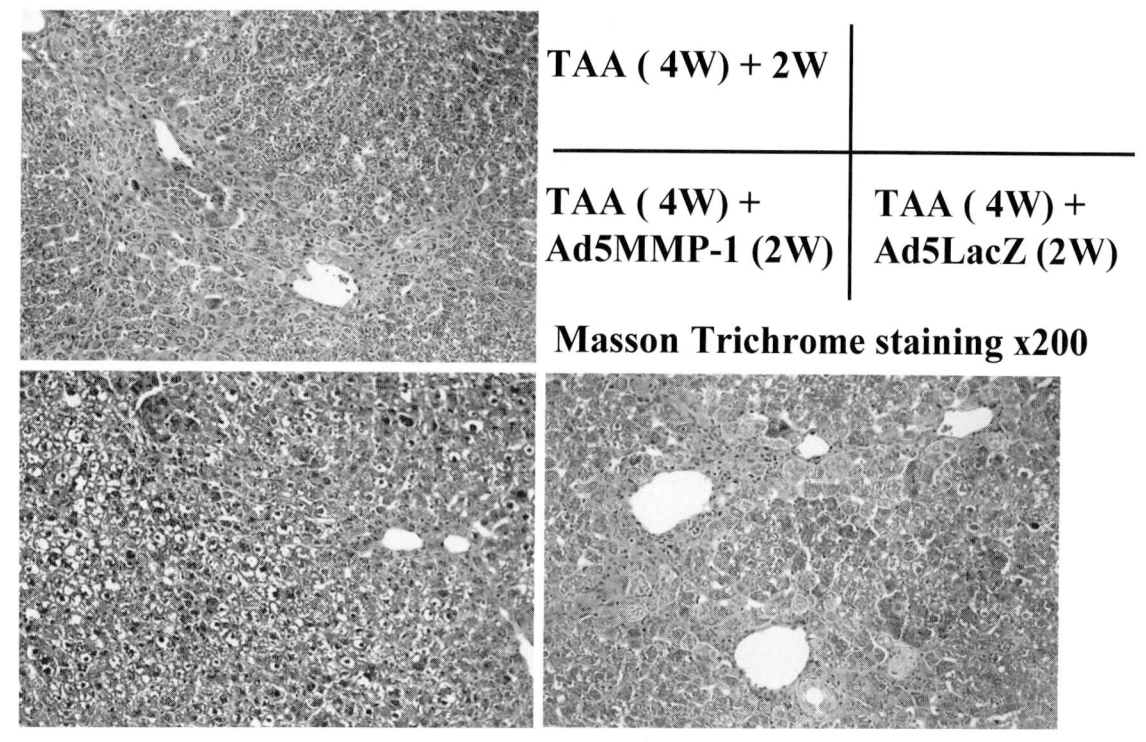

TAA (4W) + 2W	
TAA (4W) + Ad5MMP-1 (2W)	TAA (4W) + Ad5LacZ (2W)

Masson Trichrome staining x200

図3 TAA 投与およびウイルス感染後の肝組織変化

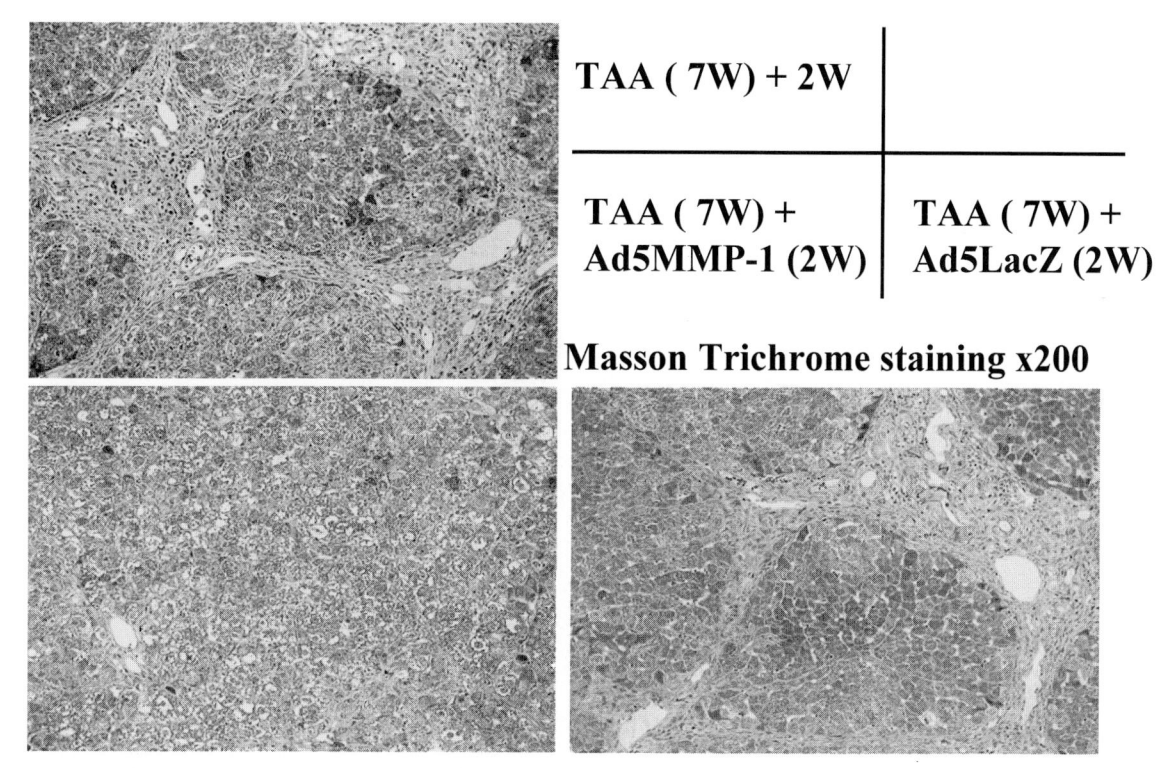

TAA (7W) + 2W	
TAA (7W) + Ad5MMP-1 (2W)	TAA (7W) + Ad5LacZ (2W)

Masson Trichrome staining x200

図4 TAA 投与およびウイルス感染後の肝組織変化

7. 正常肝における MMP-1 強制発現後の BrdU 取り込み率

正常肝にそれぞれのアデノウイルスを感染させたときの BrdU labeling index を経時的に検討した（図7）．Ad5LacZ 群でもアデノウイルスの感染自体が，少なからず細胞増殖を刺激するため，72時間をピークに一過性の index の増加を認めるが，Ad5MMP-1 群では Ad5LacZ 群に比し有意な index の増加を認め，感染後1週においても，依然高値を示した．これは，正常肝においても MMP-1 の強制発現が肝細胞増殖を誘導することを示している．

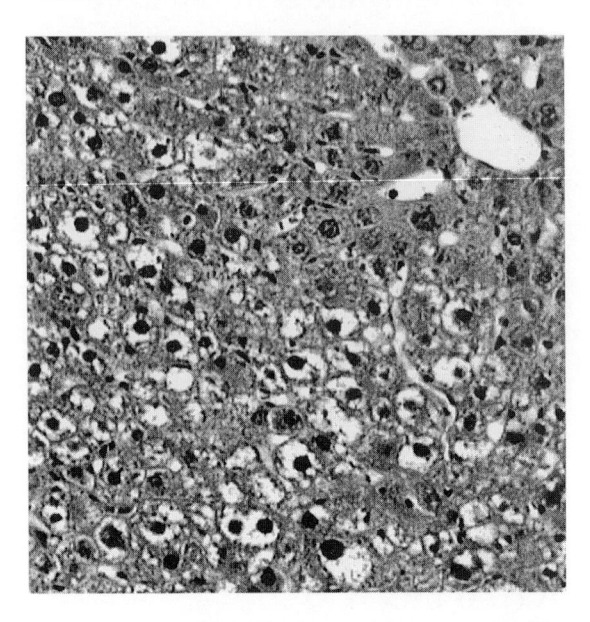

III．考 察

投薬中止後も肝線維化の自然寛解しない TAA 投与モデルにおいて，細胞外マトリックス分解酵素，MMP-1 を肝臓内に強制発現させることで，既存線維肝の治療効果を認めた．また，細胞外マトリックス（I 型および III 型コラーゲン）の分解により，線維化の改善とともに，肝細胞増殖機構の開始を誘導しうることを発見した．後者の現象に関するメカニズムは現在検討中であるが，細胞外マトリックスと細胞の接着状態の変化自体が，細胞増殖および分化に影響することが知られているため，I 型および III 型コラーゲンの変性による肝細胞との接着状態変化により，増殖刺激が細胞内に伝達された可能性がある．

誘導された増殖刺激は，肝臓からのアデノウイルス自然排出に伴い消失し，その一方，改善した肝線維化は再び増悪することはなかった．一過性の血清中肝逸脱酵素の増加を伴うものの，今実験で使用した方法は，既存線維肝の治療に効果的なアプローチ

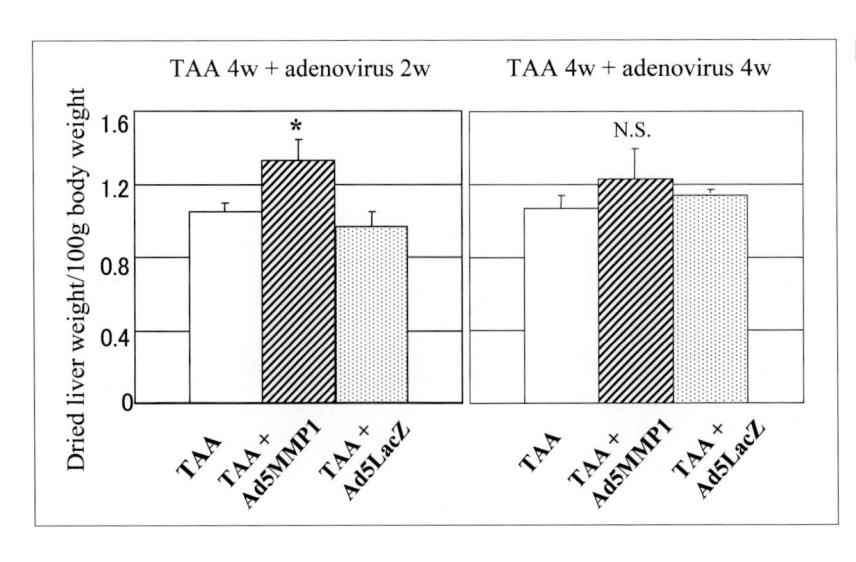

図5 Ad5MMP-1 感染2週後の肝組織変化

図6 肝乾燥重量の変化

図7 正常肝における MMP-1 強制発現後の BrdU 取り込み率

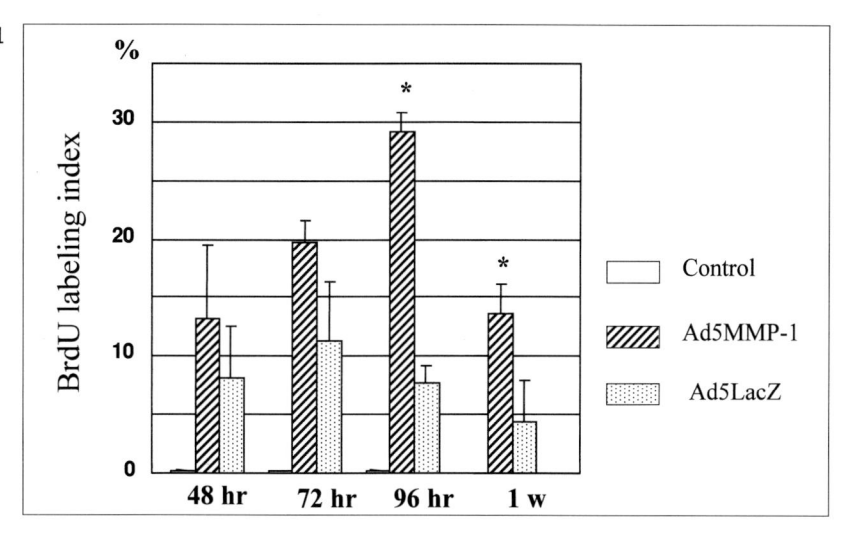

と考えられる．

文献

1) Howe A, Aplin AE, Alahari SK, Juliano RL : Integrin signaling and cell growth control. Curr Opin Cell Biol 10 : 220-231, 1998.
2) Rana B, Mischoulon D, Xie Y, et al. : Cell-extracellular matrix interactions can regulate the switch between growth and differentiation in rat hepatocytes. Mol Cell Biol 14 : 5858-5869, 1994.
3) Schwartz MA, Baron V : Interactions between mitogenic stimuli, or, a thousand and one connections. Curr Opin Cell Biol 11 : 197-202, 1999.

（飯室勇二，西尾敏弘，森本泰介，山岡義生）

インターフェロンの抗線維化作用に関する臨床的ならびに分子生物学的検討

はじめに

C型慢性肝炎に対して，ウイルス排除と肝炎沈静化を目的にインターフェロン（IFN）療法が行われているが，著効症例は一部に限られているのが現状である．したがって，IFN療法が無効であった症例において，肝線維化の進展とそれに続く発がんのメカニズムを解明し制御することは，重要な基礎的研究課題であるのみならず，臨床的・社会的にも急務と考えられる．

これまで，主として臨床的検討によりIFN治療の抗線維化効果が論じられてきた．当初は，プロコラーゲンIII型ペプチド（P-III-P）やIV型コラーゲン7sドメイン（IV-7s）値といった血中の線維化マーカーの改善が報告され，その後組織学的にも線維化の改善が報告されるようになった．しかも，ウイルス学的著効例のみならず非著効例においても血中線維化マーカーや肝組織像の改善がみられたことから，IFNの直接的な抗線維化作用が示唆されるようになった．

しかしながら，これらの報告のほとんどはIFN-α治療例を対象としたものであり，IFN-α治療例とIFN-β治療例とを比較した報告はみられない．また，最近$\alpha2(I)$コラーゲン遺伝子のプロモーター上にIFN-γ-responsive elementが同定され，さらにTGF-βとのcross talkが注目されているIFN-γとは異なり，IFN-αならびにIFN-βのコラーゲン遺伝子発現に対する直接的な抑制効果の有無は不明である．

本稿では，IFN治療を受けたC型慢性肝炎症例における血中線維化マーカーの変動をIFN-α治療例とIFN-β治療例とで比較・検討するとともに，I型ならびにIII型コラーゲン遺伝子のプロモーター活性に対するIFNの抑制効果について分子生物学的解析を行っている著者らの成績を紹介する．

I. IFN-α および IFN-β 治療に伴う血中線維化マーカーの変動

解析対象は，C型慢性肝炎患者37例（男性20例，女性17例，平均年齢44.3±14.3歳）で，うち22例にはIFN-α 6ないし10 MUを2週間連日投与後に22週間週3回筋注し（総投与量480ないし800 MU），15例にはIFN-β 6 MUを8週間連日点滴静注（総投与量336 MU）した．治療効果の内訳は，IFN投与終了時点で血中のHCV RNA（アンプリコア定性法）が陰性化した有効例が31例（IFN-α治療18例，IFN-β治療13例），持続陽性であった無効例が6例（IFN-α治療4例，IFN-β治療2例）であった．

IFN投与前ならびに投与終了時の患者血清を用いて，P-III-P（IRMA法）ならびにIV-7s（RIA法）値を測定した結果を図1Aおよび1Bに示す．IFN-α治療例のP-III-P値は，治療前1.16±0.40 U/mlから治療後0.90±0.29 U/mlへと有意に低下し，有効例・無効例による差はみられなかった．これに対して，IFN-β治療例のP-III-P値は治療前1.11±0.33 U/ml，治療後1.03±0.18 U/mlと有意な変動を認めなかった（図1A）．IFN-α治療とIFN-β治療では，IFNの投与期間や総投与量が異なるために一概に比較はしにくいが，少なくとも現行のIFN投与方法ではP-III-P値の低下はIFN-α治療においてより顕著であった．

一方，IV-7s値の変動については，IFN-α治療前値4.92±0.97 ng/mlに対して治療後は4.44±0.94 ng/mlで，22例中12例で低下，8例で増加，残り2例では不変で，一定の傾向はみられなかった．IFN-β治療例では，治療前値4.98±1.06 ng/mlに対して治療後は6.33±0.81 ng/mlと増加し，無効の1例を除く14例でIV-7s値の増加がみられた（図1B）．IFN-β治療に際しては，たとえ著効例であってもIFN投与期間中に血清トランスアミナーゼ値の上昇がしばしば経験される．IFN-β治療

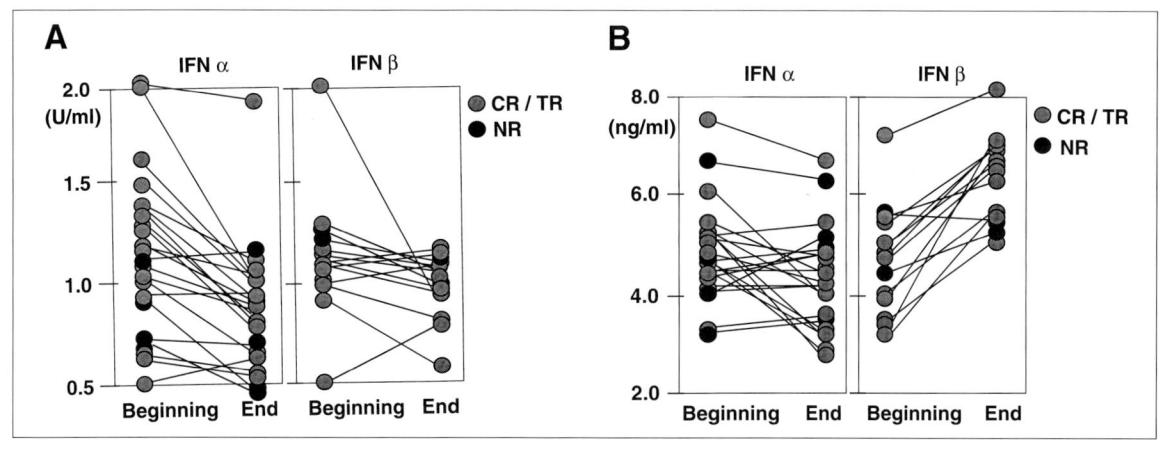

図1 IFN治療中の血中線維化マーカーの変動 IFN投与前ならびに投与終了時の患者血清を用いて，P-III-P（A）ならびにIV-7s（B）値を測定した．CR：完全著効例，TR：一過性有効例，NR：無効例．

図2 IFN治療例における血清IV-7s値とALT値の変化 IFN-αあるいはIFN-β投与を行った症例について，治療前後における血清IV-7s値の変化（ΔIV-7s）とALT値の変化（ΔALT）の相関を検討した．

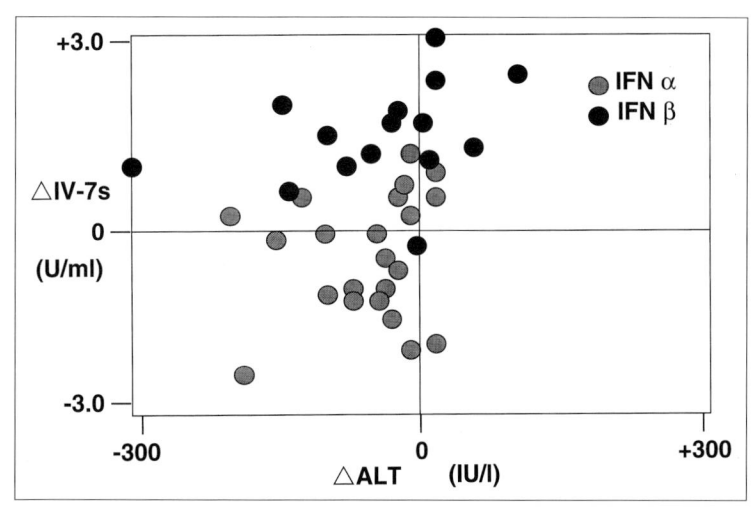

例におけるIV-7s値の増加がIFN投与期間中の血清トランスアミナーゼ値の上昇を反映している可能性を考えて，IFN治療に伴うIV-7s値と血清ALT値の変化を比較した．図2に示すように，IV-7s値の増加はALT上昇例のみならず低下例においても認められ，両者の間に相関はみられなかった．さらに，一部の症例でIFN-β治療終了3ヵ月後にIV-7s値を再検すると，IFN治療効果とは無関係に全例で再度低下しており，IFN-β治療に伴うIV-7s値の増加がIFN-βに特異的な直接的作用である可能性が示唆された．

以上より，IFN治療中の血中線維化マーカーは，IFN-α治療例とIFN-β治療例とで異なる動態を示すことが示された．IFN-αとIFN-βは共通の細胞膜受容体に結合するため，これまで同様の生物学的活性を有すると考えられてきた．しかしながら，最近の報告によれば，受容体に結合した後のプロセッシングはIFN-αとIFN-βでは異なっており，その後の細胞内シグナル伝達経路やひいては種々の生理的・薬理的作用についても両者で異なる可能性も考えられる．

II．IFNのコラーゲン遺伝子プロモーター活性に対する抑制効果

IFN治療に伴う血中線維化マーカーの低下が，コラーゲン遺伝子発現に対する直接的な抑制効果に

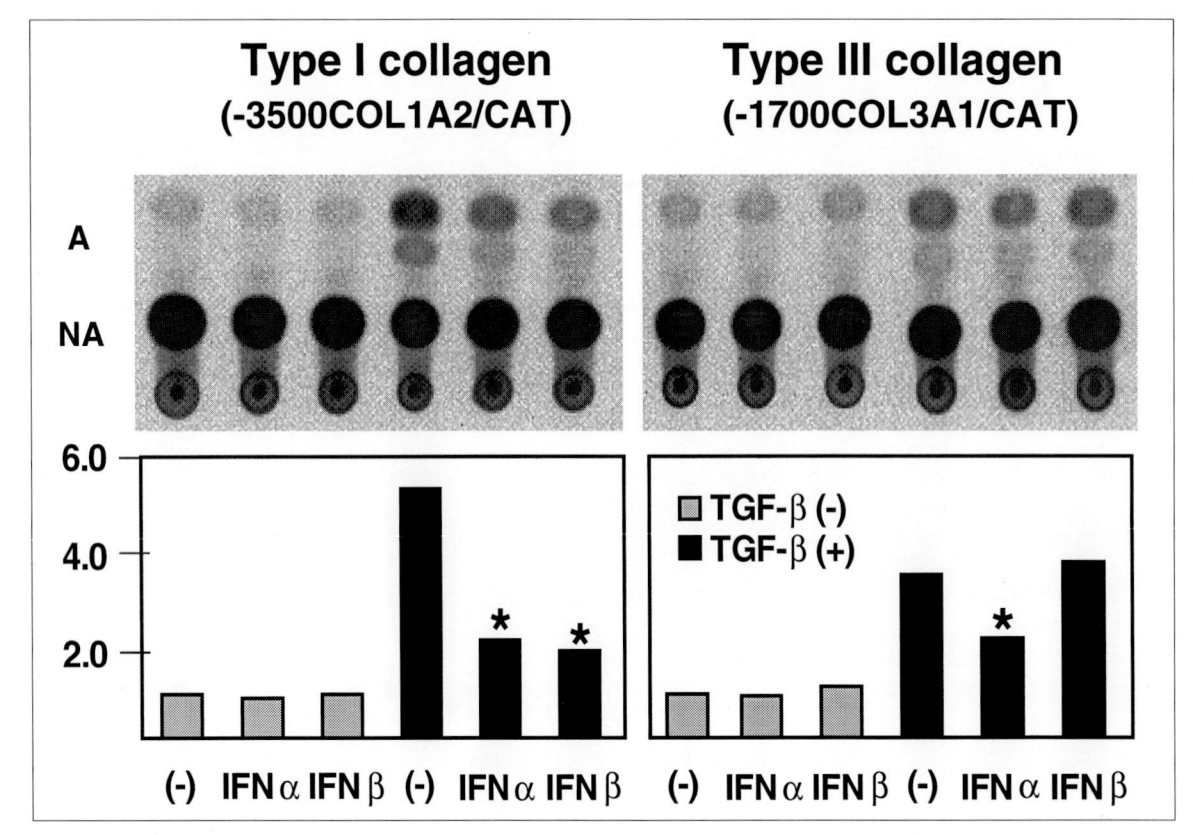

図3 IFNのコラーゲン遺伝子プロモーター活性に対する抑制効果 星細胞クローンにⅠ型あるいはⅢ型コラーゲン遺伝子プロモーターとクロラムフェニコールアセチルトランスフェラーゼ（CAT）の癒合遺伝子をトランスフェクションし，TGF-βの存在下・非存在下にIFN-αもしくはIFN-βのプロモーター活性に及ぼす影響を，CATアッセイにより検討した．A：アセチル化クロラムフェニコール，NA：非アセチル化クロラムフェニコール，＊：$p<0.05$．

基づく可能性について，四塩化炭素投与により作製した硬変肝から分離した星細胞クローンに α2(I)（−3,500から+58）あるいは α1(III)（−1,700から+68）コラーゲン遺伝子をトランスフェクションし，IFN-α もしくは IFN-β のⅠ型およびⅢ型コラーゲン遺伝子のプロモーター活性に及ぼす影響について検討した．

図3に示すように，Ⅰ型およびⅢ型コラーゲン遺伝子プロモーターとクロラムフェニコールアセチルトランスフェラーゼ（chloramphenicol acetyltransferase：CAT）の癒合遺伝子をトランスフェクションした星細胞クローンの培養液中にTGF-βを添加すると，プロモーター活性はそれぞれ5.7倍，3.8倍へと増加した．TGF-β非存在下では，IFN-α・IFN-βのいずれもコラーゲン遺伝子のプロモーター活性に影響を与えなかったが，IFN-αはTGF-βの存在下にⅠ型およびⅢ型コラーゲン遺伝子のプロモーター活性を有意に低下させた．一方，IFN-βはTGF-βの存在下にⅠ型コラーゲン遺伝子のプロモーター活性をIFN-αと同等に低下させたが，Ⅲ型コラーゲン遺伝子のプロモーター活性には影響を与えなかった（図3）．

これまで著者らは，α2(I)コラーゲン遺伝子のプロモーター上に，皮膚線維芽細胞や星細胞においてTGF-βの転写促進作用を伝達するTGF-β-responsive element（TbRE）を同定し，転写因子Sp1がそのkey factorであることを示してきた（図4）．最近になってTbREの一部にSmad3の結合が示され，TGF-βの細胞内シグナル伝達物質として注目されている．IFN-γのⅠ型コラーゲン遺

図4 α2(Ⅰ)コラーゲン (COL1A2) 遺伝子転写を制御するプロモーター領域と結合蛋白　IFN-γによるCOL1A2遺伝子プロモーターの抑制機序を示す．これに対して，IFN-αやIFN-βによる抑制の有無やその機序はいまだ不明である．TbRE：TGF-β-responsive element, IgRE：IFN-γ-responsive element

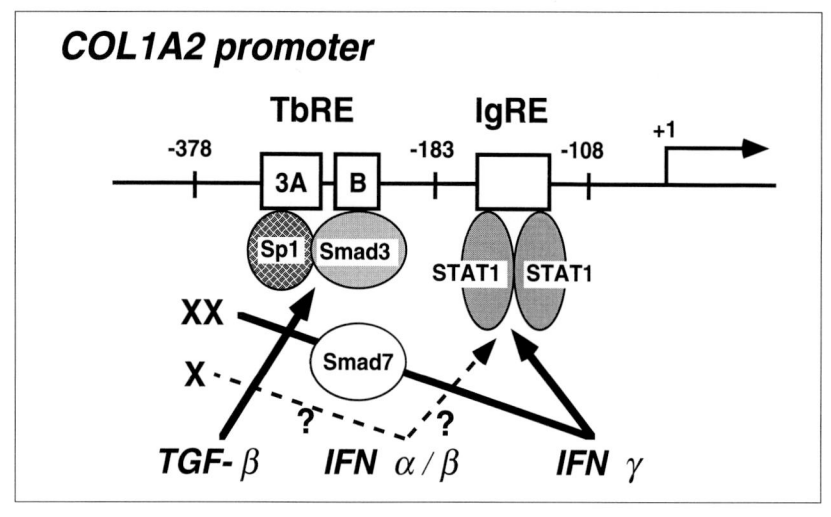

伝子転写に対する抑制作用は，抑制型Smad7を誘導することによりTGF-β受容体からSmad3へのシグナル伝達をブロックするとともに，TbREのさらに100塩基下流に存在するIFN-γ-responsive element (IgRE) を介する直接的な抑制作用も示唆されている (図4)．一方，IFN-αあるいはIFN-βのⅠ型コラーゲン遺伝子プロモーターに対する抑制機序はまったく不明であり，現在これらTbREやIgREとの相互作用の有無について，分子生物学的解析を行っている．

おわりに

IFN治療の直接的な抗線維化効果が報告されるようになって久しいが，その理論的裏づけはいまだ充分とは言えない．IFN治療の肝線維化抑制効果を論じるにあたっては，その抑制機序に関する基礎的検討が必須であり，この方面の研究のいっそうの進展が期待される．

文献

1) Higashi K, Kouba DJ, Song Y-J, Uitto J and Mauviel A : A proximal element within the human α2(I) collagen (COL1A2) promoter, distinct from the tumor necrosis factor-α response element, mediates transcriptional repression by interferon-γ. Matrix Biol 16 : 447-456, 1997/1998.
2) Ulloa L, Doody J and Massagué J : Inhibition of transforming growth factor-β/SMAD signalling by the interferon-γ/STAT pathway. Nature 397 : 710-713, 1999.
3) Sobesky R, Mathurin P, Charlotte F, Moussalli J, Olivi M, Vidaud M, Ratziu V, Opolon P and Poynard T : Modeling the impact of interferon alfa treatment on liver fibrosis progression in chronic hepatitis C : a dynamic study. Gastroenterology 116 : 378-386, 1999.
4) Inagaki Y, Truter S and Ramirez F : Transforming growth factor-β stimulates α2(I) collagen gene expression through a cis-acting element that contains an Sp1-binding site. J Biol Chem 269 : 14828-14834, 1994.
5) Inagaki Y, Truter S, Greenwel P, Rojkind M, Unoura M, Kobayashi K and Ramirez F : Regulation of the α2(I) collagen gene transcription in fat-storing cells derived from a cirrhotic liver. Hepatology 22 : 573-579, 1995.

（稲垣　豊，足立浩司，森本日出雄，根本朋幸，吉岡秀克）

栄養代謝

肝疾患と病態栄養——予防と治療を考える——

はじめに

 肝臓は体内代謝の中心，三大栄養素の処理・変換，ヘモグロビンの処理，胆汁排泄，毒・薬物の解毒など多様かつ重要な機能を果たしている．主要な疾患としては，ウイルス性肝炎（A，B，C型），特に200万人にものぼるB型，C型，およびこれに関連深い肝硬変，肝がんが注目される．また過飲，過食，毒・薬物に由来する肝炎，脂肪肝，高脂血症，胆石症などがある．胆石症は食の欧米化，日本人の高齢化とともに急増し，患者は500万人を超えるという．肝疾患の対策として食事療法と安静が基本的に重要であり，予後を左右する．したがって，肝硬変，特に肝不全病態の理解および栄養管理は重要である．

I．肝疾患の病態栄養代謝

1．栄養代謝異常の背景

 肝疾患では食欲不振や悪心などによって栄養摂取量が不足する．特に黄疸，腹水貯留，浮腫，食道静脈瘤や出血性潰瘍からの消化管出血，感染などを合併するとさらに著明になる．また膵外分泌量の低下，胆汁うっ滞，胆汁酸欠乏に基づく消化・吸収障害も栄養摂取不足の一因となっている．その結果，肝硬変の65％が蛋白エネルギー栄養障害（protein-energy malnutrition）になるが，その34％がクワシオルコル様，18％がマラスムス様で，49％がその混合型を呈する．

2．栄養代謝異常（図1）

a）エネルギー代謝

 安静時エネルギー消費量は一般的には増加すると考えられる[7]．空腹時のエネルギー基質として蛋白質の酸化量は変化しないが，ブドウ糖の酸化量が減少し，脂肪の酸化が増加している．すなわち，肝硬変患者では健常者が長期に飢餓に陥ったときと同様の代謝パターンを示す．腹水を穿刺・排液すると安静時エネルギー産生量は有意に低下するので，腹水は安静時エネルギー産生量を増加させ，蛋白・エネルギー栄養障害を促進すると考えられる．

b）糖質代謝

 経口摂取したグルコースは，肝臓，骨格筋や脂肪組織に取り込まれ，40％は酸化され，60％は非酸化過程により肝臓や骨格筋でグリコーゲンとして貯蔵される．肝硬変患者では高インスリン血症，高グルカゴン血症，グルカゴン/インスリン比の増加がみられ，70％に耐糖能異常が，その約40％に糖尿病を合併している[4]．慢性肝疾患患者の耐糖能異常は骨格筋の糖の取り込み障害と筋肉の非酸化代謝が減少しており，インスリン受容体以後の障害によるインスリン抵抗性がみられる．その結果，グリコーゲン蓄積量が低下して空腹時に低血糖やケトーシ

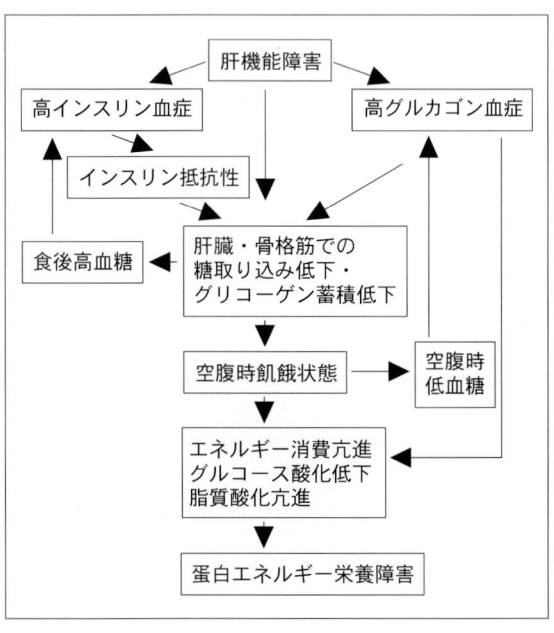

図1　肝硬変の栄養障害発症メカニズム

スをきたす．

c）脂質代謝

脂肪分解と遊離脂肪酸酸化の亢進がみられ，これも長期の空腹状態と同様のパターンである．さらに，アラキドン酸やドコサヘキサエン酸などの脂肪酸と脂肪蓄積欠乏がみられ，この欠乏の程度は栄養状態や肝疾患重症度と相関する．

d）蛋白・アミノ酸代謝

高インスリン血症によって分岐鎖アミノ酸（BCAA）の骨格筋への取り込みや利用能が亢進し，アンモニアからグルタミンへのアンモニア解毒にアミノ酸が用いられ，また糖新生のエネルギー基質として使用される．そのため肝硬変では蛋白分解が亢進している[6]．また，肝実質機能障害に伴って血漿蛋白の合成は低下して血中アルブミン濃度は低下する．非代償性肝硬変が進行すると蛋白不耐状態になり，高蛋白食を投与すると脳症を惹起する原因になる．このとき，血中BCAAは減少し，芳香族アミノ酸（AAA）は増加するので脳への芳香族アミノ酸の取り込みは増加し，カテコールアミンやセロトニンなどの脳内アミンの代謝異常をきたして肝性脳症を誘発する機序が考えられる．

e）まとめ

栄養代謝の中心である肝臓が障害されると肝臓や筋肉でのグリコーゲン合成・蓄積低下，糖新生増加，蛋白の異化亢進（消化管出血，感染症，腹水除去）などがみられる．その背景として，エネルギー消費の亢進，インスリン抵抗性による耐糖能異常，高グルカゴン血症による蛋白異化の亢進と負の窒素出納，血漿アミノ酸不均衡によるアルブミン合成能の低下，内因性脂肪分解の亢進，必須脂肪酸の欠乏などがあげられる．

II．栄養代謝改善法

1．生活習慣および栄養補給法

代償性肝硬変の食事としてはバランスの良い栄養摂取に心がけることと，低脂質や低蛋白質の食事習慣があれば是正することである．耐糖能異常例には必要以上に高エネルギーとならないように注意する．代償性肝硬変では浮腫や腹水は認めないが，潜在的に体内に水分が貯留しやすいので，塩分は7g以下に制限する．

食べ方としては，比較的病状の安定した患者や食欲低下や脂肪吸収不良のある患者に対して少量頻回食投与を行うと窒素バランスや栄養利用効率は改善する．また，これらの患者では食後や軽い運動後のエネルギー消費量は正常に保たれており，過度の安静は筋肉量の低下を招く可能性もあるので不要である．

栄養補給経路としては経静脈栄養は肝臓での脂肪沈着や胆汁分泌障害を起こすことがあるので，腸管粘膜構造が保持されて，感染が少ない経口あるいは経腸投与が原則である．チューブ栄養は胃腸出血，閉塞，膵炎のときは禁忌である．栄養異常が高度になればもはや栄養治療の効果は現れにくいので，栄養異常を早期に診断し，早くから積極的な栄養治療を試みることが大切である．

2．栄養代謝改善の理論

低栄養状態の肝硬変患者にエネルギーとして40kcal/kg，蛋白質として1.44g/kgを1ヵ月間投与すると，骨格筋および体脂肪量の増加，ブドウ糖酸化の増加，脂肪酸化および遊離脂肪酸の減少がみられ，エネルギー代謝および栄養状態は著しく改善した[1]．

低脂肪食では多価不飽和脂肪酸は欠乏し，補給することにより，細胞膜の機能，免疫能やインスリン抵抗性は改善し，合併症や肝癌の発症は低下し，生存期間も延長した．長期の脂肪制限は必須脂肪酸や脂溶性ビタミンの欠乏を招いたり，食事の味を落とし食欲低下の原因となるため，過度の脂肪制限は不要である．

窒素バランスを保つためには0.8～1.3g/kgの蛋白摂取が必要とされる．また，軽症の肝性脳症患者には蛋白制限の必要はなく，十分量の蛋白質を投与することはむしろ肝性脳症を改善する可能性がある．窒素出納をプラスバランスにすると血清総蛋白やアルブミン濃度の増加，血清コリンエステラーゼ値の増加など低蛋白栄養状態は改善し，末期肝硬変の生活の質（QOL）を改善して，延命効果をもたらす．しかし，重症の非代償性肝硬変では高蛋白食が肝性脳症の発症・悪化の原因となることも考えられる．そのときは肝不全用経腸栄養BCAA製剤およびBCAA顆粒製剤を長期投与すると低アルブミン血症は改善し，さらに慢性肝不全に伴う肝性昏睡や食

表1 栄養代謝改善法

	非蛋白エネルギー* (kcal/kg/日)	蛋白 (g/kg/日)
安定期	25〜30	1.0〜1.2
栄養障害 感染・出血	35〜40	1.5
肝性脳症		
Ⅰ度, Ⅱ度	25〜30	0.5より開始, BCAA製剤 1.0〜1.5, BCAA製剤
Ⅲ度, Ⅳ度	25〜30	1.0, BCAA含有輸液

*：炭水化物：脂肪＝50〜65％：35〜50％
(Clin Nutr 16：43-55, 1997［文献5］より改変)

道静脈瘤破裂の頻度は低下して生命予後は延長してQOLは改善する．肝性脳症の誘因としては，便秘，感染，電解質インバランス，消化管出血，飲酒など多くあり，蛋白制限を行う前にこれら誘因の除去，薬物療法をまず試みるべきである．

3．肝硬変患者に対する少量頻回食事療法

肝硬変の栄養管理法として十分の栄養エネルギーおよび蛋白質を摂取することが必要である．しかし，インスリン抵抗性がみられ十分量のエネルギーを補給することがしばしば困難である．さらに，早朝空腹時に間接カロリーメトリーを用いて測定すると，肝硬変患者のエネルギー消費量は亢進し，呼吸商(RQ)は低下して，血中遊離脂肪酸濃度も増加しており，エネルギー基質として脂肪が優位に酸化されている．このことは肝硬変患者では健常者が長期間飢餓に陥った代謝パターンと同じであり，負の栄養バランスになっていることを示している．すなわち，肝硬変ではグルコースの非酸化過程が障害され，グリコーゲン合成および蓄積が障害していることが，蛋白エネルギー栄養障害につながっていると考えられる．これらを解決するため，エネルギー摂取量を一定として少量頻回食事，特に夜食を加えた食事療法が行われている．その結果，患者の栄養状態および栄養代謝パターンの改善が認められ注目されている[2]．

4．栄養管理法（表1）

エネルギー摂取量はHarris-Benedict式で算出してストレスファクターを1.2〜1.4とする．しかし，代謝が亢進あるいは低下している患者とまちまちなので，間接カロリーメーターで安静時エネルギー消費量を測定してその1.3倍とする．病状の安定した患者では非蛋白エネルギーは25〜30 kcal/kgで，そのうち炭水化物は50〜65％で脂肪は35〜50％とする．栄養障害があり感染や出血の危険のある患者では非蛋白エネルギー量は35〜40 kcal/kgであり，蛋白量を1.5 g/kg投与する．

血中アンモニアの上昇や肝性脳症の既往のある人には非蛋白エネルギー量は25〜30 kcal/kgとし，蛋白質投与量は最初は0.5〜0.6 g/kgから始め，0.25〜0.5 g/kgずつ増やして蛋白分解が亢進している患者では1.0〜1.5 g/kgとする．蛋白不耐であれば感染症などの因子を除いたうえでBCAAを投与するが，肝性脳症が悪化した状態でも蛋白量は減量することなくBCAA投与を最初から行う．軽度（Ⅰ度，Ⅱ度）の肝性脳症では蛋白制限は必要とせず，重度（Ⅲ度，Ⅳ度）であればBCAA豊富な1.0 g/kgの蛋白を経静脈輸液で投与する[3,5]．

肝硬変の50％に1日約10〜30 gの脂肪吸収不良がみられるので，MCTにより脂肪便は減少する．さらに微量栄養素欠乏も10〜50％にみられるので注意する必要がある．

おわりに

エネルギー栄養障害が肝硬変患者の重要な予後決定因子であり，栄養補充療法により生命予後は改善する．蛋白質は必要量が増加して窒素バランスが負になっているので，改善のためには十分量の蛋白質・アミノ酸を摂取させる必要がある．このような肝疾患の栄養管理によりQOLは改善する．今後は栄養管理の患者の長期予後に及ぼす効果を検討することが必要である．

文献

1) Campillo B, Bories PN, Leluan M, et al.：Short-term changes in energy metabolism after 1 month of a regular oral diet in severely malnourished cirrhosis patients. Metabolism 44：765-770, 1995.
2) Chang WK, Chao YC, Tang HS, et al.：Effects of extra-carbohydrate supplementation in the late evening on energy expenditure and substrate oxidation in patients with liver cirrhosis. J Parent Ent Nutr 21：96-99, 1997.

3) Mizock BA : Nutritional support in hepatic encephalopathy. Nutrition 15 : 220-228, 1999.
4) Muller MJ, Pirlich M, Balks HJ, et al. : Glucose intolerance in liver cirrhosis : the role of hepatic and non-hepatic influences. Eur J Clin Chem Clin Biochem 32 : 749-758, 1994.
5) Plauth M, Merli M, Kondrup J, et al. : ESPEN guidelines for nutrition in liver disease and transplantation. Clin Nutr 16 : 43-55, 1997.
6) Swart GR, van den Berg JW, Wattinema JL, et al. : Elevated protein requirements in cirrhosis of the liver investigated by whole body protein turnover studies. Clin Sci 75 : 101-107, 1988.
7) Yamanaka H, Genjida K, Yokota K, et al. : Daily pattern of energy metabolism in cirrhosis. Nutrition 15 : 749-754, 1999.

〔武田英二，山中仙示〕

臨床栄養の意義と役割──肝疾患を例として──

はじめに―臨床栄養の重要性―

臨床栄養は，疾患患者の栄養状態を評価し，栄養異常の状態があればそれを是正すること（栄養学的介入あるいは栄養治療）によって，患者のoutcomeを改善することを目的とする．栄養治療は薬物治療や外科治療，理学療法などと同じく，情報収集，診断，処方（治療方法の選択・決定），実践，効果の評価という流れに沿って行われる（図1）．このような一連の作業のうち，特に栄養療法で重視されるのは正確な栄養状態の評価（栄養アセスメント）であり（表1），これには栄養状態に関する情報の収集と栄養診断とが含まれている．臨床栄養全般に関しては文献1に詳しい．

また，患者における治療効果の判定は，従来は障害されていた何らかの栄養指標の改善によって行われてきた．しかし，これらはいわゆる中間バイオマーカーにすぎず，本来の意味での効果は患者自身の

表1 栄養アセスメントの指標（パラメータ）

1. 視診・触診→病的徴候
2. 栄養素摂取量の調査（特にエネルギー，BEE，蛋白質，脂肪，糖質）
3. 身体計測
    1) 体重(WT)，身長(HT)→体重減少率（%），%標準体重(%)
    2) 上腕三頭筋部皮脂厚(TSF：mm)
    3) 上腕囲(AC)→上腕筋囲(AMC：cm)
4. 尿
    1) クレアチニン(Cr)→クレアチニン身長係数(CHI)
    2) 尿素窒素(UN)→窒素平衡(N-バランス)
    3) 3メチルヒスチジン(3-Mehis)
    4) ハイドロキシプロリン(HP)→HP指数
5. 血液(→血算，血液生化学的検査)
    1) アルブミン(Alb)
    2) トランスフェリン(Tf)
    3) 総鉄結合能(TIBC)
    4) フェリチン
    5) レチノール結合蛋白(RBP)，プレアルブミン(PA)
    6) アミノ酸パターン
    7) 脂質(コレステロール，トリグリセリドなど)
    8) 各種ビタミン，微量元素，酵素，ホルモンなど
6. 免疫能
    1) 総リンパ球数(TLC)
    2) 皮膚遅延型過敏反応(DH)：PPD，DNCB，ムンプス，カンジダ，SK/SDなど
    3) 免疫グロブリン
    4) その他：補体(C3)，T細胞ロゼット形成能，白血球遊走能など
7. 特殊検査
    1) human body counter：^{40}K → LBM測定
    2) $^{3}H_{2}O$ →水分量測定(希釈法)

BEE：basal energy expenditure, PPD：purified protein derivative of tuberculin(ツベルクリン皮内テスト)，DNCB：dinitrochlorobenzene感作試験，SK/SD：ストレプトキナーゼ/ストレプトドルナーゼ感作試験，LBM：lean body mass

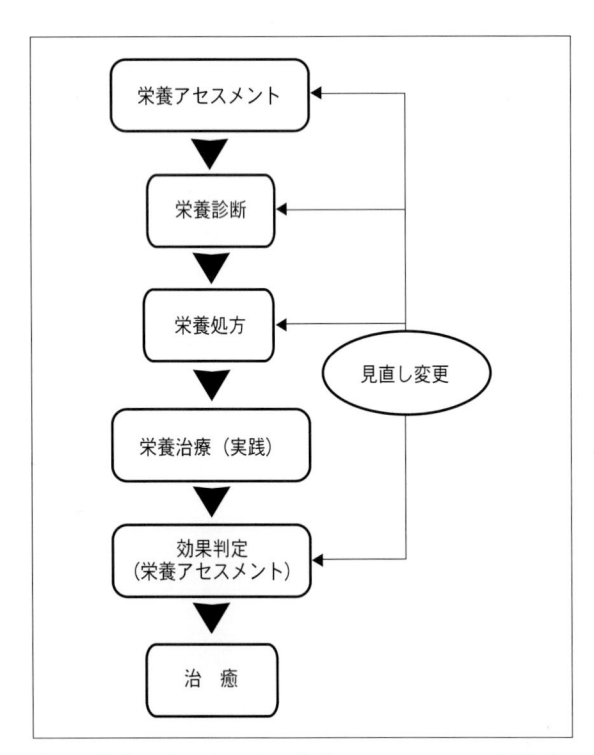

図1 栄養治療の進め方と栄養アセスメントの位置づけ

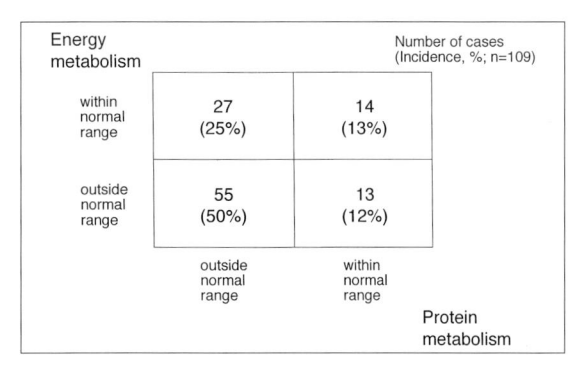

図2 肝硬変患者における低蛋白・エネルギー栄養状態の頻度（文献3より）

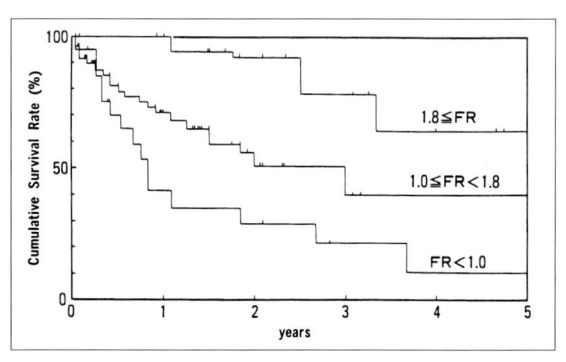

図3 低蛋白栄養状態（血清分岐鎖アミノ酸の低下）が肝硬変患者の生存期間に及ぼす影響（文献4より）
FR：Fischer比．血清分岐鎖アミノ酸（バリン，イソロイシン，ロイシン）と芳香族アミノ酸（チロシン，フェニルアラニン）とのモル比．

生活の質（quality of life：QOL）あるいは生存期間そのものの改善をもってなされるべきであろう．また，栄養治療に要した費用について，コスト・エフェクティブネス，コスト・ベネフィットの面からの評価も重要となってきている（例えば文献2を参照）．

本稿では，肝疾患を例として，臨床栄養の意義と役割について概説する．

I．肝疾患における低栄養の頻度と意義

肝疾患，特に肝硬変患者が低蛋白・エネルギー栄養状態を呈することはよく知られている．例えば図2に示すように肝硬変の入院患者では約80％に何らかの栄養異常が観察される[3]．

肝硬変にみられる低蛋白栄養状態の特徴は，内臓蛋白（例えば血清アルブミン）と筋肉蛋白（例えば上腕三頭筋周囲径）両者の低下である．いずれも肝硬変に特徴的とされる分岐鎖アミノ酸の低下が成因であり，さらに重要なことは，血清分岐鎖アミノ酸の低下が肝硬変患者の生命予後そのものを規定していることである（図3）[4]．

一方，肝硬変患者におけるエネルギー栄養状態の異常は，非蛋白呼吸商（non-protein respiratory quotient：npRQ）の低下が特徴である．非蛋白呼吸商とは，生体が活動を維持していくために必要なエネルギーを産生する際，ブドウ糖を基質とした燃焼によるエネルギー（分子）と，脂肪を基質とした燃焼によるエネルギー（分母）との比率（商）である．肝硬変では肝グリコーゲン貯蔵量の減少や，末

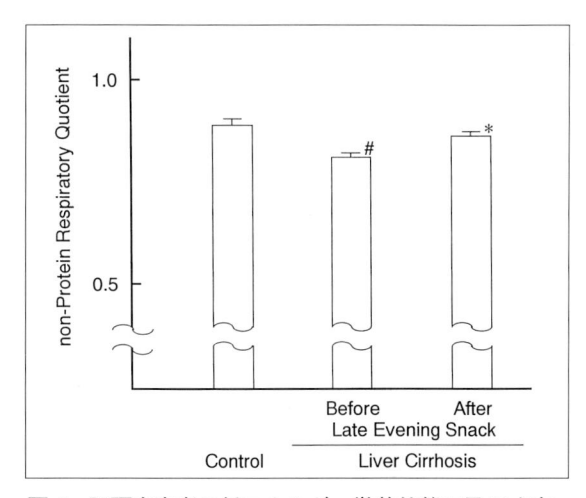

図4 肝硬変患者の低エネルギー栄養状態に及ぼす夜食の効果（文献5より） 健常者（control），肝硬変患者の通常状態（before late evening snack）・夜食1週間摂取後（after late evening snack）の非蛋白呼吸商（non-protein respiratory quotient）を示す．

梢での糖利用障害などさまざまな理由からブドウ糖の燃焼が困難となり，やむをえず脂肪をエネルギー源として燃焼するようになる．この結果，健常者に比べて非蛋白呼吸商が減少するが（図4）[5]，さらに重要なことは，非蛋白呼吸商の低下も肝硬変患者の生命予後を有意に規定することである（図5）[3]．

すなわち，低蛋白栄養状態，エネルギー栄養異常状態はいずれも肝硬変患者の予後因子であり，これらに対する栄養治療が必要となる．

II. 肝疾患の低蛋白栄養状態に対する栄養療法

肝硬変の低蛋白栄養状態に対しては，すでに分岐鎖アミノ酸補充療法が市販薬のかたちで開発済みであり，血清アルブミン濃度を有意に上昇させる（表2)[6]．さらに，少数例でのpreliminaryな報告ではあるが，生存率も有意に改善する[4]．先に，何らかの治療を行った場合の最終効果判定は，QOLあるいは生存率の改善を指標として行われると記した．分岐鎖アミノ酸補充療法については，これらを最終バイオマーカーとした大規模臨床試験が，現在まさに進行中である．

III. 肝疾患の低エネルギー栄養状態に対する治療

肝硬変における非蛋白呼吸商の低下は，健常人で2～3日絶食した後の状態に類似している．このことから，肝硬変患者で1日のエネルギー摂取量は変えずに，その一部（約200 kcal）を夜食として摂取し，夜間の絶食時間を短くすると，糖利用率が改善し，それに伴って非蛋白呼吸商の回復が得られる（図4)[5]．さらに肝硬変患者では過血糖を示すことが多いが，夜食によって糖利用が改善されると，エ

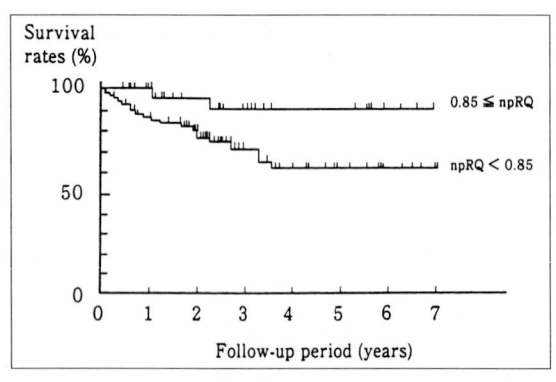

図5 低エネルギー栄養状態が肝硬変患者の生存期間に及ぼす影響（文献3より）　npRQ：非蛋白呼吸商．0.85はエネルギー基質の燃焼がブドウ糖優位から脂肪優位にかわるnpRQの値である．

表2 肝硬変患者の低蛋白・過血糖に対する分岐鎖アミノ酸補充療法の効果（低蛋白血症を有する肝硬変患者に分岐鎖アミノ酸顆粒（12g/日）を経口投与した際の，投与開始時（0ヵ月），投与2，6ヵ月後の血清アルブミン，血液ブドウ糖濃度［文献6より］）．

	0 month	2 month	6 month
Albumin (g/dl)	3.0 (N=591)	3.2 (N=357)***	3.3 (N=404)***
Glucose (mg/dl)	131 (N=304)	128 (N=153)*	122 (N=172)

Values are expressed as mean. *P<0.05, ***P<0.001 as compared to the value at 0 month.

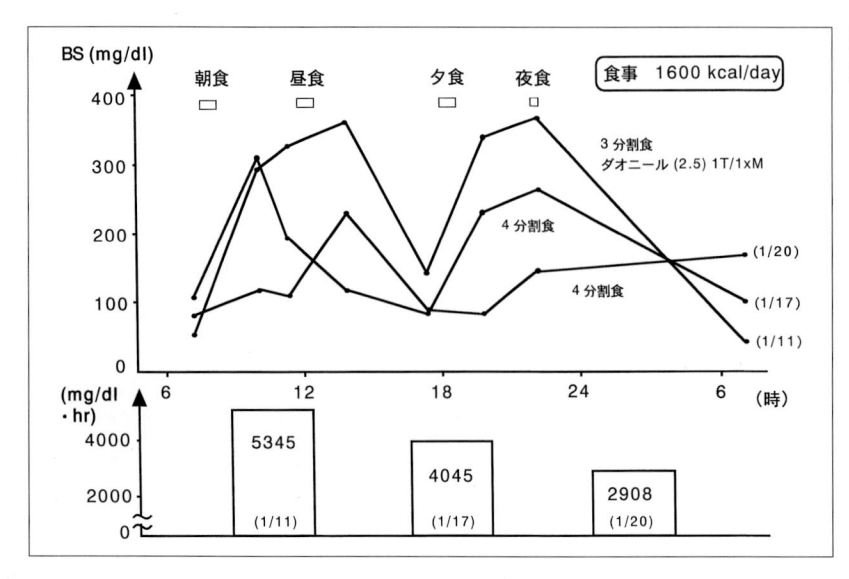

図6 肝硬変患者の過血糖に及ぼす夜食の効果（61歳，男）

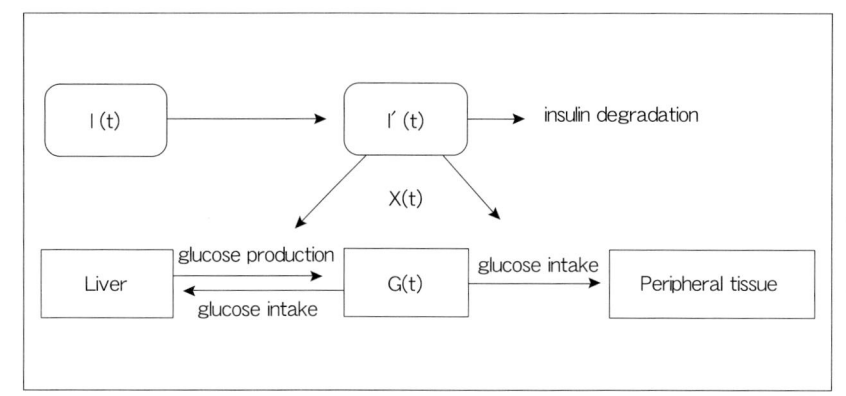

図7 細胞間液中のインスリン濃度による血糖制御のコンパートメント・モデル（文献7より）血糖 $G(t)$ は血中インスリン濃度 $I(t)$ ではなく，細胞間液のインスリン濃度 $I'(t)$ によって制御されることを示す．なお，$X(t)$ はいわゆるインスリン作用定数（insulin action constant）である．

ネルギー投与量は不変のままで血糖曲線が低下し，経口糖尿病薬が不要となる症例もある（図6）．

肝硬変患者のエネルギー代謝に関するもう一つの問題として，高インスリン血症を呈しているにもかかわらず，過血糖をきたしやすい点がある[7]．このメカニズムの少なくとも一部は，肝硬変に伴う低蛋白血症のため細胞間液中のインスリン濃度が希釈され，作用が減弱するためと理解されている（図7）．たしかに分岐鎖アミノ酸補充療法により血清アルブミン濃度を上昇させると，血糖値が低下することが観察されている（表2）[6]．

おわりに

臨床栄養の重要性について，特に肝硬変を例として概説した．肝硬変は蛋白・エネルギー低栄養状態にある．少なくとも分岐鎖アミノ酸補充療法や夜食によって，ある程度これらの低栄養状態が改善されることが明らかとなってきた．しかしこれらの効果判定は，あくまでも中間バイオマーカーとして栄養パラメーターを用いた評価にすぎない．最終マーカーとして QOL や生存率を指標とした効果判定が今後は必須となろう．このことは肝疾患のみでなく，今後の臨床栄養全体にとってもきわめて大きな課題である．

文献

1) ビジュアル臨床栄養百科，小学館，東京，1996.
2) Methods in Outcome Research. Hepatology 29 (6), 1999.（特集増刊）.
3) Tajika M, et al.: Energy metabolism determines the survival of patients with liver cirrhosis. Progress in Hepatology, Volume 4, Liver cirrhosis Update (Yamanaka M, et al. eds.). Elsevier Science, Amsterdam, 1998, 115-123.
4) Yoshida T, et al.: Effect of long-term oral supplementation with branched-chain amino acid granules on the prognosis of liver cirrhosis. J Gastroenterol 24: 692-698, 1989.
5) Miwa Y, et al.: Improvement of fuel metabolism by nocturnal energy supplementation in patients with liver cirrhosis. Hepatol Res (in press).
6) 森脇久隆：BCAA 顆粒製剤の市販後調査の中間解析結果．Progress in Medicine 19: 2191-2193, 1999.
7) Kato M, et al.: Both insulin sensitivity and glucose sensitivity are impaired in patients with non-diabetic liver cirrhosis. Hepatol Res 17: 93-101, 2000.

（森脇久隆）

アミノ酸バランスを感知する新たな細胞内シグナル伝達機構の研究

はじめに

蛋白合成は，細胞の維持，成長，分化にとって必須の生命維持機能であり，細胞成長因子をはじめとする，さまざまな因子で調節されている．蛋白合成の調節には，mRNAの転写および翻訳機構の活性化や，アミノ酸の取り込みなど，多くのステップが協調的に機能することが必要である．mRNAの翻訳機構はさらに，翻訳開始，延長，終結の3つのステップに大別される．本稿では，律速段階として重要な翻訳開始を調節しているアミノ酸バランスを感知する新たな細胞内シグナル伝達機構ついて述べたい．

I. mRNA翻訳開始に関わるシグナル伝達分子とその活性化機序

mRNA翻訳開始に関わるシグナル伝達分子でかつリン酸化，脱リン酸化によってその活性が調節されているシグナル伝達分子に，p70S6キナーゼとeIF-4E結合蛋白がある．

p70S6キナーゼは，リボゾーム40SサブユニットにあるS6蛋白を基質とする蛋白質リン酸化酵素である．S6蛋白は脂肪細胞や肝細胞においてインスリン刺激後，急速にリン酸化を受ける蛋白として見出された．このS6蛋白のリン酸化は5′端非翻訳領域に5～10数個のピリミジンの繰り返し配列（polypyrimidine tract）をもつmRNAに対する特異的な翻訳開始制御に関わっていると考えられている．

一方，eIF-4E結合蛋白は，真核生物のinitiation factorであるeIF-4Eに結合する蛋白である．リン酸化によりeIF-4Eとの結合が制御される．eIF-4Eは，mRNAの5′-Cap構造に結合する蛋白で，eIF-4AやeIF-4Gなどの分子とmRNA上で複合体（eIF-4Fと呼ばれる）を形成し，この複合体形成がmRNAの翻訳開始に深く関わっている．eIF-4E結合蛋白は，非リン酸化状態ではeIF-4Eに結合し，eIF-4EのeIF-4Gへの結合を競合的に阻害している．eIF-4E結合蛋白がリン酸化をうけるとeIF-4Eとの親和性が低下するため，eIF-4EはeIF-4Gと優位に結合し，mRNAの翻訳が促進される．

p70S6キナーゼやeIF-4E結合蛋白は，インスリンなどの細胞増殖因子によりリン酸化・活性化され，蛋白合成が刺激されることが知られていた．これら細胞増殖因子は受容体に結合後，phosphoinositide 3-キナーゼ（PI3-キナーゼ）という脂質リン酸化酵素を活性化し，続いて下流のセリン・スレオニンキナーゼである3-phosphoinositide-dependent kinase 1（PDK1）やprotein kinase B（PKB）を活性化する．p70S6キナーゼやeIF-4E結合蛋白はこれらセリン・スレオニンキナーゼの下流にあることが示されたが，特にPDK1はp70S6キナーゼのキナーゼドメイン中の触媒ループ上のスレオニン252番をリン酸化し，活性化に重要な役割を果たしていることが明らかとなっている．

II. 免疫抑制剤ラパマイシンとmRNA翻訳開始に関わるシグナル伝達分子群

ラパマイシンは，サイクロスポリン，FK506に続く第3世代の免疫抑制剤として知られる有機化合物である．このラパマイシンで細胞を処理すると，細胞増殖因子によりリン酸化・活性化されたp70S6キナーゼやeIF-4E結合蛋白が脱リン酸化され，不活性化されることが示された．

ラパマイシンおよびFK506は，細胞膜を透過し，細胞内でFK506結合蛋白（FKBP）と結合する．FK506・FKBP複合体は脱リン酸化酵素であるcalcineurinと結合する．一方，ラパマイシン・FKBP複合体の細胞内標的分子であるmTOR（mammalian target of rapamycin）の遺伝子は，われわれを含む複数のグループにより単離された[1]．mTORは，約2500のアミノ酸からなり，カルボキシル末端側にラパマイシン・FKBP複合体結合部位（FRBドメイン）とキナーゼドメインをもつ

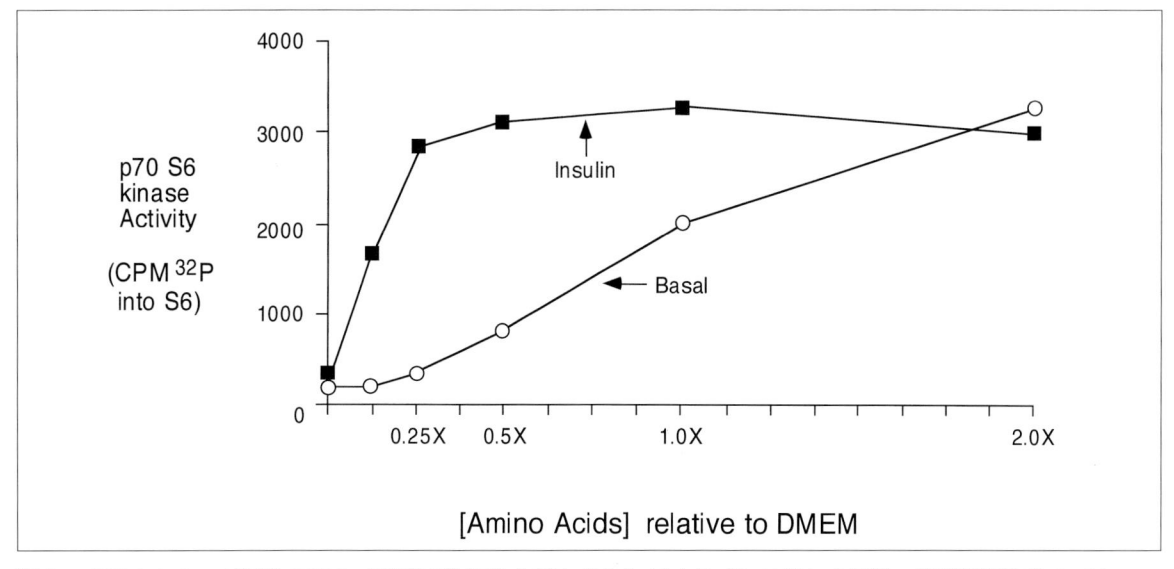

図1 p70S6キナーゼ活性のアミノ酸濃度依存性曲線とそれに対するインスリンの効果　線維芽細胞株をアミノ酸を添加したPBS（○：Basal）あるいは，アミノ酸添加PBSに10^{-7}Mインスリンを加えたもの（■：インスリン）で処理後，p70S6キナーゼ活性を測定した．

290 kDの蛋白質リン酸化酵素である．このFRBドメインにラパマイシン・FKBP複合体が結合すると，mTORの自己リン酸化活性が抑制される．

このFRBドメインに存在するセリン2035番をスレオニンに変異させると，ラパマイシン・FKBP複合体はFRBドメインに結合することができず，この変異をもったmTORはラパマイシン存在下でも，その蛋白質リン酸化酵素活性を失わず，ラパマイシン抵抗性mTORとなる．このラパマイシン抵抗性mTORを用いることによって，mTORが，p70S6キナーゼとeIF-4E結合蛋白のリン酸化と活性化の制御を行うこれら情報伝達分子の上流分子であることが明らかにされた[1]．

III. アミノ酸バランスとmRNA翻訳開始に関わるシグナル伝達分子群

さて，mTORの上流が細胞増殖因子からのシグナルによって調節されるのか，あるいは別のシグナル伝達機構が存在するのかが大きな疑問であった．蛋白の合成と分解は表裏一体の関係にある．蛋白分解として知られる自食作用は細胞環境中のアミノ酸濃度の減少に従い亢進する．1995年に発表されたこの自食作用とp70S6キナーゼの基質であるS6蛋白のリン酸化の関連性を検討した論文は，自食作用とS6蛋白のリン酸化のアミノ酸濃度に対する反応が反比例していることを示していた．われわれは，細胞を取り巻く栄養環境中のアミノ酸濃度が，p70S6キナーゼやeIF-4E結合蛋白のリン酸化・活性化を調節していると考え，以下の実験を行った．

線維芽細胞系の細胞を，血清を含まないDMEMで培養するとp70S6キナーゼとeIF-4E結合蛋白のリン酸化・活性化がみられる．この活性は，従来これらシグナル伝達分子の基礎活性と考えられていた．ただし，細胞をラパマイシンで処理するとこの基礎活性は時間依存性にさらに低下し，ほぼ0のレベルに達する．そこで，DMEMを除き，アミノ酸を含んでいないリン酸緩衝液（PBS）に替え，p70S6キナーゼとeIF-4E結合蛋白のリン酸化・活性化を測定すると，ラパマイシンを加えたときと同様に，時間依存性に完全に脱リン酸化・不活性化された．そこに再びアミノ酸を添加すると，30分程度でリン酸化・活性化状態が回復する．PBSにアミノ酸を含んだ培養液を使用すると，2時間経過してもリン酸化・活性化の消失はみられなかった[2]．

次に，図1に示すように，横軸にDMEMに対するアミノ酸の濃度，縦軸にp70S6キナーゼ活性をとって検討したところ，アミノ酸単独でもp70S6キナーゼの活性はDMEMの濃度依存性に上昇する

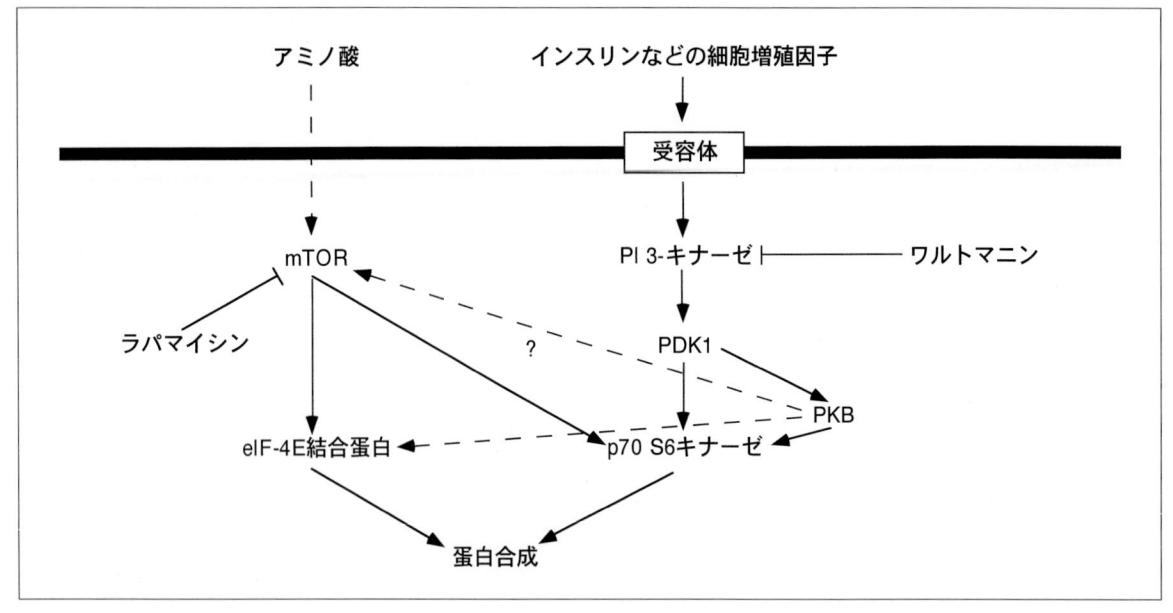

図2 アミノ酸-mTOR キナーゼからのシグナル伝達系と細胞増殖因子からのシグナル伝達系による蛋白合成制御の概念図

ことがわかった．加えて，低濃度のアミノ酸存在下でも，インスリン添加によって p70S6 キナーゼは大きく活性化されるが，アミノ酸が存在しない状態で細胞を2時間培養した後，インスリンを添加しても p70S6 キナーゼは活性化されない．すなわち，アミノ酸からのシグナル伝達はインスリンを含む増殖因子のシグナル伝達にとって必須であることが明らかになった[2]．

以上をまとめると，①細胞環境中のアミノ酸バランスの変動が，p70S6 キナーゼと eIF-4E 結合蛋白のリン酸化を制御し，それら蛋白の活性を調節していること，② p70S6 キナーゼと eIF-4E 結合蛋白は，細胞増殖因子により活性化されるが，アミノ酸が存在しなければ，細胞増殖因子によるこれら分子のリン酸化・活性化がまったく惹起されず，一定量のアミノ酸が存在して初めて細胞増殖因子によるリン酸化・活性化が惹起されることが明らかとなった．加えて，アミノ酸の添加による p70S6 キナーゼと eIF-4E 結合蛋白の活性化は，ラパマイシンを添加すると濃度依存性に抑制されることから，mTOR が細胞を取り巻く環境中のアミノ酸を何らかの機構で感知し，蛋白合成を司るシグナル伝達分子の活性を細胞増殖因子からのシグナルとともに制御していると考えられた（図2）．

IV．mRNA 翻訳開始に関わるシグナル伝達分子に与える分岐鎖アミノ酸の作用

DMEM のなかには14種類のアミノ酸が含まれるが，どのアミノ酸が重要かを調べた．まず，線維芽細胞株を使用した場合，1種類ずつの単独添加では p70S6 キナーゼの活性化がみられなかった．そこで，14種類から1つずつ抜き，13種類のアミノ酸添加で p70S6 キナーゼの活性を調べた[2]．例えば，14種のアミノ酸を加えたときの p70S6 キナーゼの活性を 100％ とした場合，バリン単独の除去で 36.8％，イソロイシン単独の除去が 41.6％ と低下を認め，他のアミノ酸の単独除去によってもある程度低下傾向を認めた．さらに，分岐鎖アミノ酸の一つであるロイシンを単独で除くと，9.1％ まで活性が低下することから，特にロイシンの影響が大きいことが判明した．

また，肝癌細胞株を用いてバリン，ロイシン，イソロイシンの効果を調べた．この細胞ではロイシンだけを添加しても p70S6 キナーゼの活性化がみられたが，14種類のアミノ酸の混合物を添加した場合，活性化状態が持続するのと比べると，ロイシン

の単独添加の場合では，20分頃に一過性のピークがありその後は低下していくのみであった．また，空腹時の血中ロイシン濃度を基準とし，さらにロイシン濃度を上げていくと，p70S6キナーゼが濃度依存性に活性化されることが示された[3,4]．

次に，肝癌細胞株に14種類のアミノ酸の混合物を添加した場合のp70S6キナーゼの活性化能を100%とすると，ロイシン単独では120%の活性化が示された．そこで活性化に必要とされるロイシンの構造について検討したところ，L-ロイシンを100%とした場合，D-ロイシンは20%とほとんど活性がみられないことがわかった．また，カルボキシル基を修飾した場合は250%で，α-カーボンの水素をメチル化したものでも120%の活性化がみられた．しかし，アミノ基を修飾したロイシン誘導体では，約20%と活性化能が失われた．以上のことからロイシンの構造上，，光学異性性そしてアミノ基と側鎖の重要性が明らかとなった[4]．

V. mTORおよびPDK1による協調的なp70S6キナーゼの活性化

上述のように，従来より，p70S6キナーゼのリン酸化・活性化にはインスリンなどの細胞増殖因子からのシグナルが最も重要視されていた．PKD1によるp70S6キナーゼドメインの触媒ループ上のスレオニン252番のリン酸化が，p70S6キナーゼの活性調節に重要であることが明らかとなり，細胞増殖因子からのシグナルによるp70S6キナーゼ活性化機構の一端が明らかにされた．しかしながら，p70S6キナーゼの活性化にはキナーゼドメインのカルボキシ末端側にあるキナーゼエクステンションと呼ばれる部分に存在するスレオニン412番のリン酸化が不可欠で，このリン酸化がどの蛋白質キナーゼで行われているか謎であった．

われわれは，細胞増殖因子によるp70S6キナーゼの活性化に，アミノ酸-mTORキナーゼからのシグナルインプットが必要不可欠であることを見出したのは上述のとおりである．そこで，mTORがp70S6キナーゼのスレオニン412番をリン酸化するかどうか検討したところ，mTORが不活性化されたp70S6キナーゼをリン酸化し，かつ抗リン酸化特異抗体を用いたウエスタンブロットによる解析の結果よりスレオニン412番がリン酸化されていることが確認された．mTORによる不活性化型p70S6キナーゼのリン酸化により，活性は約5倍ほど上昇した．ここで，PDK1によりsequentialにリン酸化を行うと，p70S6キナーゼ活性は100倍以上上昇した．この活性上昇は，アミノ酸存在下で，血清刺激した細胞から免疫沈降されたp70S6キナーゼの活性に相当し，*in vitro*で*in vivo*の活性化を再現しえたと考えられた[5]．

VI. 結語と今後の研究方向

細胞環境中のアミノ酸バランスを何らかの機構でmTORが感知し，活性化されたmTORがp70S6キナーゼのスレオニン412番をリン酸化すると同時に，細胞増殖因子によって活性化されたPDK1がp70S6キナーゼ触媒ドメインの触媒ループにあるスレオニン252番をリン酸化しp70S6キナーゼを活性化へと導くと予想される．実際，eIF-4E結合蛋白には5つのリン酸化部位が知られており，そのうちスレオニン36番とスレオニン45番がmTORによってリン酸化されることが判明している．そしてこの2つの部位のリン酸化が他のリン酸化酵素による残りの3つの部位，セリン64番，スレオニン69番，セリン82番のリン酸化を誘導すると考えられている．

このようにアミノ酸-mTORシグナル系は，細胞増殖因子による蛋白合成にとって不可欠なシグナル伝達系である．本稿は，mTORの蛋白質キナーゼとしての重要性を示したが，mTORが蛋白質脱リン酸化酵素活性を制御していることが予想されており，今後のさらなる解析が必要である．

また，ラパマイシンは，T細胞・酵母などで細胞周期G1での停止を引き起こす．mTORの出芽酵母ホモログTORは，栄養成分に対するセンサーとして，細胞周期を制御する可能性が指摘されている．mTORと同じファミリーのヒトATMは，ヒト遺伝性疾患ataxia telangiectasiaの原因遺伝子であり，DNA損傷後の細胞周期チェックポイント分子として注目されている．以上のことより，アミノ酸-mTORシグナル系の細胞増殖因子による細胞周期制御機構への関与，言い換えれば，アミノ酸バランスを監視し，細胞周期制御を行うチェックポイ

ント分子としてのmTORの研究が今後さらに進展するものと期待される.

文 献

1) Hara K, Yonezawa K, Kozlowski MT, Sugimoto T, Andrabi K, Weng QP, Kasuga M, Nishimoto I and Avruch J : Regulation of eIF-4E BP1 phosphorylation by mTOR. J Biol Chem 272 : 26457-26463, 1997.
2) Hara K, Yonezawa K, Weng QP, Kolzliwski MT, Belham C and Avruch J : Amino acid sufficiency and mTOR regulate p70 S6 kinase and eIF-4E BP1 through a common effector mechanism. J Biol Chem 273 : 14484-14494, 1998.
3) Shigemitsu K, Tsujishita Y, Miyake H, Hidayat S, Tanaka N, Hara K and Yonezawa K : Structural requirement of leucine for activation of p70 S6 kinase. FEBS Lett 447 : 303-306, 1999.
4) Shigemitsu K, Tsujishita Y, Hara K, Nanahoshi M, Avruch J and Yonezawa K : Regulation of translational effectors by amino acid and mammalian target of rapamycin signaling pathways. J Biol Chem 274 : 1058-1065, 1999.
5) Isotani S, Hara K, Tokunaga C, Inoue H, Avruch J and Yonezawa K : Immunopurified mammalian target of rapamycin phosphorylates and activates p70 S6 kinase α in vitro. J Biol Chem 274 : 34493-34498, 1999.

(米澤一仁,原　賢太)

肝性脳症（全国集計を含む）

20歳未満で診断された先天性門脈-体循環シャント症例の臨床像について

はじめに

　肝実質病変や門脈圧亢進を伴わない先天性門脈-体循環シャントによる肝性脳症は，中年以降に発症する比較的まれな疾患と考えられてきた．しかし，画像診断技術の向上につれ無症状で診断される症例も散見されるようになった．また，新生児マススクリーニングでの高ガラクトース血症を契機として乳幼児期に診断される症例も増加し，酵素異常のない高ガラクトース血症の主な原因として注目されている．

　本稿では，まずわれわれが経験した小児の先天性門脈-体循環シャント症例を紹介し，次に文献と全国調査から得られた20歳未満の症例の臨床像を示し，最後に肝性脳症を引き起こす要因と長期予後について若干の考察を加えて述べてみたい．

I．小児期の臨床像

　われわれが経験した肝内シャント7症例，肝外シャント1症例の臨床像を表1に示す．新生児マススクリーニングの高ガラクトース血症を契機として診断されたものが3例ある（症例4～6）．高ガラクトース血症で見出された以外の症例で確定診断に至るまでの経過をみると，突然の意識障害で発症したタイプ（症例1），慢性の高アンモニア血症により精神発達遅延や神経症状が徐々に発現したタイプ（症

表1　自験例8例の臨床像

症例	診断年齢	性	診断時症状	分類	シャント部位	肝内門脈形態	シャント率(%)	胆汁酸(μM)	血中アンモニア(μg/dl)	ALT(U/l)	肝生検所見	治療法	経過	他合併症
1	3	M	意識障害	肝内	門脈-静脈管-下大静脈	低形成	67	62	133	66	脂肪変性肝萎縮	結紮術	すべて正常化	なし
2	5	M	無症状 症例1の兄	肝内	門脈-静脈管-下大静脈	低形成	50	134	55	27	脂肪変性肝萎縮	結紮術	すべて正常化	なし
3	5ヵ月	M	無症状 症例1の弟	肝内	門脈-静脈管-下大静脈	低形成	77	79	38	30	正常	結紮術	問題なし	なし
4	3ヵ月	M	無症状 ガラクトース血症	肝内	静脈管（推定）	正常	27	61	56		未施行	未治療	4ヵ月までに自然消失	なし
5	1	F	無症状 ガラクトース血症	肝内	門脈-静脈管-下大静脈	正常	未測定	80	未測定		未施行	未治療	1歳6ヵ月までに自然消失	なし
6	4	M	無症状 ガラクトース血症	肝内	門脈-静脈管-下大静脈	正常	79	117	94		未施行	未治療	診断後は受診なし	なし
7	8	F	精神発達遅延	肝内	門脈-下大静脈	低形成	95	130	166	53	軽度慢性肝炎脂肪変性	結紮術	神経学的所見改善	レノックス症候群，慢性増殖性腎炎
8	10	M	精神発達遅延 蛋白漏出性腸炎 食物アレルギー	肝外	上腸間膜静脈-脾静脈-下大静脈		低形成	82	45	58		未施行	塞栓術	肝機能改善，蛋白漏出性腸炎改善，食物アレルギー消失	de Lange症候群

表2 主な検査所見（31症例）

	肝内短絡 ($n=18$)	肝外短絡 ($n=6$)	門脈欠損 ($n=7$)
シャント率(%)	66 (27-95) $n=6$	82 (75-90) $n=3$	88 $n=1$
胆汁酸(μmol/l)	88 (50-134) $n=15$	127 (45-222) $n=6$	141 (30-233) $n=5$
血中アンモニア (μg/dl)	160 (56-296) $n=11$	116 (58-168) $n=6$	152 (95-276) $n=5$
ALT(U/l)	51 (10-182) $n=14$	17 (12-22) $n=4$	83 (25-203) $n=6$

表3 合併症

	肝内短絡 ($n=18$)	肝外短絡 ($n=6$)	門脈欠損 ($n=7$)
皮膚血管腫	5	1	
心奇形	2	1	1
血管系異常	1	2	3
肺高血圧症	1	1	
膜性腎症	1		1
発育不良	1		1

例7），まったく偶然に発見されたタイプ（症例8），家族歴があるタイプ（症例1～3）に分けられる．症例1は，3歳6ヵ月時に上気道炎後の突然の意識障害で発症した静脈管開存で，かつ，兄弟例である．兄（症例2）は5歳時に肉を食べて嘔吐するというエピソードがあったが，診断時は無症状だった．弟（症例3）は5ヵ月で診断された．1歳時点では肝逸脱酵素は正常だったが，アシアロシンチでは肝機能の予備能が中等度に減少していた．症例7は，2歳時から痙攣を繰り返し3歳3ヵ月時に失調性歩行が出現した．このとき高アンモニア血症に気づかれたが，当時はバルプロ酸の副作用と考えられた．8歳時にようやくシャントと診断されたが，診断時には精神発達遅延を生じていた．また，この症例は膜性増殖性腎炎を合併し，基底膜にIgA$_2$抗体の沈着が確認された．腎炎の原因としてシャントの存在が考えられる．

われわれはシャントが原因と考えられる臨床症状がある症例に対しては積極的にシャント血管を閉じるようにしているが，その治療効果は明らかである．症例1，2は脂肪変性で萎縮した肝臓がシャント血管の外科的結紮により正常化した．症例7では神経学的所見は消失した．症例8では，シャント血管のコイル塞栓術後，重症の食物アレルギーが著明に改善した．この症例ではシャントからの食物抗原のダイレクトな吸収がアレルギー症状に影響していたと思われた．一方，静脈管開存の自然閉鎖を2例に認め，症例4は生後4ヵ月で，症例5は1歳6ヵ月までに消失した．

II．20歳未満の症例の特徴

対象は自験例が8例，文献による症例が10例，アンケート調査などで集計した症例が13例の計31例である．これらの症例をシャント部位によって分類すると，肝内シャントが18症例，肝内門脈を認める肝外シャントが6症例，門脈欠損が7症例であった．肝内シャントでは男女比が11対7とやや男児に多く，門脈欠損は女児が7症例中6例を占めた．31症例中20症例（65％）が新生児マススクリーニングで高ガラクトース血症を指摘され，そのうちの10例が生後6ヵ月未満に確定診断された．肝性脳症による意識障害で発症したのは5例（16％）で，最年少は3歳だった．慢性高アンモニア血症が原因と考えられる精神発達遅延を生じたのは6例（19％）で，最年少は4歳だった．

代表的な検査所見を表2に示す．高胆汁酸血症は，全症例に共通して認められる重要な所見で，診断の指標になりえる．血中アンモニア濃度は一般に高値であるが，変動が大きく正常範囲の場合もあった．肝性脳症を合併した症例では肝逸脱酵素は高い傾向にあるが，肝性脳症を起こした症例でも非肝性脳症時の値は正常範囲を示すことが多かった．

表3に肝臓以外の合併症をまとめた．肝内シャント18症例中6例（37％）に肝血管腫を認めたが，これらはすべて1歳前後で消失している．しかし成人で肝血管腫を合併していた症例があり，すべての肝血管腫が乳児期に消失するわけではない．肝血管腫があった全例に1～数十個の皮膚血管腫を認めた．4例で心奇形合併が認められ，そのうち3例は心房

中隔欠損症だった．また，血管系の異常としては，左腎静脈と脊椎静脈叢とのシャントやモヤモヤ病などを認めた．

31症例の治療内容を**表4**に示す．無治療でフォローされていたのが9例あったが，経過中に肝性脳症を発症した症例はなかった．しかし，徐々に精神発達遅延を生じた症例が1例あった．この症例では食後の血中アンモニア濃度が食前の濃度の3倍近く上昇していた．高アンモニア血症のコントロールを目的として内科的保存療法を行っていたのは9例である．塞栓術や結紮術で積極的にシャント血管の閉鎖を試みたのが7例，腺腫を切除したのが1例あった．生体肝移植が1例で施行されている．この症例では肺動静脈シャントがあり，門脈欠損がその原因と考えられた．肝移植後の経過は良好である．

肝臓の脂肪変性は肝生検を施行した10症例中5例に認められた．脂肪変性に陥る理由はシャントに伴って門脈血流が減少し，肝細胞への栄養供給が減少するためと推測され，最終的には肝萎縮につながると考えられる．明らかな肝萎縮が認められた最年少は3歳6ヵ月だった．一方，腺腫や局在性結節性過形成は年長児にみられている．シャントの自然消失は肝内シャントのみで認められ，自然消失した年齢は1歳6ヵ月が最高だった．

静脈管開存は幅広い年齢で診断されている．静脈管の閉鎖機構として，臍静脈が閉じることによる血流動態の変化が主な要因と，これまで説明されてきたが，静脈管の閉鎖にはそれ以外の要素も必要だと思われる．特に，ある家系では3兄弟に静脈管開存を認めており，遺伝的な要因があるものと推測している．

III. シャント率と加齢の関係

小児期に肝性脳症を生じる症例と成人期，老年期になって発症する症例の違いは何に基づくのであろうか？　図1は肝性脳症の発症の有無をシャント率と診断年齢でみたものである．症例数が少ないので推測の域を出ないが，肝性脳症の発症には年齢とシャント率という2つの要因が関与していると思われる．例えば，シャント率が30％未満で肝性脳症を発症したのは，18症例中最高齢の79歳の症例であり，最年少で肝性脳症を発症した症例のシャント率

表4　治療方法

	肝内短絡 (n=18)	肝外短絡 (n=6)	門脈欠損 (n=7)
無治療	7	2	
保存療法のみ	4	3	2
塞栓術	2		
結紮術	4	1	
腫瘍切除			1
生体肝移植			1
不明	1		3

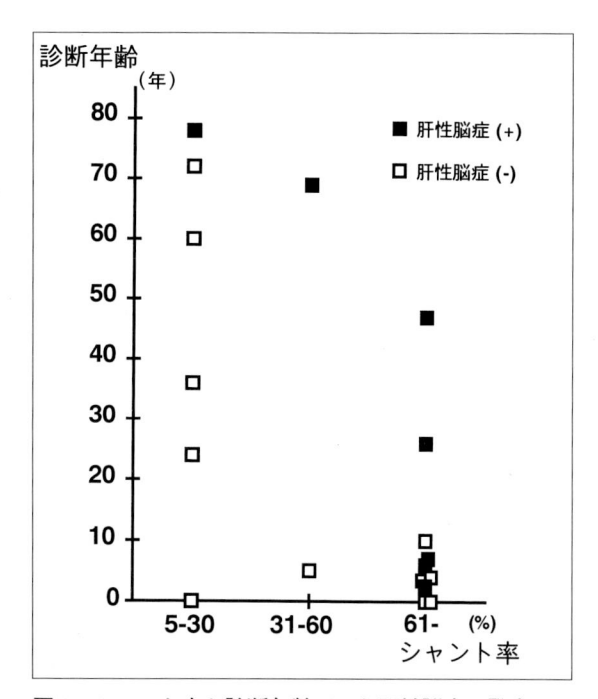

図1　シャント率と診断年齢でみた肝性脳症の発症

は66％であった．すなわち，60歳以上になるとシャント率が小さくても肝性脳症を起こしやすくなり，逆にシャント率が60％以上だと小児期でも肝性脳症を起こす可能性がある．先天性門脈-体循環シャントの長期自然歴を考えると，おそらく自然消失する症例も含めシャント率が小さいために偶然に発見されない限り無症状で生涯を終える一群があり，その一方で，急性の意識障害で発症する一群や慢性高アンモニア血症による精神発達遅滞，失見当，異常行動などを引き起こす一群があると思われる．痴呆や精神疾患として扱われている症例もかなりあるのではないかと推測している．

まとめ

1) 新生児マススクリーニングで見出される高ガラクトース血症を契機として乳幼児期に無症状で発見されるシャント症例が増加している．

2) 肝機能障害を伴わない高胆汁酸血症はシャントの存在の指標となりえる．

3) シャント率が60％以上の症例では肝性脳症を発症する危険があり，積極的に治療したほうがよいと考えられる．

4) 軽度の高アンモニア血症であっても精神発達遅延防止のためには積極的にコントロールすべきである．

5) 静脈管の閉鎖機構には血流動態の変化のみならず，何らかの因子（遺伝要素）が関与していると考えられる．

文献

1) Kitagawa S, et al.: Symptomatic hyperammonemia caused by a congenital portosystemic shunt. J Pediatr 121: 917-919, 1992.
2) Matsumoto T, et al.: Hypergalactosemia in a patient with portal-hepatic venous and hepatic arterio-venous shunts detected by neonatal screening. Eur J Pediatr 152: 990-992, 1993.
3) Uchino T, et al.: Three brothers with progressive hepatic dysfunction and severe hepatic steatosis due to a patent ductus venosus. Gastroenterology 110: 1964-1968, 1996.
4) Uchino T, et al.: The long-term prognosis of congenital portosystemic venous shunt. J Pediatr 135: 254-256, 1999.
5) Ikeda S, et al.: Surgical indications for patients with hyperammonemia. J Pediatr Surg 34: 1012-1015, 1999.

（内野高子，遠藤文夫）

ガラクトース血症マス・スクリーニングで発見された門脈大循環シャント

はじめに

ガラクトース血症は従来はガラクトース代謝酵素欠損が主要な原因として考えられてきたが,最近,原因不明のガラクトース血症とされてきたもののなかに,先天性の門脈大循環シャントを伴うものが発見され,新しいガラクトース血症の原因として注目されている[1〜4]。しかも,頻度的にも,ガラクトース血症の大部分を占めることも判明してきた。

広島県のガラクトース血症マス・スクリーニングでは,早くからこの異常に気づき,ペイゲン法導入以来約35万人の新生児のスクリーニングで,ガラクトース血症30例を診断し,そのなかで15例もの門脈異常を診断することができた。

先天性門脈異常症は早期発見されることがまれで,新生児マス・スクリーニングで発見されることは意義深いので,門脈異常症の診断,症状,治療についての経験を記述したい。

I. ガラクトース血症の原因

ガラクトースは肝臓で代謝されるため,①消化管から吸収されたガラクトースの肝臓への到達経路の異常,②肝臓へのガラクトースの取り込みの異常,③先天性のガラクトース代謝酵素の欠損あるいは肝細胞の機能障害がガラクトース高値の原因となる。

ガラクトースの肝臓へのアクセスの異常は本論で取り上げる門脈の異常が主因である。ガラクトース取り込みの異常は,グルコース,ガラクトースの転送蛋白の欠損に基づくFanconi-Bickel症候群に代表される[5]。酵素欠損はgalactokinase, galactose-1-phosphate uridyltransferase, UDP-galactose epimeraseの各欠損症,肝細胞障害は肝炎や胆道閉鎖に合併したガラクトース血症が知られる(表1)。

ガラクトース血症30例中では門脈異常が15例で最多で,先天性酵素欠損は7例で第2位に甘んじている。

II. 門脈異常とガラクトース血症

持続性のガラクトース血症の約半数を占める先天性門脈異常は,その成因から,肝内門脈短絡と肝外門脈短絡に大別される(表2)。

前者は肝臓内で門脈と肝静脈がシャントを形成する。肝内門脈肝静脈シャントには肝内血管腫を伴う例と伴わない例がある。肝内血管腫の存在でシャントを形成するか,あるいは,胎生期肝ジヌソイドの形成異常により門脈肝静脈シャントを生じる。

後者は,肝外門脈と大循環が短絡する例で,肝内門脈の欠損あるいは低形成を伴う例と伴わない例がある(表2)。どちらの例でも,肝外門脈短絡路が形成され,生理的肝外門脈短絡路で血流が逆流したり,胎生期の短絡路が閉鎖することなく開存する。

門脈と大循環の間にシャントが存在するとガラクトース血症を伴う。腸管から吸収されたガラクトースは門脈を経て,肝臓に運ばれる。そして,門脈血が肝臓を1回通過する間に,ガラクトースの90%以上は肝細胞に取り込まれる(初回通過効果)[7]。ところが,シャントがあると,門脈血は直接に大循環に流入し,肝臓へのガラクトースの取り込みは回避され,血中ガラクトースは高値となる[2〜4]。

表1 ガラクトース血症の原因と広島県での12年間の症例数

原因	症例数
門脈異常	
肝内門脈肝静脈シャント	9
門脈欠損,低形成	2
門脈左腎静脈シャント	4
先天性酵素異常	
先天性酵素欠損症	5
先天性酵素欠損症保因者	2
肝細胞障害	
乳児肝炎	1
胆道閉鎖症	1
原因不明	6
合計	30

表2 門脈大循環シャント

	肝内門脈短絡	肝外門脈短絡
短絡路	門脈-肝静脈	門脈-静脈管 門脈-左腎静脈 （脾腎静脈吻合）
原因	ジヌソイド形成異常 血管腫（シャント）	門脈欠損あるいは低形成 胎性期肝外門脈短絡の閉鎖不全 生理的な肝外門脈短絡の逆流？
合併奇形	皮膚血管腫 動静脈シャント	心奇形 多脾症 尿路奇形 肝腫瘍
症状	ガラクトース高値 胆汁酸高値 心不全	ガラクトース高値 胆汁酸高値 アンモニア高値 マンガン高値
予後	血管腫は自然退縮 シャントは残存することもある	自然治癒は望みにくい

表3 門脈異常例のガラクトース値

症例	ガラクトース値 (mg/ml)		
	スクリーニング時 （ペイゲン法）	初診時 （酵素法）	（ペイゲン法）
肝内門脈短絡			
1	8	22.8	20以上
2	20	30.2	20以上
3	8	12.9	8
4	10	0.3	（無乳糖ミルク哺乳中）
5	10	20.9	10
6	8		6
7	8	3.8	10
8	8	13.8	8
9	4	1.8	6
肝外門脈短絡			
門脈欠損 1	20以上	48.8	20以上
門脈低形成 1	8	26.6	16
門脈左腎静脈短絡 1	8		16
2	8	1.6	8
3	10	0.5	8
4	10	0.5	8
正常値	8未満		

表4 門脈異常例の総胆汁酸値

症例	初診時総胆汁酸値 (μM)	最高値	(月齢)	シャント消失時	(月齢)
肝内門脈短絡					
1		130	(98)	残存	(138)
2	97	124	(1)	13	(11)
3	98	98	(1)	11	(9)
4	30	167	(1.5)	残存	(72)
5	91	100	(0.5)	残存	(40)
6		51	(2)	2	(10)
7	100	100	(0.7)	6	(6)
8	138	138	(0.6)	23	(2)
9	94	110	(1.5)	(2ヵ月まで観察)	
肝外門脈短絡					
門脈欠損 1		297	(55)		
門脈低形成 1		194	(47)		
門脈左腎静脈短絡 1		105	(27)		
2	48	72	(14)		
3	49	105	(7)		
4	44	65	(1)		
正常値	50以下				

III. 門脈異常例の症状

ガラクトース値は8 mg/dlと境界値の症例が多い．初回の検査ではガラクトース値が正常の例もあるが，この例では幸いにして，播種性皮膚血管腫を合併していたために，再検で発見された（表3）．

ガラクトース血症以外には，総胆汁酸の高値が最も重要である．胆汁酸は腸肝循環という閉鎖的な系内にのみ存在し，門脈大循環シャントがあると，末梢血中に増加する[3,4,7]．シャントが消失すれば当然胆汁酸値は正常化する（表4）．

胆汁酸値が食後に上昇するのは腸管循環から当然で，成人では空腹時に測定するのが通常である．しかし，乳児では哺乳間隔が2～3時間と短く，空腹時測定は困難で，濾紙血採取と同様に哺乳後2時間をめどに測定し，50 μM以上を異常とした[3]．表4のように，多くは100程度の値であったが，なかには初診時正常値の例もある．注意すべきは，表5のようにシャント存在時にも絶食など食事との関係で正常化することがある点である．繰り返しの測定が必要である．

表5 門脈大循環シャント存在時の胆汁酸の変動

		症例	総胆汁酸値(μM)
肝内門脈短絡		1	129—55—130
		2	97—50—95
		3	98—19—59
		4	133—39—116
		5	100—49—86
		6〜8	早期に正常化したために変動データはなし
		9	年齢低く変動データなし
肝外門脈短絡			
	門脈欠損	1	234—99—275
	門脈低形成	1	171—90—194
	門脈左腎静脈短絡	1	72—33—105
		2	72—37—56
		3	65—25—105
		4	50—44—50
正常値			50 以下

アンモニア高値も同様の機序による．腸内細菌の作用で発生し肝臓で処理されるが，門脈に短絡路があると上昇し，脳症や精神遅滞の原因となりうる．しかし，肝内門脈短絡の例では1例も上昇せず，肝外門脈欠損の1例でのみ高値が認められ，アンモニア低減治療中である．(この際，ガラクトースを多く含量した製剤は避け，モニラック®散が最適である)

マンガンも肝臓で初回通過効果を受け，門脈の異常で高値となると考えられている．そのために，長期にシャントが存在すると基底核にマンガンが蓄積し，病変を生じParkinson病様症状を呈することがある[9]．

IV．合併症

肝内門脈短絡例には，肝血管腫を合併することが多く(9例中8例)，さらに皮膚の血管腫をしばしば合併する(9例中5例)．ガラクトース高値例に皮膚血管腫を合併すれば，肝内門脈短絡の可能性が高いといえよう．皮膚の血管腫の数も多発性から2個までさまざまである．生命予後に直結するのは，動静脈シャントの合併(9例中3例)で，心不全あるいは肝破裂の危険性がある．

肝外門脈短絡は種々の奇形を合併する．心奇形(6例中4例)，尿路奇形(2例)，骨格異常(1例)などをしばしば有する[4]．心奇形は臨床的に発見されやすく，ガラクトース高値例に心奇形を伴えば，門脈の異常を必ず疑う必要がある．長期的には肝腫瘍を発生しやすいといわれる．

門脈欠損例に静脈管開存あるいは門脈左腎静脈シャントが合併すると，肝硬変のように胃冠状静脈(食道静脈瘤を形成)，下腸間膜静脈，傍臍静脈にシャントすることは少ないようである．静脈管開存を伴う門脈欠損例で，内視鏡検査を施行したが，食道静脈瘤は認められなかった[4]．しかし，門脈欠損例のなかには静脈管などの比較的大きな短絡血管が存在しない例もあり，肝硬変と同じく静脈瘤を形成することもある．

V．診 断

ガラクトース高値例は，ガラクトース代謝酵素活性の測定に加えて，頻回の総胆汁酸測定が不可欠である．一度でも高値となれば，超音波による門脈を中心とした肝の検索が必要である．超音波検査で血管腫の確認は簡単で，その存在から門脈肝静脈シャントを検索するのも比較的容易で新生児期に診断しうる[9]．門脈欠損あるいは低形成による静脈管開存を超音波検査で証明するのは時に困難なことがあるが，その存在を認識していればやはり新生児期に診断可能である．最終的には門脈造影が必要となる例もある．生理的な門脈短絡路の逆流である脾腎静脈吻合(門脈左腎静脈シャント)の証明は超音波ドップラーが必須である．

ガラクトースと胆汁酸の高値は乳児肝炎，胆道閉鎖でも認められる．門脈異常例では，トランスアミナーゼなどの一般肝機能検査値は初診時異常となることはなく[7]，乳児肝炎との鑑別はこの点からも可能である．

VI．治 療

肝血管腫による肝内門脈短絡例は1歳頃(1例のみ2歳)までには，血管腫は全例自然消失したが，門脈肝静脈シャントのみ3例で残存した．しかし，アンモニアの高値もなく，乳糖制限のみで観察している．

動静脈シャント合併例は心不全に対する厳重な監視が必要で，少しでもその危険性があれば，ただち

に栓塞術を施行する．9例中3例に動静脈シャントを合併し，1例は心不全の危険性があり，栓塞術で未然に防止した[2]．

動静脈シャントの合併しない血管腫に対しては，ガラクトース摂取を制限したうえで，アンモニア値を監視しながら，自然退縮を期待するのがよいと考えている．

門脈欠損あるいは低形成は門脈の再疎通が不可能で，自然治癒は望めないので，乳糖制限とアンモニアとマンガンの低減を基本とした内科的治療が不可欠である．肝腫瘍の早期発見も怠れない．

肝内門脈の異常を伴わない静脈管開存例や門脈左腎静脈シャント例では外科的処置が有効な例もある．

文献

1) Gitzelmann R, Arbenz UV, Willi UV : Hypergalactosemia and portosystemic encephalopathy due to persistence of ductus venosus Arantii. Eur J Pediatr 151 : 564-568, 1992.
2) Matsumoto T, Okano R, Sakura N, Kawaguchi Y, Tanaka Y, Ueda K, Ito S, Yamamoto S, Tanaka M, Amano D : Hypergalactosemia in a patient with portal-hepatic venous and hepatic arterio-venous shunts detected by neonatal screening. Eur J Pediatr 152 : 990-992, 1993.
3) 溝口信行，川口浩史，江口恭慈，松本隆彦，佐倉伸夫，上田一博：ガラクトース血症マススクリーニングを契機に診断された肝血管腫の4例．日児誌 98 : 1392-1399, 1994.
4) 溝口信行，江口恭慈，松本隆彦，佐倉伸夫，上田一博：異常血管による門脈-下大静脈短絡のために高ガラクトース血症を呈した肝内門脈欠損の1例．日児誌 99 : 1293-1298, 1995.
5) 溝口信行，小野浩明，佐倉伸夫：先天性門脈-大循環シャントを有する症例での血中マンガン濃度の検討．日本先天代謝異常学会誌 15 : 109, 1999.
6) Tygstrup N : Galactose and fructose metabolism in liver disease. Falk Symposium No. 35, Liver in Metabolic Diseases (Bianchi L, Gerok W, Landmann L, Sickinger K, Stalder GA, eds), MTP press, Boston, 1983, 255-260.
7) Sakura N, Mizoguchi N, Eguchi T, Ono H, Mawatari M, Naitou K, Ito K : Elevated plasma bile acids in hypergalactosemic neonates : a diagnostic clue to portosystemic shunts. Eur J Pediatr 156 : 716-718, 1997.
8) 坂本 修，大浦敏博，小川英伸，飯沼一宇，五十嵐裕，松原洋一，成澤邦明：Fanconi-Bickel症候群の遺伝子解析．日本先天代謝異常学会誌 15 : 187, 1999.
9) 内藤久美子，速水恭子，伊藤祥子，伊藤勝陽，佐倉伸夫，上田一博：高ガラクトース血症の原因検索における超音波診断．臨床放射線 41 : 647-652, 1996.

（佐倉伸夫，溝口信行，小野浩明，浜川以行）

成人発症Ⅱ型シトルリン血症

はじめに

成人発症Ⅱ型シトルリン血症（CTLN2）の真の原因は長年不明であったが，著者らは最近，新規遺伝子 SLC25A13（転写産物 citrin）がその責任遺伝子であることを明らかにした（Kobayashi, et al., 1999）．この発見により，CTLN2 は常染色体劣性の遺伝性疾患であると定義づけられ，従来の古典型シトルリン血症（CTLN1）とは明確に区別でき，新たな疾患概念の確立を可能にした．本稿では，シトルリン血症を分類し，その特徴を記載し，特に成人発症Ⅱ型シトルリン血症の病態から遺伝子診断までを概略する．

Ⅰ．シトルリン血症の分類とその特徴（表1，図1）

尿素サイクル（図2）の律速酵素といわれるアルギニノコハク酸合成酵素（argininosuccinate synthetase：ASS）の異常は，シトルリン血症を引き起こす．著者らがこれまでに行った，国内外合わせて 200 症例近くのシトルリン血症患者の酵素学的ならびに分子遺伝学的解析結果から，シトルリン血症は病因を異にする 2 病型に分類できる．

1．CTLN1

古典型シトルリン血症は，第 9 染色体に座位する ASS 遺伝子の異常に起因するため，正常で ASS が

表1　日本におけるシトルリン血症（CTLN）の分類と特徴

	古典型（Ⅰ型，Ⅲ型） ［CTLN 1］	成人発症Ⅱ型 ［CTLN 2］
解析症例数*		
新生児小児例	34/37	3/37
成人例（15 歳以上）	4/124	120/124
血族結婚率	7/38（18％）	23/123（19％）
発症頻度	≒60 万人に 1 人	≒10 万人に 1 人
血清アミノ酸（nmol/m*l*）		
シトルリン（20-40）	上昇（2500±1040）	中程度上昇（520±290）
アルギニン（80-130）	低下（58±31）	上昇傾向（230±170）
ASS 欠損	全身性	肝臓特異的
病因遺伝子（染色体座位）	ASS（9q34）	SLC25A13（7q21.3）
臨床症状	哺乳力低下，嘔吐 痙攣，四肢硬直 傾眠状態など	行動異常，意識障害 突然失見当識など （豆類への異常食癖）
治療	アルギニン投与 安息香酸 Na 投与 低蛋白食（N 源減少）	肝臓移植（10 症例） 低蛋白食（N 源減少）

*1998 年 10 月現在までに鹿児島大学医学部生化学第 1 講座で解析した症例数を示す．

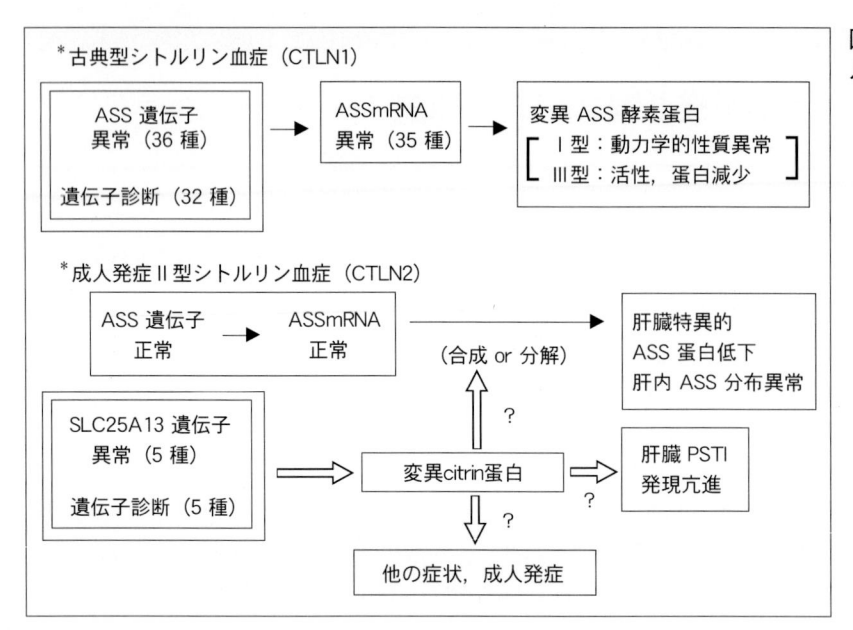

図1 遺伝子異常からみたシトルリン血症（CTLN）の病因

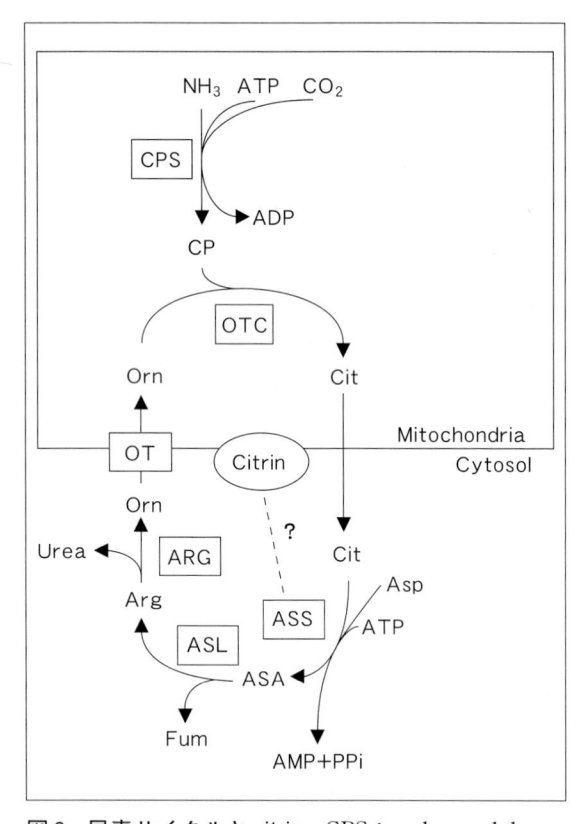

*古典型シトルリン血症（CTLN1）
- ASS遺伝子異常（36種）、遺伝子診断（32種）→ ASSmRNA異常（35種）→ 変異ASS酵素蛋白　I型：動力学的性質異常／III型：活性，蛋白減少

*成人発症II型シトルリン血症（CTLN2）
- ASS遺伝子正常 → ASSmRNA正常 →（合成 or 分解）→ 肝臓特異的ASS蛋白低下，肝内ASS分布異常
- SLC25A13遺伝子異常（5種）、遺伝子診断（5種）→ 変異citrin蛋白 → 肝臓PSTI発現亢進／他の症状，成人発症

図2 尿素サイクルとcitrin　CPS：carbamoylphosphate synthetase, OTC：ornithine transcarbamoylase, ASS：argininosuccinate synthetase, ASL：argininosuccinate lyase, ARG：arginase

発現するすべての組織，細胞でASS欠損が観察される．そのため，血清シトルリン値は顕著に上昇し，シトルリンから合成されるアルギニンの血清レベルは低下する．ほとんどの症例は新生児小児期発症であり，興奮性亢進，嗜眠，多呼吸などの症状が生後数日以内に出現し，痙攣，硬直，昏睡をきたし，しばしば死に至る．小児発症例では反復性の嘔吐や痙攣がみられ，精神身体発達遅延をきたす．

一方，成人になって，妊娠，出産，授乳などを契機に発症したり，60歳を過ぎて意識障害などを主症状に発症する例も認められる．これは，後述するCTLN2と混同されやすいので，注意すべきである．

2. CTLN2

成人発症II型シトルリン血症は，その名の示すように，大部分の症例が成人で発症し，肝臓特異的にASS蛋白が低下することで，シトルリン血症を引き起こす．腎臓や培養皮膚線維芽細胞など肝臓以外の組織におけるASS蛋白には異常がなく，腎臓ASSはシトルリンからのアルギニン合成系として働いているので，CTLN1の場合と異なり血中アルギニン値はむしろ上昇傾向にある．肝ASS蛋白は低下しているが，肝ASS mRNAの発現およびASS遺伝子自体には異常は認められない（図1）．

II. シトルリン血症の歴史

1. CTLN1

シトルリン血症は，1962年のMcMurrayらによる「シトルリン尿症」の報告に始まる．これは，著者らが分類しているCTLN1に相当する．1983年BockらによりASS cDNAが単離され，その後ASS遺伝子の構造も解析されたが，多くの偽遺伝子が存在するため，まだ完全な解明には至っていない．Kobayashiらは，1990年にCTLN1症例のASS遺伝子上に12種類の変異を同定して以来，現在までに国内外50数症例で36種類（世界のすべて）の変異を明らかにし，変異解析ならびに遺伝子診断を一手に引き受けている．

2. CTLN2

Sahekiらは1981年，成人発症のシトルリン血症7例について，ASS蛋白の酵素学的解析を行い，「質的異常」と「量的異常」の概念を提唱し，「量的異常」を示すシトルリン血症は肝臓特異的ASS欠損症であることを報告した．続いて1985年，新生児小児発症のシトルリン血症の解析から，新たなタイプがあることを見出し，「質的異常」をI型，「量的異常」をII型，「活性が検出されないタイプ」をIII型とし，3型に分類した．肝臓特異的ASS欠損症を成人発症II型シトルリン血症と呼び，全身性のASS異常を示すI型ならびにIII型が属するCTLN1から区別した．

3. 肝性脳症とCTLN2

成人発症II型シトルリン血症に相当すると思われる疾患の歴史的背景を文献的に遡ってみると，肝脳疾患の研究に行き当たる．1950年，猪瀬は肝脳変性疾患の一特殊型（猪瀬型肝脳疾患）を独立した疾患単位として記載した．その後，志方は肝病変の検討から，猪瀬型肝脳疾患の多くは門脈系と大循環系の短絡で説明できることを見出し，さらにその一部にどうしても門脈大循環系の短絡では説明しえない一群が残ることを記載した．若年性の猪瀬型で特異な偏食や，同胞発症例を有するもの，亜急性の経過をとる一連の疾患を，白木らは脳病理学的所見から「類瘢痕脳型」と区別し，神経病理学者からは「断血型」と提起されたが，志方は発生病理から「栄養障害型肝脳疾患」と呼んだ．

CTLN2患者におけるシトルリン血症の記載は，猪瀬型肝脳疾患のなかに，血清シトルリン濃度が上昇する症例が存在することを見出した宮腰らの報告（1968年）に始まると考えられる．

III. CTLN2の病態

1. 臨床症状

小児期より反復性の嘔吐，痙攣，知能低下をきたす症例と，小児期に著変なく，知能の低下をまったく認めない症例がある．初発症状として，突然に異常行動，失見当識，精神不隠などの意識障害が出現し，痙攣や，てんかん様発作などの多彩な精神神経症状がみられることが多く，初診時にはてんかん，うつ病，分裂病，神経症と誤診されることもある．夜間の不眠，不穏，もうろう状態を繰り返し，しだいに意識レベルの低下をきたす．発作時には流涎，下顎振戦，羽ばたき振戦，四肢のミオクローヌスなどが認められる．発症年齢は10歳代～70歳代（主に20～40歳代）とさまざまであり，男女比は約7：3で男性のほうが多い．

2. 検査所見

血液生化学：高アンモニア血症を伴ってシトルリン血症を呈するが，それらの値の変動と発作とは必ずしも相関しないという報告もある．血清アルギニン値が上昇傾向にあり，Thr/Ser比が高値を示すことが多い．さらに，CTLN2の肝臓においてpancreatic secretory trypsin inhibitor (PSTI) の発現が亢進するため，血中PSTIレベルが上昇する．

肝臓：肝機能異常はほとんど認められないか，または軽微である．門脈大循環短絡は否定される．肝組織像では，軽度の線維化や脂肪変性がみられることが多い．免疫組織化学的解析により，肝小葉内で不均一な塊状型のASS分布を示す症例の多くは予後不良であることが得られている．

脳：CTLN2の主な死因は脳浮腫である．病理解剖された脳の所見は肝臓と異なり，かなり激しい破壊性の病変（類瘢痕脳，断血性神経細胞）がみられる．

3. その他

約半数の症例は，豆類，ピーナッツ，鶏卵，魚肉などを好み，甘いものや米飯などの糖質類を嫌う，偏食傾向がある．他覚的に身長や体重が小であり，

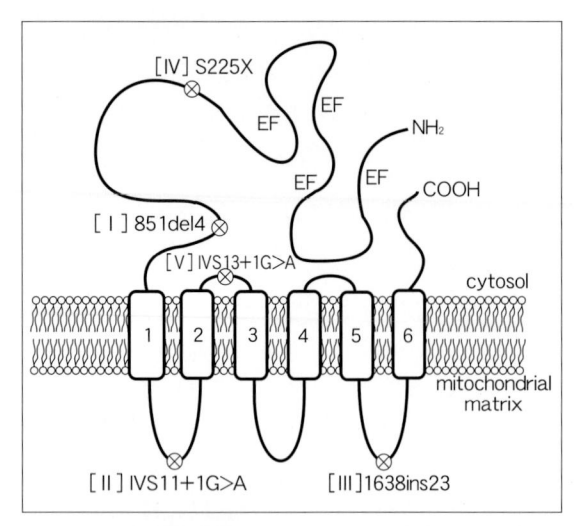

図3 citrinの推定構造とCTLN2で同定した5種類（[I]～[V]）の変異

発育の障害がみられ，多くはやせ気味であり，るいそうと指摘される場合もある．幼少期から成人後にも及ぶ夜尿症があったり，胃腸障害や全身倦怠感を訴える症例もみられる．アルコール多飲歴，胆道疾患などはないが，膵炎，肝癌，あるいは高脂血症などを合併する症例も若干（5～10％）認められる．

IV．CTLN2の診断と治療

1．責任遺伝子の発見

著者らはこれまでに126家系のCTLN2を解析し，そのうち24家系（20％）が近親婚由来であることから，CTLN2は常染色体劣性の遺伝病であろうと予想し，原因遺伝子の探索を開始した．Homozygosity mappingとpositional cloningの手法により単離したSLC25A13遺伝子（160 kb）は第7染色体に座位し，3.4 kbのmRNAは主に肝臓で，また若干腎臓や他の組織でも発現している．その遺伝子産物であるcitrinは675個のアミノ酸（74 kD）からなり，N-halfにはCa結合蛋白に認められるEF-hand motifが4個存在し，またC-halfにはmitochondrial carrier蛋白に共通にみられる6個のtransmembrane domainがあり，Ca-dependent mitochondrial carrierに属すると推定される（図3）．

SLC25A13をCTLN2の責任遺伝子であると決定づけたのは，II型患者の遺伝子上に変異を明らかにできたことによる．同定した5種類の変異は，いずれもcitrinの構造を大きく変える（truncated formあるいは膜貫通構造の破壊）ものであった（図3）．

2．遺伝子診断と変異頻度

著者らがこれまでに生化学的・酵素学的に診断してきた130症例近くのCTLN2のうち，98症例からゲノムDNAが得られ，遺伝子診断を実施することができた．その結果，94症例において5種類の既知変異のいずれかが存在し，82症例では完全にホモ接合体あるいは複合ヘテロ接合体として見事に診断でき，著者らが行ってきたこれまでの診断基準は間違っていなかったことが証明された．既知変異が認められなかった4症例については，新規変異の同定を行っている．さらに，65歳以上で発症した5症例にも変異が認められたことは，発症機構を明らかにするうえで貴重な情報である．

一方，遺伝子診断が可能になったことは，発症前の患者ならびに保因者を検索することができ，CTLN2の診断にとっては一大飛躍である．まだ解析を開始したばかりであるが，一般集団における変異遺伝子検索において，60人に1人の割合で保因者が見つかっているので，変異遺伝子をホモにもつ人の頻度は高い（1万5000人に1人）ことが予想される．

3．治療

CTLN2は発症してから急速に死に至る場合も少なくはない，予後不良の難病である．1988年にピッツバーグで肝移植手術を受けた最初のCTLN2症例は，術後すでに10年を経過するが，順調に過ごしている．それ以来，現在までに14症例で肝移植が実施されている．主な死因である脳浮腫の予防は患者の生命予後に重要であり，脳障害のない時期に肝移植が考慮されるべきである．さらに，CTLN2の遺伝子診断は，肝臓提供者を選出する際にも有効に利用できる．

おわりに

成人発症II型シトルリン血症が遺伝子診断できることは，これまでの酵素学的診断に比べると一大飛躍である．しかし，citrinに異常が生じることに

よって，なぜ，どんな機構で，①肝 ASS 蛋白を低下させ，異常な組織分布を生じるのか，②肝 PSTI が発現亢進するのか，③成人で発症するのか，また，④その発症誘因として何か環境要因が関係しているのか，それは調節可能であるのか，⑤もっと早期にシトルリン血症以外の他の症状は出ていないのか，まだまだ解決すべき課題が多く残っている（図1）．CTLN2 の発症予防や治療のためにも，citrin の機能解析や生理的役割を明らかにする必要がある．

文献

1) Kobayashi K, Horiuchi M, Saheki T : Pancreatic secretory trypsin inhibitor as a diagnostic marker for adult-onset type II citrullinemia. Hepatology 25 : 1160-1165, 1997.
2) Kobayashi K, Jackson MJ, Tick DB, O'Brien WE, Beaudet AL : Heterogeneity of mutations in argininosuccinate synthetase causing citrullinemia. J Biol Chem 265 : 11361-11367, 1990.
3) Kobayashi K, Shaheen N, Kumashiro R, Tanikawa K, O'Brien WE, Beaudet AL, Saheki T : A search for the primary abnormality in adult-onset type II citrullinemia. Am J Hum Genet 53 : 1024-1030, 1993.
4) Kobayashi K, Sinasac DS, Iijima M, Boright AP, Begum L, Lee JR, Yasuda T, Ikeda S, Hirano R, Terazono H, Crackower MA, Kondo I, Tsui L-C, Scherer SW, Saheki T : The gene mutated in adult-onset type II citrullinemia encodes a putative mitochondrial carrier protein. Nature Genetics 22 : 159-163, 1999.
5) Saheki T, Ueda A, Hosoya M, Kusumi K, Takada S, Tsuda M, Katsunuma T : Qualitative and quantitative abnormalities of argininosuccinate synthetase in citrullinemia. Clin Chim Acta 109 : 325-335, 1981.
6) Todo S, Starzl TE, Tzakis A, Benkov KJ, Kalousek F, Saheki T, Tanikawa K, Fenton W : Orthotopic liver transplantation for urea cycle enzyme deficiency. Hepatology 15 : 419-422, 1992.
7) Yagi Y, Saheki T, Imamura Y, Kobayashi K, Sase M, Nakano K, Matuo S, Inoue I, Hagihara S, Noda T : The heterogeneous distribution of argininosuccinate synthetase in the liver of type II citrullinemic patients. Am J Clin Pathol 89 : 735-741, 1988.

（小林圭子，佐伯武頼）

非肝硬変性脳症の全国調査とその分類

I．肝性脳症の病因

　肝性脳症の主な病因には，劇症肝炎，アルコール性肝障害，薬剤性肝障害などによる急性肝不全でみられる肝性脳症や，非代償性肝硬変などいわゆる慢性肝不全（門脈-大循環短絡路を伴うことが多い）でみられる肝性脳症がある．しかし，その他に，肝疾患を伴わない門脈-大循環短絡路による脳症，高シトルリン血症など肝代謝異常に伴う脳症がある．

　肝不全に伴う肝性脳症を hepatic encephalopathy，肝疾患を伴わない門脈-大循環短絡路による脳症を門脈大循環性脳症 portal systemic encephalopathy，肝代謝異常による脳症を代謝性肝性脳症 metabolic hepatic encephalopathy と呼び区別する考え方もある．第9回国際アンモニア会議（1996年5月，Newcasle，英国）や第11回世界消化器病会議（1998年6月，Vien，オーストリア）で名称の統一について今後検討されることが提案された．

　われわれは劇症肝炎や肝硬変などの重篤な肝疾患を伴わない門脈-大循環短絡路を有する肝性脳症について，第33回日本肝臓学会西部会を契機に1999年春に行われた全国調査の結果をわれわれの分類をもとに分析し報告する．

II．門脈-大循環系短絡路を有する非肝硬変性肝性脳症

1．歴史

　劇症肝炎や肝硬変などの重篤な肝疾患を伴わない門脈-大循環系短絡路を有する肝性脳症は，1964年Raskinら[1]によって「先天性肝内シャントによる門脈-大循環性脳症」として初めて報告された．当時は非常にまれと考えられていたが，画像診断の高性能化と普及により，近年，数多くの報告がなされるようになった．

2．診断の重要性

　肝性脳症でありながら，基礎的肝疾患がなく，血清GOT，GPTなど肝酵素の上昇をきたさないことが多く，痴呆症やその他の精神疾患と誤診され，老人施設に入所していたり，精神科病棟に入院していたりする場合がある．また逆に高アンモニア血症をきたすことから重度の肝硬変症や肝不全として，厳しい蛋白制限食や安静を強いられるケースもある．さらに，小児の先天異常患者では，原因不明の意識障害として成人期まで見逃されたりしている例がある．以上のように，著しくQOLが損なわれている場合があり，治療により劇的に改善する例のあることから，正しい診断の重要性が指摘される．

III．門脈-大循環短絡路による肝性脳症の分類

　われわれは門脈-大循環短絡路による肝性脳症を，門脈血行動態からみて，表1のようにI～V型に分類した[2,3]．I型は肝内型で，肝内門脈-肝静脈短絡路を有するもので，肝内両葉にびまん性に短絡路のあるIa型，肝内の一部だけに限局して短絡路を認めるIb型，門脈-肝静脈短絡以外に動脈-門脈短絡や動脈-静脈短絡などの他の短絡が混在するIc型に分類した．II型は肝内・肝外型で，門脈臍部を起

表1　分類法

I型（肝内型）	肝内門脈-肝静脈短絡路を有するもの Ia型：びまん型，Ib型：限局型，Ic型：混在型
II型（肝内・肝外型）	門脈臍部を起点とする短絡路が肝内を蛇行した後，肝外に出て最終的に下大静脈に注ぐもの
III型（肝外型）	左胃静脈・脾静脈・上腸間膜静脈から左腎静脈・下大静脈間に短絡路を有するもの
IV型	肝外型（III型）で，肝病変が特発性門脈圧亢進症（IPH）に一致するもの
V型	門脈血流が肝内に流入しないもの（先天性門脈欠損症など）

（富山医科薬科大学第三内科）

右肝静脈造影　　　　　　中肝静脈造影　　　　　　左肝静脈造影

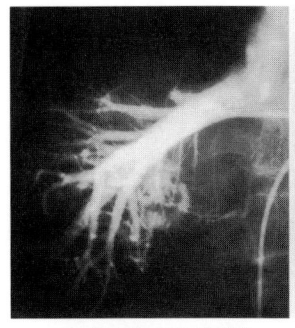

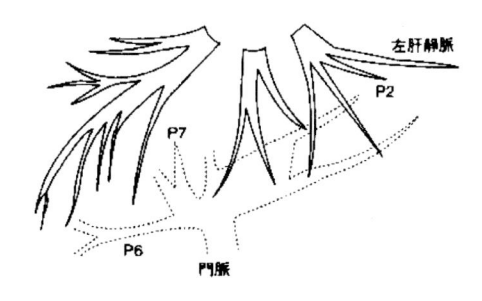

図1　Ia型（肝内びまん型）　71歳，女性．主訴：繰り返す意識障害．血中アンモニア濃度282μg/dl．

点とする短絡路が肝内を蛇行した後，肝外に出て最終的に下大静脈に注ぐもので，III型は肝外型で，左胃静脈・脾静脈・上腸間膜静脈から左腎静脈・下大静脈間に短絡路を有するものである．IV型は肝外型（III型）で，肝病変が特発性門脈圧亢進症（IPH）に一致するものである．V型は門脈血流が肝内に流入しないもの（先天性門脈欠損症など）とした．

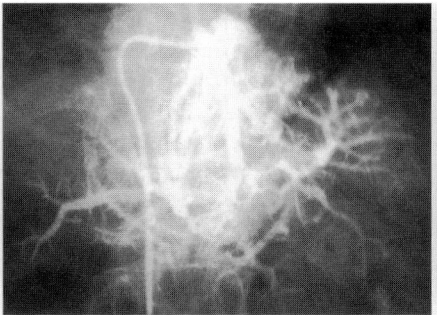

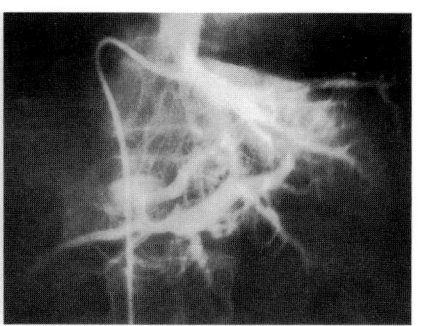

IV. 代表的な症例

図1は71歳の女性で，主訴は意識障害である．肝内にびまん性に多数の門脈-肝静脈短絡路を有するIa型（肝内びまん型）である．図2は58歳の男性で，主訴は意識障害である．肝右葉に数本の門脈-肝静脈短絡路を認めるIb型（肝内限局型）である．図3はRendu-Osler-Weber病例の3次元超音波画像である（広島大学第一内科　山下直人先生ご提供[4]）．肝左葉に大きな血管瘻があり，その周囲に門脈-肝静脈短絡路のほかに，肝動脈-門脈短絡路，肝動脈-肝静脈短絡路が混在するIc型（肝内混在型）である．図4は67歳の女性で主訴は意識障害

である．左胃静脈と左腎静脈の間に短絡路（図中矢印）を認めるIII型（肝外型）である．

V. 非肝硬変性肝性脳症例の全国集計

1. 集計の対象と方法

シャント血管を有する肝性脳症例や肝代謝異常による肝性脳症例を集めることを目的として，日本肝臓学会評議員の協力をいただき，1999年4月から6月にかけて全国調査を行い，49施設80例の回答を得た．80例の中から，肝硬変11例，小児ライ症候群1例，高シトルリン血症14例，OTC欠損症7例を除いた，成人例の門脈-大循環短絡路を有する肝性脳症47例を対象として以下のように検討した．アンケート用紙による調査項目を表2に示す．

2. 集計結果

われわれの分類法に基づいて全国集計の結果をまとめた．表3には各型別の症例数，男女比，診断時の年齢が示されている．症例数としては47例中III型が23例と最も多く，次いでIb型9例であった．（　）内は先天異常で，Ib型のうち3例は静脈管開存例，Ic型は全例Rendu-Osler-Weber病で，V

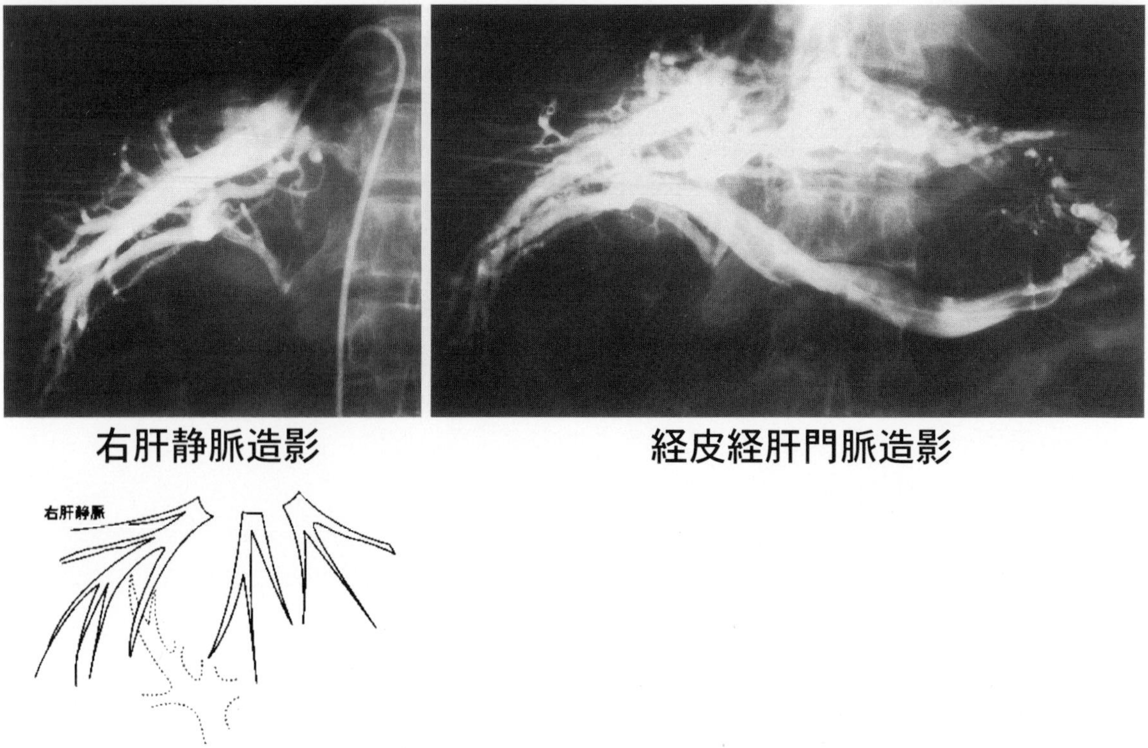

138　III．肝硬変

右肝静脈造影　　　　　　経皮経肝門脈造影

右肝静脈

図2　Ib型（肝内限局型）　58歳，男性．主訴：繰り返す意識障害．血中アンモニア濃度 76 μg/dl．

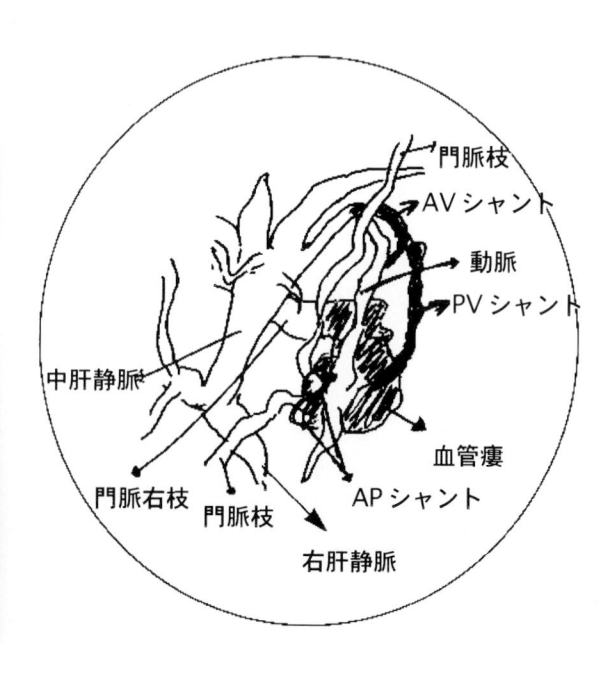

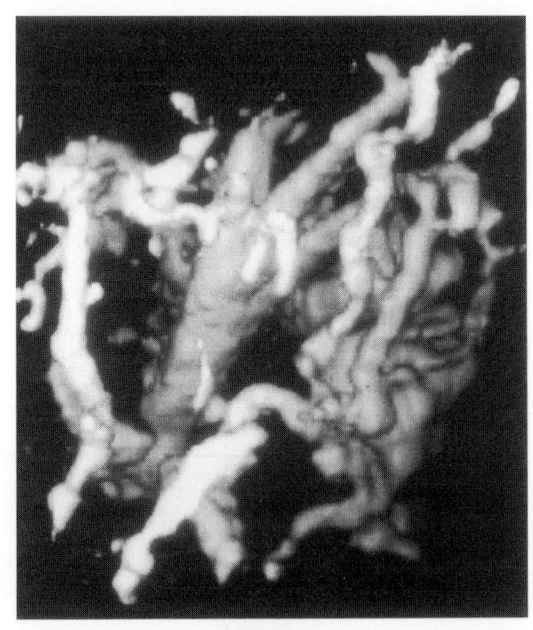

3D-US 画像

門脈枝
AVシャント
動脈
PVシャント
中肝静脈
血管瘻
門脈右枝　門脈枝　APシャント
右肝静脈

図3　Ic型（肝内混在型）　Rendu-Osler-Weber病．（広島大学第一内科　山下直人先生ご提供）

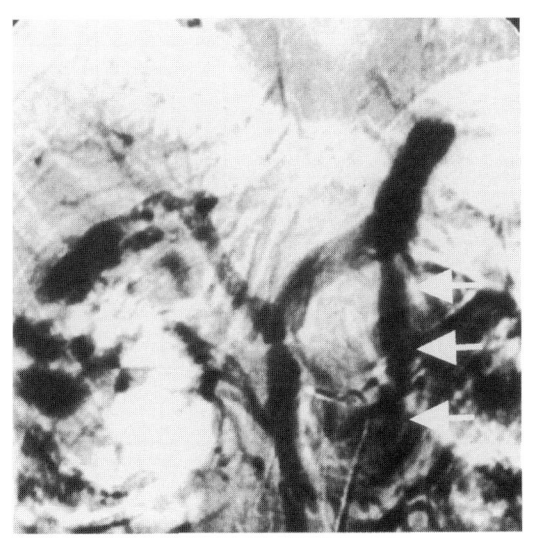

門脈造影　　　　　　　　　脾静脈造影

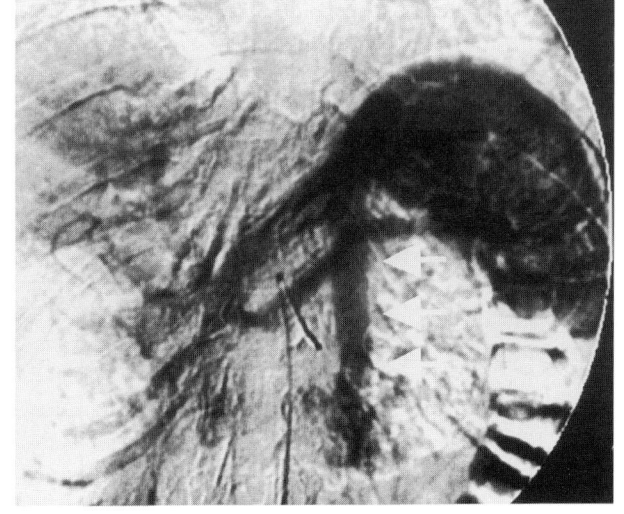

図4　III型（肝外型）　67歳，女性．主訴：繰り返す意識障害．血中アンモニア濃度 120 μg/dl．

型の1例は先天性門脈欠損症であった．
　男女比では，Ia型，II型，III型，IV型で女性が多い傾向にあった．診断時の年齢はB型肝硬変例とほぼ同年齢であった．
　診断時の検査結果を表4に示した．GOT，GPT値は正常例が多く，血清アルブミン値は表4のごとくすべての型で低下しており，プロトロンビン時間もすべての型で延長していた．診断時の血中アンモニア濃度はほとんどの症例で上昇しており，平均値はIa型とIc型で 200 μg/dl 以上と特に高値を示した．
　発症から診断までの期間を表5に示した．診断技術の進歩により，発症から診断までの期間は大半が1年以内であったが，Ic型とIII型で診断まで数年から20数年を要した例もあったことから，本疾患の早期診断にわれわれはさらに努力する必要があると思われた．
　診断時の症状としては，約75％は肝性脳症による意識障害であったが，残りの25％は診断時に明らかな脳症は認めず，まったくの無症状で偶然発見された例がIII型では3例あった（表6）．高アンモニア血症を認めた例でも明らかな脳症を認めない場合があり，肝機能異常や倦怠感で偶然発見された例もあった．
　肝の基礎疾患を表7に示した．II型では2例ともIPHを基礎疾患に有していた．III型の慢性肝炎，胆管細胞癌，肝血管腫，多発性嚢胞肝，胃癌門脈浸潤例は後天性の短絡路形成によるものと思われる．
　表8に選択された治療法を示した．短絡路が肝内に多数存在するIa型，Ic型では保存的治療が行われていた．短絡路が肝内に限局するIb型とIc型の1例は金属コイルを用いた短絡路閉塞術が選択されていた．IPHを基礎疾患に有するII型とIV型には，外科的短絡路結紮術と門脈圧亢進症に対してのHassab術の併用が試みられた．III型には外科的短絡路結紮術のほか，金属コイルなどを用いた短絡路閉塞術，経皮経肝的脾静脈分流術，バルーン下逆行性経静脈的塞栓療法（B-RTO）などの種々のinterventional radiology (IVR) の手法による治療法が選択された．以上のように，I～V型分類の型により一定の治療法が選択されていたことは興味深い．

3．全国集計のまとめ

1) われわれの分類による各型の頻度は，I型 36.2％（Ia型 8.5％，Ib型 19.2％，Ic型 8.5％），II型 4.3％，III型 48.9％，IV型 8.5％，V

表2 アンケート内容

患者ID（　　　　）　　性：男　女
生年月日　19（　）年（　）月（　）日

本例について該当する番号をまるで囲んで下さい。
(1) 小児期からシャントを有する症例：静脈管開存例を含む
(2) 巨大シャントを有する肝性脳症例
(3) 肝障害のない腹腔内シャント症例
(4) 肝疾患をともなっている巨大シャント症例
(5) 門脈瘤あるいは血管腫にともなう巨大シャント症例
(6) その他(内容をご記載下さい)
(7) 肝の代謝異常にともなう肝性脳症

上記の疾患名（　　　　　　　　）

発症時年齢：（　）歳（　）ヶ月
診断時年齢：（　）歳（　）ヶ月
診断時の症状：（　）症状なし(全く偶然)
　　　　　　　（　）肝性脳症による意識障害
　　　　　　　（　）肝機能障害
　　　　　　　（　）嘔吐/悪心
　　　　　　　（　）倦怠感
　　　　　　　（　）他(　　　　　　)

診断時の検査所見：総蛋白　　（　　）g/dl
　　　　　　　　アルブミン　（　　）g/dl
　　　　　　　　GOT　　　　（　　）IU/L
　　　　　　　　GPT　　　　（　　）IU/L
　　　　　　　　PT　　　　 （　　）%
　　　　　　　　血中アンモニア（　　）μg/dl
　　　　　　　　検尿　蛋白（　）　潜血（　）
シャントの場合　シャント率（　）%　不明
代謝障害の場合　酵素診断の結果（　　　　）

シャント血管はどの血管とどの血管をつないでいますか
（　　　　　　）⇔（　　　　　　）

シャント血管は静脈管の可能性がありますか：有（　）無（　）

合併症　（　）特になし
　　　　（　）肝炎
　　　　（　）肝硬変
　　　　（　）肝癌
　　　　（　）慢性腎炎
　　　　（　）他（　　　　　　　　）

治療　（　）シャント血管の結紮術
　　　（　）ステントなどを利用したシャント血管閉塞術
　　　（　）高アンモニア血症の予防を中心とした内科的治療
　　　（　）他（　　　　　　　　）

表3 集計結果(1)

分類	症例(人)	男：女	診断時年齢(歳) 範囲	平均
Ia型 肝内びまん型	4	0：4	39〜69	59.8
Ib型 肝内限局型	9(3)	5：4	30〜74	56.9
Ic型 肝内混在型	4(4)	2：2	25〜70	55.3
II型 肝内・肝外型	2	0：2	39〜55	47.0
III型 肝外型	23	9：14	39〜80	57.4
IV型 肝外型・IPH	4	0：4	51〜65	64.8
V型 門脈欠損	1(1)	1：0	23	23

（　）：先天異常

表4 集計結果(2)

分類	血清Alb値 (g/dl)	PT (%)	アンモニア濃度 (μg/dl)
Ia型 肝内びまん型	3.7	(82)	233
Ib型 肝内限局型	3.2	66	127
Ic型 肝内混在型	3.2	84	262
II型 肝内・肝外型	(3.5)	(73)	(126)
III型 肝外型	3.5	72	168
IV型 肝外型・IPH	3.2	(63)	113
V型 門脈欠損	(3.0)	(80)	(109)

（　）：症例数2例以下

表5 集計結果(3)

分類	発症から診断までの期間				
	〜1年	2〜3年	4〜10年	11〜20年	21〜30年
Ia型 肝内びまん型	4				
Ib型 肝内限局型	7	2			
Ic型 肝内混在型	2		1		1(22年)
II型 肝内・肝外型	2				
III型 肝外型	11	5	3	1(14年)	
IV型 肝外型・IPH	1	1			
V型 門脈欠損	1				

表6 集計結果(4)

分類	診断時の症状					
	意識障害	肝機能異常	倦怠感	悪心/嘔吐	無症状	その他
Ia型 肝内びまん型	4					
Ib型 肝内限局型	7	1				心窩部痛, 浮遊感
Ic型 肝内混在型	3	1	1			鼻出血・心不全
II型 肝内・肝外型	1	1	1			
III型 肝外型	17	1	2	1	3	易疲労感, 肝内出血
IV型 肝外型・IPH	3	1				
V型 門脈欠損	1					

表7 集計結果(5)

分類	肝基礎疾患
Ia型	なし 4
Ib型	なし 7　C型慢性肝炎 1　門脈線維症 1
Ic型	Rendu-Osler-Weber病 4
II型	IPH 2
III型	なし 10
	慢性肝炎 8（IPH術後 1,肝原発性悪性リンパ腫 1を含む)
	胆管細胞癌 1　肝血管腫 1
	多発性嚢胞肝 1　胃癌門脈浸潤 1
IV型	IPH 4（慢性肝炎 1を含む)
V型	先天性門脈欠損症 1

IPH：特発性門脈圧亢進症

表8 集計結果(6)

分類	選択された治療法					
	保存的治療	結紮術	閉塞術	分流術	B-RTO	PSE
Ia型 肝内びまん型	4					
Ib型 肝内限局型	4	1	4			
Ic型 肝内混在型	3		1			
II型 肝内・肝外型		2(2)				
III型 肝外型	10	5	4	2	1	1
IV型 肝外型・IPH	2	1(1)		1		
V型 門脈欠損	1					

結紮術：外科的短絡路結紮術,（ ）：Hassab術併用,閉塞術：金属コイル等を用いた短絡路閉塞術,分流術：経皮経肝的脾静脈分流術,B-RTO：バルーン下逆行性経静脈的塞栓療法,PSE：部分脾動脈塞栓術

型 2.1％であった．

2）発症後1年以内に診断された例が多かったが，診断に数年から20数年を要した例もあった．

3）診断時の症状は肝性脳症による意識障害が多かったが，無症状で偶然発見された例もあった．

4）診断時血中アンモニア濃度は，ほぼ全例高値でIa型とIc型で特に高かった．血清アルブミン値はほとんどの例で低下し，プロトロンビン時間の延長例も多かった．

5）Ia型とIc型は肝内に多数の短絡路を有するために，手術またはIVRによる直達的かつ根治的治療が困難であり，Ic型の1例以外は保存的治療が行われた．

6）Ib, II, III, IV型では手術またはIVRを用いた治療法が選択された例が多かった．

VI. 考察

今回の全国調査では，治療効果や予後に関する調査がなされておらず，これらに関する検討はできなかった．自験例では，症例1のIa型は保存的治療で，肝性脳症の再発を繰り返している．症例2のIb型は金属コイルを用いた短絡路閉塞術を行ったが，複数の短絡路があり，閉塞が不完全であったため，数年後に脳症が再発している．症例4のIII型には外科的短絡路結紮術が行われ，以後脳症の再発は認めていない．ほかに，45歳の女性でIb型の静脈管

術前　　　　　術後8ヶ月

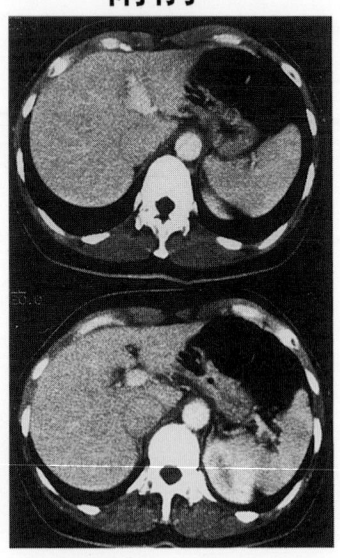

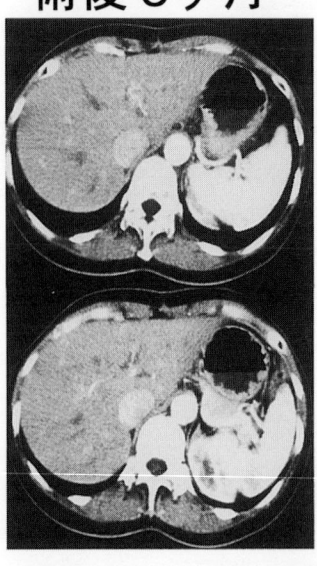

肝容積 708ml　　883ml（25％増加）

図5　術後の肝容積の変化（腹部CT）　45歳，女性．Ib型，静脈管開存例．外科的短絡路結紮術施行．

開存例に対して外科的短絡路結紮術を行った．術後8ヵ月後の腹部CTにて肝容積を測定すると，術前の肝容積が708 mlから術後883 mlと約25％の増加を認めた（図5）．適切な治療により有効な肝内門脈血流が増加し，肝容積の増大をもたらし，肝機能とQOLの著しい改善を認めた．短絡路の部位，数，分布により治療法が制限され，短絡路に対する適切な治療が行われた例では予後は良いものと思われる．

結　語

1）門脈-大循環短絡路を有する非肝硬変性肝性脳症の分類を提示した．

2）非肝硬変性肝性脳症の全国調査の結果を報告した．

3）診断に数年から20数年を要した例もあり，繰り返す意識障害患者や太いシャント血管を有する患者を診たとき，本疾患を念頭に置き，早期診断・治療に努める必要がある．

4）本疾患に対する正しい知識を内科医のみならず，小児科医，老年科医，精神神経科医がもち，さらにこれらの各科医師間の連携を強め，診療のレベルアップを図る必要がある．

文　献

1) Raskin NH, Price JB, Fisherman RA : Portal-systemic encephalopathy due to congenital intra-hepatic shunts. N Engl J Med 270 : 225-229, 1964.
2) 渡辺明治：肝硬変を伴わない門脈-大循環性脳症；その分類，診断，治療．Pharma Medica 14 : 219-229, 1996.
3) 渡辺明治：肝性脳症．門脈圧亢進症（渡辺明治，編），新興医学出版社，東京，1998, 62-68.
4) 山下直人：1枚の画像；オスラー病．朝日メディカル 336 : 101, 1999.

（河相　覚，愛場信康，國谷　等，樋口清博，渡辺明治，福井　博，遠藤文夫）

肝性脳症を呈した特発性門脈圧亢進症の病態
——脳症非合併例,肝硬変脳症との対比——

はじめに

 慢性肝疾患における肝性脳症の基礎疾患の大半は肝硬変が占めるが,最近非硬変性肝性脳症の存在が注目されている.本症の原因疾患としては,高シトルリン血症に代表される先天性アミノ酸代謝異常のほかに,静脈管開存,門脈瘤などの先天性門脈大循環短絡形成あるいは特発性門脈圧亢進症(IPH)などがあげられる.IPHでは,門脈末梢枝の狭小化・潰れにより肝細胞の萎縮・脱落をきたすとともに門脈圧亢進症によりさまざまな門脈大循環短絡路が形成される.1975年に厚生省特定疾患IPH調査研究班が発足して以来,疫学,臨床像,病理組織,血行動態等につき詳細に検討されているが,肝性脳症の病因・病態については,いまだ十分解明されていないのが現状である.

I. IPHの経過と肝性脳症

 一般にIPHはきわめて慢性に経過し,予後良好な疾患である.事実,診断から10年経過後のIPHの生存率は77%であり,肝硬変の24%に比し明らかに高い.一方,IPH 52例の死因を検討した報告によると,肝不全が27%と最も多く,ついで吐血(19%),感染および循環不全(各々10%)であり,剖検例24例の検討においても,消化管出血(58%)の次に肝不全(25%)があげられている.肝不全ならびに消化管出血はIPHの死因の大半を占めるといえるが,本症では末期肝不全に伴う肝性昏睡のみならず,一過性肝性昏睡をきたした症例も報告されている.内視鏡的硬化療法により食道・胃静脈瘤破裂がかなり予防しうるようになった現在,反復性肝性脳症をきたすIPH症例が増加してくるものと推測されるが,本病態に関して系統的に検討した報告は少ない.
 そこで,今回IPHに伴う肝性脳症例の肝予備能,肝萎縮の程度,側副血行路の有無ならびに程度を,脳症非合併IPH例ならびに反復性肝性脳症を呈する肝硬変例と対比検討し,その病態生理学的特徴を抽出してみた.なお,対照とした肝硬変脳症反復例20例(男/女=11/9,診断時平均年齢56歳)の成因は,B型4例,C型10例,非B非C型2例,アルコール性4例であり,うち6例に肝癌の合併を認めたが,全例2cm以下の単発例で末期肝硬変は除外している.

II. IPHにおける肝性脳症の頻度と程度

 厚生省特定疾患門脈血行異常症調査研究班の診断基準に該当するIPH確信例25例(男性1例,女性24例)中5例(20%)に肝性脳症がみられた.各症例の肝性脳症の頻度と程度を図1に示す.
 症例1は,肝性脳症が初発症状となった例であるが,食道静脈瘤に対するHassabの手術後6年間に5回,II度の脳症を繰り返した.症例2はIPH診断後8年間に4回脳症を繰り返し,うち3回が脳症II度,1回がIII度であった.症例3はIPH診断後11年間に2回,症例4は4年間に1回,症例5は2年間に1回,II度の脳症が出現している.脳症出現時の血中アンモニア値は88〜280μg/dl(平均133μg/dl)と高値であった.脳症は,いずれも低蛋白食,ラクツロース,非吸収性抗生物質あるいは分岐鎖アミノ酸輸液剤などにより速やかに消失している.また,症例5は,IPH診断2年後に突然腸閉塞をきたし死亡したが,残り4例はすべて生存中である.
 以上のように,IPHの経過中にみられる脳症は,II度がほとんどで,可逆性で反復してみられる.IPH診断後平均6.2年経過した現在,脳症出現後末期肝不全で死に至った例はみられなかったことから,本症における脳症の病像は,肝硬変における反復性脳症と大差はないといえる.

III. IPH診断時ならびに初回脳症出現時年齢

 IPH診断時年齢は,脳症出現例では非出現例に

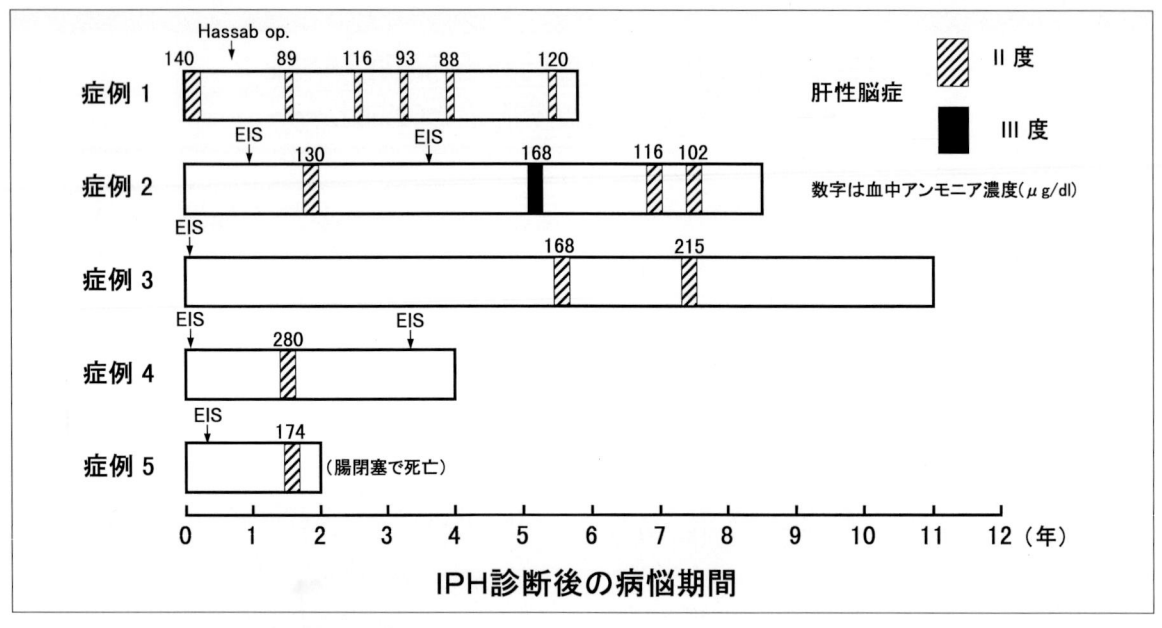

図1 IPHにおける肝性脳症の頻度と程度

比し約12歳高齢であった（63.8 ± 7.3歳 vs. 51.7 ± 9.9歳, $p<0.02$）．また，初回脳症出現時年齢は，IPHでは肝硬変に比し約5歳高い傾向にあった（65.8 ± 8.2 vs. 61.3 ± 16.0歳）．

Uchinoら[5]は，静脈管開存，門脈瘤，門脈欠損などによる先天性門脈大循環短絡51例を解析し，60歳以上になると肝性脳症の頻度が高率になると報告している．非硬変性肝性脳症が高齢者に多くみられる理由としては，脳自体の老化によるアンモニアに対する感受性の亢進，長期間にわたる高アンモニア血症による脳障害の出現などが推測されるが，IPHでは門脈末梢枝の狭小化・潰れによるhypoperfusionが肝細胞の萎縮・脱落を招き，より長期にわたる門脈血流量の低下が肝細胞機能不全をもたらす可能性がある．

IV．肝機能検査および肝・脾体積

現在までIPHにおける脳症発現と肝予備能，肝萎縮の程度の関係を検討した報告はほとんどみられない．今回，IPH診断時における肝機能検査を検討した結果，脳症出現例では非出現例に比べ，$ICGR_{15}$および血清総胆汁酸は高値で，血清アルブミンおよびヘパプラスチンテストは低値であった（$ICGR_{15}$：27.8 ± 4.3％ vs. 10.4 ± 7.8％, $p<0.001$, 総胆汁酸：$42.1\pm29.1\,\mu M$ vs. $13.4\pm14.2\,\mu M$, $p<0.02$, 血清アルブミン：3.56 ± 0.21 g/dl vs. 3.99 ± 0.42 g/dl, $p<0.05$, ヘパプラスチンテスト：66.8 ± 7.4％ vs. 82.6 ± 18.7％, $p<0.05$）．また，肝硬変と比較すると，初回脳症出現時，IPHでは肝硬変に比べ，血清総ビリルビンが低値で，コリンエステラーゼ，ヘパプラスチンテストおよび総コレステロールが有意に高値であった（総ビリルビン：1.68 ± 0.24 mg/dl vs. 2.6 ± 1.2 mg/dl, $p<0.05$, コリンエステラーゼ：$0.52\pm0.09\,\Delta pH$ vs. $0.31\pm0.11\,\Delta pH$, $p<0.001$, ヘパプラスチンテスト：63.6 ± 4.8％ vs. 45.7 ± 16.5％, $p<0.05$, 総コレステロール：166 ± 33 mg/dl vs. 120 ± 33 mg/dl, $p<0.02$）．

腹部CT像から算出した肝体積はIPH脳症出現例では非出現例に比べ著明に減少（614 ± 140 cm^3 vs. 1032 ± 203 cm^3, $p<0.002$）していた．また，IPH脳症例の脾体積は，肝硬変脳症例に比し増加（543 ± 50 cm^3 vs. 362 ± 185 cm^3, $p<0.05$）していた．さらに，肝・脾体積比は，IPH脳症出現例（1.13 ± 0.21）ではIPH脳症非出現例（2.25 ± 0.78, $p<0.02$）および肝硬変脳症出現例（2.32 ± 0.94, $p<0.02$）に比べ低値であった．

以上，IPH脳症出現例は高度な肝萎縮をきたし

ており，肝予備能は肝硬変脳症出現例より保たれているものの，IPH脳症非出現例より低下していることが明らかとなった．一般に，$ICGR_{15}$および総胆汁酸は，門脈大循環短絡量が増加すると高値を示すが，IPH脳症例における血清アルブミンおよびヘパプラスチンテストの有意な低下は，著明な肝萎縮の結果もたらされる肝細胞機能不全を反映しているものと考えられる．

V．門脈大循環短絡形成の頻度と程度

IPHでは門脈圧亢進症によりさまざまな門脈大循環短絡路が形成される．今回，食道・胃静脈瘤は，IPH脳症非出現例では約半数にみられたのに対し，IPHおよび肝硬変脳症出現例ではほぼ全例にみられた．また，RC signはIPH脳症非出現例では25％，肝硬変脳症出現例では6割で陽性であったのに対し，IPH脳症出現例では全例陽性であった（表1）．また，血管撮影像による検討において，IPH脳症出現例は非出現例に比し，胃腎シャント，傍臍静脈系シャントおよびSMV/portal vein-IVCシャントの頻度は高い傾向にあった（表1）．IPH脳症出現例は非出現例に比べ，門脈大循環短絡路の頻度・程度ともに高度であり，シャント血流量の増大が肝性脳症発現に重要な役割を果たしていることに異論はない．

VI．IPHにおける肝性脳症の発現機序

いったん門脈大循環短絡路が形成されると，アンモニアをはじめとする肝性脳症惹起物質が直接大循環に流入するとともに，門脈血流量減少により肝細胞の機能不全がもたらされる．それでは，IPHの脳症発現にシャント血流の増大と肝細胞機能不全のいずれがより重要であろうか．今回の検討において，肝予備能は，IPH脳症例では非脳症例に比べ低下しているものの肝硬変脳症例より保たれていたこと，門脈大循環短絡の頻度ならびに程度は，IPH脳症例では肝硬変脳症例より高度の傾向にあったことから，シャント血流量の増大が，IPHの肝性脳症発現により関与しているのではないかと推測される．しかし，IPHでは，門脈末梢枝の狭小化・潰れにより肝細胞に供給される門脈血流量は著明に減少しており，IPH脳症例において著しい肝萎縮がみら

表1　IPHおよび肝硬変における門脈大循環短絡の頻度

	IPH		肝硬変
	脳症(−) ($n=20$)	脳症(+) ($n=5$)	脳症(+) ($n=20$)
食道・胃静脈瘤	55％	100％	90％
RC sign(+)	25％	100％	60％
脾腎シャント	30％	20％	20％
胃腎シャント	10％	20％	20％
傍臍静脈系シャント	5％	20％	10％
SMV/PV-IVCシャント	0％	40％	5％

SMV：superior mesenteric vein, PV：portal vein, IVC：inferior vena cava

れたことから，肝細胞機能不全の脳症発現おける意義も大きいものと推察される．ちなみに，先天性門脈大循環短絡小児例において，シャント率が60％以上では肝性脳症が高率に出現し，30％以下では肝性脳症はほとんどみられないことから，シャント血液量の増大が非硬変性肝性脳症の発現を規定することは事実である．しかし，これらの症例のうちシャント率50〜77％の小児静脈管開存肝性脳症例3例において，血清アルブミンの低下とプロトロンビン時間の延長がみられた点，肝は高度脂肪肝を呈するも2例に肝萎縮がみられたという点は留意すべきである．すなわち，肝性脳症が惹起されるほどの高度な門脈大循環短絡がみられる時期には，同時に有効門脈血流量は著明に減少しており，肝は著しく萎縮しているということを十分認識する必要があると考える．

VII．IPH脳症出現例の代表例

69歳，男性．IPH診断後9年間にII度の脳症を3回，III度の脳症を1回認めた症例である（図2）．腹腔鏡像では肝辺縁が紙状に皮薄化し肝は著明に萎縮している（図2左）．門脈造影像では，肝内末梢門脈枝はほとんど描出されず，left gastric veinに著しく発達した遠肝性側副血行路を認める（図2右）．

56歳，女性．肝性脳症を初発とし，IPH診断後6年間にII度の脳症を5回繰り返した症例である．腹腔鏡像では，著明な肝萎縮とともに，数条の癒着索，拡張したリンパ管および著しく発達した側副血行路が認められる（図3左）．門脈造影では，右門

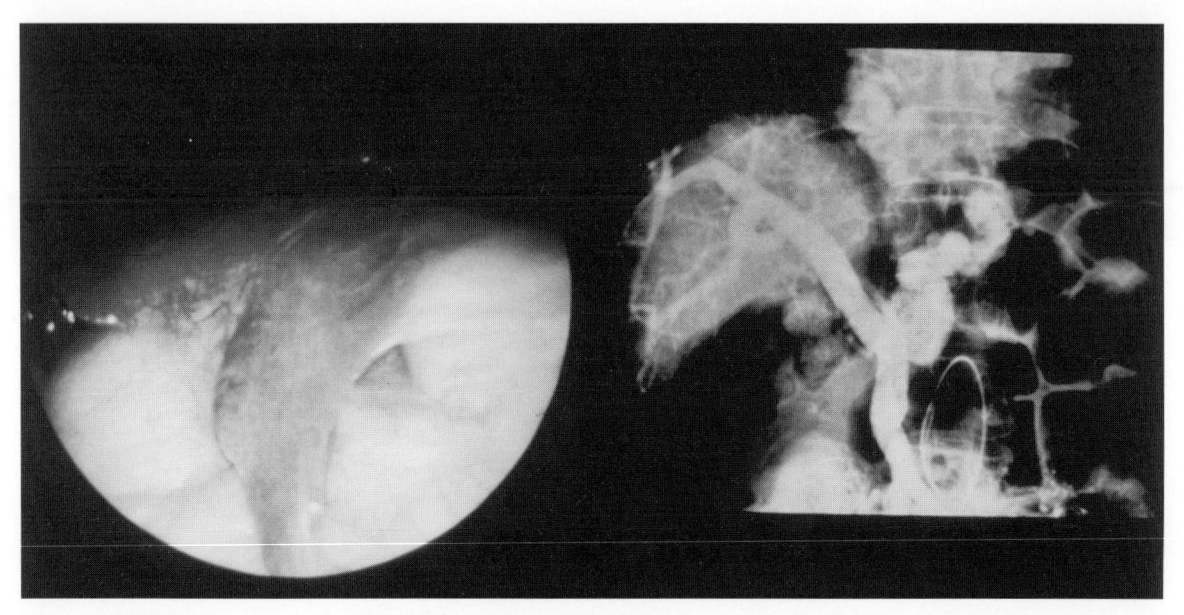

図2 一過性肝性脳症をきたした特発性門脈圧亢進症（69歳，男性）　左：腹腔鏡像，右：上腸間膜造影門脈相．

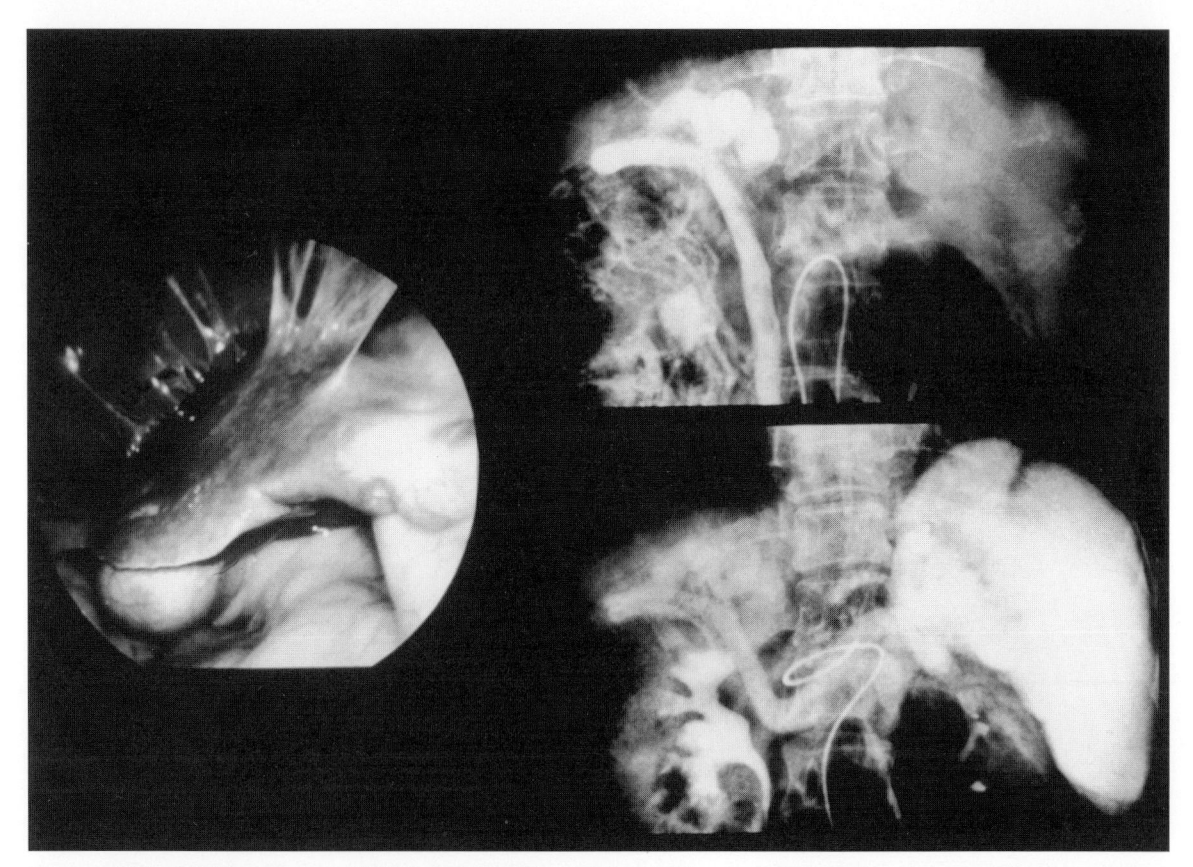

図3 一過性肝性脳症をきたした特発性門脈圧亢進症（56歳，女性）　左：腹腔鏡像，右上：上腸間膜造影門脈相，右下：脾動脈造影静脈相．

脈枝より下大静脈へと屈曲蛇行する巨大な PV シャントが認められ（図3右上），脾腎シャントと巨大な脾腫が造影されている（図3右下）．

おわりに

IPH を含めた非硬変性肝性脳症の成因・病態を論ずる際には，門脈大循環短絡の程度を評価することは最も重要と考えられるが，それに付随して引き起こされる肝病態，すなわち肝細胞機能不全ならびに肝萎縮の程度をも十分に解析し，これら両面から脳症発現機序を慎重に検討していく必要があろう．

文献

1) 岩城 篤，井口 潔，小林袖夫，他：特発性門脈圧亢進症の経過と予後．厚生省特定疾患特発性門脈圧亢進症調査研究班，昭和52年度研究報告書，26-29.
2) Okuda K, Kono K, Onishi K, et al.: Clinical study of eighty-six cases of idiopathic portal hypertension and comparative with cirrhosis with splenomegaly. Gastroenterology 86: 600-610, 1984.
3) Okuda K, Nakashima T, Okudaira M, et al.: Liver pathology of idiopathic portal hypertension. Comparison with non-cirrhotic portal fibrosis of India. Liver 2: 176-192, 1982.
4) Uchino T, Matsuda I, Endo F: The long-term prognosis of congenital portosystemic venous shunt. J Pediatr 135: 254-256, 1999.
5) Uchino T, Endo F, Ikeda S, Shiraki K, Sera Y, Matsuda I: Three brothers with progressive hepatic dysfunction and severe hepatic steatosis due to a patent ductus venosus. Gastroenterology 110: 1964-1968, 1996.
6) 渡辺明治：肝性脳症．門脈圧亢進症—基礎から診断・治療まで（渡辺明治，編），新興医学出版社，東京，1998, 63-68.

（植村正人，石井禎暢，小嶌秀之，藤本正男，安 辰一，櫻井伸也，松村雅彦，奥田浩史，松村吉庸，東野 正，西村公男，松本昌美，辻本達寛，森岡千恵，高谷 章，福井 博，松井 勉）

肝腫瘍

IV

自然経過により壊死，消失した肝細胞癌の1剖検例

はじめに

 肝細胞癌の自然退縮は悪性腫瘍のなかでも非常にまれであり，その原因は明らかではない．今回われわれは無治療であるにもかかわらず自然退縮した肝細胞癌で，その原因が肝梗塞と診断しえた1剖検例を経験したので報告する．

I. 症 例

 患　者：65歳，男性
 主　訴：手指振戦，しびれ
 飲酒歴：日本酒1日5合/20年間
 現病歴：1987年に肝機能異常を指摘されるも放置．1996年頃より手指の震えが出現したため脳神経外科を受診し，肝機能異常と高アンモニア血症を指摘され，当院内科紹介となった．C型肝硬変に伴う肝性脳症と診断．初診時の腹部dynamic CTにて肝S_5領域に約30 mmの肝細胞癌を認めたが，本人の希望により対症治療を行うこととなった．以後は肝性脳症に対する加療を中心に経過観察を行った．

 入院時現症：身長175 cm，体重74 kg 肝性脳症II度，血圧112/70 mmHg，脈拍78/分で整．眼瞼結膜に軽度貧血，眼球結膜に軽度黄染を認めた．前胸部にくも状血管腫を認めた．呼吸音，心音は異常を認めず．腹部は膨隆しているが，腫瘤は触知せず，肝も触知せず，脾を3横指触知した．

 入院時検査成績（**表1**）：HCV抗体陽性の非代償期肝硬変（臨床病期分類III）であり，腫瘍マーカーはAFP 14 ng/ml，PIVKA-II 0.94 AU/mlであ

表1　入院時検査成績（1995/6/12）

Hematology & Coagulation		BUN	22.1 mg/dl
WBC	$65.0×10^2$/μl	Cre	1.36 mg/dl
RBC	$289×10^4$/μl	Na	141 mEq/l
Hb	9.0 g/dl	K	3.9 mEq/l
Ht	25.7 %	Cl	111 mEq/l
Plt	$5.8×10^4$/μl	Ca	7.9 mEq/l
HPT	38.4 %	NH_3	207 μg/dl
Biochemistry		FBS	104 mg/dl
T.P	6.9 g/dl	CRP	0.34 mg/dl
γ-globulin	46.8 %	Tumor marker & virus marker	
Alb	2.5 g/dl	AFP	14 ng/ml
AST	65 IU/l	PIVKA-II	0.94 AU/ml
ALT	30 IU/l	HBs-Ag (−)　　HBc-Ab (+)	
LDH	465 IU/l	HCV-Ab (+)	
AL-P	212 IU/l	Urinalysis	
γ-GTP	13 IU/l	SG 1.018　　pH 7.0	
T.Bil	2.73 mg/dl	PRO, GLU　(−)	
Ch-E	83 IU/l	Fecal occult blood　(−)	
T-Chol	92 mg/dl		

図1 肝細胞癌診断時の腹部 dynamic CT（1995.7.20）肝 S_5 領域に 30 mm 大の early phase にて enhance され，delayed phase にて wash out される病変を認め，この時点で肝細胞癌（矢印）と診断した．

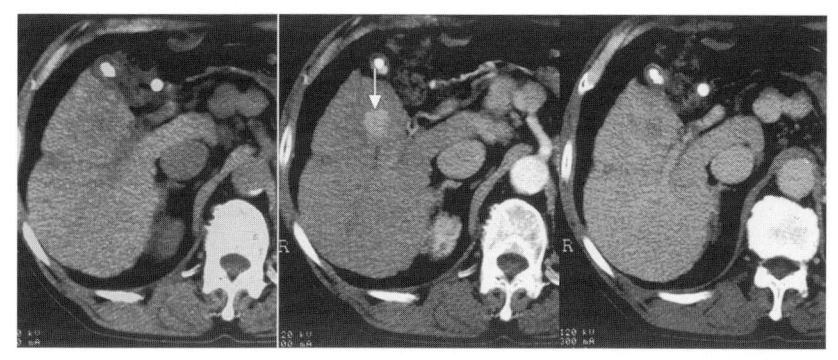

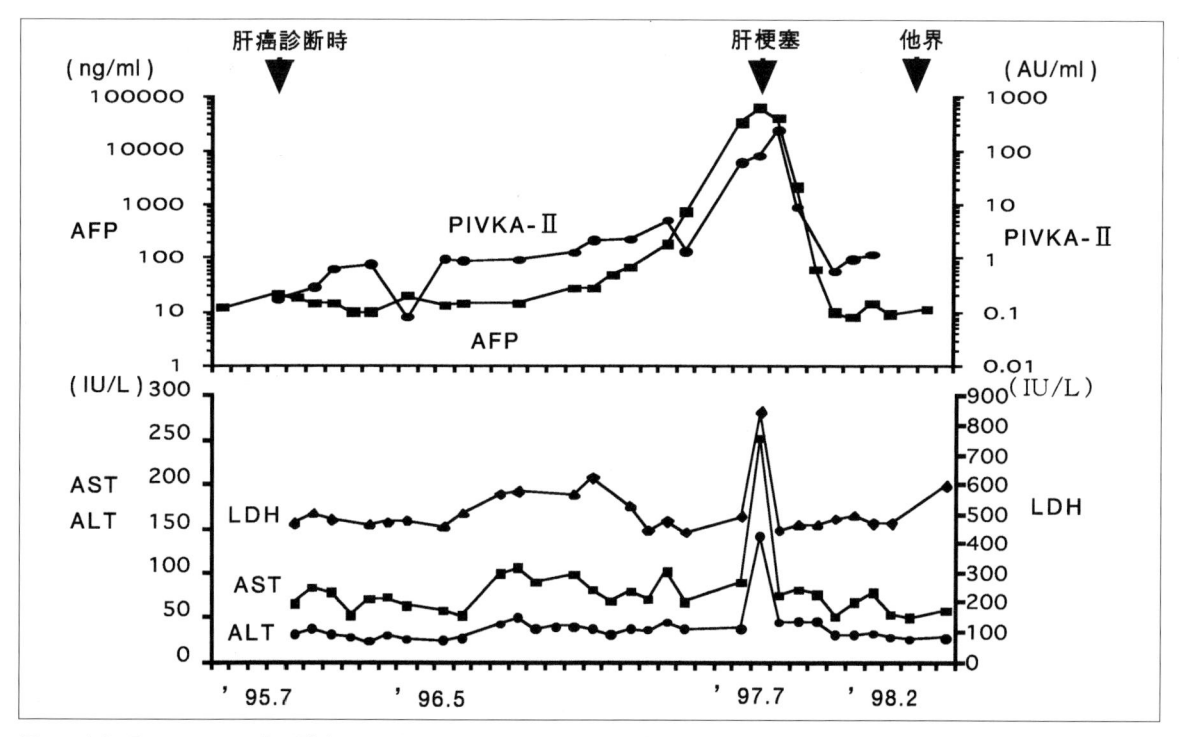

図2 全経過における肝逸脱酵素と腫瘍マーカーの推移

った．

臨床経過：1995 年 7 月の腹部 CT にて肝 S_5 に early phase で enhance され，delayed phase にて wash out される約 30 mm の占拠性病変を認めた（図1）．腹部超音波検査では同部位は内部やや irregular な hypoechoic mass として描出した．画像所見上肝細胞癌と診断．AFP，PIVKA-II は経過とともに徐々に上昇を認めた．1997 年 7 月 AST 141 IU/l，ALT 252 IU/l，LDH 843 IU/l と一過性の肝逸脱酵素の上昇を認めた．一方，同時期の腫瘍マーカーは AFP 6 万 4500 ng/ml，PIVKA-II 240 AU/ml と高値を示していたが，肝逸脱酵素の一過性の上昇以降急激な低下を認め，同年 11 月にはそれぞれ 10 ng/ml，0.569 AU/ml となった．AFP L3 分画は 47.2％から 0.5％と正常化している（図2）．同時期の腹部 CT では肝 S_5 の肝細胞癌は消失しており，また同領域は楔状に low density area を示し，肝癌を含む同部位の肝梗塞と診断した．著明な肝萎縮が認められた（図3）．

この間，自覚症状は特に訴えておらず，発熱や消

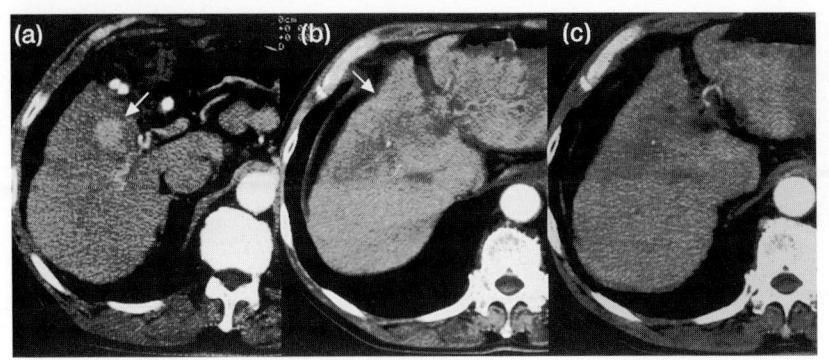

図3 dynamic CT early phase における経時的変化　肝 S_5 領域の肝細胞癌(a)は，(b)において消失しており，また同領域は楔状に low density area を示し，肝梗塞と診断した．著明な肝萎縮を認めた．c においても同様の所見であった．

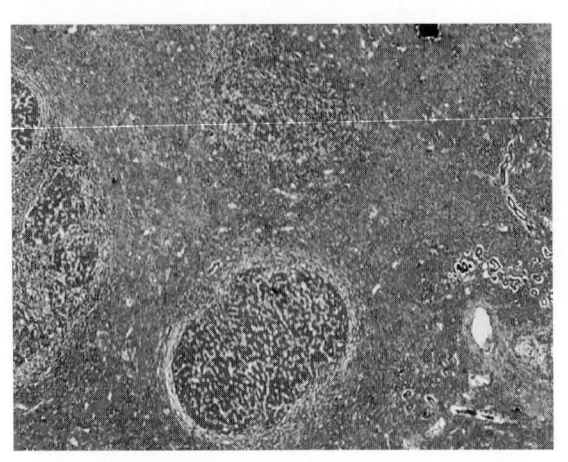

図4　肝梗塞境界部（HE 染色，10×）　肝 S_5 領域の肝細胞は完全に脱落し，線維化に置換していた（右上）．左下は肝硬変の所見がみられる．

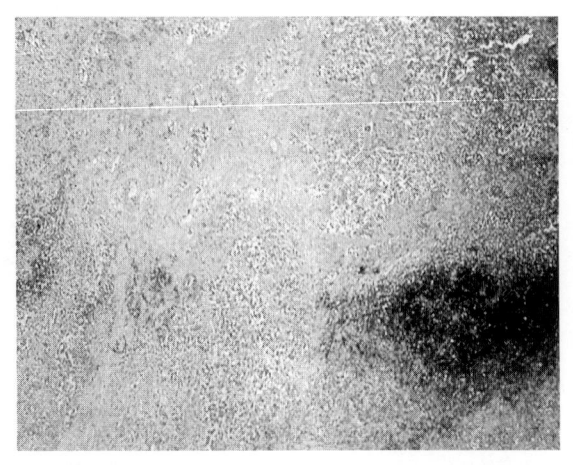

図5　腫瘍壊死部（HE 染色，10×）　肝 S_5 領域の肝癌部位は出血，壊死に陥り，生きた腫瘍細胞は存在しなかった．

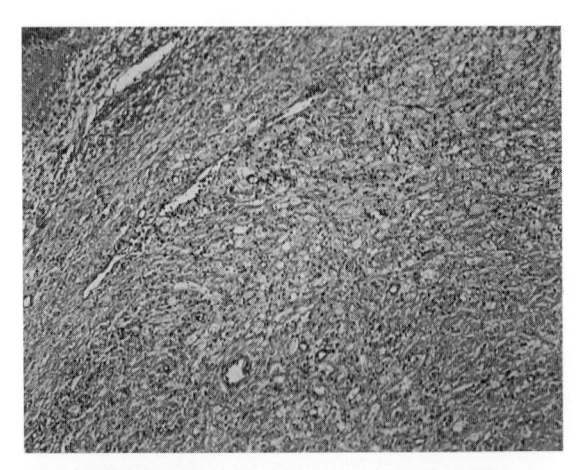

図6　門脈塞栓部（HE 染色，10×）　門脈右枝は完全に器質化した血栓で満たされ，門脈本幹まで及んだ．

化管出血の合併も認めなかった．最終的に 1998 年 6 月に肝不全にて他界し，肝細胞癌診断時より全経過 4 年であった．

病理解剖学的所見：肝重量 1030 g，肝表面凹凸不整の肝硬変であった．肝 S_5 領域の肝細胞は完全に脱落し，線維化に置換していた（図4）．同領域の肝癌部位は肉眼的には出血，壊死に陥り，生きた腫瘍細胞は存在しなかった（図5）．門脈右枝は完全に器質化した血栓で満たされ，それは門脈本幹まで及んでいた．組織学的には血栓部にも腫瘍細胞は認められなかった（図6）．なお，剖検時原発と異なった部位に 2 個の肝細胞癌を認めたが，大きさは 1.5 cm 程度であり，組織学的には高分化であった．多中心性発癌と考えられた．また，肝門部リンパ節に転移を認めたが，組織像は遊離細胞型であり，こちらは消失した肝細胞癌からの転移が推測された．

II. 考 察

悪性腫瘍の自然退縮は6～10万例に1例ときわめてまれである．そのなかでも肝細胞癌の自然退縮はさらにまれな病態とされており，これまでに11例の英文報告がされている．表2に報告例における主症状と推定される自然退縮の原因を示した．誘因として記載されているものはアルコール禁断，漢方薬，特殊薬の内服，上部消化管出血，A-Pシャント，不明熱などが推定されているが，いずれもメカニズムは明らかではなく，判然とせず推測の域を出ない．

本症例の経過を考えるうえで，初診時の肝細胞癌の診断が間違いなかったか否かが問われる．生検を含め組織診断がされておらず，剖検所見でも退縮した癌部では，癌細胞はすでに消失していた．しかし腹部CT検査，腹部超音波検査所見上は肝細胞癌に典型的な像を示しており，経過の腫瘍マーカーにおいて AFP 6万4500 ng/ml, PIVKA-II 240 AU/ml, AFP L3分画 47.2% と高値であったことを考慮すると，肝細胞癌であったことには相違ない．

本例の腫瘍の自然退縮の機序を考えると，器質化した門脈塞栓が先行し，これに何らかの原因で肝動脈の部分的閉塞，動脈の攣縮が生じ，癌部を含めた部に肝梗塞が生じたものと考えられる．その時期は，肝逸脱酵素の一過性上昇と腫瘍マーカーの低下した時期に一致すると考えた．なお，門脈塞栓の原因については，肝硬塞前の画像が少なかったこともあり，門脈塞栓をとらえておらず，また剖検所見でも門脈内は器質化血栓を認めるのみで癌細胞は存在せず，塞栓が腫瘍栓であったかどうかの特定は困難であった．肝臓は動脈，門脈の二重血流支配であるゆえ，肝梗塞はまれな病態である．Saegusaらは肝梗塞の3/4に門脈塞栓を認め，そのほとんどに敗血症，心不全，血管内脱水を伴っていると報告している．本例では同様な症状は呈していなかった．肝細胞癌の自然退縮例の報告例のなかには，肝梗塞が原因であったものは本例のみであるが，肝硬変にはまれに門脈血栓症が合併すること，肝細胞癌では高率に門脈腫瘍塞栓が合併すること，これらの病態に腫瘍による圧迫，出血によるショックなどが原因で動脈供血が遮断されれば，肝梗塞が惹起される可能性があると考えられる．したがって自然退縮例のなかには肝梗塞が原因となっているが，画像診断でとらえられていない例が存在することも推測される．今回われわれの経験した症例は画像，血液生化学検査および病理組織学的に，肝細胞癌の自然退縮の原因を肝梗塞と診断しえた貴重な一例であった．

表2 Spontaneous regression of hepatocellular carcinoma reported in English literatures

Author	age/sex	Causative factors	Duration (months)
Gottfried	65/M	Abstinence from alcohol	12
Laqm	50/M	Chinese herbal medicine	8
Sato	78/M	Gastrointestinal bleeding	7
Suzuki	67/M	Rapid grows (A-P shunt)	13
Ayres	63/F	?	5
Gaffey	63/M	?	7
Tocci	79/M	Gastrointestinal hemorrhage	21
Chien	65/M	Herbal medicine	5
Grossmann	52/M	Stopped alcohol drinking	11
Markovic	62/M	Prolonged fever	7
Misawa	62/M	A-P shunt	12
Present case	65/M	Hepatic infarction	?

文 献

1) Gottfried ED, Steller R : Spontaneous regression of hepatocellular carcinoma. Gastroenterology 82 : 770-774, 1982.
2) Lam KC, Ho JCI : Spontaneous regression of hepatocellular carcinoma. A case study. Cancer 50 : 332-336, 1982.
3) Sato Y, Fujiyama K, et al : A case of spontaneous regression of hepatocellular carcinoma with bone metastasis. Cancer 56 : 667-671, 1985.
4) Suzuki M, Okazaki N, et al. : Spontaneous regression of hepatocellular carcinoma. A case report. Hepatogastroenterology 36 : 160-163, 1989.
5) Ayres RCS, Robertson DAF, et al. : Spontaneous regression of hepatocellular carcinoma. Gut 31 : 722-724, 1990.
6) Gaffey MJ, Loyce LP, et al. : Spontaneous regression of hepatocellular carcinoma. Cancer 65 : 2779-2783, 1990.
7) Tocci G, Conte A, et al. : Spontaneous regression hepatocellular carcinoma after massive gastrointestinal haemorrhage. BMJ 300 : 641-642, 1990.
8) Chien RN, Chen TJ, et al. : Spontaneous regres-

sion of hepatocellular carcinoma. Am J Gastroenterol 87：903-905, 1992.
9) Grossmann M, Hoermann R, et al.：Spontaneous regression of hepatocellular carcinoma. Am J Gastroenterol 90：1500-1503, 1995.
10) Markovic S, Ferlan-Marolt V, et al.：Spontaneous regression of hepatocellular carcinoma. Am J Gastroenterol 91：392-393, 1996.
11) Kazuhito M, Yosinibu H, et al.：Spontaneous regression of hepatocellular carcinoma. A case report, J Gastroenterol 34：410-414, 1999.
12) Kentaro Y, Hiroyuki T, et al.：Hepatic infarction with portal thorombosis. A case report. J Gastroenterology 32：684-688, 1997.
13) Saegusa M, Takano Y, et al.：Human hepatic infarction. Liver 13：239-245, 1993.
14) Misawa K, Hata Y, et al.：Spontaneous regression of hepatocellular carcinoma. A case report. J Gastroenterology 34：410-414, 1999.

（田宮芳孝，荒川正博，坂本慶博，坂田研二，菅　偉哉，中村博子，岩永浩三，小川浩平，小野典之，久保保彦，佐田通夫）

肝不全で発見された若年乳癌のびまん性肝類洞内転移の1例

はじめに

びまん性肝類洞内転移は画像的に腫瘤形成はなく，急速に進行して肝不全や静脈瘤破裂などで死亡する予後不良の疾患である．その発生頻度は低く，さらに，悪性腫瘍が基盤となるため若年者ではまれである．今回，著者らは肝不全が発見の契機となった若年者乳癌のびまん性肝類洞内転移例を経験したので報告する．

I. 症 例

患　者：18歳，女性
主　訴：全身倦怠感，咳嗽
家族歴：特記すべきことなし
既往歴：昭和58年，先天性股関節脱臼整復術
現病歴：平成10年9月頃より左前胸部に腫瘤を自覚したが放置．平成10年12月中旬より発熱，咳嗽，全身倦怠感が出現し近医受診．上気道炎の診断で，感冒薬と抗生物質を処方されたが症状改善せず同医再診．肝機能異常（T. Bil 4.9 mg/dl, GOT 1030 IU/l, GPT 502 IU/l, LDH 3113 IU/l）を指摘され入院加療を行ったが，肝機能検査が増悪するため平成11年1月当科紹介入院した．
入院時現症：身長150 cm，体重46 kg，脈拍84/分，整，血圧100/60 mmHg．意識清明．皮膚・眼球結膜黄染あり，眼瞼結膜貧血なし．胸部肺野ラ音なし．心雑音なし．左前胸部に径10 cmを超える可動性に乏しい腫瘤触知．左腋窩に径2 cm大の可動性に乏しいリンパ節2個触知．腹部平坦，軟．肝2.5横指径，脾1.5横指径触知．神経学的異常認めず．
入院時検査成績：高度の肝機能異常およびAT-III低下，FDP-Dダイマー上昇．AFP, CEA, CA 125, CA 15-3が上昇．CA 72-4は正常（表1）．
胸部CT検査（図1）：両側肺野に径15 mm以下の多発性結節性陰影，左乳房の腫瘤，左腋窩リンパ節腫脹，胸水貯留像あり．

腹部超音波検査：肝内部エコーは粗で，明らかな腫瘤形成はみられず，肝全体に通常より低輝度の領域が境界不明瞭に混在した像を呈した．脈管系は右門脈の逆流がみられたが，開存しており圧排もみられなかった．
腹部CT検査（図2）：肝脾腫大．肝内に境界不明瞭な低濃度域と通常の肝の濃度を示す部が肝全体にびまん性に混在し，境界明瞭な腫瘤像は呈さなかった．
左乳房超音波検査：直径10 cmを超える内部エコーの不均一な腫瘤像あり．
入院後経過：高度肝機能異常の原因として画像所見などより乳癌を原発とするびまん性肝類洞内転移を考え，左乳房腫瘤針生検を施行．細胞診でclass V（adenocarcinoma）が得られたことより原発巣と診断した．黄疸，出血傾向，蛋白合成能低下より，肝不全にDICを併発した病態と診断して新鮮凍結血漿，凝固因子製剤，膵酵素阻害剤などを投与し，全身管理を行った．乳癌に対しては全身状態不良であったため化学療法は断念し，ホルモン療法を施行したが，第22病日死亡した．死亡時，肝の剖検を行った．広範な肝細胞壊死脱落像（図3左），および門脈域から類洞に沿った腫瘍細胞の浸潤（図3右）を観察し，びまん性肝類洞内転移と診断した．

II. 考 察

びまん性肝類洞内転移は本例のように，画像上肝内に明らかな転移性結節像を呈さず，組織学的には門脈域から類洞への腫瘍細胞の浸潤と間質の幅広い線維化がみられることが報告されている．原発巣として乳癌，肺癌，悪性黒色腫，悪性リンパ腫，胃癌が多数を占める．転移性腫瘍であることより，過去の報告例では40代以上に生じており，10代に発生した例は検索しえた範囲では本例のみであった．近年，乳癌特に原発巣は不明のまま転移病巣のみ顕在化する乳腺小葉癌の増加が報告されており，今後も同様の症例が発生する可能性があり，肝不全を呈す

表1 入院時検査成績

RBC	515×10⁴/mm³	T Bil	13.0 mg/dl	AFP	55 ng/ml
Hb	14.1 g/dl	D Bil	9.7 mg/dl	CEA	49.7 ng/ml
Ht	44.9 %	GOT	1740 IU/l	CA125	254.3 U/ml
WBC	7800/mm³	GPT	440 IU/l	CA15-3	178.3 U/l
St	9 %	LDH	4550 IU/l	CA72-4	<3.0 U/ml
Seg	74 %	ALP	1950 IU/l		
Eos	0 %	LAP	290 IU/l	HCV-Ab	(−)
Bas	1 %	γ-GTP	450 IU/l	HBsAg	(−)
Lym	8 %	Ch-E	64 IU/l	ATLA	(−)
Mon	4 %	ZTT	2 U	TPHA	(−)
Met	1 %	TTT	2 U		
Myelo	3 %	T Prot	4.6 g/dl		
Plat	15×10⁴/mm³	Alb	61.5 %	Urine	
		γ-Glob	16.3 %	color	dark brown
ESR	4/10	T Chol	154 mg/dl	Occult Blood	(++)
CRP	0.88 mg/dl	TG	200 mg/dl	Bil	(+++)
		Amylase	35 IU/l		
BUN	7 mg/dl	CPK	259 IU/l	Stool	
Creat	0.4 mg/dl	PT	9 %	Occult Blood	(−)
Uric Acid	6.2 mg/dl	APTT	80.0 sec		
Na	138 mEq/l	Fibrinogen	116 mg/dl		
K	4.5 mEq/l	ATIII	16.0 mg/dl		
Cl	100 mEq/l	FDP-D dimer	11.8 μg/ml		
Ca	8.1 mg/dl	TAT	26.0 μg/l		
P	4.4 mg/dl	PIC	2.5 μg/ml		

る一病態として重要と思われる．

文献

1) Sawabe M, Kato Y, Ohashi I, Kitagawa T : Diffuse intrasinusoidal metastasis of gastric carcinoma to the liver leading to fulminant hepatic failure. Cancer 65 : 169-173, 1990.
2) Borja ER, Hori JM, Pugh RP : Metastatic carcinomatosis of the liver mimicking cirrhosis : case report and review of the literature. Cancer 35 : 445-449, 1975.
3) 長倉敬智，平川秀紀，板坂勝良，櫻田俊郎，峯田武興，湯田文朗：潜在乳癌のびまん性肝転移による"carcinomatous cirrhosis"の1例．日内会誌 86：312-313, 1997.
4) 柴田洋：転移性肝癌の病理組織学的研究─組織パターン分類の試みと微小転移巣から見た転移経路─．癌の臨床 35：335-346, 1989.
5) 斉藤真悟，小林展章，河田直海，植田規史：肉腫様組織を伴った乳癌の1例．日外会誌 57：1349-1351, 1996.

（松原　寛，道堯浩二郎，二宮常之，松浦文三，堀池典生，宮岡弘明，恩地森一）

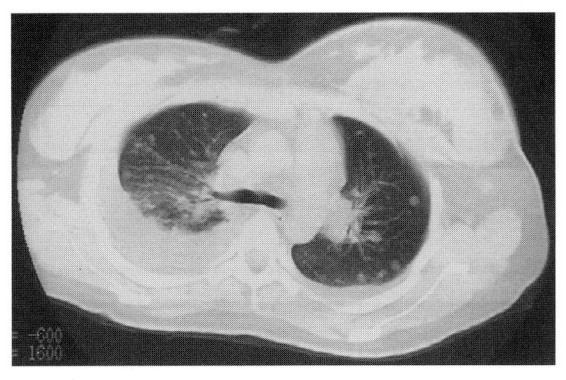

図1 胸部CT検査 肺野に多発性結節性陰影，左乳房と左腋窩に腫瘤，胸水貯留あり．

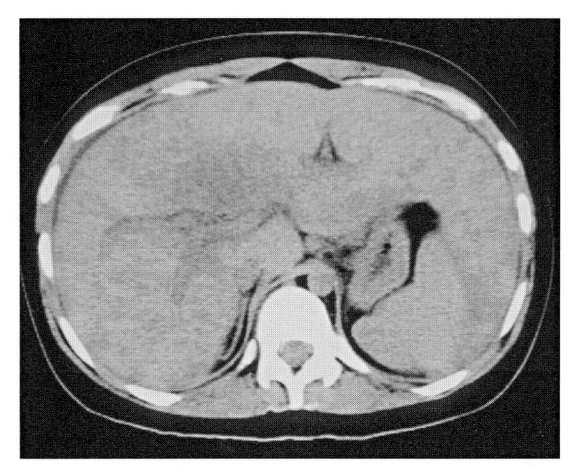

図2 腹部CT検査 肝脾腫大．肝内に境界不明瞭な低濃度域がびまん性に混在した．

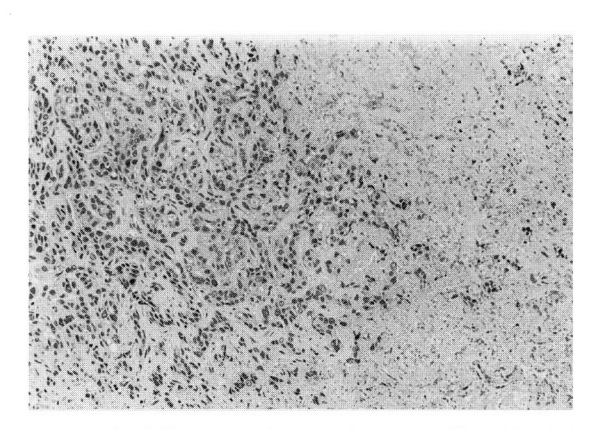

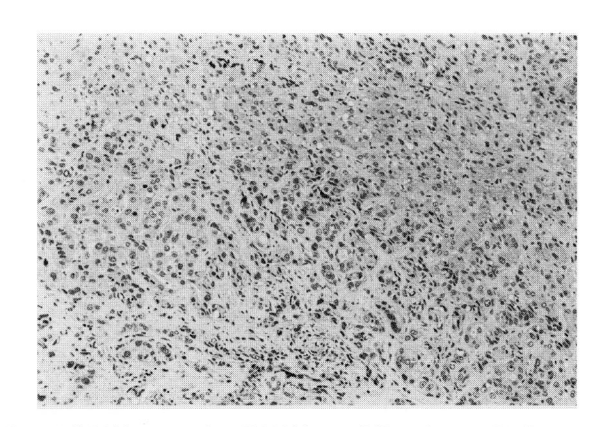

図3 肝組織像（HE染色，×200） 左：広範な肝細胞の壊死脱落領域あり．右：門脈域から類洞に沿った腫瘍細胞の浸潤がみられた．

肝癌治療の合併症とその対策

肝細胞癌に対する肝動脈塞栓術の効果と合併症の検討

はじめに

肝動脈塞栓術（TAE）は肝細胞癌（HCC）に対する内科的治療法の一つとして広く普及し一定の効果をあげているが，手技が著しく進歩する一方で合併症の報告も後を絶たない．TAE後の主な合併症としては腹痛，発熱等の自覚症状や肝機能障害，消化管病変等の頻度が比較的高い．今回TAEのHCCに対する効果と術後合併症について検討を加えたが，術後肝機能障害については他稿に詳細な報告があるので，本稿では術後の自覚症状と消化管病変について述べてみたい．

I．対象と方法

1992年より1999年10月まで当院でTAEを施行したHCC 56症例（のべ施行例数73例）を対象に，TAEの範囲別に抗腫瘍効果を肝癌治療効果判定基準に基づき判定するとともに，術後の自覚症状については腹痛，発熱，嘔気，食思不振の発症頻度を検討し，また術後の消化管合併症に関しても検討を加えた．なお，全例抗癌剤，リピオドール動注後Gelfoam細片にて肝動脈の塞栓を施行した．

II．患者背景

平均年齢61.5±6.1歳，男女比は47例対9例であり，成因別ではB型3例，C型50例，B+C型1例，アルコール性2例であった．術前の肝機能をのべ症例数でみるとChild A 55例，Child B 17例，Child C 1例であった．

III．腫瘍側背景

肉眼的進行度はStage I 9例，Stage II 29例，Stage III 19例，Stage IV$_A$ 16例で，TAEの範囲（図表上はH$_T$）は亜区域（H$_T$S）16例，1区域（H$_T$1）5例，2区域（H$_T$2）50例，3区域（H$_T$3）2例であった．

IV．結　果

1．抗腫瘍効果（図1）

TAEを腫瘍の存在範囲以上に施行しえた61例で抗腫瘍効果をみると，CR+PRの比率は亜区域で15例中10例（66.7%），1区域で3例中2例

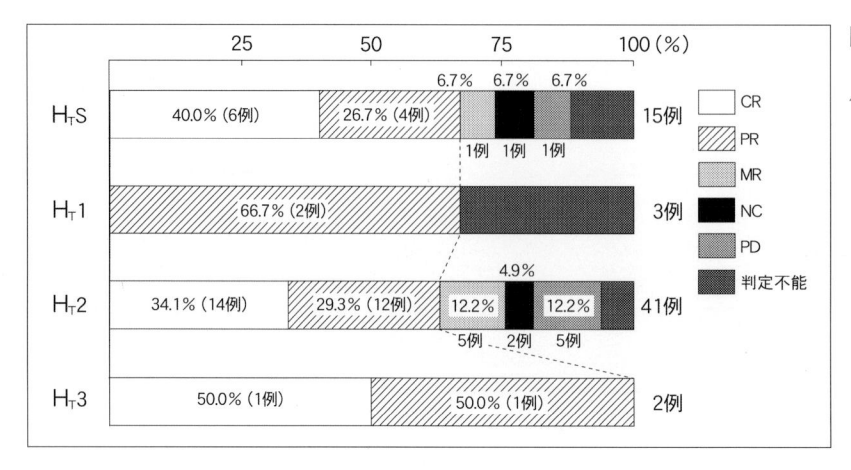

図1　TAEの抗腫瘍効果
（TAE範囲≧腫瘍存在範囲 61例）

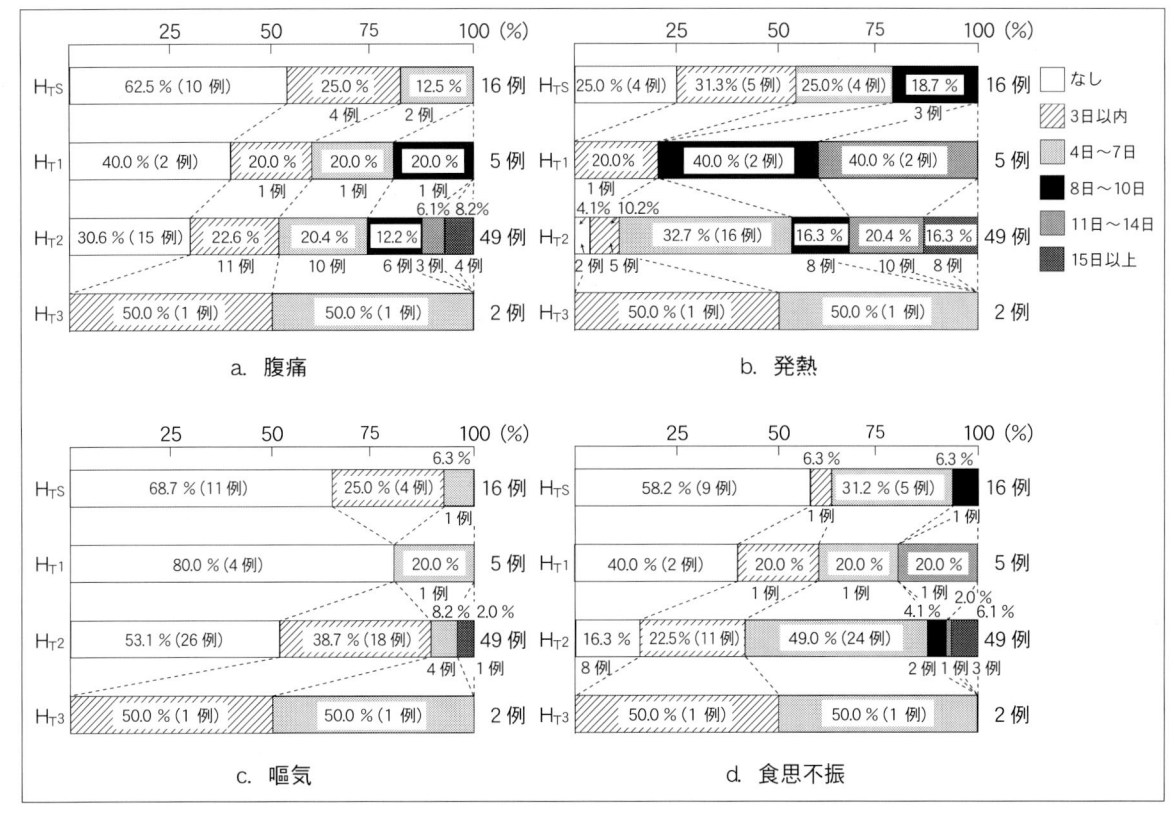

図2 TAE後自覚症状の発症頻度（DIC発症の1例を除く）

(66.7％), 2区域で41例中26例 (63.4％), 3区域で2例中2例 (100％) であり, TAEの範囲にかかわらず腫瘍の存在範囲以上に施行できれば効果的であった.

2. 術後の自覚症状（図2）

術後腹痛の発症頻度は, 亜区域では16例中6例 (37.5％) と半数未満なのに対し, 1区域では5例中3例 (60.0％), 2区域では術後胆嚢炎からDICを発症した1例を除く49例中34例 (69.4％), 3区域では2例中2例 (100％) に認められ, TAE範囲が広いほど発症頻度は高く, また持続期間の長い症例が増加する傾向を認め, 2区域TAEでは15日以上持続した症例も49例中4例 (8.2％) に認められた（図2a）.

術後37℃以上の発熱の発症頻度は, 亜区域でも16例中12例 (75.0％) と高く, 1区域では5例中5例 (100％), 2区域では49例中47例 (95.9％), 3区域では2例中2例 (100％) に認められた. このうち亜区域TAEでは全例37℃台で持続期間も短い症例が多かったが, TAE範囲が広いほど持続期間の長い症例が多くなる傾向が認められ, 2区域TAEでは38℃を超える高熱例もみられ, また15日以上持続した症例も49例中8例 (16.3％) に認められた（図2b）.

術後嘔気の発症頻度は, 亜区域では16例中5例 (31.3％), 1区域では5例中1例 (20.0％), 2区域では49例中25例 (46.9％), 3区域では2例中2例 (100％) で, やはりTAE範囲が広いほど発症頻度が高まる傾向が認められた（図2c）.

術後食思不振の発症頻度は, 亜区域では16例中7例 (43.8％) と半数未満なのに対し, 1区域では5例中3例 (60.0％), 2区域では49例中41例 (83.7％), 3区域では2例中2例 (100％) に認められ, やはりTAE範囲が広いほど発症頻度は高く, また持続期間の長い症例が増加する傾向を認め, 2区域TAEでは15日以上持続した症例も49例中3例 (6.1％) に認められた（図2d）.

表1 TAE前後の胃・十二指腸内視鏡所見（静脈瘤を除く）

症例	性別	年令	成因	Stage	Child	存在範囲	TAE範囲	TAE動脈	TAE術前GF所見	TAE術後GF所見	GF所見の比較
1-a. A.Y.	M	64	C	IV_A	A	H_3	H_{T2}	RHA	PHG mild	PHG mild + Gastric ulcer	悪化
1-b. A.Y.	M	65	C	IV_A	B	H_2	H_{T2}	LHA	PHG mild	PHG mild	不変(+H_2 blocker)
2. T.S.	M	69	C	III	A	H_2	H_{T2}	RHA	n.p.	PHG severe	悪化
3. T.N.	M	71	C	III	B	H_2	H_{T2}	RHA	PHG severe	PHG severe+Erosive gastritis	悪化
4-a. K.I.	M	62	Alcohol	IV_A	A	H_3	H_{T3}	MHA+RHA	PHG mild	PHG severe+Duodenal ulcer	悪化
4-b. K.I.	M	63	Alcohol	IV_A	A	H_3	H_{TS}	A_3	PHG mild+D.U. scar	PHG severe+D.U. scar	悪化(+H_2 blocker)
5. S.M.	M	62	C	II	A	H_S	H_{T2}	RHA	PHG mild+D.U. scar	PHG mild+Hemorrhagic gastritis	悪化
6. I.M.	M	67	C	III	B	H_2	H_{T2}	RHA	PHG mild	PHG mild	不変
7. T.W.	F	61	C	II	A	H_S	H_{T2}	RHA	PHG mild	PHG mild+Gastritis	悪化
8. T.S.	M	60	C	IV_A	B	H_2	H_{T1}	A_2+A_3	n.p.	PHG mild+Gastric ulcer	悪化
9. T.I.	M	58	C	IV_A	A	H_2	H_{T2}	$A_2+A_3+A_5$	PHG mild+Gastric ulcer	PHG mild + G.U. scar	改善(+PPI)
10. I.S.	M	66	C	II	B	H_S	H_{TS}	A_7	PHG mild+Erosive gastritis	PHG mild+Erosive gastritis	不変
11. S.N.	F	74	C	II	A	H_S	H_{TS}	A_8	n.p.	PHG mild+Gastritis	悪化

3. 消化管合併症

TAE施行前後で静脈瘤を除く胃十二指腸内視鏡所見を比較しえた13例（亜区域3例，1区域1例，2区域8例，3区域1例）を表1に示す．このうち不変または改善の症例は亜区域1例，2区域3例の合計4例（30.8％）で，このうち2区域TAEの2例はH_2ブロッカーまたはPPIを服用中であった．内視鏡所見の悪化を認めたのは亜区域2例，1区域1例，2区域5例，3区域1例の合計9例（69.2％）であり，このうち3例で消化管出血をきたした．Portal hypertensive gastropathy（PHG）の発症，増悪を認めたのは亜区域2例，1区域1例，2区域1例，3区域1例の合計5例（38.5％）であった．このなかで亜区域の1例は胃炎を発症，もう1例はH_2ブロッカー服用中でPHGがmildからsevereに悪化を確認後に食道静脈瘤の破裂をきたした．また2区域の1例は大腸の血管拡張も合併して血便，下血を生じ，1区域の1例は胃潰瘍，3区域の1例は十二指腸潰瘍を発症した．PHGの増悪を認めなかった4例はいずれも2区域TAEの症例で胃潰瘍発症が1例，胃炎発症が3例認められた（図3）．以下，表1に示した症例のなかから1例を提示する．

〈症例2〉

69歳，男性．右葉2区域に2個のHCC結節が分布しておりstage III．右肝動脈を塞栓し2区域TAEを施行した．TAE術前の上部消化管内視鏡検査では特に所見を認めなかったが，術後25日目に血便，下血あり，再度内視鏡検査を施行したところ胃体部粘膜全体にsnake skin patternをベースにcherry red spotsが多発し，severe PHGを発症していると判断した．さらにその翌日に大腸内視鏡検査を施行したところ，下行結腸と直腸に血管拡張による発赤斑（VE）が多発しており，いわゆるportal hypertensive colonopathy（PHC）の所見を呈していた（図4）．したがってこの症例ではTAE後発症したPHG，PHCが消化管出血の原因と思われた．

V. 考 察

TAEは現在でもHCCに対する各種治療法のなかで重要な地位を占めており，近年ではHCCの検出能向上とインターベンション技術の進歩を背景にさらに強い抗腫瘍効果と侵襲の低下を期待して，HCCの属する区域動脈を選択的に塞栓するsegmental TAEや，またさらに選択的に亜区域動脈までマイクロカテーテルを進め塞栓するsubsegmental TAEが導入され，どちらも良好な成績を収めており，佐竹ら[1]はPEITや手術に匹敵する可能性をもつと主張している．当院においてもDSAやマイクロカテーテルの導入により亜区域，1区域TAEの症例が増加しつつあり，今回の検討でも抗腫瘍効果にはTAE範囲による差を認めなかったが，術後の自覚症状においては亜区域TAEは2区域以上の広範囲TAEに比べ，腹痛，発熱，嘔気，食思

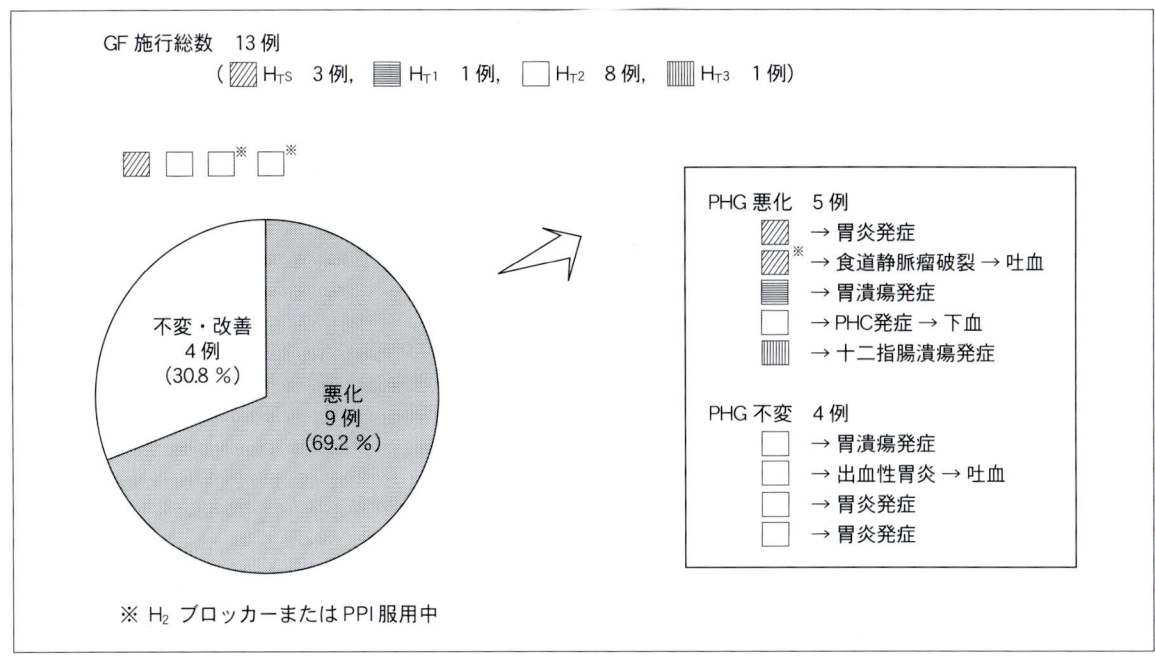

図3 TAE前後の胃・十二指腸内視鏡所見の比較（静脈瘤を除く）

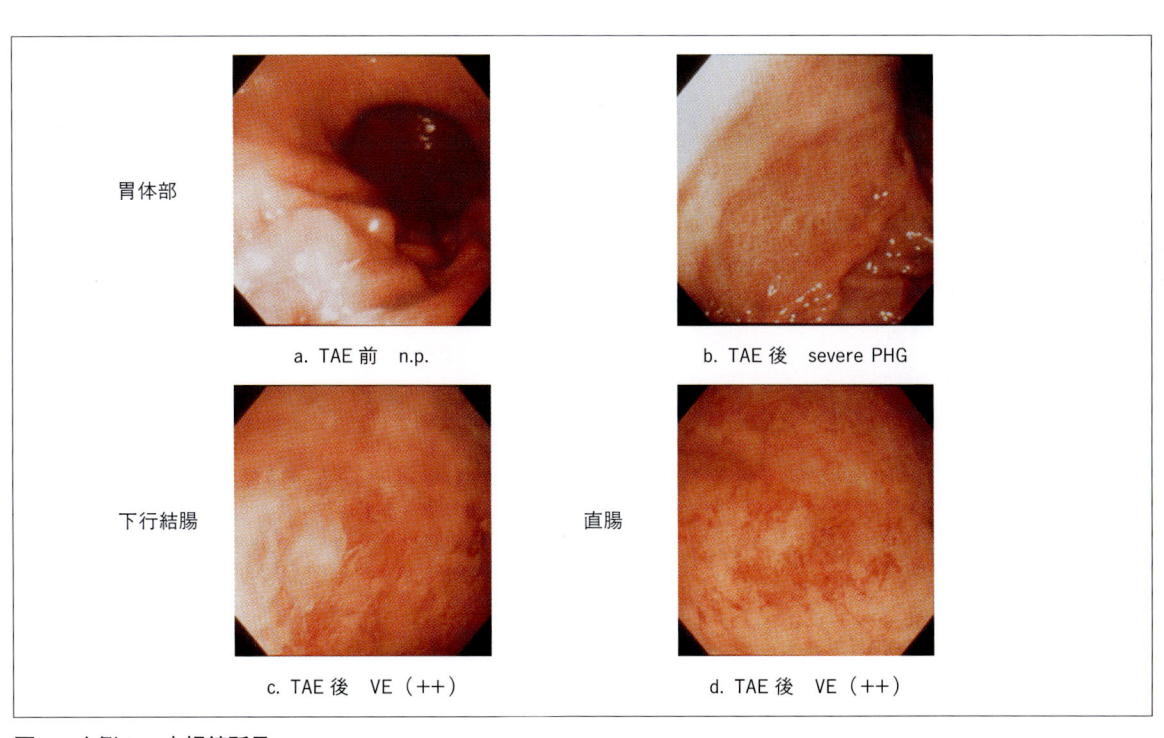

図4 症例2の内視鏡所見

不振の発症頻度は低く，その程度は軽度で持続期間も短い傾向が認められ，亜区域TAEの低い侵襲性を支持する結果が得られており，今後従来の広範囲なTAEでは適応にならなかった肝機能の比較的不良な症例にも繰り返し施行可能な治療法としてさらなる普及が期待される．

消化管病変はTAE後の肝外合併症のなかでも比較的頻度が高く，今回の検討でもTAEの範囲にかかわらず，術前後で内視鏡所見を比較しえた13例中9例（69.2％）で悪化を認め，消化管出血も3例（23.1％）認められた．このうち食道静脈瘤の増悪，破裂の発症機序についてはTAE後の門脈圧上昇が原因[2]とされており，林ら[3]をはじめとしてTAE施行前に静脈瘤の治療を行うべきとの報告は多い．これに対し潰瘍等の胃十二指腸病変の発症機序については，抗癌剤や塞栓物質の胃十二指腸栄養動脈への流入が主な原因[2]とされるが，池田ら[4]は明らかに胃十二指腸に塞栓物質が流入したにもかかわらず術後に何ら上部消化管の病変をきたさなかった症例もみられたと報告し，また石垣ら[5]はTAE後の疼痛によるストレスや肝機能低下の関与を主張しており，その発症機序は単純ではなく，いまだ明確にはなっていない．今回われわれはTAE後の門脈圧上昇が胃十二指腸病変の発症にも関わっているのではないかと考え，その胃における表現型の一つと考えられるPHGの発症，増悪を中心に検討してみたが，TAE前後で内視鏡所見を比較しえた13例中5例（38.5％）にPHGの発症，増悪を認め，さらにこれに胃炎，胃潰瘍，十二指腸潰瘍，PHCの発症や食道静脈瘤破裂が合併しており，消化管病変の発症，増悪には抗癌剤や塞栓物質の流入や疼痛などによるストレス，肝機能低下などとともにTAE後の門脈圧上昇による循環動態の変化も関わっている可能性があると思われた．また胃十二指腸内視鏡所見の悪化をきたさなかった4例中2例はH_2ブロッカーやPPIを服用しており，これら薬剤の胃十二指腸病変発症予防効果を示唆すると思われるが，H_2ブロッカーの予防効果には否定的な報告[5,6]もあり，その評価は定まっていない．今後胃十二指腸病変の発症機序の解明や予防法の確立に向けさらなる研究の発展を期待したい．

文献

1) 佐竹光夫，関口隆三，春野政虎，他：肝細胞癌に対する肝動脈化学塞栓療法．Pharma Media 15 (8)：27-35, 1997.
2) 友田 要：肝癌治療による合併症とその対策（2）放射線科的対応．肝癌の低侵襲治療（中村仁信，林紀夫編），医学書院，東京，1999, 194-200.
3) 林 星舟：肝細胞癌合併食道静脈瘤に対する予防的硬化療法の臨床的意義．日消誌 92 (1)：47-55, 1995.
4) 池田健次，熊田博光，荒瀬康司，他：肝動脈塞栓術に伴う胃十二指腸病変：86例の治療前後の内視鏡所見と発生病変の内視鏡的分類．Gastroenterological Endoscopy 30：683-690, 1988.
5) 石垣 宏，須藤俊之，佐々木大輔，他：原発性肝癌に対する経カテーテル的肝動脈塞栓術後の胃病変の発生因子に関する研究．日消誌 87：57-61, 1990.
6) 土亀直俊，高橋睦正，渡邊興光，他：TAE後にみられる消化管合併症の成因とその予防．日医放会誌 50 (7)：798-803, 1990.

　　　（金田　暁，伊藤健治，高梨秀樹，内海勝夫，小林千鶴子，武者広隆，小林　純）

亜区域肝動脈塞栓術における肝機能への影響と合併症の検討

はじめに

 肝動脈塞栓術（TAE）は1978年，Yamadaら[1]が肝細胞癌（HCC）に対して積極的に応用したのを契機に急速に普及し，今や切除不能肝癌に対する内科的治療として重要な位置を占めている．この間，各種画像診断の向上やカテーテルなどデバイスの改良，インターベンション技術の進歩を背景として，Uchidaら[2]はHCCの属する区域肝動脈を選択的に塞栓する区域肝動脈塞栓術（segmental TAE）を1986年から導入した．またMatsuiら[3]は1988年より，さらに選択的に亜区域肝動脈までマイクロカテーテルを進め塞栓する亜区域肝動脈塞栓術（subsegmental TAE）を導入し，一定の治療効果をあげている．しかしながらTAEには，その治療の性質上避けがたい合併症，副作用が少ないながらも存在することも事実であり，特により広範なTAEや微小塞栓物質による高度な塞栓[4]は残存肝機能を低下させ，肝硬変患者には時に致命的である．そこで本稿では，subsegmental TAEの肝機能への影響とその合併症を検討することを目的とし，TAEの塞栓領域別に比較検討を行った．

I．対象と方法

 1989年から1998年の間に，初回治療としてTAEのみを施行し，1領域に対し1回のTAE手技で治療を終了した肝硬変合併肝細胞癌66症例を対象とした．そのうち亜区域肝動脈塞栓術施行群（subseg.群）17例，区域肝動脈塞栓術施行群（seg.群）29例，左右肝動脈レベルで塞栓を行う肝葉肝動脈塞栓術施行群（lobar群）20例の3群間で比較検討を行った（図1）．患者背景（年齢，性別，肝硬変の成因，臨床病期，術前肝機能）において各群間で差はなかった（表1）．腫瘍側背景では，subseg.群とseg.群の両群間で差はなかったが，lobar群で他2群に比しstagingの進行，腫瘍数，腫瘍径の増加・増大傾向がみられた（表2）．TAE

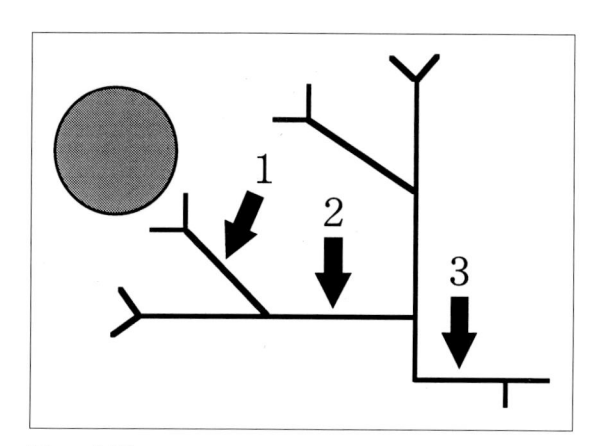

図1　各種Lp-TAEのシェーマ
1. Subsegmental Lp-TAE
2. Segmental Lp-TAE
3. Lobar Lp-TAE

表1　患者背景

	subseg.群	seg.群	lobar群
症例数	17	29	20
平均年齢	65.1±8.1歳	64.2±6.3歳	63.4±9.3歳
男：女	9：8	20：9	15：5
肝硬変の成因			
HBs抗原単独陽性	2	5	5
HCV抗体単独陽性	13	24	13
HBs抗原陽性			
＋HCV抗体陽性	1	0	0
Alcohol	1	0	2
臨床病期（clinical stage）			
I	10	14	13
II	6	13	7
III	1	2	0
術前肝機能（平均）			
ALT（IU/l）	69	64	61
LDH（IU/l）	321	310	324
T-Bil（mg/dl）	0.92	0.95	0.99
Alb（g/dl）	3.69	3.72	3.60
HPT（％）	73.4	72.7	74.3
ICG_{15}（％）	27.7	28.6	26.9

表2 腫瘍側背景

		subseg. 群 ($n=17$)	seg. 群 ($n=29$)	lobar 群 ($n=20$)
肉眼的進行程度	I	7(41.2%)	8(27.6%)	2(10.0%)
(Stage)	II	9(52.9%)	18(62.1%)	6(30.0%)
	III	1(5.9%)	3(10.3%)	12(60.0%)
初発腫瘍数	単発	11(64.7%)	23(79.3%)	3(15.0%)
	多発	6(35.3%)	6(20.7%)	17(85.0%)
初発主腫瘍径	≦2 cm	11(64.7%)	16(55.2%)	4(20.0%)
	2-4 cm	6(35.3%)	10(34.5%)	11(55.0%)
	≧4 cm	0(0%)	3(10.3%)	5(25.0%)

表3 抗癌剤・リピオドール投与量

抗癌剤	subseg. 群 ($n=17$)	seg. 群 ($n=29$)	lobar 群 ($n=20$)
アドリアマイシン +マイトマイシンC			
10 mg+0～3 mg	2	3	5
20 mg+4～7 mg	0	4	5
30 mg+8～11 mg	0	0	7
エピルビシン			
10～19 mg	4	6	1
20～29 mg	11	14	2
30～39 mg	0	2	0
リピオドール	subseg. 群	seg. 群	lobar 群
0～2 ml	1	4	2
2.1～4 ml	9	13	8
4.1～6 ml	7	12	8
6.1～8 ml	0	0	2

は, リピオドールと抗癌剤（アドリアマイシン＋マイトマイシンCあるいはエピルビシン）の混合物を, 塞栓領域を栄養する肝動脈より注入後Gelfoam細片にて塞栓した. 抗癌剤は, 1992年以降アドリアマイシン＋マイトマイシンCからエピルビシンを主に用いるようになったため, 1992年以前にTAEを施行された症例の多かったlobar群ではアドリアマイシン＋マイトマイシンCが, 1992年以降にTAEを施行された症例の多かったsubseg. 群とseg. 群ではエピルビシンが主に使用された（表3）. リピオドール使用量に関しては各群間で差はなかった（表3）. 肝機能・肝予備能は, TAE前, 1, 2, 4週間後のALT, LDH, ビリルビン, アルブミン, HPTの変動を観察した. 測定結果は平均値±標準偏差で示し, 3群間の平均値の検定には二元配置分散分析後, Scheffeの多重比較を用いた. また術後肝機能の変動は, 繰り返しのある分散分析法を用いて検定した.

II. 結 果

1. 肝機能・肝予備能の推移

a) 血清 ALT, LDH 値（図2）

subseg. 群では術後有意な変動はみられなかったが, seg. 群とlobar群で1週後に最高値をとる有意な上昇を示し, その後seg. 群では2週後に前値に復し, lobar群では4週後まで遷延した. 術後ALT, LDHの最大増加量は, lobar群（平均92.8 IU/l, 105.2 IU/l）で他2群に比し有意に大きく, subseg. 群（平均24.1 IU/l, 31.5 IU/l）とseg. 群（平均34.8 IU/l, 51.2 IU/l）の両群間で有意差はなかった.

b) 血清 Bil 値（図2）

subseg. 群とseg. 群では有意な変動はみられなかったが, lobar群において1週後に最高値をとる有意な変動を認め, 8週後まで遷延した. 術後ビリルビンの最大増加量は, lobar群（平均0.58 mg/dl）で他2群に比し有意に大きく, subseg. 群（平均0.13 mg/dl）とseg. 群（平均0.18 mg/dl）の両群間で有意差はなかった.

c) 血清 Alb 値（図2）

subseg. 群では術後有意な変動はみられなかったが, seg. 群とlobar群では2週後に最低値をとる有意な低下を示し, その後seg. 群では4週後に前値に復し, lobar群では8週後まで遷延した. 術後アルブミンの最大低下量は, lobar群（平均0.45 g/dl）で他2群に比し有意に大きく, subseg. 群（平均0.16 g/dl）とseg. 群（平均0.24 g/dl）の両群間で有意差はなかった.

d) HPT（図2）

アルブミンと同様, subseg. 群では術後有意な変動はみられなかったが, seg. 群とlobar群では1週後に最低値をとる有意な低下を示し, その後seg. 群では4週後に前値に復し, lobar群では8週後まで遷延した. 術後HPTの最大低下量は, subseg. 群（平均2.4%）, seg. 群（平均6.8%）, lobar群

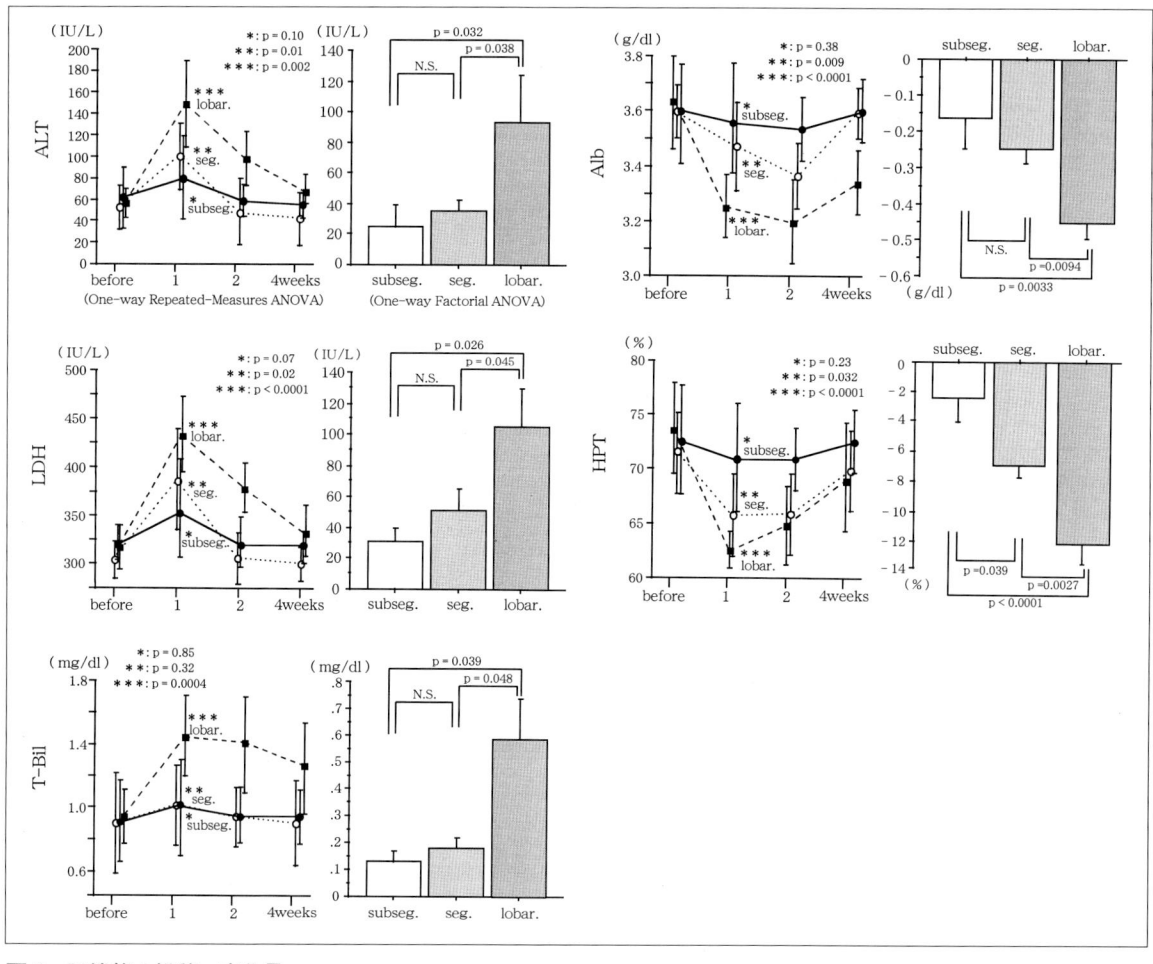

図2 肝機能の推移・変化量

表4 副作用・合併症

	subseg. 群 ($n=17$)	seg. 群 ($n=29$)	lobar 群 ($n=20$)
38℃以上の発熱	9 (54%)	16 (55%)	20 (100%)
持続期間	1.8±0.8日	3.2±1.8日	4.3±1.7日
腹痛	8 (46%)	12 (41%)	12 (60%)
持続期間	1.4±0.5日	2.1±1.0日	2.5±1.2日
悪心・嘔吐	9 (54%)	13 (45%)	13 (65%)
持続期間	1.8±0.7日	1.6±0.8日	1.9±1.0日
腹水出現・増悪	0 (0%)	1 (3%)	4 (20%)
肝性脳症	0 (0%)	0 (0%)	1 (5%)
胆管障害(biloma)	0 (0%)	0 (0%)	1 (5%)
胆嚢炎	0 (0%)	0 (0%)	1 (5%)

(平均12.1%)の順に大きく，3群間で有意差を認めた．

2．合併症・副作用

表4のごとく，38℃以上の発熱はいずれの群においても半数以上（特にlobar群では全例）にみられ，術後当日か翌日から出現し，持続期間はsubseg. 群，seg. 群，lobar群の順に長期傾向にあった．腹痛は，いずれの群とも約半数にみられ3群間で出現率に差はなかったが，持続期間はsubseg. 群，seg. 群，lobar群の順に長かった．悪心・嘔吐も，各群とも約半数に認められたが，出現率・持続期間ともに3群間で有意差はなかった．また比較的重篤な合併症として，腹水の出現・増悪をseg. 群で1例(3%)，lobar群で4例(20%)に認め，その他肝性脳症の出現，bilomaの形成，胆嚢炎の合併

をlobar群で1例（5%）ずつに認めたが，subseg.群ではこれらの合併症は1例もみられなかった．

III. 考察

Subsegmental TAEの肝機能・肝予備能へ及ぼす影響はきわめて軽微であり，高率な再発を示すHCCに対し肝予備能を温存しつつ繰り返し施行が可能と考えられた．特にconventionalなTAEが施行できないような高度な肝機能不良例であっても，1亜区域程度であれば肝機能を維持しつつ強力なsubsegmental TAEが施行可能であった．一方，38°C以上の発熱，腹痛，悪心・嘔吐などの軽微な副作用は，TAEの部位にかかわらず約半数以上に認められ，塞栓領域が広範なほど持続期間が長期化する傾向がみられた．しかし，いずれも一過性であり内科的加療により容易に対処可能であった．また比較的重篤な合併症として腹水，肝性脳症，胆管障害（bilomaの形成），胆嚢炎がみられ出現頻度はsubseg.群，seg.群，lobar群の順に高率であった．これらの合併症のうち胆嚢炎については，胆嚢動脈を避けることによりある程度回避可能であり，特にsubsegmental TAEの場合，胆嚢動脈分岐部より末梢で塞栓を行うことがほとんどであるため，術後胆嚢炎の合併例はきわめて少ない．また胆管障害については，リピオドールなどの微小塞栓物質を大量に用いて圧入するTAEの場合，同剤が肝動脈のみならずperibiliary plexus（末梢胆管周囲をとりまく血管網）から門脈枝まで一時的であれ同時に強力に塞栓するため局所レベルでの胆管障害は避けがたいと思われる．特に近位胆管レベルの障害による狭窄はbilomaの形成を高率に惹起するため，固有肝動脈や左右肝動脈レベルからの微小塞栓物質による高度な塞栓は避ける必要がある．今回の検討でも右肝動脈より比較的強力なTAEを行ったlobar群の1例（5%）でbilomaの形成が認められたが，subseg.群では1例もみられず，実際これまで当科でsubsegmental TAEを施行された症例をみてもbilomaの形成はほとんど経験がない．また今回の検討ではみられなかったもののTAE後に生じうるその他の合併症として，脾梗塞，膵壊死，胃・十二指腸潰瘍などがあげられるが，これらも慎重な薬剤注入により回避可能である．

結語

亜区域肝動脈塞栓術では，肝機能の低下や重篤な合併症はほとんどみられず，肝予備能を温存しつつ繰り返し施行が可能な治療法と考えられた．

文献

1) Yamada R, Sato M, Kawabata M, et al.: Hepatic artery embolization in 120 patients with unresectable hepatoma. Radiology 148: 397-400, 1983.
2) Uchida H, Ohishi H, Matsuo N, et al.: Transcatheter hepatic segmental arterial embolization using lipiodol mixed with an anticancer drug and Gelfoam particles for hepatocellular carcinoma. Cardiovasc Intervent Radiol 13 (3): 140-145, 1990.
3) Matsui O, Kadoya M and Yoshikawa J.: Small hepatocellular carcinoma: treatment with subsegmental transcatheter arterial embolization. Radiology 188: 79-83, 1993.
4) 松井 修，出町 洋，上田隆之，他：肝細胞癌に対する肝動脈化学塞栓療法（特に塞栓物質について）．Intervent Radiol 8 (2): 29-36, 1993.

（飯田　宏，代田幸博，山下竜也，小浦隆義，鍛冶恭介，中本安成，本多政夫，寺崎修一，河合博志，松下栄紀，卜部　健，金子周一，小林健一）

肝細胞癌に対する経皮的エタノール注入療法と経皮的高周波熱凝固療法の合併症の比較検討

はじめに

経皮的エタノール注入療法（PEIT）は，肝細胞癌（HCC）に対する局所療法として良好な治療成績をあげ，HCC 患者の予後は向上した．一般的にその適応基準は腫瘍径 3 cm 以下，腫瘍個数 3 個以下とされているが，各施設によりその適応基準は異なる．著者らの施設では，1994 年までは一般的な適応基準に準じて PEIT を施行してきたが，1994年以降その適応基準を拡大し，腫瘍径，腫瘍個数に制限を設けずに施行してきた．また，エタノール注入方法も 1994 年以降腫瘍径 2 cm を超えるものに対して十分な safety margin をとるため腫瘍周囲にもエタノールを注入する方針を採用した．適応基準変更前後での PEIT に伴う合併症の推移を検討した．さらに，1999 年より HCC の局所療法として経皮的高周波熱凝固療法（RFA）を導入した．本治療法は，十分な safety margin の確保，施行回数が少数回，の点で優れた治療法である．その合併症についての報告はほとんどなく，PEIT と比較検討したので報告する．

I．対象と方法

一般的な PEIT の適応基準に準じて 1987 年から 1993 年までに PEIT を施行した 61 例，適応基準を拡大した 1994 年から 1999 年 10 月までに PEIT を施行した 243 例および，1999 年 2 月から 1999 年 10 月までに RFA を施行した 28 例を対象とした（表1）．

RFA は RITA 社の装置を使用し，その適応基準は 1994 年以降の PEIT 適応基準に準じた．

統計学的解析は，Student t 検定および，χ^2 検定にて行った．

II．結　果

1994 年以降の PEIT 例は 1993 年以前の PEIT 例に比較して，腫瘍径，エタノール注入量が有意に増加した（$p<0.05$）．総治療回数（平均回数）は 1993 年以前の PEIT 例と 1994 年以降の PEIT 例に比較して RFA で有意に減少した（$p<0.05$）（表1）．PEIT による軽微な合併症を表2に示した．発熱は 1993 年以前の PEIT 例，1994 年以降の PEIT 例において 37〜38℃ の発熱がそれぞれ 37.4％，42.5％，38℃ 以上の発熱がそれぞれ 12.3％，11.3％ であり適応拡大，治療法の変化による影響はなかった．疼痛はそれぞれ 30.7％，26.7％ であり，有意差はなかった．PEIT 前に比べ，PEIT 翌日の GOT の上昇幅はそれぞれ平均 36.1±12.8 IU/l，

表1　PEIT 症例と RFA 症例の患者背景

背景	PEIT（1993年以前, $n=61$）	PEIT（1994年以降, $n=243$）	RFA（$n=28$）
年齢(歳)	64.0±7.4	63.9±7.3	62.0±8.5
性別(男:女)	43:18	198:45	25:3
腫瘍径(cm)	0.8〜2.8cm (1.8±0.7cm) *	0.7〜8.5cm (2.6±1.1cm)	0.7〜8.0cm (2.6±1.1cm)
腫瘍個数 (1:2:3:4個以上)	38:22:11:0	82:96:54:11	18:6:3:1
Clinical Stage (I:II:III)	40:21:0	116:117:10	17:11:0
施行回数(回)	283（平均4.6） *	1582（平均6.5） *	38（平均1.4）
注入エタノール量 (ml/cm³)	2.2±0.6	3.4±0.9	—

* $p<0.05$

表2　PEIT に伴う軽微な合併症

	例/施行回数(%)	
合併症	1993年以前	1994年以降
気分不良	5/61例(8.1%)	19/243例(7.8%)
軽度の胸水	10/61例(16.4%)	24/243例(9.8%)
発熱(37〜38℃未満)	106/283回(37.4%)	672/1582回(42.5%)
発熱(38℃以上)	35/283回(12.3%)	178/1582回(11.3%)
疼痛(鎮痛剤必要)	87/283回(30.7%)	423/1582回(26.7%)

表3 PEITに伴う重篤な合併症

合併症	例数（%）	
	1994年以前（$n=61$）	1994年以降（$n=243$）
胆道出血	0	1（0.4%,肝不全で死亡）
イレウス（門脈気腫症を伴う）	0	1（0.4%,MOFで死亡）
腹腔内出血	1（1.6%,自然止血）	1（0.4%,TAEにて止血）
肝梗塞	1（1.6%,自然軽快）	8（3.3%,自然軽快）
難治性胸水	1（1.6%,数回の排液を要す）	1（0.4%,数回の排液を要す）
胆嚢炎	1（1.6%,絶食、安静にて軽快）	3（1.2%,絶食、安静にて軽快）
肝内〜肝外転移	0	0
腹膜播種	0	0

表4 RFAに伴う合併症

合併症	例/施行回数（%）
気分不良	3/28例（10.7%）
軽度の胸水	2/28例（7.1%）
発熱（37〜38℃未満）	16/38回（42.1%）
発熱（38℃以上）	5/38回（13.2%）
疼痛（鎮痛剤必要）	28/38回（73.7%）
皮膚熱傷	1/28例（3.6%）
胆嚢壁肥厚	1/28例（3.6%）
胆管拡張	1/28例（3.6%）

表5 PEITとRFA施行後のGOT上昇幅の比較

	PEIT（1994年以前）	PEIT（1994年以降）	RFA
GOT上昇幅	36.1 ± 12.8 IU/l	48.3 ± 16.9 IU/l	148.3 ± 64.2 IU/l

* $p<0.05$

48.3 ± 16.9 IU/l であり，両者に有意差はなかった．ただし肝梗塞症例（$n=11$）においては，GOT上昇幅は平均143.6 ± 36.9 IU/lであった．

PEITによる重篤な合併症としては，1994年以降で2例の死亡例があった（表3）．胆道出血例はPEIT施行前からclinical stage IIIで，T. Bil 3.2 mg/dl，血小板2万8000/mm³，PT 40%であり，出血素因があった．腹腔内出血と難治性胸水を1993年以前と1994年以降でそれぞれ1例ずつ観察した．肝梗塞と胆嚢炎は1994年以降それぞれ8例，3例と増加していた．明らかにPEITが原因と考えられる肝内，肝外転移例はなかった．

RFA例の合併症を表4に示した．穿刺針が15 Gと太いが，腹腔内出血は1例もなかった．軽度の胸水を2例に観察した．胆嚢壁肥厚を1例に認めたが，熱凝固部位と胆嚢は接しておらず，その原因は不明であった．重篤な合併症はなかった．疼痛の頻度と程度はPEITに比較して有意に高く（$p<0.05$），またGOT上昇幅は，平均148.3 ± 64.2 IU/lで，通常のPEIT例に比較し有意に高かった（$p<0.05$）（表5）．

III. 考 察

1993年の第29回肝臓学会肝生検フォーラムによるPEIT合併症に関するアンケート調査では2万2026例中，腹腔内出血は24例（0.11%），ショック，18例（0.08%），胆汁漏出，5例（0.02%），死亡，3例（0.01%）であった．同年の肝腫瘍生検研究会がまとめたPEIT合併症のアンケート調査では6001例中，腹腔内出血は21例（0.3%），胆道出血，13例（0.2%），肝梗塞，72例（1.2%），肝不全，14例（0.2%），穿刺ルートへの転移，14例（0.2%），死亡，10例（0.16%）であった．これ以降まとまった合併症についての報告はない．一般的にPEIT禁忌例は肝不全や多臓器障害のある例，コントロール不能の腹水例，出血傾向例である．上記合併症は適応範囲内症例で起こったもので，いずれも偶発症と考えられる．

著者らの1994年以降のPEIT法はHCC周囲にもエタノールを注入するため，周辺血管へエタノールが流入した．しかし，本法は，発熱や疼痛には影響しなかった．エタノールが血管に流入することにより，肝内，肝外に転移する可能性が指摘されているが，著者らの検討では，1例もなかった．一方，エタノール流入が原因と考えられる肝梗塞，胆嚢炎は増加傾向にあった．経験したイレウスの1例は門脈気腫症を合併しており，因果関係は不明であるが，胆汁性腹膜炎に伴うイレウスが先行し，腸管気腫症

から門脈気腫症を併発したと考えられた．合併症を防ぐ方法としては，エタノールの血管内流入を避けるか，流入方向を確認し，自覚症状，特に疼痛を目安に注入を続けるかどうか判断する必要がある．偶発的合併症発生は避けられないが，早期に発見して対応することにより，重篤化することを予防することができる．術後の血液検査，肝機能検査のチェック，特に熱発例，疼痛持続例は頻回にチェックする必要があり，また画像検査による精査も追加するべきである．明らかな肝被膜下血腫や腹水がなく貧血が進行する例では胆道系出血を考慮し，頻回の便潜血，超音波検査による胆道系のチェックが必要となる．

RFAについては重篤な合併症は欧米からは報告されていない．RFAは，治療範囲の予測が可能なため，肝内，肝外の血管，胆囊，横隔膜，腎臓，腸管への直接的侵襲が避けられ，治療部位と離れた部位への間接的侵襲も低い．腹腔内出血も，穿刺ルートを熱凝固し止血することにより予防できる．しかし，穿刺針先端が超音波上確認しづらい場合，横隔膜直下では横隔膜損傷をきたすおそれがある．軽度の胸水貯留例は，HCCが横隔膜直下に存在し，横隔膜に熱が波及したことが原因と考えられる．血管に隣接するHCCに対する治療において血管閉塞や血栓形成は1例もなく，血管侵襲は低いものと考えられた．一方，胆道系に関しては2例の合併症（胆囊炎，胆管拡張）があり，血管系よりは注意する必要がある．疼痛に対しては，皮膚から肝表面までの局所麻酔と前投薬として非麻薬性鎮痛剤の投与を行う．疼痛のコントロールができない症例に対しては，フルニトラゼパムやミダゾラムなどの催眠鎮静剤を使用してきた．しかし，疼痛の程度には個人差があり，それだけでは不十分のケースがあり，疼痛に対する対応が今後の課題の一つである．

まとめ

1）PEITの適応基準拡大および腫瘍周囲へのエタノール注入により，合併症の頻度は増加し，2例の死亡例を含む重篤な合併症を19例（6.25％）観察した．

2）RFAは直接的に血管内を穿刺したり，隣接臓器に穿刺針先端を接触させない限り，比較的安全で，重篤な合併症は1例もなかった．

以上より，RFAは，safety marginが確保でき，かつ重篤な合併症を認めない優れた局所療法である．

文献

1) 清沢研道, 松本晶彦, 田中栄司, 他：肝生検の現状―アンケート調査より. 肝生検診断の実際, 中外医学社, 東京, 1995, 9-17.
2) 北 和彦, 江原正明, 吉川正治, 他：小肝細胞癌に対する経皮的エタノール注入療法（PEI）. 消化器外科 18：443-449, 1995.
3) 中村仁信, 林 紀夫編著：肝癌の低侵襲治療, 医学書院, 東京, 1999, 93-115.
4) Rossi S, et al.: Percutaneous radiofrequency interstitial thermal ablation in the treatment of small hepatocellular carcinoma. Cancer J Sci Am May 1 (1): 73, 1995.
5) Jiao LR: Percutaneous radiofrequency thermal ablation for liver tumours. Lancet Jul 31; 354 (9176): 427-428, 1999.

　　（井内英人, 堀池典生, 二宮常之, 岡裕一郎, 松原 寛, 河相恵子, 熊木天児, 日浅陽一, 恩地森一）

わが国における肝臓病の地域偏在性とその要因

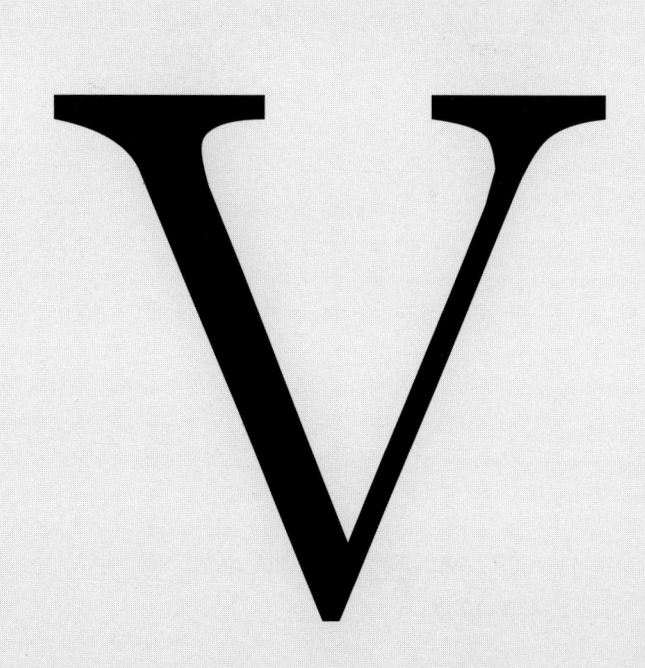

V

首都圏における肝疾患の実態

はじめに

人口の流動が激しく，交通網の発達した首都圏のほぼ中心部に位置する当院（虎の門病院）において，肝臓専門外来を行っている10名の医師に関して，現在通院中の各種肝疾患の実態を検討した．

I. 対象と方法

対象は現在当院肝臓専門外来に通院中の各種肝疾患5903名である．年齢は15歳から91歳であり，中央値は56歳であった．その分布は図1に示す．年代別では60歳代が最も多く，次いで50歳代，40歳代の順であった．肝疾患の分類は①急性肝疾患，②慢性肝疾患，③代謝性肝疾患，④寄生虫性肝疾患，⑤感染性肝疾患，⑥腫瘍性肝疾患，⑦その他，とした．成因別の分類は肝硬変の成因別実態の全国調査基準に従った[1]．それぞれの疾患の頻度は表1に示すごとくであり，肝疾患患者の主体はウイルス性慢性肝疾患であった．なお，代謝性肝疾患のうち97％は脂肪肝であった．また，日本住血吸虫症に関しては，組織学的には虫卵の存在が確認でき，画像診断にても不規則な石灰化や線維化が確認しえた症例は10例みられたが，うち5例はHCV陽性で1例はHBV陽性であり，それぞれウイルス性に分類した．

II. 急性肝疾患・劇症肝炎

急性肝疾患70例の成因別分類では，それぞれ，HAV 11例（16％），HBV 22例（31％），HCV 2例（3％），EBV 8例（11％），CMV 2例（3％），その他25例（36％）であり，原因としてはHBVによるものが最も多かった．

劇症肝炎は9例，肝性脳症は伴わないもののPT 40％以下となった重症肝型は14例であり，両者を合わせてバックグラウンドをみてみると，急性肝炎は3例，キャリアからの発症は20例であった．成因ではHAV 1例（4％），HBV 21例（92％），非B非C型1例（4％）であり，HBVによるものが大部分を占めた．

III. 慢性肝疾患

慢性肝疾患5243例の成因別分類は図2に示す．ウイルス型が多く，最も多いのはHCVの61％，次いでHBV 28％，非B非C型4％，アルコール性3％であった．

HBVとHCV肝炎に関して，新犬山分類に基づ

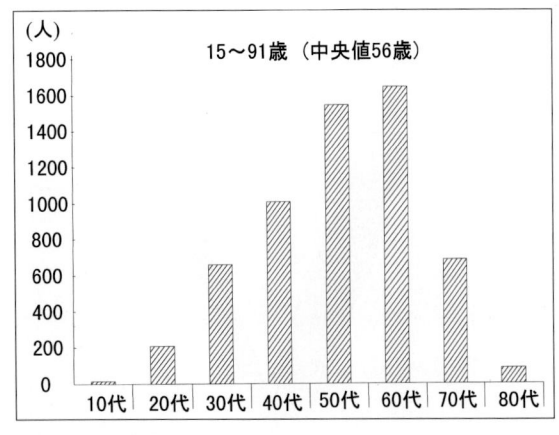

図1 年齢の構成

表1 肝疾患の内訳

疾　患	症例数	比率
急性肝疾患	70	1.2％
慢性肝疾患	5243	88.8％
代謝性肝疾患	268	4.5％
寄生虫性肝疾患	4	0.1％
感染性肝疾患	6	0.1％
腫瘍性肝疾患	242	4.1％
その他	70	1.2％
合　計	5903	100.0％

く組識学的分布は図3に示す．いずれもF1が最も多く，次いでF2, F4, F3, F0の順であったHCVではHBVに比べて，F0がきわめて少なかった．HBVに関して，e抗原/抗体はe抗原陽性528（36％），e-window 59（4％），e抗体陽性881（60％）であった．HCVに関してはgenotypeでは測定しえた2261例でみてみると，1a 11（0.5％），1b 1693（74.9％），2a 703（13.6％），2b 97（4.3％），3a 2（0.1％），3b 9（0.4％），mix 23（1％），判定不能118（5.2％）であった．

非B非C型では肝生検を施行した134例でみると，成因はTTV 23例（17％），HGV 4（5％），その他106（79％）であった．

IV．原発性胆汁性肝硬変（PBC）と自己免疫性肝炎（AIH）

PBCは113例あり，年齢は31〜72歳，中央値は54歳，男女比は19：94であった．Scheuer分類に従うと，stage 1, 2, 3, 4でそれぞれ55％，16％，5％，24％であった．

AIHは1999年のIAIHGの診断基準に基づいた診断[2]では43例あり，年齢は24〜72歳，中央値52歳であり，男女比は9：34，組識学的には新犬山分類ではF1, F2, F3, F4でそれぞれ37％，33％，12％，18％であった．

V．肝硬変・肝腫瘍

肝硬変625例に関する成因は図4に示す[3]．慢性肝疾患の成因別分類にほぼ一致しているが，HBVはやや減少し，HCVに関してはやや増加している傾向がみられている．また，過去20年の当院におけるデータ比較においてもHBVの減少とHCVの増加傾向がみられている[3]．

また，肝腫瘍に関しては表2に示すごとくである

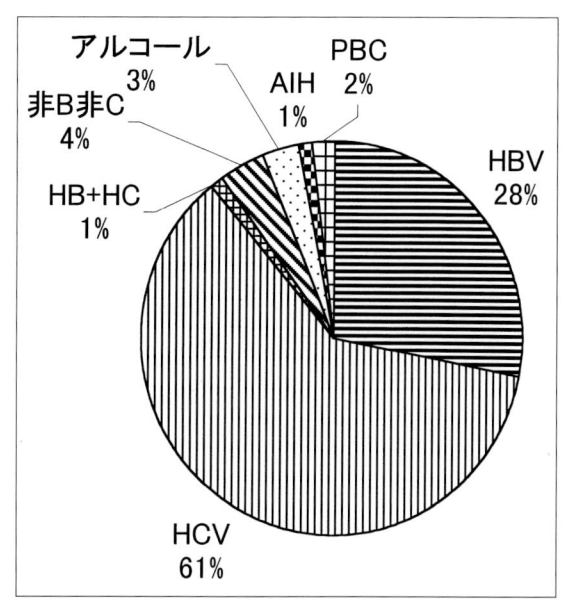

図2 慢性肝疾患の成因別分類（$n=5243$） AIH：autoimmune hepatitis, PBC：primary biliary cirrhosis

図3 慢性肝疾患（B型およびC型）の組識学的分類（HBV：$n=1468$, HCV：$n=3198$）

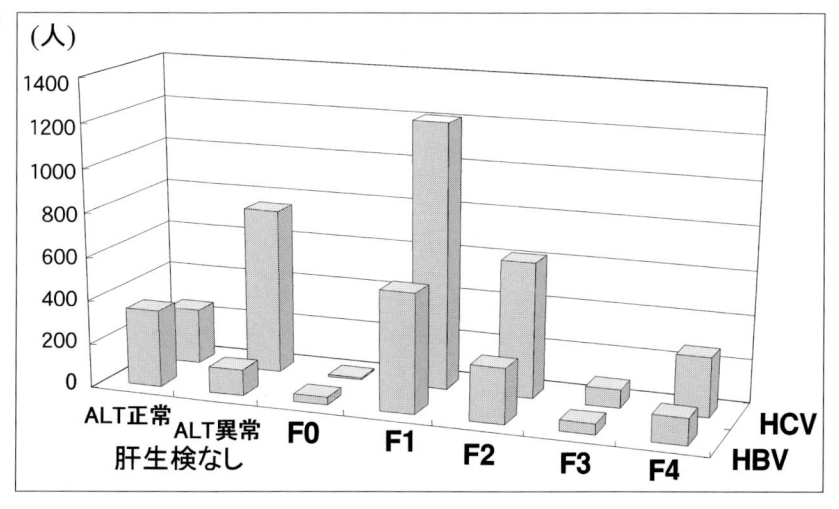

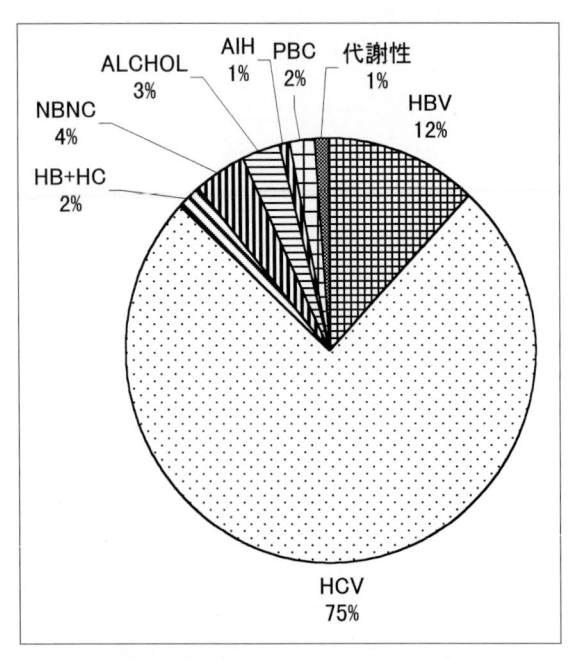

図4 肝硬変の成因別分類

(pie chart: HBV 12%, HCV 75%, HB+HC 2%, NBNC 4%, ALCHOL 3%, AIH 1%, PBC 2%, 代謝性 1%)

表2 腫瘍性肝疾患

疾患名	症例数
肝細胞癌	217 (88%)
胆管細胞癌	4 (2%)
肝血管腫	12 (5%)
肝囊胞	8 (3%)
FNH	3 (1%)
NRH	3 (1%)
合　計	247

FNH：focal nodular hyperplasia
NRH：nodular regenerative hyperplasia

が，慢性肝疾患を中心とした背景からか大部分は肝細胞癌であった．肝細胞癌217例中，基礎疾患として肝硬変が87％，慢性肝炎が13％であった．成因としてはHBV 16％，HCV 74％，HB+HC 1％，非B非C型7％，アルコール性2％であり，肝細胞癌でも主体はC型肝炎関連であり，ついでB型肝炎関連と続いた．

VI. アルコールの関与について

ウイルスマーカーが陽性の症例は，基本的にはウイルスマーカーを重視し，それに従い分類したが，HBV陽性者とHCV陽性者における飲酒を調べてみると，図5のようにHCV陽性者では有意に飲酒歴が多い傾向があった．特に肝硬変症例ではこの傾向が強かった．

逆に飲酒歴からみて，大酒家とされる肝硬変61症例をみてみると，HBV陽性19％，HCV陽性61％，HB+HC陽性2％，両者陰性18％となり，従来大酒家とされてきた症例のなかにはかなりウイルス性の関与が示唆される症例が含まれていると考えられた．

まとめ

首都圏は人口の移動が激しく，交通網の発達した事情より，多くの医療機関も存在し，首都圏の医療機関での肝疾患の実態は施設間の差が大きいことが考えられる．当院にはウイルス性肝疾患患者が多く集まる傾向にあると考えられ，特にB型が多く，病院の性格上，アルコール性が少ないと思われる．しかしながら，現時点での肝疾患の実態は肝疾患の中心は慢性肝炎・肝硬変・脂肪肝・肝細胞癌の順であり，成因としてはHCV，ついでHBVと続いた．一方，急性肝炎の成因ではHBVが最も多かった．

文　献

1) 岡上　武，清澤研道：わが国の肝硬変の現状．肝硬変の成因別実態, 1998, 1-5.
2) Alvarez F, Berg PA, Bianchi FB, et al.: International Autoimmune Hepatitis Group Report: review of criteria for diagnosis of autoimmune hepatitis. Journal of Hepatology 31: 929-938, 1999.
3) 斎藤　聡，池田健次，熊田博光：肝硬変の成因別実態．肝硬変の成因別実態, 1998, 21-25.

　　　（斎藤　聡，小林正宏，鈴木文孝，鈴木義之，
　　　坪田昭人，荒瀬康司，茶山一彰，村島直哉，
　　　池田健次，熊田博光）

図5 アルコールと肝疾患について

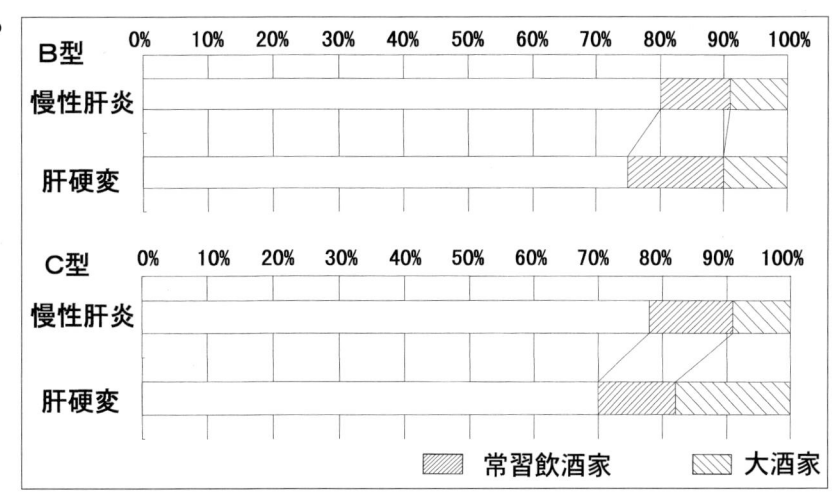

長野県における肝疾患の成因別頻度

はじめに

　肝疾患の成因は多岐にわたる．本邦では肝炎ウイルスに関連した肝疾患が多いことが知られているが，必ずしも肝疾患の成因別頻度やその地域差については明らかにされていない．今回，全国での肝疾患の成因別頻度を調査するにあたり，長野県における成因別頻度を前向き調査で検討したので報告する．さらに，主な疾患については背景因子との関連も検討した．

I．対象・方法

　1999年4月1日から7月31日の4ヵ月間に信州大学医学部附属病院第二内科の肝臓専門外来を受診した肝疾患患者736名を対象とし，成因別頻度をクロス・セクショナルに解析した．選択基準は，急性および慢性肝疾患を有する全症例であるが，他都道府県からの受診患者は除外し長野県内在住者のみとした．内訳は男性327例，女性409例で平均年齢は57.4歳±14.5歳である．急性ウイルス肝炎の型別診断は，基本的にIgM型HA抗体，IgM型HBc抗体，HBs抗原，HCV抗体，HCV RNAを測定して行った．慢性ウイルス肝炎の型別診断では，HBs抗原陽性をB型，HCV抗体陽性をC型，両者陽性をB＋C型とした．臨床的にウイルス肝炎であることが予測されるにもかかわらず，B型またはC型でない症例は非B非C型と診断した．自己免疫性肝炎，原発性胆汁性肝硬変，アルコール性肝疾患，先天性疾患，代謝性疾患は各々の診断基準に従って診断した．

II．成　績

　対象とした736例中4例（0.5％）が急性肝疾患，732例が慢性肝疾患を有していた．急性肝疾患の成因別症例数は，B型急性肝炎が1例，薬剤性肝障害が2例，術後肝障害1例であった．
　慢性肝疾患732例の成因別頻度を図1に示す．B型16.5％（121例），B＋C型0.8％（6例），C型

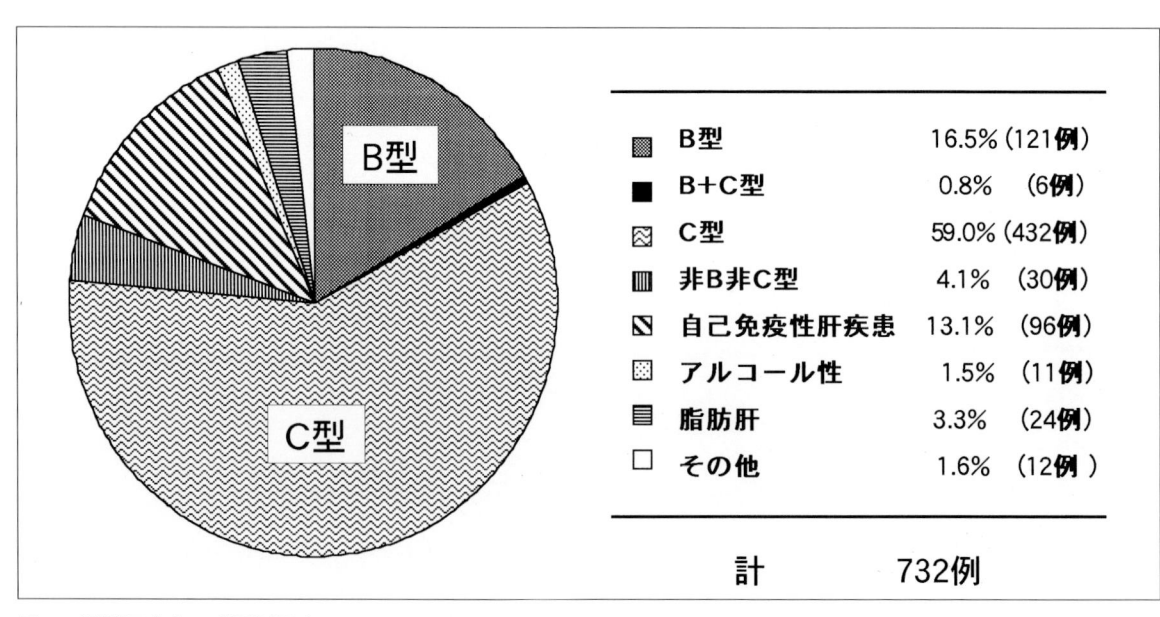

B型	16.5%	(121例)
B＋C型	0.8%	(6例)
C型	59.0%	(432例)
非B非C型	4.1%	(30例)
自己免疫性肝疾患	13.1%	(96例)
アルコール性	1.5%	(11例)
脂肪肝	3.3%	(24例)
その他	1.6%	(12例)
計		732例

図1　慢性肝疾患の成因別頻度

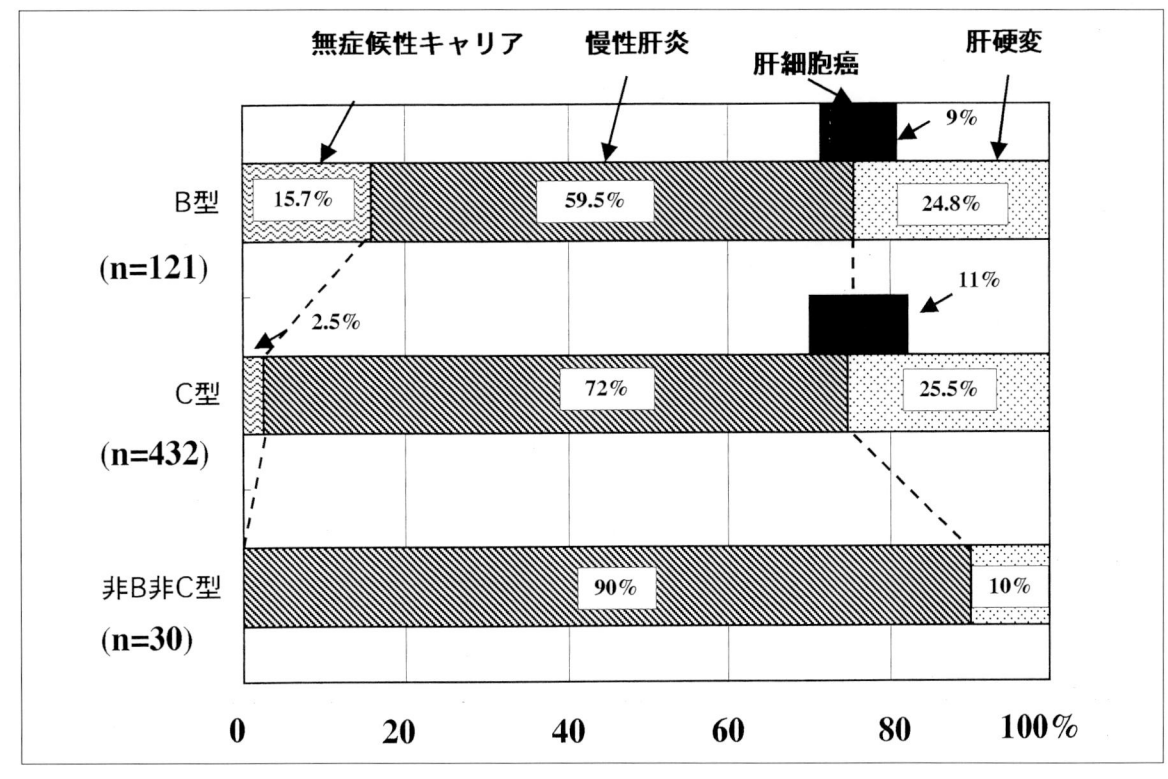

図2 ウイルス慢性肝疾患例での成因別にみた病態別頻度

B型 (n=121): 無症候性キャリア 15.7%, 慢性肝炎 59.5%, 肝細胞癌 9%, 肝硬変 24.8%
C型 (n=432): 無症候性キャリア 2.5%, 慢性肝炎 72%, 肝細胞癌 11%, 肝硬変 25.5%
非B非C型 (n=30): 慢性肝炎 90%, 肝硬変 10%

59.0%（432例），非B非C型4%（30例）でウイルス肝炎が約80%を占めていた．ウイルス肝炎に続き，自己免疫性肝疾患が13.1%（96例），アルコール性肝疾患が1.5%（11例），脂肪肝が3.3%（24例）の頻度でみられた．自己免疫性肝疾患には，自己免疫性肝炎，原発性胆汁性肝硬変，原発性硬化性胆管炎が含まれる．その他の慢性肝疾患は12例（2%）あり，内訳は特発性門脈圧亢進症3例，Budd-Chiari症候群1例，カロリー病・先天性肝線維症4例，肝放線菌症1例，糖原病a型1例，胆管細胞癌2例であった．

ウイルス性慢性肝疾患583例について成因別に病態別頻度を検討した成績を図2に示した．B型慢性肝疾患121例の病態別頻度は，無症候性キャリア15.7%（19例），慢性肝炎59.5%（72例），肝硬変24.8%（30例）であった．肝細胞癌の合併は11例（9%）にみられ，このうち背景の肝病変が慢性肝炎であるものが3例，肝硬変であるものが6例であった．病態別でのHBe抗原陽性率（図3）は無症候性キャリア28%，慢性肝炎65%，肝硬変30%，肝細胞癌27%であった．一方，HBe抗体陽性は無症候性キャリア72%，慢性肝炎33%，肝硬変で67%，肝癌60%であった．慢性肝炎例では他の群に比較しHBe抗原陽性者が多い傾向が認められた．

C型慢性肝疾患432例の病態別頻度（図2）は無症候性キャリア2.5%（11例），慢性肝炎72%（311例），肝硬変25.5%（110例）であった．肝細胞癌の合併は48例（11%）にみられ，このうち背景の肝病変が肝硬変であるものが39例であった．C型肝炎ウイルスの遺伝子型は，241例についてセログループで検討した．この結果，グループ1が73%（176例），グループ2が18%（43例），判定不能が9%（22例）であり，本邦における従来の報告と同様であった．

非B非C型慢性肝疾患30例の病態別頻度（図2）は，慢性肝炎90%（27例），肝硬変10%（3例）であり，肝細胞癌の合併例はなかった．

輸血歴はC型慢性肝疾患患者の46%（200/432）にみられたのに対し，B型慢性肝疾患患者では14

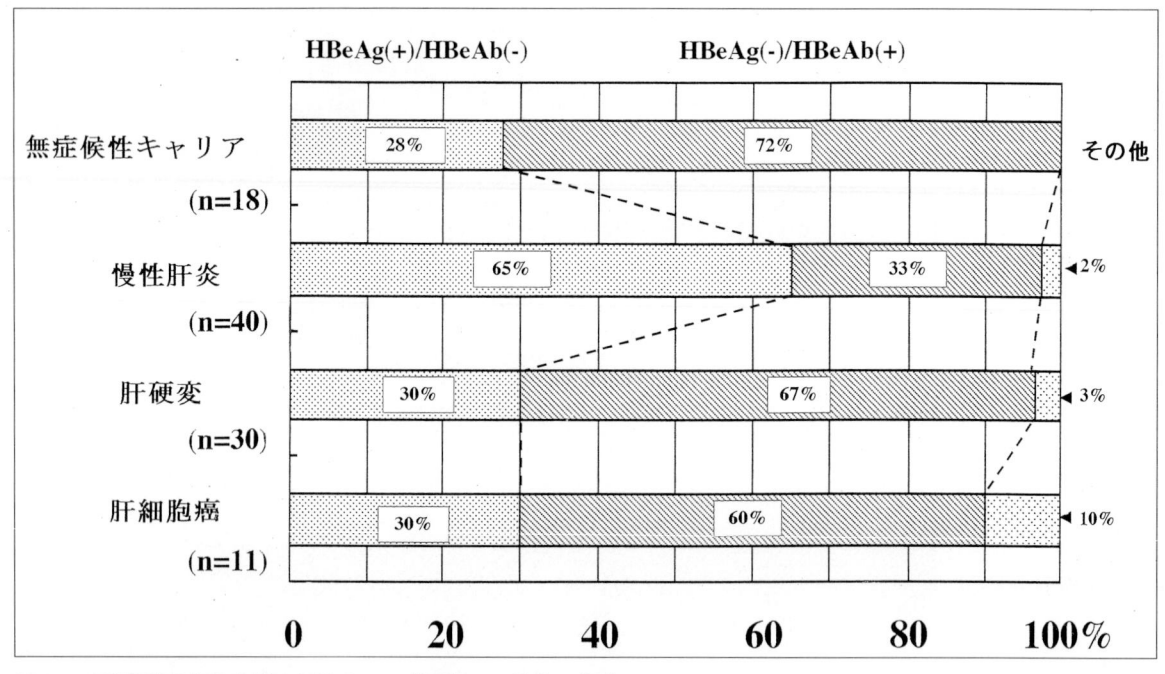

図3 B型慢性肝疾患症例におけるHBe抗原/HBe抗体の頻度

％（17/121）であり，前者で有意に高率であった（$p<0.01$）．B型慢性肝疾患患者では同じB型肝炎の家族歴が47.9％（58/121）にみられ，家族集積性が確認された．

肝生検による組織学的検索が施行されたウイルス性慢性肝疾患132例について，肝線維化（新犬山分類）をB型とC型肝炎例で比較した（図4）．C型慢性肝疾患ではF1の症例が多くF4の症例が少ない傾向がみられた．しかし，肝生検を行う時点でB型とC型では適応に差があるため，これによる偏りを反映している可能性は否定できない．

自己免疫性肝疾患96例の内訳は自己免疫性肝炎26例（27％），原発性胆汁性肝硬変62例（65％），原発性硬化性胆管炎8例（8％）であった．自己免疫性肝炎症例のうち22症例でHLA-DRの解析が実施されており，このうち18症例にHLA-DR4，4症例にHLA-DR2を認め，20例ではいずれか一方が陽性であった．原発性胆汁性肝硬変62例中，無症候性は53例（85％），症候性9例（15％）であり，症候性の9例は症状は全例で瘙痒感のみであった．肝生検による組織学的検索は原発性胆汁性肝硬変の37例で施行されており（図5），診断時の

Scheuer分類では無症候性ではステージ1が多く，症候性ではステージ4が多い傾向が認められた．全体ではステージ1が62％を占め，ステージ4は8％と少数であった．

アルコール性肝障害11例の病態別頻度はアルコール性脂肪肝1例，アルコール性肝線維症1例，アルコール性肝炎4例，アルコール性肝硬変5例であった．

性差に関しては自己免疫性肝炎では女性73％，原発性胆汁性肝硬変では女性80％であり，従来の報告と同様に女性に多い傾向がみられた．これに対し，原発性硬化性胆管炎では男女同数で性差はなく，アルコール性肝障害は全例男性であった．

III．考察

4ヵ月間の観察期間での急性肝炎例は4例であり低頻度であった．B型急性肝炎が1例みられたが，その感染経路は性的接触によるものが疑われた．薬剤性および術後肝障害については，いずれも入院中の紹介であった．

慢性肝疾患では肝炎ウイルス関連の肝疾患が80％を占めていた．第二回日本肝臓学会大会（1998

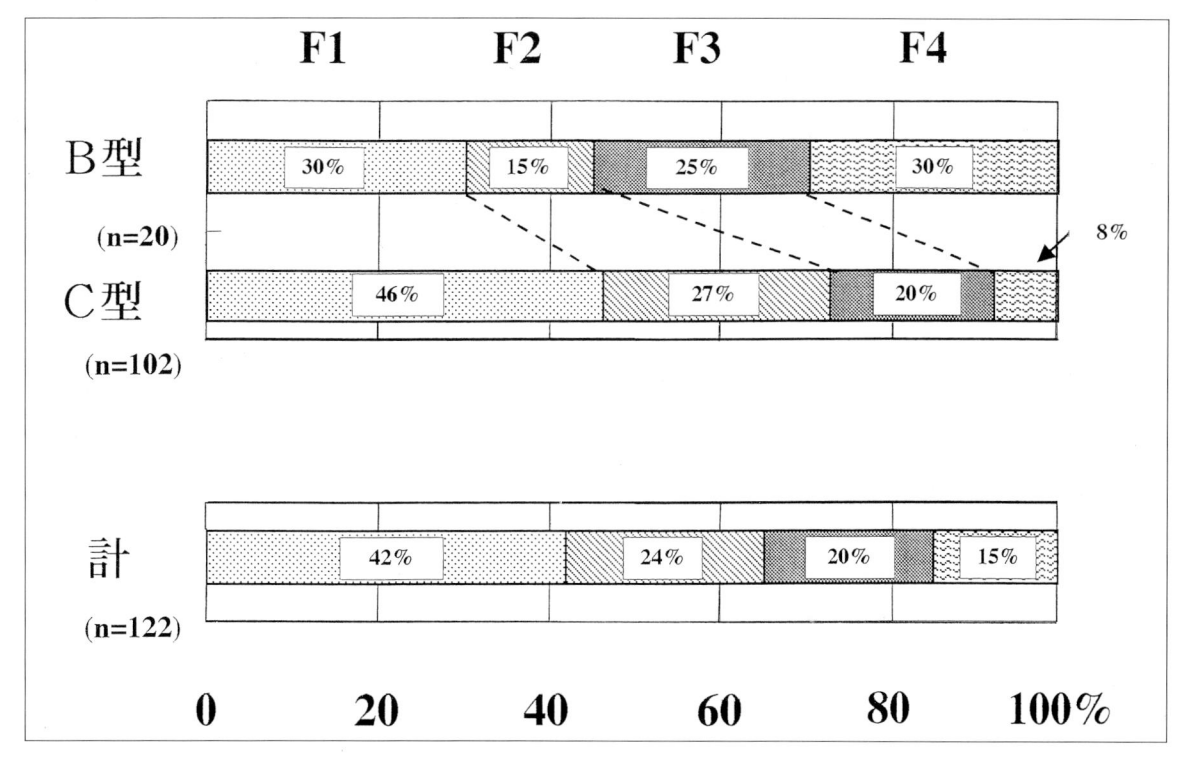

図4 B型およびC型慢性肝疾患における肝線維化の比較

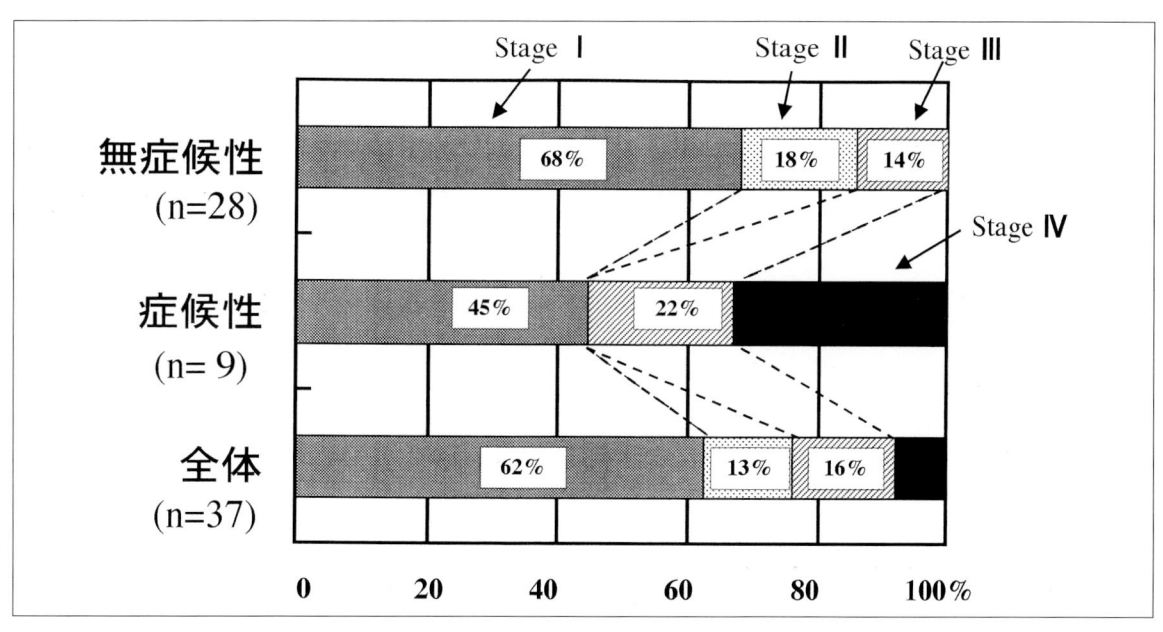

図5 原発性胆汁性肝硬変例における肝組織像（Scheuer分類）の比較

年)において長野県における肝硬変の成因について集計(1976年～1997年)したが,このときの成績はB型(23％)とC型(56％)を合わせ79％であり,今回得られた頻度とほぼ同様であった.B型とC型の比率は今回1:3.6であり,C型慢性肝疾患が多数を占めた.B型慢性肝疾患でのHBe抗原陽性率は,慢性肝炎では65％と高く,肝硬変へ進展すると30％に減少した.これは,これまでの報告のように,B型慢性肝炎の経過中HBe抗体にセロコンバージョンする症例が存在するためと考えられる.

腫瘍性疾患では肝細胞癌がほとんどを占め,背景因子としてはC型慢性肝疾患が80％近くを占めていた.近年,C型肝炎に関連した肝細胞癌が増加傾向にあることが報告されており,今後さらにC型肝炎に関連した肝細胞癌の比率が高くなることが予測される.

自己免疫性肝疾患では,原発性胆汁性肝硬変が約65％,自己免疫性肝炎が約30％であり,原発性硬化性胆管炎は10％以下と低頻度であった.原発性胆汁性肝硬変のなかでは症候性の占める割合は15％程度と低頻度であった.さらに,症候性のなかに黄疸を伴う症例はなく,重症例はきわめて低頻度であった.近年,同疾患の治療にウルソデオキシコール酸が使用され効果をあげている.この治療法の導入が,今回重症例が少なかった要因の一つである可能性が考慮される.自己免疫性肝炎はHLAのDR4やDR2と強い相関があることが知られている.今回の検討では90％以上の症例でこれらのHLAと関連がみられ,従来の報告を確認するものであった.

今回,大学病院受診者のみを対象としており,これによる疾患頻度の片寄りは考慮する必要がある.特にアルコール性肝障害の頻度が比較的低いのはこれに起因する可能性が高い.また,長野県での頻度として報告したが,多くの患者は松本市およびその周辺の在住者である.長野県内で肝疾患の成因別頻度に大きな差はないと考えられるが,この点は今後の検討課題である.

結　語

1) 観察期間中急性肝疾患の発生は少数であった.
2) 慢性肝疾患では肝炎ウイルス関連疾患が80％と大多数を占め,特にC型慢性肝疾患の頻度が高かった.
3) ウイルス性肝疾患以外では,自己免疫性肝疾患,脂肪肝,アルコール性肝障害の頻度が高かった.
4) 腫瘍性疾患では肝細胞癌が大多数であり,なかでもC型慢性肝疾患を背景肝病変としてもつものが約80％を占めていた.

文　献

A) 西沢好雄,田中栄司,飯嶌章博,他:長野県における肝硬変の成因別実態.肝硬変の成因別実態1998,中外医学社.東京,1999,26-31.

　(丸山敦史,山浦高裕,折井幸司,西澤好雄,
　　六波羅明紀,一条哲也,吉沢　要,田中栄司,
　　清澤研道)

京都地区の一肝臓外来の肝疾患の実態

はじめに

　診断法の進歩により多くの肝疾患の原因が明らかとなった現状で，わが国の肝疾患の実態を地域別に検討することは重要であるが，これまで全肝疾患を対象に肝疾患の地域偏在性を検討した報告はない．今回われわれは，京都における当科での肝疾患の現状について，その成因，臨床病理学的特徴を明らかにした．

I．対象と方法

　1999年1月から6月までに当科肝臓外来を受診した1095例（平均年齢54.3±14.4歳，男/女＝572/523）を対象とした．今回の特別企画「わが国における肝臓病の地域偏在性とその要因」の基準に従い肝疾患を病態別（急性，慢性，代謝性，先天性，腫瘍性，その他）に分類し，それぞれについて原因別に細分し，さらに当科における過去10年間に新規発症した肝細胞癌の背景因子についても検討した．

II．成　績

1．肝疾患の成因別分類

　1095例を成因別に分類すると図1のようになる．男女ともにウイルス性肝疾患が約80％を占め，男性では次に腫瘍性8.6％，代謝性5.9％，アルコール性2.6％，自己免疫性1.6％，先天性0.7％，薬剤性0.3％の順であった．一方，女性ではウイルス性の次に自己免疫性8.0％，腫瘍性7.1％，代謝性3.4％，薬剤性0.6％，先天性0.2％，アルコール性0.2％の順となる．

2．肝疾患の病態別分類

　病態別に分類すると（表1），男女とも慢性肝疾患（ウイルス性，自己免疫性，アルコール性，薬剤性を含む）が約85％を占め，次に腫瘍性約7％，代謝性3～6％，急性約1％，先天性0.5％未満と続き，これらに明らかな男女差は認めなかった．以下病態別分類をさらに原因別に細分した成績を示す．

　a）急性肝疾患

　急性肝疾患はわずか10例（男/女＝5/5）で，ウ

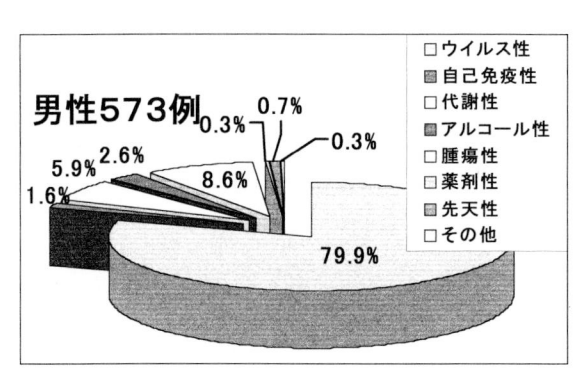

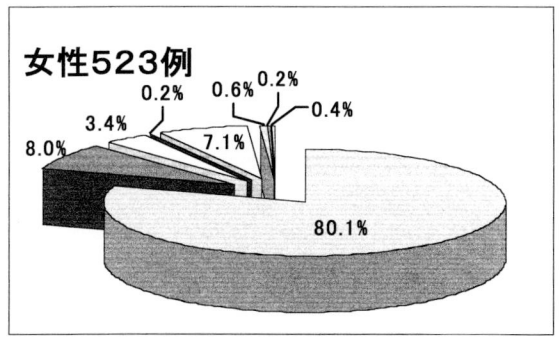

図1　肝疾患の成因別分類

表1　肝疾患の病態別分類

病態別	症例数	男/女		平均年齢(歳)
急性	10(0.9％)			39.9±19.7
ウイルス性	5(0.5％)	3	2	
薬剤性	5(0.5％)	3	2	
慢性	944(86.1％)			
ウイルス性	876(80％)	458	418	54.1±10.5
自己免疫性	51(4.7％)	9	42	60.3±12.1
アルコール性	16(1.5％)	15	1	53.5±10.5
代謝性	52(4.7％)	34	18	51.5±15.5
先天性	5(0.5％)	3	2	30.6±18.3
腫瘍性	81(7.4％)	44	37	59.9±11.0
その他	4(0.4％)	2	2	42.5±12.5
合　計	1095(100％)	572	523	54.3±14.4

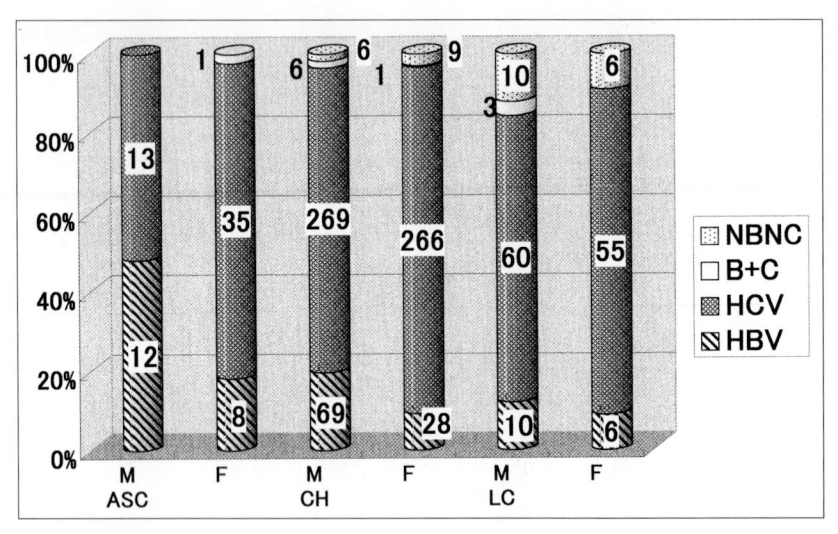

図2 ウイルス性肝疾患の病態別，ウイルス別分類

イルス性と薬剤性がそれぞれ半数を占める．起因ウイルスはB型3例，C型2例で，薬剤性の症例の起因薬剤はアセトアミノフェン，チオプロニンなどであった．

b) 慢性肝疾患

慢性肝疾患は944例（男/女＝483/461）で，男女ともに90％以上がウイルス性で，男性ではアルコール性3.1％，自己免疫性1.9％，薬剤性0.2％の順となり，女性では自己免疫性9.1％，アルコール性0.2％であった．男性で慢性薬剤性が1例あったが，これはチオプロニン服用により胆管消失症候群をきたした例である．

ウイルス性肝疾患は876例（男/女＝458/418）で全体の80％を占める．ウイルス性肝疾患を病態別，起因ウイルス別に分類したもので，病態別では無症候性キャリアが69例（7.9％，男/女＝25/44）であり，特にC型では男/女＝13/35と女性の無症候性キャリア例が多かった（図2）．慢性肝炎は654例（74.9％，男/女＝350/304）で，C型では男女比に差はなく，他の地域と異なり女性患者も比較的多かった．肝硬変は150例（17.2％，男/女＝83/69）で，C型では男女間に差はなかった．起因ウイルス別では，B型15％，C型80％，B＋C型1％，非B非C型4％であった．当科で肝生検を施行した慢性肝炎497例について起因ウイルスと肝組織進展度（stage）を調べた（図3）．B型はF1 31.4％，F2 35.7％，F3 32.8％，C型ではF1 38.9％，F2 41％，F3 20％で，B型はC型と比べ組織の進展した患者が多い傾向にあった．自己免疫性肝疾患は51例（男/女＝9/42）で全体の4.7％を占め，原発性胆汁性肝硬変（PBC）31例（男/女＝5/26），自己免疫性肝炎（AIH）16例（男/女＝2/14），原発性硬化性胆管炎（PSC）4例（男/女＝2/2）であった（図4）．PBCを病期別に分類するとScheuer分類でstage 1：17％，stage 2：73％，stage 3：5％，stage 4：5％で，無症候性が多かった．AIHでは平均年齢が64.8±7.1歳であった．アルコール性は16例（男/女＝15/1）で全体の1.5％ときわめて少数で，病型別では肝線維症7例，肝硬変4例，アルコール性肝炎3例，脂肪肝2例であった．

当科の肝硬変症例153例を原因別に分類した（図5）．HCV起因が71％と最も多く，次にHBV，非B非C型がそれぞれ9.9％，自己免疫性肝疾患が4.9％，アルコール性が2.5％，B＋C型が1.9％であった．

c) 腫瘍性肝疾患

腫瘍性肝疾患は81例（男/女＝44/37）で全体の7.4％を占め，内訳は肝血管腫18.5％，肝細胞癌81.5％であった．肝細胞癌の背景病変は慢性肝炎が24％，肝硬変が76％で，起因ウイルス別では，B型10.6％，C型86.6％，非B非C型3.1％であった．当科で過去10年間に新規発症例として受診した肝細胞癌の背景因子を'90～'94と'95～'99で比較すると（図6），起因ウイルスはそれぞれB型

図3 肝生検施行497例の起因ウイルスと組織進展度

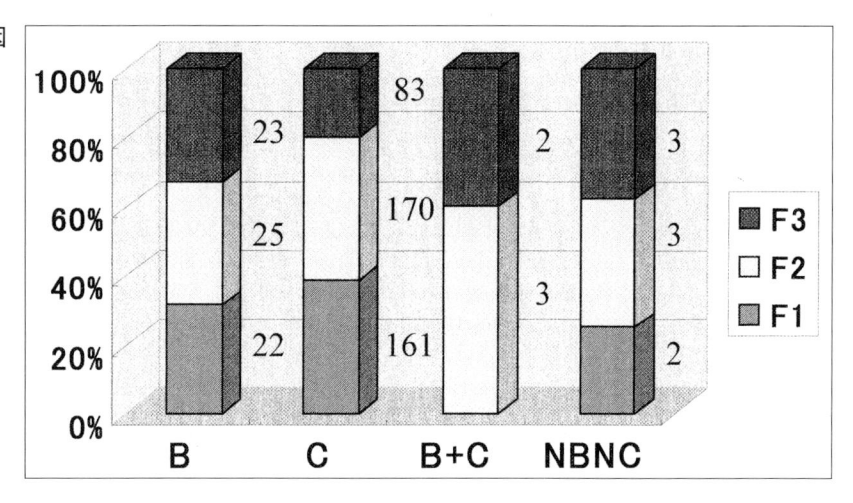

図4 自己免疫性肝疾患の分類

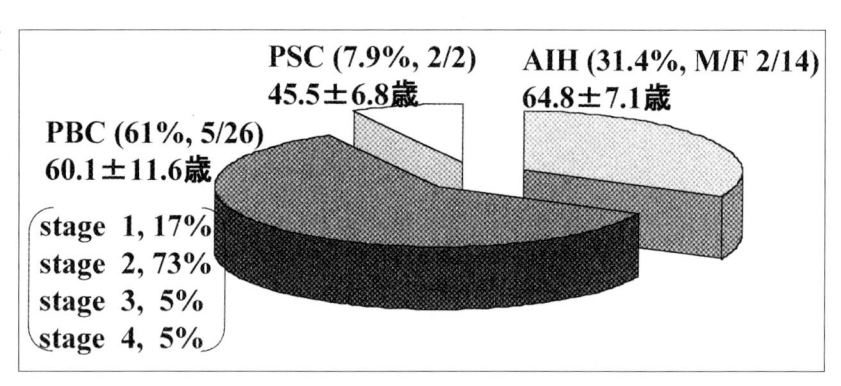

図5 肝硬変の成因別分類

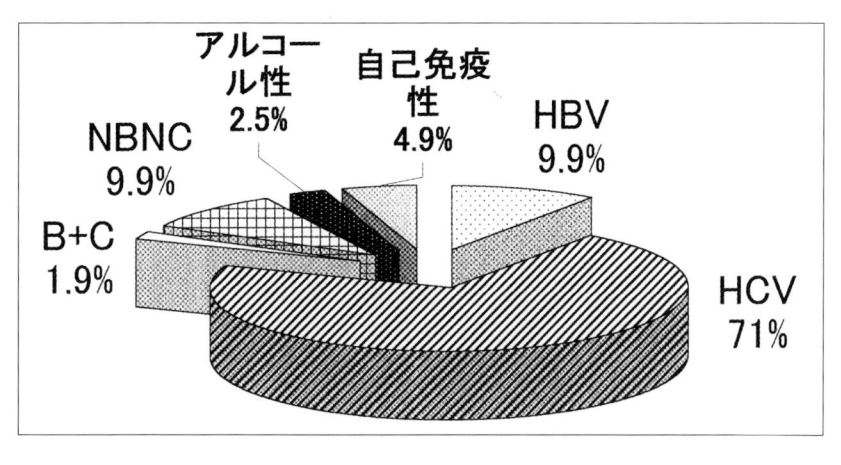

が15％, 15％, C型が75.3％と76.7％と差はなく, 背景病変は慢性肝炎が7.4％から29.4％と増加しており, 最近は慢性肝炎からの発癌例が増えていることがわかる.

d) 代謝性肝疾患

代謝性肝疾患は52例 (男/女＝34/18) で, 全体の4.7％を占め, 全例が脂肪肝で, うち2例は組織学的にsteatohepatitisを示した.

e) 先天性肝疾患

先天性肝疾患は5例 (男/女＝3/2), 全体の0.5％で, Wilson病, Caroli病, von Meyenburg complexであった.

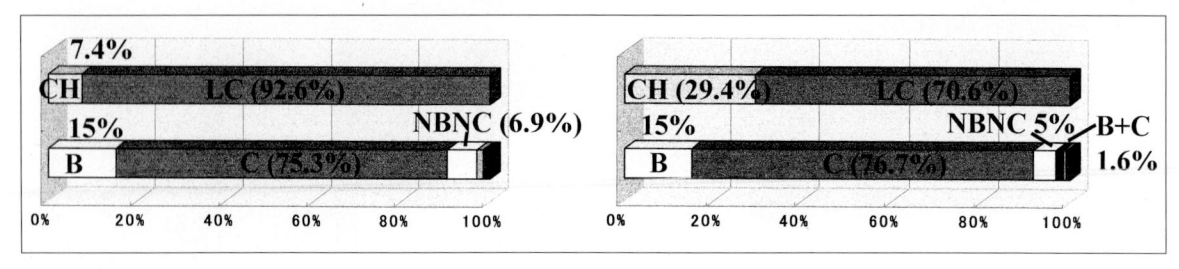

図6 過去10年間における肝細胞癌例 左：'90～'94, 73例（男/女=54/19），平均年齢61.3±8.3歳．右：'95～'99, 120例（男/女=82/38），平均年齢64.7±9.1歳．

f) その他

その他は4例（男/女=2/2）で特発性門脈圧亢進症や結節性再生性過形成であった．

III. 考 察

1999年1月から6月までの半年間に当科肝臓外来を受診した患者1096例の内訳は，慢性肝炎654例（60％），肝硬変150例（13.7％），無症候性キャリア69例（6.3％），肝細胞癌60例（5.7％），脂肪肝52例（4.7％），自己免疫性肝疾患51例（4.7％），アルコール性16例（1.5％）などであった．慢性肝炎はC型が81％，B型は14.8％，B+C型は1％，非B非C型は2.3％と当科ではC型慢性肝炎が多かった．この数字が京都地区の肝疾患の実態を表しているのではなく，われわれの教室が主としてウイルス性肝疾患の臨床研究を行ってきたことによるものと考えている．厚生省人口動態統計による慢性肝疾患および肝硬変の死亡数をみると70％が男性でウイルス性肝疾患は男性に多いといわれている[1]．しかし当科でのC型肝疾患に関しては，無症候性キャリアは女性が多く，慢性肝炎，肝硬変では男女間に差がなく，他府県に比して女性のC型肝疾患が多い．これは京都地区で女性のC型肝疾患が多いためではなく当科の特殊事情と思われる．

次に肝硬変を成因別に分類すると，C型71％，B型9.9％，非B非C型9.9％，自己免疫性4.9％，アルコール性2.5％であった．第2回肝臓学会大会の「肝硬変の成因別実態」の全国集計では，C型62.3％，B型14.8％，アルコール性11.7％，非B非C型3.6％，自己免疫性2.9％であり[2]，当科では全国集計と比べてC型と非B非C型の割合が高く，アルコール性とB型の割合が低かった．京都におけるB型とC型のキャリア数に関しては日赤血液センターの献血時スクリーニングのデータによると，それぞれ0.2％，0.4％[3]で全国平均とほぼ同じであり，当科でC型肝疾患が多い理由はインターフェロン治療等を積極的に行っていることによるものと思う．アルコールに関しては平成11年度の国税庁の調査によると京都でのアルコール消費量は年間純エタノール換算で9.2 lと全国平均（8.6 l）[4]を上回っている．当科ではアルコール性肝疾患が少ないが，山科地区や南部の方ではより高頻度である．

肝細胞癌に関しては，過去10年間の症例を対象に背景病変を比較検討したが，起因ウイルスはB型15％，C型75％と前期と後期に差はなかったが，背景病変は慢性肝炎の割合が著明に増加していた．これは各種画像診断の進歩とC型慢性肝炎へのインターフェロン治療が普及し，その後のフォローがきちんとなされるようになってきたためと思われる．

自己免疫性肝疾患についてはPBC 61％，AIH 31.4％，PSC 7.9％であり，PBC, AIHは圧倒的に女性優位で，これまでの報告と同様である．

結 論

1) 1999年の前半半年間の当科肝臓外来では，慢性肝炎が患者全体の60％を占め，そのうち80％はC型肝炎ウイルス起因であった．

2) アルコール性は全体の1.5％ときわめて少なかった．

3) 肝硬変の原因別分類ではC型71％，B型9.9％，非B非C型9.9％，自己免疫性4.9％，アル

コール性 2.5％，B+C 型 1.9％であった．

4) 過去 10 年間の HCC を '90～'94 と '95～'99 で比較したところ，原因に関しては，B 型がそれぞれ 15％，15％，C 型は 75.3％，76.7％ と両者間に差はなく，背景病変に関しては慢性肝炎が 7.4％ から 29.4％ と増加し，慢性肝炎からの発癌例が明らかに増加していた．

文　献

1) 小林健一，清澤研道，岡上　武：肝硬変の成因別実態．中外医学社，東京，1998.
2) 厚生省大臣官房統計情報部：人口動態統計（平成 8 年）．
3) 血液センター別新規献血者における肝炎ウイルス等陽性率：日本赤十字社，1999.
4) 国税庁課税部酒税課：酒のしおり，1999.

（桐島寿彦，岡上　武）

香川医大第三内科における肝疾患の成因別実態

はじめに

 肝疾患の診断法の進歩に伴い，その成因は年々変化しつつあり，その実態を明らかにすることは重要である．しかしながら，成因を調査し検討した報告は少ない．そこで今回われわれは，当科における肝疾患の成因別実態を明らかにし，その特徴を検討した．

I．対象と方法

 対象は1997～1999年の過去3年間に当科の外来および入院にて診療を行った肝疾患695例である．成因分類は，急性，B型慢性肝疾患，C型慢性肝疾患，原発性胆汁性肝硬変症（PBC），自己免疫性肝炎（AIH），アルコール性，その他の慢性肝疾患，腫瘍性，特殊型に分類し，性別，年齢，頻度について解析した．さらに個々の疾患において，症候性，無症候性などの病態別に細分し，輸血歴などについても調べた．肝細胞癌はその原因がウイルスであるものはウイルス性に含め，ウイルス性におけるHCC合併頻度を求めた．

II．成　績

1．肝疾患の成因別頻度

 当科の肝疾患の成因別頻度において，最も多かったのはC型慢性肝疾患で51.5％であった．続いてB型慢性肝疾患が10.4％，PBCが9.2％，以下は図1に示すようになっている．腫瘍性43例の内訳は，肝血管腫46.5％，非ウイルス性HCC 34.8％，胆管細胞癌13.9％，転移性肝癌4.6％の順であった．また，特殊型6例の内訳は，肝膿瘍50％，ポルフィリア16.6％，ヘモクロマトーシス16.6％，Wilson病16.6％である．急性肝疾患の原因は（表1），非B非C型が最も多く，A型，C型の順となっており，平均年齢ではA型が41歳と最も若かった．

 成因別に男女比（図2）をみると，急性，PBC，AIHでは女性例が多く，特に自己免疫性肝疾患であるPBC，AIHでは9割近くを女性が占めたのに対し，その他の成因ではすべて男性例が多かった．

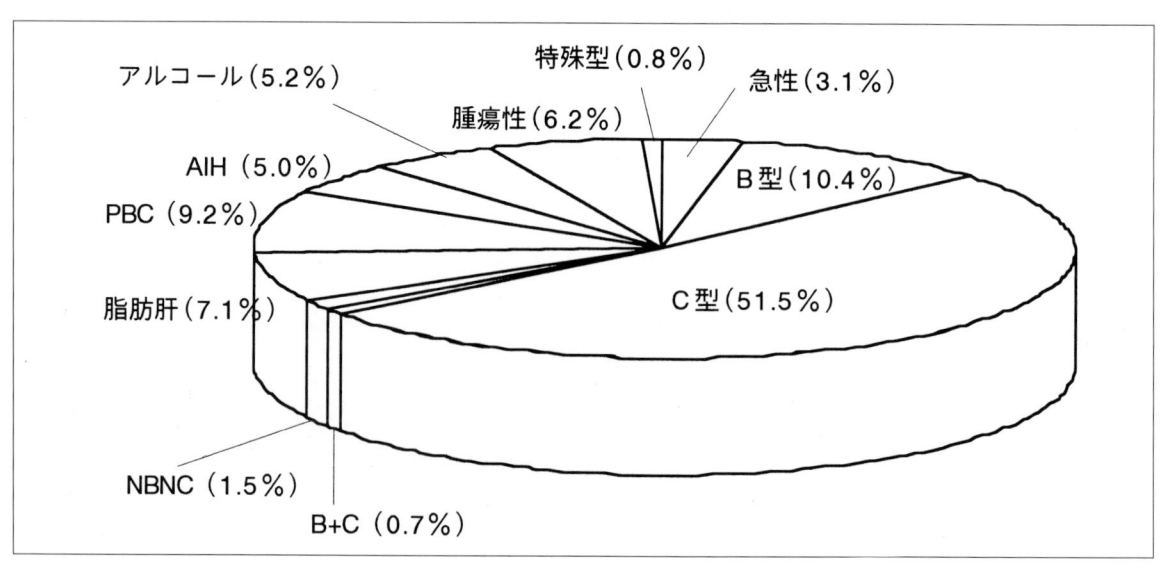

図1　肝疾患の成因別頻度（$n=695$）

特にアルコール例では91.6％が男性という結果であった．

平均年齢をみると（図3），B型と脂肪肝ではともに40歳代後半と最も若く，ついで急性肝疾患およびAIHの50歳代前半，その他は55歳～60歳に分布していた．

2．C型慢性肝疾患の病態別頻度

C型慢性肝疾患を病態別に検討（表2）してみると，慢性肝炎が54.7％，肝硬変が45.2％であった．男性例では肝硬変の割合が39.5％であったのに対し，女性例では52.9％であり，女性例では肝硬変の割合がより高い傾向にあった．HCCの合併は28.3％に認められ，慢性肝炎と肝硬変では11歳の年齢差が，さらに肝硬変とHCC合併例との間には2歳の年齢差が認められた．また，無症候性例は全体の15.1％にみられ，輸血歴は26.4％に認められた．

3．B型慢性肝疾患の病態別頻度

B型慢性肝疾患（表3）では，慢性肝炎が45.8％，肝硬変が54.1％であった．これを男女別にみると，男性では肝硬変に進行しているものが60.7％であったのに対し，女性では38.0％にとどまっていた．これは女性例で肝硬変の割合がより高いC型慢性肝疾患とは逆の結果であった．一方で，e抗原からe抗体へのセロコンバージョン率を男女別にみると，男性で29.4％，女性で66.6％と女性例で高く，このことが女性例で肝硬変の割合が低い原因になっていると思われた．また，HCCの合併率は37.7％とC型と著変なく，アルコールの多飲例

表1　急性肝疾患の原因

原因	症例(男/女)	頻度(％)	平均年齢
A型	6 (3/3)	27.2	41.1±11.4
B型	2 (0/2)	9.0	62.0±2.0
C型	3 (2/1)	13.6	54.5±5.5
非B非C	8 (5/3)	36.3	52.2±14.5
薬剤性	3 (0/3)	13.6	59.0±19.8

症例数：22例，男女比：10/12，平均年齢：51.1±15.0

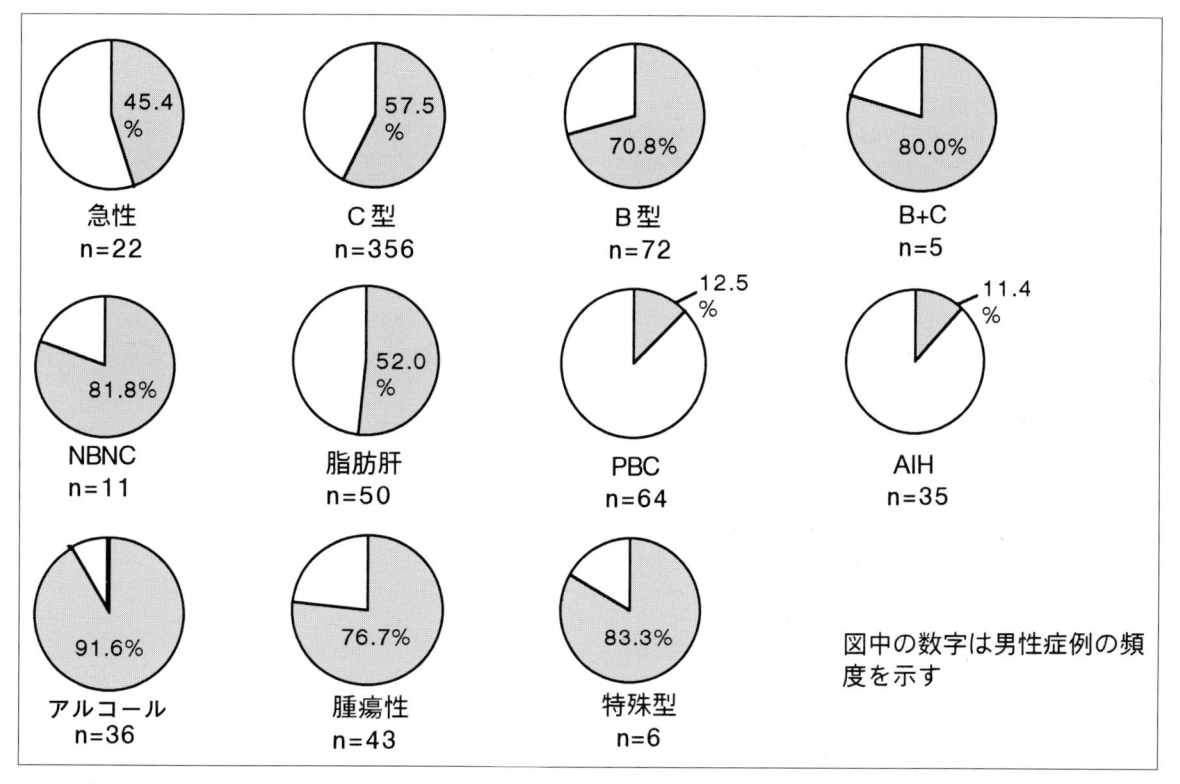

図2　成因別男女比

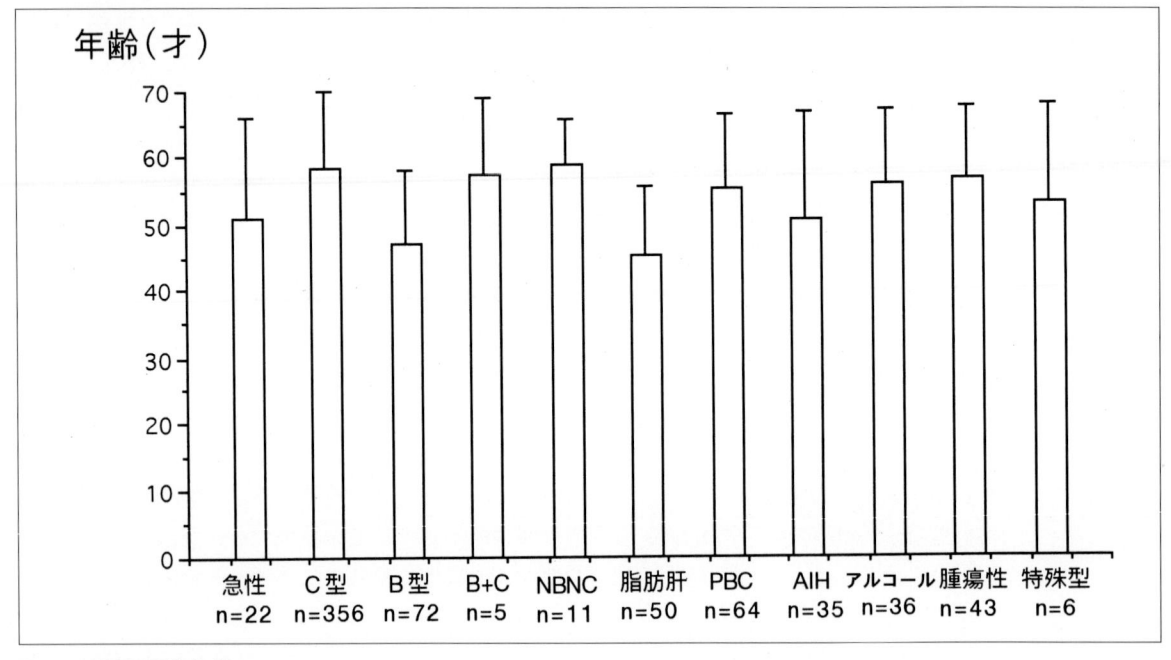

図3 成因別平均年齢

表2 C型慢性肝疾患の病態別頻度

	症例(男/女)	頻度(男/女)	平均年齢
慢性肝炎	195(124/71)	54.7(60.4/47.0)	53.2±13.6
肝硬変	161(81/80)	45.2(39.5/52.9)	64.1±9.0
HCC合併	101(53/48)	28.3(25.8/31.7)	66.8±6.2
無症候性	54(28/26)	15.1(22.5/17.2)	50.3±14.6
輸血歴	94(47/47)	26.4(22.9/31.1)	58.6±12.2

症例数:356例, 男女比:205/151, 平均年齢:58.6±11.3

表3 B型慢性肝疾患の病態別頻度

	症例(男/女)	頻度(男/女)	平均年齢
慢性肝炎	33(20/13)	45.8(39.2/61.9)	43.2±14.4
肝硬変	39(31/8)	54.1(60.7/38.0)	50.8±8.1
HCC合併	21(16/5)	27.7(31.3/23.8)	51.2±7.3
セロコン例	29(15/14)	40.2(29.4/66.6)	42.3±10.0
アルコール多飲	4(4/0)	5.5(7.8/0)	53.7±7.2

症例数:72例, 男女比:51/21, 平均年齢:47.0±11.2

表4 PBCの病態別頻度

	症例(男/女)	頻度(男/女)	平均年齢
stage 1	17(1/16)	34.0(25.0/34.7)	58.0±6.8
stage 2	13(3/10)	26.0(75.0/21.7)	54.8±11.7
stage 3	15(0/15)	30.0(0/32.6)	53.4±12.6
stage 4	5(0/5)	10.0(0/10.8)	57.2±9.5
症候性	17(1/16)	26.5(12.5/28.5)	54.0±12.4
無症候性	47(7/40)	73.4(87.5/71.4)	56.6±9.7

stage分類は50例(男4/女46)中の頻度
症候性, 無症候性は64例(男8/女56)中の頻度

は5.5%に認められた. 平均年齢では47歳と, 同じウイルス肝炎であるC型よりも11歳若いという特徴があった.

4. PBCの病態別頻度

当科でのPBC(表4)をScheuer分類で分けてみると, stage 1が34.0%, stage 2が26.0%, stage 3が30.0%, stage 4が10.0%であった. stage間で年齢には有意差はみられなかった. これを男女別にみると, 男性例では全例がstage 1, 2であり進行例がないのが特徴であった. また, 臨床症状でみると, 無症候性が全体の73.4%を占めており, 無症候性が多いのが特徴であった.

III. 考 察

当科の成因別頻度を大きく急性と慢性に分けるとほとんどが慢性肝疾患であり，急性肝疾患は全体の3.1％にすぎなかった．全国的にみても急性肝炎は減少しつつあり[1]，これは血液センターのスクリーニングが強化され輸血後肝炎が激減したことが一因であろう．

急性肝疾患の原因で最も多かったのは非B非C型であったが，このなかには最近注目されているTTウイルス（TTV）が少なからず関与しているものと思われる．しかしながら，非B非C型におけるTTV陽性率は40％程度あるものの，他の疾患群と陽性率で有意差はなく，急性肝炎の発症前後および経過を追ってウイルス量が測定できた例はないなど，TTVを急性肝炎の原因と断定するのは困難なのが現状である．今後IgM-TTV抗体の測定や，トランスアミナーゼに伴ったウイルス量の変化などをみることにより，TTV急性肝炎の実態が明らかになっていくであろう．

慢性肝疾患においてはウイルス性の占める割合が高く，C型においては全体の51％を占めて成因別のトップであった．このC型慢性肝疾患をB型と比べると，平均年齢が10歳程度高く，女性例がより多いという特徴がある．C型の場合病態の進行は緩徐であり，かつ臨床所見に乏しく，診断時にすでに肝硬変であったり高齢になって初めて診断されたりする例も珍しくない．このような症例を拾い上げるためにも早期に健康診断にHCV検査を導入することが望まれる．また，性差に関してはC型において女性が多いというよりも，B型において女性が少ないことの反映であろう．

最近になって急性B型肝炎治癒後のHBs抗体が陽性になった症例でも微量ながらHBVは体内に生存し続けるということが明らかになっており[2]，今回非ウイルス性の肝細胞癌としていたなかにこのようなケースが含まれている可能性もある．今後さらに検討し，その実態を明らかにしていく必要がある．

PBCに関しては7割が無症候性（aPBC）であるが，診断時に無症候性である割合は全国的にみても増加傾向にある[3]．また，このようなaPBCに対してウルソデオキシコール酸（UDCA）を投与することによりその予後が改善するとされており[4]，年々病態の進行した症例が減少しつつある．

まとめ

当科における肝疾患の三大成因は，C型慢性肝疾患（51.5％），B型慢性肝疾患（10.4％），原発性胆汁性肝硬変症（9.2％）であった．

文 献

1) 矢野右人：散在性急性肝炎．肝胆膵 39 (2)：173-178, 1999.
2) Yotuyanagi H, Yasuda K, Iino S, et al.: Persistent viremia after recovery from self-limited acute hepatitis B. Hepatology 27: 1377-1382, 1998.
3) 井上恭一：原発性胆汁性肝硬変症の病態と治療．肝胆膵 39 (1)：5-10, 1999.
4) Lindor KD, Therneau TM, Jorgensen RA, et al.: Effects of ursodeoxychoric acid on survival in patients with primary biliary cirrhosis. Gastroenterology 110: 1515-1518, 1996.

（木村泰彦，西岡幹夫）

沖縄県における肝疾患の実態

はじめに

日本の肝疾患の大部分はウイルス性である．したがって，地域の肝疾患の有病率は，B型肝炎ウイルス（HBV）およびC型肝炎ウイルス（HCV）の保有率に影響される．沖縄県は，本邦で最も肝癌の死亡率が低い．これは主にHCV保有率が低いことが原因である．しかしながら，HBV保有率は本邦で最も高く，また，一部の地域でデルタ肝炎ウイルス（HDV）の集積が報告されるなど疫学的に特徴を有する．今回，主に当施設で経験した肝疾患患者を対象に，その実態について調査した．

I．対象と方法

HCV抗体の測定が開始された1990年から1998年12月までに当科および関連3施設を受診した肝疾患患者1027例について臨床的に検討した．脂肪肝や肝膿瘍は対象患者から除外した．

1027例中，826例は組織学的に診断され，残りの201例は臨床的に診断した．HCV抗体はすべて第2世代の試薬で測定された．また，デルタ抗体はRIA法あるいはEIA法で測定された．

II．結果

9年間で経験した肝疾患1027名中，654名（63.7%）が肝炎ウイルスによるものであった．肝炎ウイルス以外では，自己免疫性（9.6%），アルコール性（8.8%）が成因として多かった．また，肝循環障害による者が22名おり，そのうち21名がBudd-Chiari症候群であった（**表1**）．

主要肝疾患を成因別に分類する（**図1**）と，急性肝炎50例中，A型，B型，C型はそれぞれ，3例（6%），11例（22%），6例（12%）であった．28例が原因不明で，そのうち22例は女性であった．また，原因不明の症例のなかの10例は重症あるいは劇症肝炎で，うち8例は女性であった．

慢性肝炎は，415例中，B型が102例（24.6%），C型が282例（67.9%）であった．B型の102例中，53例がHBe抗体陽性で，そのなかにデルタ抗体陽性者が4例含まれていた．

肝硬変患者（特殊型を除く）323例中，166例（51.4%）はC型で，アルコール性が70例（21.7%）で，B型は45例（13.9%）であった．B型の45例中，34例（76%）がHBe抗体陽性で，そのうち3例がHDV抗体陽性であった．

肝細胞癌は約8割がウイルス性で，ウイルス性以外ではアルコール性とBudd-Chiari症候群が，それぞれ8例（6.4%），5例（4%）であった．

III．考案

沖縄県の肝癌死亡率は全国で最も低い．ちなみに1997年の人口動態統計によると，沖縄県の肝癌死亡率は全国平均の25.9（人口10万につき）に対して，10.2と半分以下である．しかしながら，HBVの保有率は高く，また，アルコールの摂取量も多い．一方，HCVの保有率は非常に低く，全国平均の約1/8である（**表2**）．

沖縄県の肝疾患の大部分はウイルス性で，しかも，C型の割合が高い．HCVは日本の肝硬変の約7割を占め，肝細胞癌ではその8割をカバーしている．全国のデータと比較するとその割合は低いが，沖縄県でもHCVが慢性肝疾患の大部分を占める．今回

表1　当科における肝疾患の成因別分類

成因	症例数	%
肝炎ウイルス	625	63.7
自己免疫	99	9.6
アルコール	90	8.8
薬剤	26	2.5
循環障害	22	2.1
代謝異常	5	0.5
その他	24	2.3
原因不明	107	10.4
計	1027	100

図1 当科における主要肝疾患の成因別分類
*特殊型肝硬変（PBC，代謝性など）を除く．AL：アルコール性，BCS：Budd-Chiari症候群

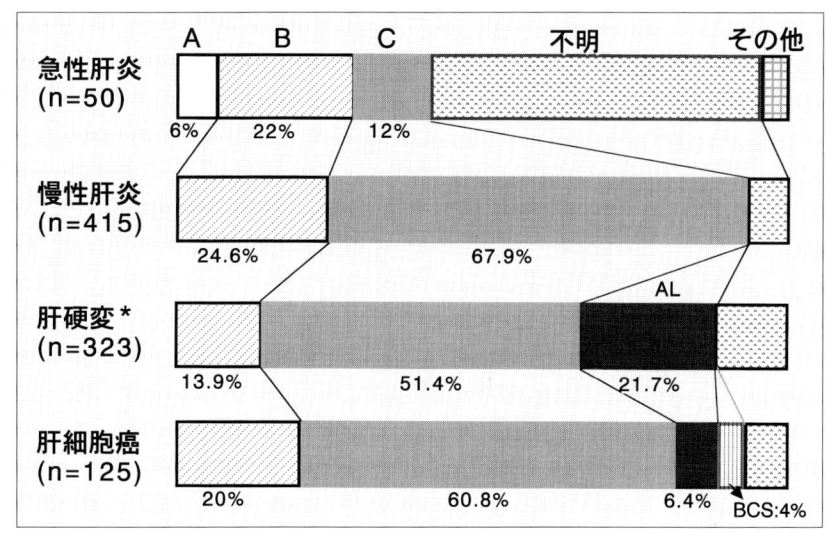

	A	B	C	不明	その他
急性肝炎 (n=50)	6%	22%	12%		
慢性肝炎 (n=415)		24.6%	67.9%		
肝硬変* (n=323)		13.9%	51.4%	AL 21.7%	
肝細胞癌 (n=125)		20%	60.8%	6.4%	BCS:4%

のデータは大学病院の症例を中心にまとめたため，やや症例が偏っていると思われる．以前報告したように[2]，救急患者が多く受診する第一線病院の症例を入れると，アルコール性の占める割合が高くなる．しかし，いずれにしろC型が最も多く，B型の割合は，HBVの保有率が高いにもかかわらず低い．また，アルコール性も慢性肝疾患の有病率が低いことを考慮すると多いとはいえない．

沖縄県の慢性肝疾患（肝硬変，肝癌）の死亡率が低いのは，HCVの保有率が低いことが大きく影響していると思われる．HCVの保有率はよく知られているように世代間で差があり，また，地域差も歴然と存在する．HCV感染はハイリスクグループを感染源として医療行為などで一般住民に広がっていったものと想像される．沖縄県におけるHCVの低保有率の要因として，感染源となるハイリスクグループが少なかったことと，医師の不足により医療行為による感染の伝播が抑制されたことなどが推定される．

B型の慢性肝疾患は明らかに少ない．HBV保有率が高いことを考慮すると，その低い有病率は興味深い現象である．以前にも報告したが[3]，沖縄県では，HBVキャリアにおけるHBe抗原から抗体へのセロコンバージョンが若い世代にしかも高率に起こっている．例えば，検診や献血などの偶然の機会に発見されたHBVキャリアのHBe抗原陽性率を検討すると，30代の陽性率が2％以下である．他

表2 沖縄県の肝炎ウイルス保有率と飲酒量

	沖縄	全国
HBs抗原陽性率 (供血者，1980年)	3.9％	1.8％
HCV抗体陽性率	0.3％	1.0％
HCV-RNA陽性率* (供血者，1992年)	0.1％	0.8％
成人1人あたりの飲酒量** (国税事務所，1997年)	119.4 l/年 (34 g/日)	96.3 l/年 (24 g/日)

*HCV抗体陽性の供血者におけるHCV-RNA陽性率は，沖縄：33.9％，全国：81.4％．
**（ ）内はエタノール換算量，ビール：5％，清酒：15％，焼酎（泡盛）：30％，その他：15％で計算した．

地域における30代のHBVキャリアのHBe抗原陽性率は，関東地区で約15％，九州では30％である．HBe抗原が陰性化しても肝障害が持続する症例はまれではないが，キャリア全体でみると，HBe抗原の陰転化は高率に肝炎の鎮静化をもたらし，多くの場合，臨床的治癒の状態になる．沖縄県で，なぜHBe抗原が高率に陰性化するかはわかっていない．以前から報告されているように，adwのサブタイプを有するHBVキャリアやB型慢性肝炎患者はHBe抗原の陰転率が高く，adrの患者と比較して予後が良い．沖縄県は日本のなかで最もadwのHBVキャリアが多い地域である．県内でも地域差はあるが，無症候性キャリアの約2/3は

表3 B型肝疾患におけるHDV抗体陽性率（沖縄県立宮古病院受診症例）

診断名	症例数	男：女	年齢	HDV抗体陽性（％）
無症候性キャリア	123	68：55	47.7±14.3	13 (10.6)
急性肝炎	3	1：2	23.3±4.5	0 (0)
慢性肝炎	50	35：15	48.5±16.3	16 (32.0)
肝硬変	15	6：9	60.9±12.1	6 (40.0)
肝細胞癌	8	3：5	68.4±6.5	7 (87.5)
計	199	113：86	49.3±15.6	42 (21.1)

adwであり，慢性肝炎，肝硬変・肝癌と進展するにしたがってadwの割合が減少し，逆にadrが増えてくる．日本国内では，九州から関西にかけてadrが大部分（約90％）を占め，東に行くほどadwの割合が増えていく．この現象は，30代のキャリアにおけるHBe抗原陽性率の関東と九州の間にみられる差に関連していると思われる．しかしながら，HBVキャリアにおける予後の差をサブタイプだけで説明するのは難しい．というのは，台湾も沖縄と同様にadwがキャリアの約8割を占めるが，HBe抗原の消失率は低く，キャリアの予後は悪い．

沖縄県のB型慢性肝炎の52％はHBe抗体陽性である．HBe抗体陽性の慢性肝炎は全国的に増加傾向にある．これは20代，30代のHBV保有率の低下により，これらの年代に多いHBe抗原陽性慢性肝炎が減少し，相対的にHBe抗体陽性B型慢性肝炎患者の割合が増えてきたと考えてよいであろう．沖縄県は，以前からHBe抗体陽性B型慢性肝炎が多かった．これはもちろんHBe抗原陽性率が低いことが原因である．HBe抗体陽性のB型慢性肝炎は，ほとんどの場合ウイルスが増殖しており，最近開発された定量検査ではほぼ例外なくウイルスが検出される．しかしながら，HBe抗原陽性の患者と比較すると一般にウイルス量は少なく，より少ないウイルスに反応して肝炎が起こっているものと考えられる．まれに高感度の測定法でもHBVが検出できない症例があり，これらの症例にデルタ抗体が検出された．HDV陽性の症例は沖縄県内でも地域集積性があり，ほとんどが宮古群島の住民あるいは同地区の出身者であった．宮古群島は沖縄本島と台湾の中間に位置し，人口は約6万で，住民は主に農業と漁業に従事している．そこでみられるデルタ肝炎はほとんどの場合，慢性の疾患で，急性の症例はまれであり，現在の感染率は低いものと思われる．HDV陽性の慢性肝疾患患者は，多くの場合無症状で，トランスアミナーゼもほとんどの場合100 IU/l以下で，比較的におとなしい肝炎である．しかしながら，C型肝炎と同様に自然治癒することはきわめてまれで，無症状のまま進行し，高率に肝硬変，肝細胞癌へと進展する（表3）．

これまでに7名のHDV感染患者についてHDV遺伝子の塩基配列を検討した．HDVはI，II，IIIの3つの遺伝型に分類されるが，同地区で分離されたHDV株はすべてがII型で，さらにIIb型に亜分類された．IIb型はこれまで台湾と宮古だけでしか見つかっていない．さらに，宮古地区で同定された7株間の塩基の多様度を検討したところ，平均で8.4％であり，これは台湾での多様度と比較して高く，イタリアやギリシャ国内のHDVの多様度と匹敵するものであった．宮古群島で分離されたHDV株が比較的に狭い地域に限定されていることを考慮すると，同地区のHDV感染の歴史は古いと推測された．

沖縄県の肝疾患のその他の特徴として，Budd-Chiari症候群がまれならずみられることである．日本におけるBudd-Chiari症候群の報告は最近急激に減少している．肝硬変の成因別実態の調査成績をみても，各施設から数名しか報告されておらず，非常にまれな疾患になりつつある．世界的にみると，特に肝部下大静脈閉塞症は発展途上国に多い．衛生環境に関連しているものと推測されるが，疫学的にこれを裏づけるデータは皆無である．今回検討した21例を含めて，当科および関連病院で経験した27例について検討した（表4）．診断時の年齢は

表4 Budd-Chiari症候群の臨床像

症例数	27例
診断時年齢	27～81歳（54.0±15.3）
性	男11；女16
出生年度	1909年～1959年
出身地	農村地区20名；都市部7名
肝癌合併	9/27（33.3％）

27～81歳で，農村地区の出身者が多く，特に出生年度が1950年以降の患者はいずれも農村地区の出身であった．沖縄県は1960年頃までフィラリアが蔓延していたという歴史があり，その頃までは衛生環境も比較的に劣悪であったものと思われる．もし，衛生環境が影響しているものであれば，今後Budd-Chiari症候群は減少していくものと思われる．

まとめ

沖縄県の肝疾患の特徴として，①慢性肝疾患が全体に少ない，②アルコール性肝疾患が相対的に多い，③B型慢性肝炎はHBe抗体陽性例が多い，④デルタ肝炎がB型慢性肝疾患の約5％にみられ，HDV感染者は宮古群島に集中している，⑤Budd-Chiari症候群がまれならずみられ，農村地区出身者に多い．

文 献

1) Nakasone H : Prevalence and clinical features of hepatitis delta virus infection in the Miyako Islands, Okinawa, Japan. J Gastroenterol 33 : 850-854, 1998.
2) 仲宗根啓樹：沖縄県における肝硬変の成因に関する検討．肝硬変の成因別実態1998（小林健一，清澤研道，岡上 武），中外医学社，東京，1999. 269-272.
3) 佐久川廣：沖縄県におけるB型肝炎ウイルス感染と慢性肝疾患のとの関連．感染症学雑誌 66 : 14-21, 1992.
4) Sakugawa H : Seroepidemiological study of hepatitis delta virus infection in Okinawa, Japan. J Med Virol 45 : 312-315, 1995.
5) Sakugawa H : Hepatitis delta virus genotype IIb predominates in an endemic area, Okinawa, Japan. J Med Virol 58 : 366-372, 1999.

（佐久川廣，仲宗根啓樹，仲吉朝史）

劇症肝炎における地域偏在性について

はじめに

劇症肝炎は，急激かつ広汎に起こる急激な肝細胞壊死に基づく高度の肝細胞機能障害により，肝性脳症をはじめとする肝不全症状を呈する予後不良な肝炎である[1]．わが国における劇症肝炎の発生頻度は1972年，1989年，1995年に行われた疫学調査により，年間それぞれ3700人，1000人，1050人と推定されている．また，全国調査では毎年約100例の劇症肝炎が集計され，病態や予後について解析されている．

今回，全国集計および日本病理剖検輯報をもとに，わが国における劇症肝炎の発生に地域偏在性が存在するか否かを検討した．

I．対象および方法

対象は1993年から1997年までに厚生省特定疾患「難治性の肝疾患」調査研究班（分科会長小俣政男，劇症肝炎担当分科会員佐藤俊一）で集計された劇症肝炎451例である．各症例の報告病院の所在地を北海道・東北，東京，関東・甲信越，北陸・東海，近畿，中国・四国，九州・沖縄の7ブロックに分けて，病態と予後を検討した．また，1987年から1996年の日本病理剖検輯報に劇症肝炎あるいは急亜黄色肝萎縮と報告された1887例について各ブロック別に例数を比較した．なお，成因分類は厚生省特定疾患「難治性の肝疾患」調査研究班（1998）の基準に基づき，A型（IgM HA抗体陽性），B型（IgM HBc抗体陽性），IgM HBc抗体陰性B型（IgM HBc抗体が陰性でも，HBs抗原またはHBV DNAが血清中や肝組織中で陽性のもの，あるいはHBVキャリアであることが判明しているもの），非A非B型（IgM HA抗体陰性かつIgM HBc抗体陰性），薬剤性（IgM HA抗体陰性かつIgM HBc抗体陰性で，薬剤性リンパ球幼弱化試験陽性または臨床経過，偶然の再投与により判定）とした．

II．結　果

1．全国集計における都道府県別症例数，各ブロック別症例数の比較

東京都が106例と最も多く，ついで大阪府28例，神奈川・福岡県23例，岡山県21例，北海道19例，岩手・愛知県17例，岐阜・山口県16例の順であった．各ブロック別にみると，北海道・東北60例，東京106例，関東・甲信越78例，北陸・東海47例，近畿46例，中国・四国59例，九州・沖縄55例であった．

2．臨床病型，成因別頻度（表1）

全国集計例全体では急性型は214例，亜急性型は237例と，亜急性型の比率が若干高かったが，地域別の臨床病型に大差なかった．成因はA型10％，B型とIgM HBc陰性B型を合わせたB型関連40％．非A非B型約30％，薬剤性10％，不明8％であった．成因比率の地域別比較では，A型は北陸・東海，近畿で高く，関東・甲信越，九州・沖縄で低かった．B型は各ブロックに差はなかったが，IgM HBc陰性B型は北陸・東海で低率であった．非A非B型は北海道・東北，北陸・東海，九州・沖縄で高く，近畿では低く，薬剤性は北海道・東北，北陸・東海でやや低率であった．

3．各ブロック別年齢分布（表1）

全国集計全体では40歳未満が30％，40～64歳が50％，65歳以上が20％であった．各ブロックともほぼ同じ傾向を示したが，近畿では中高年が多く，高齢者が少なかった．

4．各ブロック別救命率（表2）

急性型の救命率は北陸・東海，近畿，北海道・東北で50％を超えていたが，関東・甲信越，九州・沖縄では30％台であった．亜急性型では東京，北陸・東海がやや高いものの10％以下の地域も多くみられた．全体の救命率は関東・甲信越と九州・沖縄がやや低かった．

成因別には，A型の救命率は北海道・東北，東

表1 臨床病型, 年齢, 成因別頻度(%)

		北海道 東北	東京	関東 甲信越	北陸 東海	近畿	中国 四国	九州 沖縄	全国
	(n)	(60)	(106)	(78)	(47)	(46)	(59)	(55)	(451)
臨床病型	急性型	53.3	46.2	42.3	40.4	56.3	55.9	40.0	47.5
	亜急性型	46.7	53.8	57.7	59.6	43.5	44.1	60.0	52.5
年齢	40>	26.7	31.4	33.3	27.7	23.9	33.9	30.9	30.2
	40〜64	51.7	51.4	43.6	53.2	71.7	45.8	36.4	49.8
	65<	21.7	17.1	23.1	19.1	4.3	19.7	32.7	19.8
成因	A	6.7	10.4	3.8	23.4	19.6	8.5	1.8	9.8
	B	21.7	28.3	24.4	23.4	32.6	32.2	23.6	26.6
	IgM HBc(−)B	16.7	16.0	14.1	2.1	15.2	10.2	10.9	12.9
	非A非B	46.7	24.5	30.8	40.4	17.4	30.5	43.6	32.6
	薬剤	5.0	12.3	11.5	6.4	13.0	11.9	9.1	10.2
	不明	3.3	8.5	15.4	4.3	2.2	6.8	10.9	8.0

表2 各ブロック別救命率

		北海道 東北	東京	関東 甲信越	北陸 東海	近畿	中国 四国	九州 沖縄	全国
	(n)	(60)	(106)	(78)	(47)	(46)	(59)	(55)	(451)
全体(%)		30.0	33.0	15.4	34.0	32.6	25.4	20.0	27.1
臨床病型	急性型(%)	50.0	46.9	30.3	57.9	50.0	39.4	31.8	43.5
	亜急性型(%)	7.1	21.1	4.4	17.9	10.0	7.7	12.1	12.2
成因	A	4/4 (100)	8/11 (72.7)	1/3 (33.3)	3/11 (27.3)	5/9 (55.6)	4/5 (80.0)	0/1 (0)	25/44 (56.8)
	B	6/13 (46.2)	9/30 (30.0)	5/19 (26.3)	7/11 (63.6)	5/15 (33.3)	6/19 (31.6)	5/13 (38.5)	43/120 (35.8)
	IgM HBc(−)B	2/10 (20.0)	7/17 (41.2)	0/11 (0)	0/1 (0)	1/6 (14.3)	1/7 (16.7)	1/6 (16.7)	12/58 (20.7)
	非A非B	5/28 (17.9)	4/26 (15.4)	3/24 (12.5)	6/19 (31.6)	3/8 (37.5)	1/18 (5.6)	3/24 (12.5)	25/147 (17.0)
	薬剤	1/3 (33.3)	5/13 (38.5)	2/9 (22.2)	0/3 (0)	1/6 (16.7)	2/7 (28.6)	1/5 (20.0)	12/46 (26.1)
	不明	0/2 (0)	2/9 (22.2)	1/12 (8.3)	0/2 (0)	0/1 (0)	1/4 (25.0)	1/6 (16.7)	5/36 (13.9)

救命数/症例数 (%)

京,中国・四国で,B型は北陸・東海で高かった.IgM HBc 陰性 B 型は東京のみ 41 % の高い救命率が得られていたが,他の地域では低率であった.非 A 非 B 型は北陸・東海,近畿でやや高い傾向を示した.

5. 人口 10 万あたりの発生頻度 (図1, 2)

全国集計例における人口 10 万あたりの発生頻度 (図1) は岩手,岡山,山口で高かった.日本病理剖検輯報における発生頻度 (図2) は秋田,岩手,山形,富山,石川,東京,神奈川,三重の順に高かった.

III. 考案と結語

劇症肝炎の都道府県分布についての比較検討は,

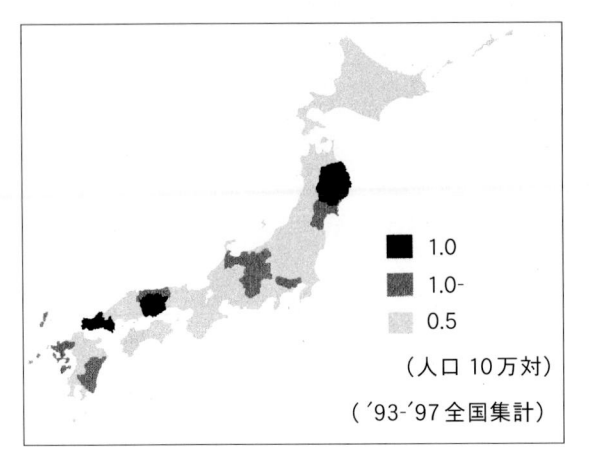

図1　都道府県別頻度（全国調査，対人口10万）

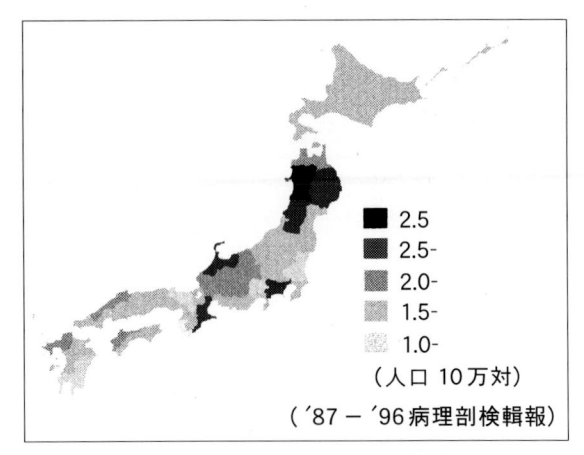

図2　都道府県別頻度（日本病理剖検輯報，対人口10万）

　金森らの厚生省特定疾患難病の疫学調査研究班プロジェクト研究報告（1991年，班長柳川洋）[2]や特定疾患治療研究医療受給者調査報告（1992年度，班長大野良之）[3]によるものなどがある．金森ら[2]は劇症肝炎と死亡診断書に記載された症例をもとに都道府県別年齢標準化死亡比（SMR）を算出し，SMRは北海道，青森，鹿児島で男女とも高かったことを報告している．また，大野らの医療受給者調査報告[3]は医療費公費負担のための受給者証交付を受けた患者を対象としているが，このなかで受療地が居住地と異なり他の都道府県であったのが8.5％，医療機関の規模が200床以上であったのが90％と報告している．

　今回，1993年から1997年の厚生省「難治性の肝疾患」調査研究班による劇症肝炎の集計結果をもとに検討したが，厚生省「難治性の肝炎」調査研究班は昭和47年に発足し，その分科会の一つとして劇症肝炎分科会が組織され，日本消化器病学会および日本肝臓学会の評議員のいる施設を中心に毎年アンケート調査による劇症肝炎の実態調査が行われている．報告病院の所在地から分類しているため，居住地とは必ずしも一致しない可能性はあるものの，わが国の劇症肝炎の検討を行ううえでは最も信頼性の高い集計結果といえる．今回の検討により，劇症肝炎の発生頻度，成因比率に地域偏在性が認められ，臨床病型別救命率や成因別救命率も地域により若干異なることが明らかになった．これらの地域偏在性をもたらす理由については，報告（集計）症例数が各地域で異なっているため今回の検討では明らかにできなかったが，今後急性肝炎の発生頻度（各成因別）や劇症化率，あるいはHBVキャリアの実態などについての把握が必要と考えられる．

　一方，劇症肝炎全体での救命率は，急性型では近年有意に改善してきているが，亜急性型ではその傾向を認めていない[4]．急性型の救命率向上にはA型の発生頻度が強く依存している報告[4]もみられるが，今回の地域別救命率の検討では，A型の多い地域は結果的に救命率は高いものの成因別にみると必ずしもA型によるものではなく，B型や非A非B型を合わせた全体的なものであった．今後，劇症肝炎の救命率の差異を論じるためには，予後予測式[5]を用いて各地域における各々の症例の重症度を揃えて検討し，合わせて特殊療法の違いなども考慮すべきと考えられる．

　謝辞：本論文の一部は厚生省「難治性の肝疾患」調査研究班劇症肝炎分科会の全国集計結果（1993-1997年）を用いた．調査にご協力いただいた諸先生方に深謝します．

文献

1) 高橋善弥太：劇症肝炎の全国集計―初発症状から意識障害発現までの日数と予後および定義の検討．第12回犬山シンポジウムA型肝炎，劇症肝炎（犬山シンポジウム記録刊行会），東京，中外医学社，1981, 116-125.
2) 金森雅夫，尾崎米厚，箕輪真澄，他：既存資料の

比較による難病の疫学像．厚生省特定疾患難病の疫学調査研究班プロジェクト研究報告書, 1991, 86-90.
3) 永井正規, 中村好一, 阿相栄子, 他: 特定疾患治療医療受給者調査報告書, 1995, 137-142.
4) 佐藤俊一, 鈴木一幸, 滝川康裕, 他: 過去12年間（昭和58～平成6年）における劇症肝炎の全国実態調査報告．厚生省特定疾患難治性の肝疾患調査研究班平成7年度研究報告, 1996, 85-88.
5) 武藤泰敏, 石木佳英, 杉原潤一, 他: 平成4年度劇症肝炎全国集計．厚生省特定疾患難治性の肝炎調査研究班平成5年度研究報告, 1994, 44-50.

（岩井正勝, 鈴木一幸, 佐藤慎一郎, 遠藤龍人, 滝川康裕, 佐藤俊一, 小俣政男）

本邦におけるアルコール性肝障害の実態と変遷

はじめに

　本邦では，高度経済成長期の1960年から1980年に一致してアルコール消費量が急激に増加し，その後も緩やかではあるが増加し続けている．最近の厚生省の試算では，日本酒に換算して1日1合以上の飲酒者は，全年齢を通して男性では54.4％，女性では7.4％と算定され，1日5合以上の大酒家は220万人にも達していると推定されている．このような背景から，アルコール性肝障害患者も増加してきたのであるが，本邦では1990年以後，常習飲酒家の肝障害でもC型肝炎ウイルス（HCV）マーカーが高率に検出されることが明らかになり，あらためてアルコール性肝障害と肝炎ウイルス感染との関係が種々の角度から検討された．大酒家の肝障害例において，肝炎ウイルスマーカーが陽性の場合には，病因の主体がアルコールであるのか，それとも肝炎ウイルスであるのかの鑑別は容易ではなく，実際には肝障害の発生にアルコールと肝炎ウイルスが相互に影響を及ぼし合っていると考えられる場合も少なくない．そこで本稿では，肝炎ウイルス感染との関連を考慮したアルコール性肝障害の診断基準試案の内容を説明するとともに，本邦におけるアルコール性肝障害の実態と変遷を概説することとする．

I．アルコール性肝障害の診断規準

　本邦で1980年代に多用されたアルコール性肝障害の診断基準は，文部省科学研究費総合（A）武内班の提唱によるものであるが[1]，この診断基準は，大酒家であることと，肝障害を招来する他の原因がないことを基礎に設定されているので，病因の鑑別診断には十分とはいえなかった．そこで，1990年に組織された同高田班により，肝炎ウイルスの感染を考慮した診断基準の試案が提示された[2]．この基準では，1日平均3合以上，5年以上の飲酒者がアルコール性肝障害を生じうるとされているが，女性とアルデヒド脱水素酵素（ALDH）2の欠損者では，それ以下の飲酒量でも肝障害が起こりうることが明記されている．

　アルコール性肝障害では，禁酒による速やかな病態の改善が診断のきわめて重要な指標となるので，基準では改善の程度を「アルコール性」と「アルコール＋ウイルス性」に分けて具体的に記載してある．アルコールのみが病因の肝障害の場合には，禁酒後の血清GOT・GPTは4週以内に80単位以下，あるいは禁酒前の値が100単位以下の場合には50単位以下に低下するとの目標値が設定されている．血清γ-GTP値については，4週後の値が正常の1.5倍以下，または禁酒前値の40％以下を目安とすることになっている．また，禁酒後における肝臓の明らかな縮小も重視されている．さらに，アルコールマーカーとして，血中トランスフェリンの微小変異の出現，CTスキャンで測定した肝容量の増加，アルコール肝細胞膜抗体の出現，およびGDH/OCT比上昇の4つの検査項目が提示され，いずれかが陽性であればアルコール性肝障害の診断はより確実とされている．しかし，これらの検査はいまだ一般化されていない点に問題が残されている．

　なお，ウイルス性の病変が合併した「アルコール＋ウイルス性」では，禁酒後の血清GOT・GPT値の変化がアルコール単独によるものほど明瞭ではないので，4週で120単位以下，あるいは禁酒前の値が120単位以下の場合は70単位までの改善を目安とすることに設定されている．

　一方，たとえ大酒家であっても，このような「アルコール性」ないしは「アルコール＋ウイルス性」の条件が満たされない場合には，肝障害の発現はアルコールとは関係のない「その他」に分類すると規定されている．

II．本邦におけるアルコール性肝障害の実態と変遷

　アルコール性肝障害に関する全国集計は表1に示すように，前述の武内班により1968.1～1985.12の

表1 アルコール性肝障害に関する全国集計

1)	武内重五郎, 他：日消誌　76：2178, 1979	1968.1～1977.12	94 施設	4,145 例
2)	武内重五郎, 他：日消誌　84：1623, 1987	1976.1～1985.12	113 施設	14,917 例
3)	高田　昭, 他：日消誌　91：887, 1994	1986.1～1991.12	103 施設	8,097 例
4)	第32回日本肝臓学会総会シンポ (1996.4) (石井　裕正, 大西久仁彦. 司会)	1992.1～1994.12	155 施設	10,523 例

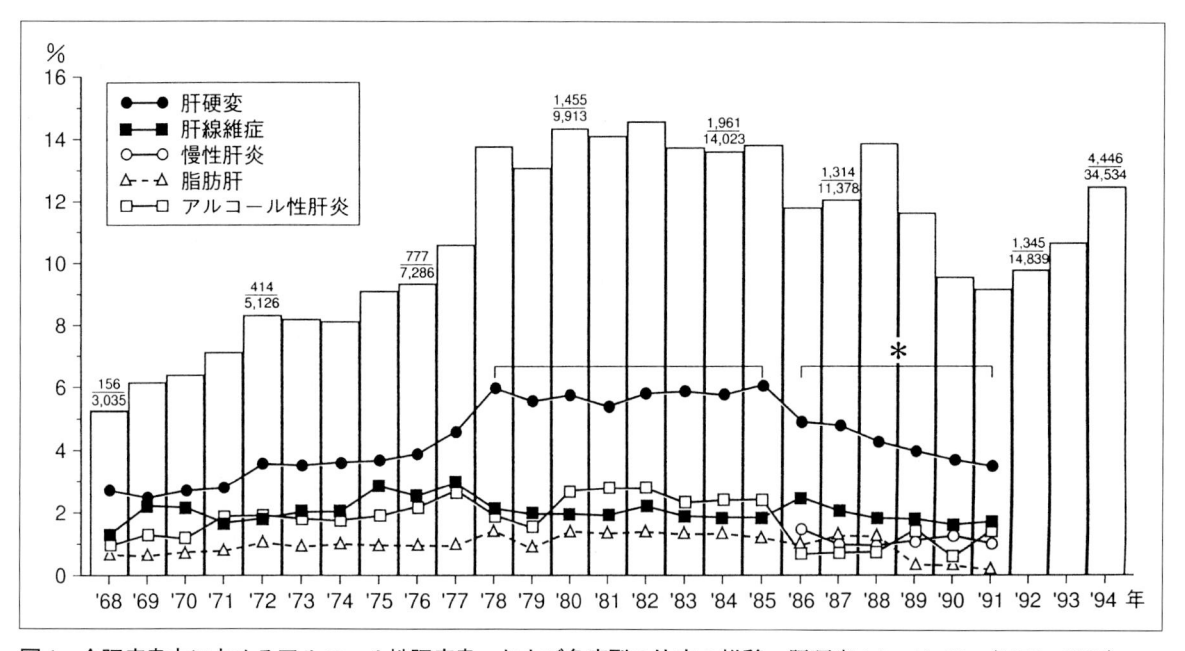

図1　全肝疾患中に占めるアルコール性肝疾患，および各病型の比率の推移　肝硬変：$^*p<0.02$, (1978～1985) vs (1986～1991)

18年間[3,4]，次いで高田班により1986.1～1991.12の6年間[5]，およびその後1996年8月に開催された第32回日本肝臓学会総会シンポジウム「アルコール性肝障害の現状と問題点」の際に1992.1～1994.12の3年間の計4回行われており，27年間にわたって本邦での変遷を概観することができる．しかし，この間HCVの感染を考慮した解析は1990年以降である．

全肝疾患中に占めるアルコール性肝疾患の比率は1960年代から徐々に増加し，1980年にはほぼ14％に達しているが，それ以降は増加せず，むしろ1990年と1991年での減少傾向が明らかである．しかし，その後は再びわずかに増加傾向を示し，1994年での比率は12.9％である（図1）．アルコール性肝障害における各病型の比率は，アルコール性肝硬変の比率の減少傾向が認められる以外には，近年では大きな変化はみられない．

次に，肝硬変全体に占めるアルコール性肝硬変の比率を分析すると，1985年以降では約15％とあまり変化はないが，1990年以後ではその比率がやや低下の傾向を示している．これは，HCVマーカーの検出法が普及したことと関連する現象と推定される．しかし，その後の3年間では再び増加に転じ，1994年の全肝硬変中に占めるアルコール性肝硬変の比率は16.6％である（図2）．

アルコール性肝障害における肝癌の合併率をみてみると，1976年以降は年々増加の傾向を示し，1990年以後は40％を超えるようになってきている（図2）．

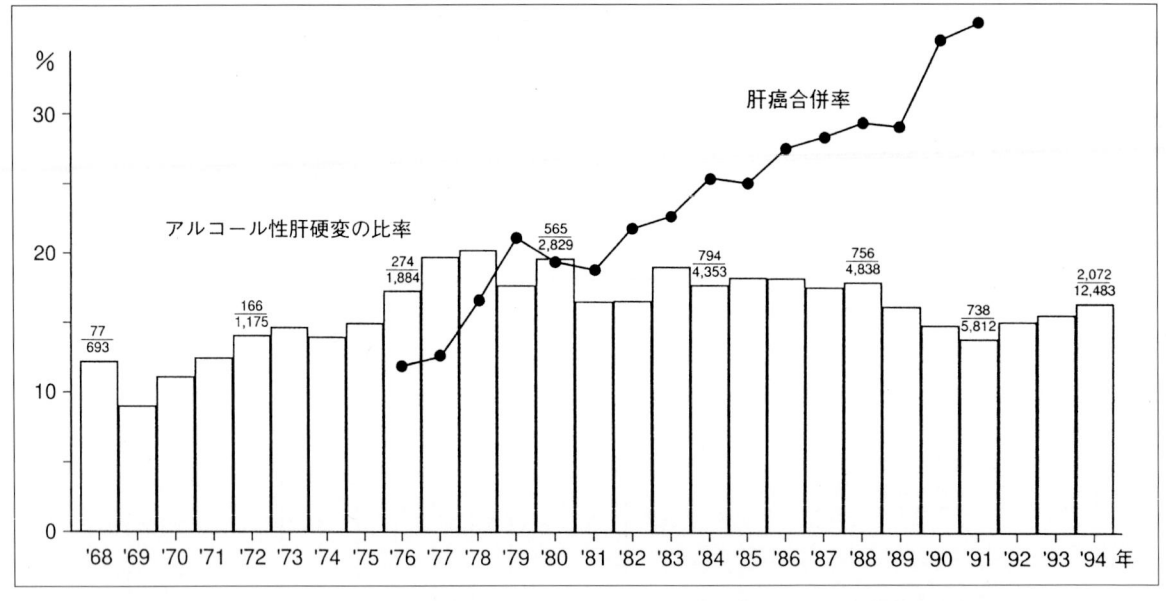

図2 全肝硬変中に占めるアルコール性肝硬変の比率と，アルコール性肝硬変での肝癌合併率の推移

III. アルコール性肝障害の各病型における肝炎ウイルス感染の関与

アルコール性肝疾患全体に占める病因別の比率は，1990年と1991年のいずれにおいても，「アルコール性」と，「アルコール＋ウイルス性」の比率は約6：4である．「アルコール＋ウイルス性」では，HCVに関連する例が大部分で，「アルコール＋HBV性」は約6％にすぎない．

アルコール性肝障害の各病型別に「アルコール性」と「アルコール＋ウイルス性」の病因の関与度をみると，「アルコール＋ウイルス性」は脂肪肝では15％，肝線維症とアルコール性肝炎では約20％である．一方，大酒家慢性肝炎では「アルコール性」が30％以下にすぎず，「アルコール＋ウイルス性」の頻度が明らかに高くなっている．肝硬変では両者の比率は約5：5で，全アルコール性肝障害の比率より「アルコール＋ウイルス性」がやや多くなっている．また，肝癌での病因の比率は「アルコール性」が約30％で，大酒家慢性肝炎と類似の成績となっている（図3）．

肝硬変における肝癌の合併率をみると，「アルコール性」が25～30％にすぎないが，「アルコール＋HCV性」では60％と高率になっている．なお，「アルコール＋HBV性」についても同様に高率である．

なお，少数の施設に限られた成績であるが，「その他」，すなわちHCV単独によると考えられる飲酒家の肝障害は3％以下にすぎない．

IV. 女性のアルコール性肝障害

アルコール性肝障害における女性の頻度を比較すると，1986年以降は7～8％の値で，1989年からは微増の傾向を示しているが，有意の変化ではない．それ以前についての経年的変化は分析されていないので，1978年および1982年の成績と比較すると，1986年以降での女性の頻度は有意に高くなっている．各病型別にみると，アルコール性肝炎での女性の頻度は，1989年では13％に達し，アルコール性肝障害全体での頻度より有意に高くなっているが，それ以降の変化は有意ではない．一方，肝癌での女性の頻度は1986年以降有意に低くなっている（図4）．

このように，女性におけるアルコール性肝障害の頻度も明らかに増加してきており，1986年以降も依然として微増の傾向を示し，しかも，アルコール性肝炎の頻度の高い点が注目される．今後は，女性におけるアルコール性肝障害の増加に対する対策が

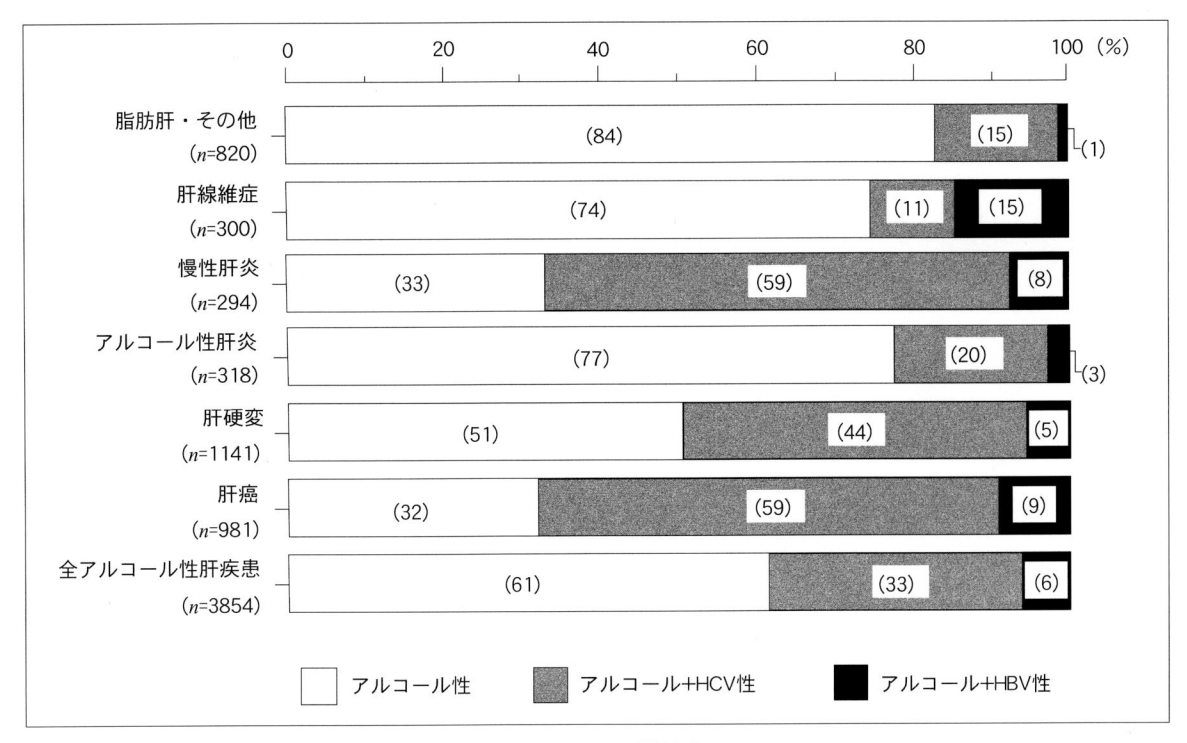

図3 アルコール性肝障害各病型での肝炎ウイルスマーカーの陽性率

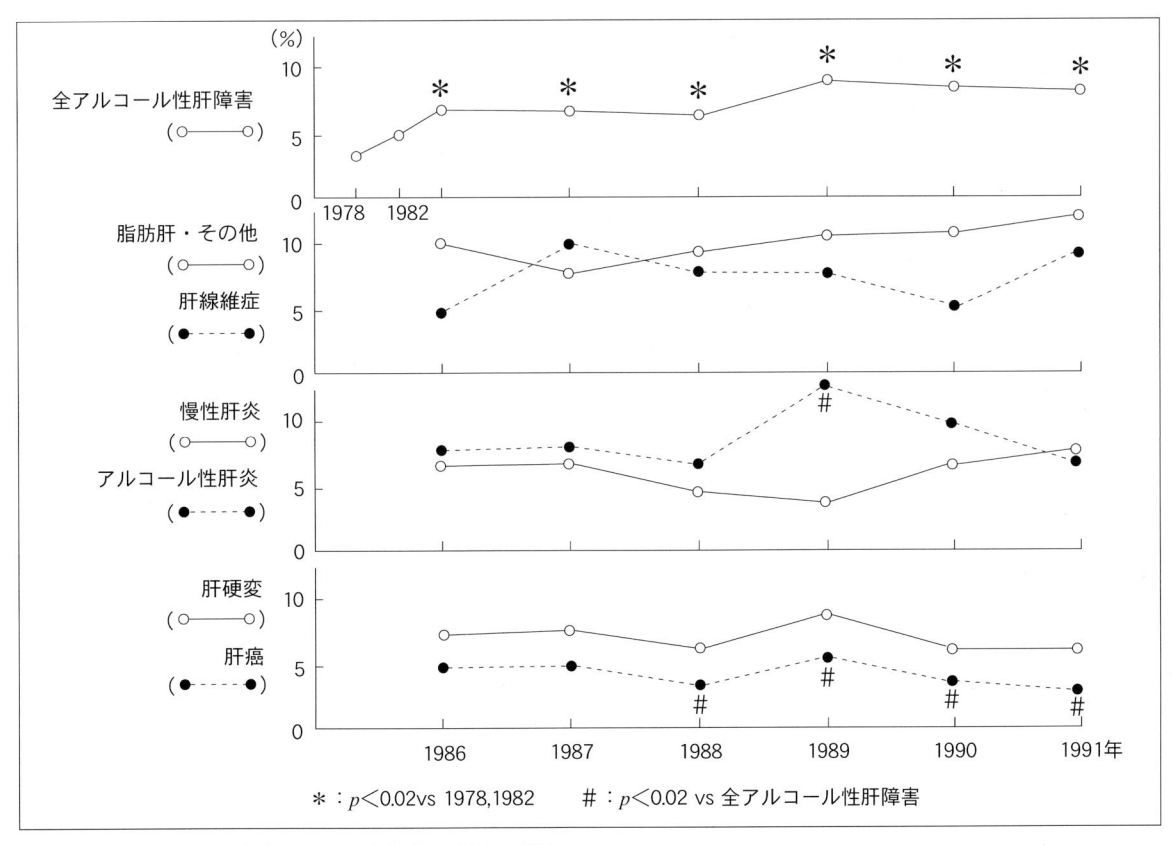

図4 アルコール性肝障害における女性例の頻度の推移

V. G型およびTT型肝炎ウイルスの関与

アルコール性肝障害患者についてHGV RNAを検索したわれわれの成績[6]では、血中HGV RNAはアルコール性肝障害患者96例中6例（6.3％）にのみ検出された。病型別では、肝線維症の2例（6.5％）と大酒家慢性肝炎の1例（11.1％）、肝硬変の1例（4.5％）および肝癌の2例（40％）に検出されたが、脂肪肝とアルコール性肝炎では1例もみられなかった。しかし、これらのHGV RNA陽性例でも、血清GOT・GPTおよびγ-GTPは禁酒後速やかに正常値にまで低下した。なお、C型慢性肝疾患では48例中4例（8.3％）、健常者30例中1例（3.3％）にHGV RNAが検出され、アルコール性肝障害における頻度と比較して、明らかな差はみられなかった。

一方、TTV-DNAはアルコール性肝障害患者46例中8例（17.4％）に検出されたが、C型慢性肝疾患患者（17％）および健常者（15.4％）との間に陽性率の差はみられなかった。また、血清AST・ALTおよびγ-GTP値は、TTV-DNAの有無に関係なく、全例において禁酒後速やかに正常値まで低下した。さらに、TTVが陽性であっても、慢性肝炎の組織像はみられず、典型的なアルコール性肝障害の所見であった。

したがって、HGVおよびTTVはアルコール性肝障害の病態に大きな影響を及ぼしていないと考えられる。

おわりに

以上のごとく、アルコール性肝障害に関する全国的なアンケート調査により、わが国におけるアルコール性肝障害の実態と変遷が分析され、特に1990年以降では肝炎ウイルス感染との関連が明らかにされてきている。しかしながら、近年でのアルコール消費量の増加からはきわめて多くの大酒家が潜在しているものと推測されるので、広範でかつ正確な実態の把握が求められる。

文献

1) 武内重五郎編：アルコール性肝障害—本邦における臨床とその特徴、朝倉書店、東京、1988.
2) 高田 昭、奥平雅彦、太田康幸、他：アルコール性肝障害に対する新しい診断基準試案の提案. 肝臓 34：888-896, 1993.
3) 武内重五郎、奥平雅彦、高田 昭、他：わが国におけるアルコール性肝障害の実態—全国集計の成績から—. 日消誌 76：2178-2185, 1979.
4) 武内重五郎、奥平雅彦、高田 昭、他：わが国におけるアルコール性肝障害の実態（その2）—1985年全国集計の成績から—. 日消誌 84：1623-1630, 1987.
5) 高田 昭、松田芳郎、高瀬修二郎、他：わが国におけるアルコール性肝障害の実態（その3）—1992年全国集計の成績から—. 日消誌 91：887-898, 1994.
6) 矢野博一、堤 幹宏、島中公志、他：アルコール性肝障害の発症・進展に及ぼすHGVおよびTTV感染の影響. アルコールと医学生物学 19：186-190, 1999.

（高瀬修二郎）

わが国における自己免疫性肝炎（AIH）の地域偏在性
——厚生省全国調査による実態解析の試み——

はじめに

わが国における自己免疫性肝炎（AIH）は，発症頻度，年齢分布および臨床像などが欧米のAIHとは異なり，両者間には明らかな地域性が認められている．しかし，日本国内におけるAIH患者の地域性は，わが国における本症の発症頻度が低いなどの理由により，全国規模での解析は困難であり，現在のところ明らかにはされていない．

厚生省特定疾患「難治性の肝炎」調査研究班では，1978年に自己免疫性肝炎分科会を設立，これまでに8回の全国調査を行い，わが国におけるAIHの実体調査を行ってきた．著者らはこれら全国調査のデータをもとに，わが国におけるAIH発症に関する地域性および地域偏在性の解析を試みた．

I．対象および方法

HCV診断が可能となった1989年以降に行われた，平成6年度および平成9年度厚生省特定疾患「難治性の肝炎」調査研究班のAIH全国アンケート調査にて登録された新規AIH症例を対象とした．この全国調査は，「難治性の肝炎」調査研究班員および日本肝臓学会評議委員の関連する，全国215の医療施設に対して行われたもので，平成6年度には101施設より496例（平成2年1月～平成6年12月の新規症例）が，平成9年度には80施設より413例，合計126施設より909例（平成7年1月～平成9年12月）の症例が集積されている．

登録施設の所在地により全国を，北海道・東北，関東，中部，近畿，中国・四国，九州の6ブロックに分割した．それぞれ地域別に症例を包括し，新規患者数，発症年齢，性比，血清ALT値，血清IgG値，自己抗体出現頻度，AIHスコア，プレドニゾロン（PSL）治療効果，HLA-DR4陽性率，HCV感染率を比較し，これらの地域性を検討した．なお，発症頻度，年齢分布等については，平成7年度国勢調査の人口統計データを用いた．また有意性は，χ^2検定，t検定，相関係数検定を用い判定した．

II．結果

1．患者登録数および発症頻度

対象地域の回答率は表1のごとくで，近畿地域が最も低く44.4％（20/45），中部地域が最も高く75.6％（25/33）であった．AIH新規登録患者は909例/126施設，全国平均1施設あたり7.2人であった．地域別には中国・四国地域が9.8人/施設と最も多く，中部地域で5.2人と少ない傾向を認めた．これを地域人口100万人に対する調査対象8年間の新規AIH患者数として算出した．ほとんどの地域で全国平均の7.2人と近似した値となっていたが，北海道・東北地域では3.3人と全国平均の半分以下であり，逆に中国・四国地域では11.6人と他の地

表1 地域別回答施設，患者数，患者発生頻度

地域	回答施設数/参加施設数	患者数	患者数/施設	新規AIH患者数[†]/8年
北海道・東北	6/12　(50.0％)	52	8.7	3.3
関東	45/62　(72.6％)	342	7.6	8.7
中部	25/33　(75.6％)	130	5.2	6.1
近畿	20/45　(44.4％)	139	7.0	6.2
中国・四国	15/32　(46.9％)	147	9.8	11.6
九州	15/31　(48.6％)	99	6.6	6.7
全国	126/215　(58.6％)	909	7.2	7.2

[†] 対人口100万人

表2 地域別患者性比，発症年齢

地域	患者数	性比（男性比）	男性比[†]	AIH 発症年齢[#]	地域人口平均年齢（歳）	地域50歳以上人口（％）
北海道・東北	52	1：51（1.9％）	1.9％	53.8±12.9	39.9	35.7
関東	342	39：303（11.4％）	11.4％*	50.4±13.2	38.1	31.8
中部	130	24：106（18.5％）	18.5％**	55.5±11.6***	39.3	34.6
近畿	139	21：118（15.1％）	15.1％*	52.3±12.6	38.1	33.8
中国・四国	147	16：131（10.9％）	10.9％*	52.9±14.0	40.9	37.7
九州	99	17：82（17.2％）	17.2％**	53.8±13.9*	39.4	35.0
全国	909	118：791（13.0％）	13.0％	52.4±13.2	39.0	34.0

[†]対北海道・東北地域有意性，[#]対関東地域有意性，*$p<0.05$，**$p<0.01$，***$p<0.001$

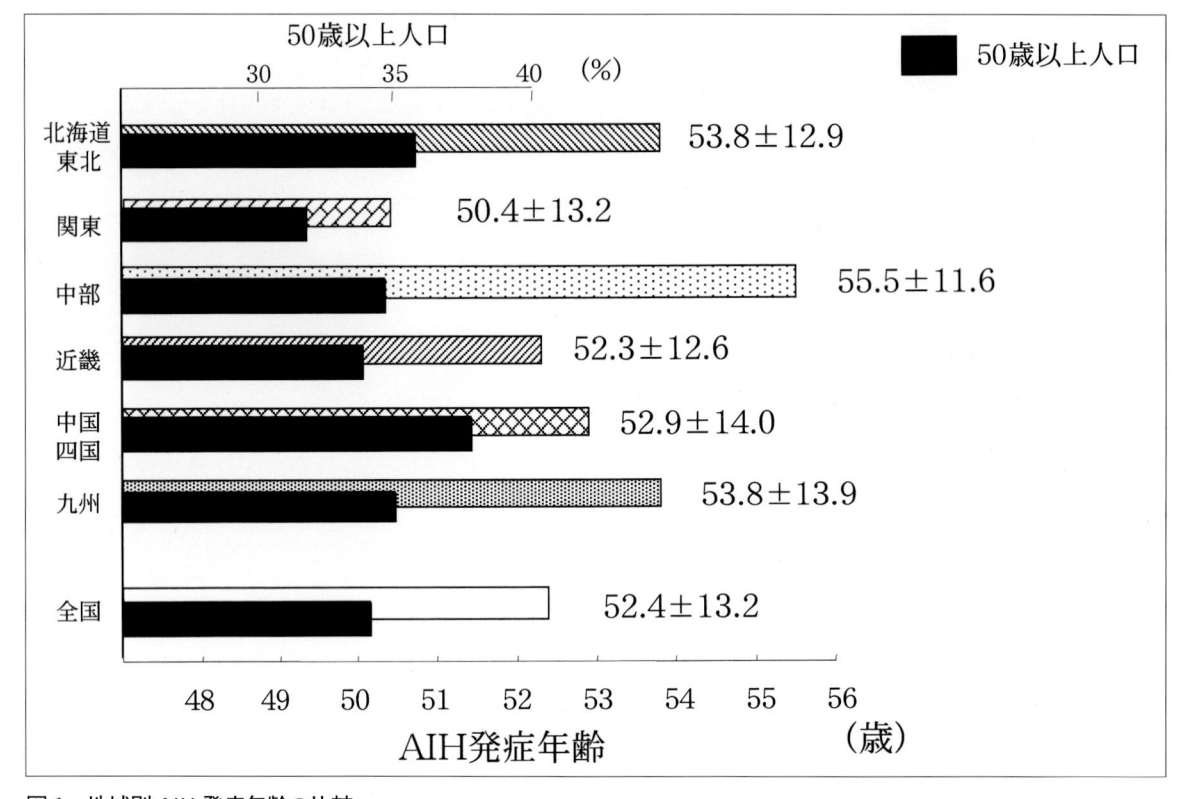

図1 地域別 AIH 発症年齢の比較

域と比較して新規患者数は多い傾向にあった．

2．発症年齢，性比（表2）

発症年齢は，全国平均の 52.4±13.2 歳に対し，関東では 50.4±13.2 歳と若年発症，北海道・東北，九州地域では 53.8±12.9 歳，53.8±13.9 歳，中部では 55.5±11.6 歳と高齢発症傾向があり，特に関東と中部地域の発症年齢には有意差（$p<0.001$）を認めた．地域における人口分布との対比をみると，AIH 発症年齢の低い関東地域の住民平均年齢は 38.1 歳と全国平均に比較して低く，高齢発症地域では住民平均年齢も高い傾向を認めた．さらに各地域で AIH の好発する 50 歳以上人口の占める割合も，関東地域では 31.8％と少ないのに対して，他のほとんどの地域では高い傾向を認めた（図1）．

発症年齢分布は，従来の報告と同様に 2 回の全国調査を包括しても 50 歳代をピークとした一峰性を呈していた．各地域における年齢分布を表3に示した．ほとんどの地域でピークは 50 歳代であったが，

表3 地域別AIH患者の発症年齢分布

年齢	北海道・東北	関東	中部	近畿	中国・四国	九州	全国
10～19	1	7	1	3	6	3	21
20～29	3	23	3	6	3	5	43
30～39	2	30	4	8	9	5	58
40～49	9	69	26	31	25	15	175
50～59	13	119	45	45	45	31	298
60～69	21	57	26	32	31	28	195
70～79	1	12	16	7	13	11	60
80～	0	4	1	0	0	0	5
不明	2	21	8	7	15	1	54
合計	52	342	130	139	147	99	909

表4 地域別発症時検査データの比較

地域	患者数	ALT[†] (IU/l)	IgG (mg/ml)	ANA 中央値	ASMA 陽性率
北海道・東北	52	250±245	3114±840	320	22/36 (66.1%)
関東	342	370±494	3090±1032	320	128/230 (55.6%)
中部	130	304±360	3089±962	640	58/96 (60.4%)
近畿	139	276±285*	3113±967	320	70/105 (66.7%)
中国・四国	147	237±264**	3340±988	160	54/103 (52.4%)
九州	99	220±221**	3437±864	320	46/77 (59.7%)
全国	909	301±378	3170±981	320	378/647 (58.4%)

[†]関東地域との比較, $*p<0.05$, $**p<0.01$

北海道・東北地域では，60歳代がピークとなっており，中国・四国地域では10歳代と50歳代にピークを有する二峰性の分布を示していた．なお，中国・四国地域の10歳代患者のトランスアミナーゼ値は平均と同程度で，PSLの効果も良好であった．

患者全体に占める男性の比率は，909例中118例，全国平均13.0%であった．地域別には，北海道・東北地域で男性比1.9%（1：51）と，中部，九州地域に対しては$p<0.01$，関東，近畿，中国・四国地域に対しては$p<0.05$で有意に低値であった．それに対し，中部および九州地域での男性患者はそれぞれ18.5%，17.2%と高比率であった．

3．発症時検査データ（表4）

発症時ALT値の全国平均は301±378 IU/lであった．地域別には関東地域で370±494 IU/lと高く，近畿地域の276±285 IU/lに対しては$p<0.05$で，中国・四国地域の237±264 IU/l，九州地域の220±221 IU/lに対しては$p<0.01$でそれぞれ有意に高値であった．発症年齢とALT値の関連を平成6年度調査で検討したが，全国レベルでも，関東地域のみでも両者間に相関は認めなかった（図2）．

血清IgG値は関東，中部で低く，中国・四国，九州で高い傾向を認めたが，有意な地域性は存在しなかった．また，抗核抗体（ANA）力価中央値は，中部で640倍と高く，中国・四国で160倍と低い傾向がみられたが，他の地域ではともに320倍であり，これらの間に有意差はなかった．抗平滑筋抗体（ASMA）陽性率は，北海道・東北，近畿地域で高い傾向がみられたが，概ねすべての地域で全国平均の58.4%に近似しており，地域による差は存在しなかった．

4．AIHスコア，DR4陽性率，PSLを用いた治療効果（表5）

AIHスコア中央値は，北海道・東北，関東，中部では15点であったのに対し，近畿および中国・四国地域では16点，九州地域では17点と，西の地

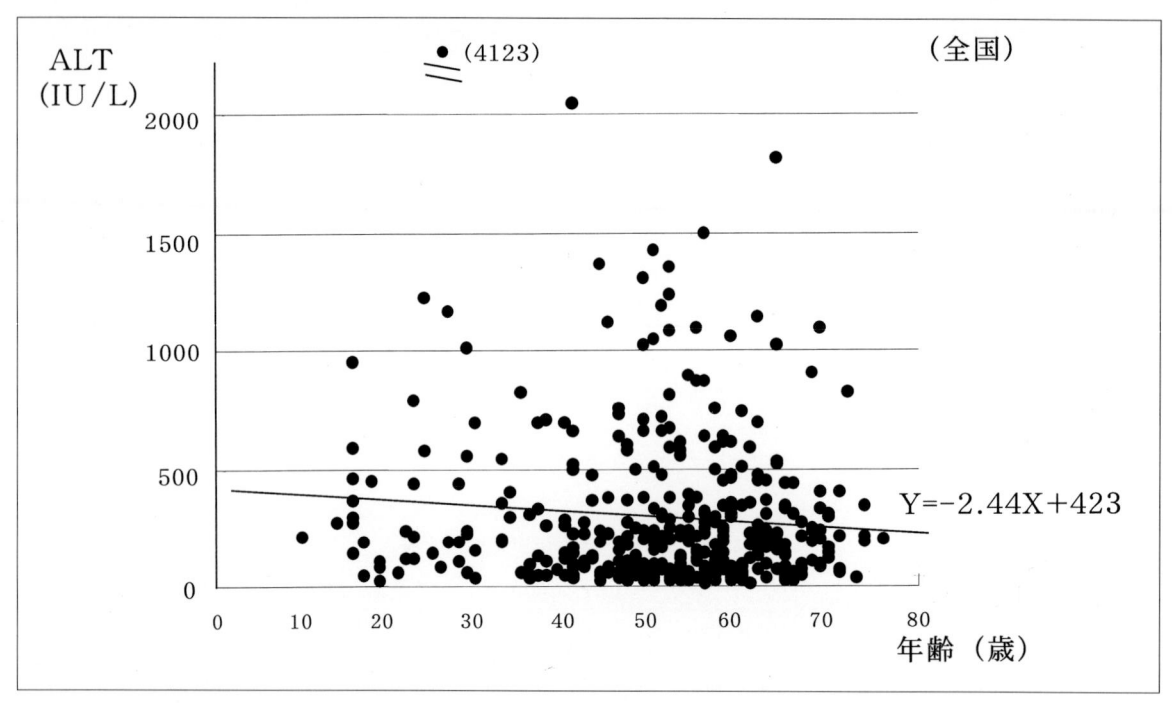

図2a　発症年齢と発症時ALT（全国）

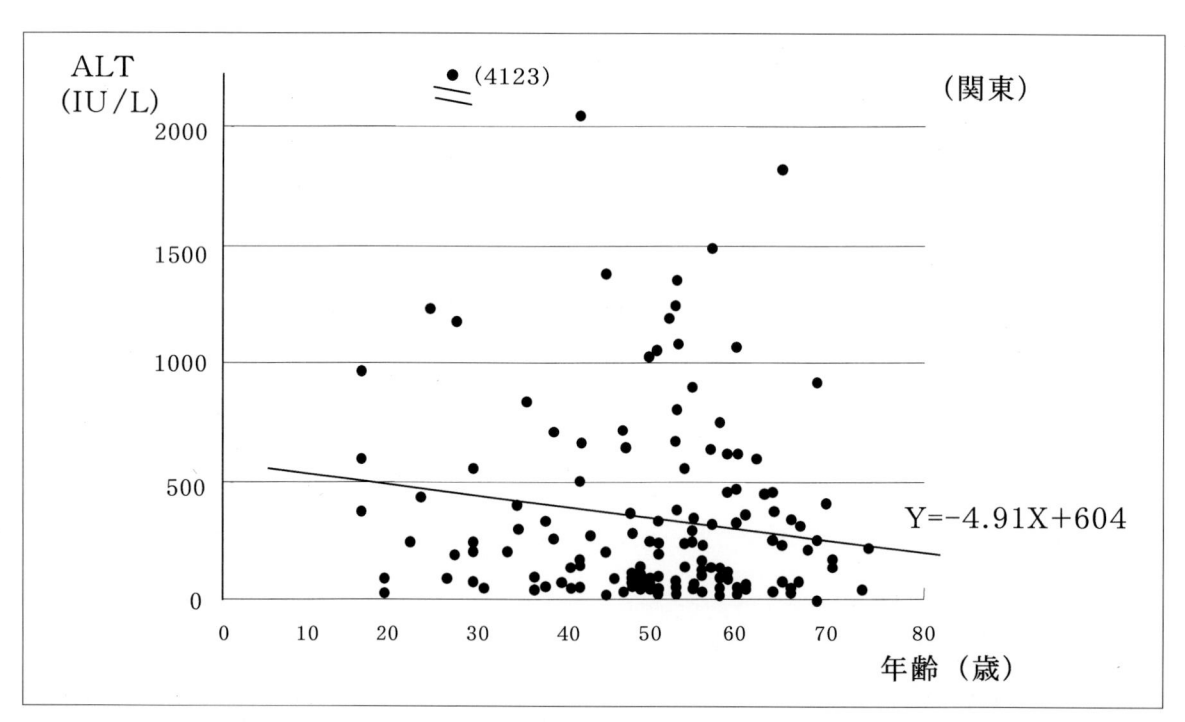

図2b　発症年齢と発症時ALT（関東）

表5 地域別AIHスコア，HLA-DR4陽性率，PSL治療効果

地域	患者数	AIHスコア中央値	スコア分布#	AIHスコア16点以上(%)	DR4陽性率†	PSL効果
北海道・東北	52	15	23/28/1	44.2	11/13 (84.6%)**	31/34 (91.2%)
関東	342	15	154/159/26	45.4	11/17 (64.7%)*	211/231 (91.3%)
中部	130	15	61/64/3	47.7	11/15 (73.3%)*	96/103 (93.2%)
近畿	139	16	67/56/7	51.5	2/4 (50.0%)	84/93 (90.3%)
中国・四国	147	16	81/55/4	57.9	18/26 (69.2%)**	94/101 (93.1%)
九州	99	17	64/29/6	64.6	12/15 (80.0%)**	65/74 (87.8%)
全国	909	16	450/391/47	50.7	65/90 (72.2%)***	584/636 (91.8%)

definite/probable/others，† 対健常人検定，*$p<0.05$，**$p<0.01$，***$p<0.001$

表6 地域別AIH患者のHCV感染率

地域	患者数	HCV抗体陽性率	HCV-RNA陽性率†
北海道・東北	52	6/52 (11.5%)	5/52 (9.6%)***
関東	342	30/342 (8.8%)	20/342 (5.8%)***
中部	130	12/130 (9.2%)	8/130 (6.2%)**
近畿	139	11/139 (7.9%)	8/139 (5.8%)**
中国・四国	147	12/147 (8.2%)	6/147 (4.1%)
九州	99	8/99 (8.1%)	5/99 (5.1%)
全国	909	79/909 (8.7%)	52/909 (5.7%)***

† 50歳代供血者のHCV陽性率2.3%との比較

域ほど高い傾向を認めた．また，スコアの分布も中央値の変移と相関し，西の地域ほど確診例が多くみられた．HLA-DR4陽性率は，全国平均72.2%で健常人に比較し有意（$p<0.001$）に高い頻度であった．地域別には症例が少なく解析不能であった近畿地域を除き，北海道・東北，中国・四国，九州地域では$p<0.01$，関東，中部地域では$p<0.05$で，健常人に比して有意に高い陽性率であった．患者DR4陽性率を地域間で比較すると，北海道・東北，九州地域で高く，関東地域で低い傾向を認めたが有意差はみられなかった．治療反応性としてPSL投与有効性を検討したところ，各地域とも90%前後とPSLの治療効果は良好であり，治療反応性に地域性はなかった．

5．AIH患者のHCV感染率地域偏在性（表6）

HCVの感染が示唆される症例（HCV RNA陽性例またはHCV RNA陰性例を除いたHCV抗体陽性例）は909例中79例8.7%で，HCV RNA陽性者のみに限定しても全国では52例5.7%となっ

ていた．地域別HCV RNA感染率は北海道・東北が9.6%と最も高く，また他のすべての地域においても一般のHCV感染率より有意に高率であった．さらに50歳代の供血者を対照として検討しても，北海道・東北，関東，九州地域（$p<0.001$），中部，近畿地域（$p<0.01$）のAIH患者は有意に高いHCV RNA感染率であった．しかし，各地域間AIH患者の検討では有意差を認めなかった．

III. 考 案

地域別患者発生頻度を施設単位でみると，北海道・東北および中国・四国地域で多い傾向にあったが，地域人口に対する新規患者に換算すると，北海道・東北地域の頻度はむしろ低下していた．この地域での調査施設が12ヵ所と少なく，回答施設も一部の都市（旭川，札幌，仙台，福島，岩手）のみであることから，地域の発症頻度を正しく反映していない可能性がある．一方，施設単位でも，地域人口比でも，中国・四国地域の発症頻度は高かった．こ

の地域では回答もほとんどの県より得られており，地域の偏在性が示唆された．各地域とも症例を増やし再検討する必要がある．

　発症年齢は，関東，近畿地域で若く，九州，北海道・東北，中部地域では高齢傾向など，大都市近郊での若年発症傾向を認めた．ところが，地域人口の平均年齢および地域人口に占める50歳以上の人口割合をみると，AIH高齢発症地域である北海道・東北，中部，中国・四国，九州地域などに比較し，若年発症地域では地域人口自体が若年にシフトしていた．すなわち，平均発症年齢が若年なのは，地域の患者発症に若年傾向があるのではなく，人口分布の相違により生じたもので，わが国におけるAIHの発症年齢には概ね地域差はないものと考えられた．ただし，中国・四国地域では，地域平均年齢40.9歳，50歳以上人口比率37.7％と全国でも高齢者の割合が多い地域であるにもかかわらず，AIH発症年齢は52.9±14.0歳と全国平均水準であり，相対的に若年発症である可能性もあり，今後検討の余地がある．

　欧米とは異なりわが国におけるAIHの発症年齢分布は，50歳代をピークに60歳代，40歳代と続く一峰性を示す．2回の全国調査を包括してもこの傾向はみられ，わが国のAIH発症の特徴といえる．地域別に検討しても，おおよそこの傾向はみられたが，北海道・東北地域では発症年齢のピークは60歳代であり，また，関東地域では50歳代のピークに続くのは40歳代と若年発症者が多かった．先述のごとく，ともに地域人口の年齢分布によるもので，地域の特色ではあるが，AIH発症そのものの相違はないと考えられた．それに対し中国・四国地域では10歳代と50歳代にピークを有する欧米型の二峰性分布であった．しかし，10歳代患者のトランスアミナーゼ値は平均と同程度で重症例も報告されていないことより，欧米の若年型AIH例とは異なるものと思われた．

　患者性比は，北海道・東北地域で52例中1例を除きすべて女性症例で，他の地域に対して有意な女性患者の優勢を認めた．登録患者数が52人と少ないため，地域偏在性と特定するのは困難と思われる．また，中部，九州地域での男性患者は2割弱存在した．ともに症例数は多く地域偏在性といえる可能性もあり，症例を蓄積した後，再び検討する必要がある．

　発症時ALT値は，全国平均に比し関東地域で高く，その値は中国・四国および九州地域に比し有意に高値であった．関東地域では若年発症者が他の地域より多くみられている．欧米のAIHは若年者が多く，肝障害も高度な例が多いため，年齢とALT値の関係を検討したが，わが国では若年発症例でALT値が高いなどの発症年齢と発症時ALT値に相関はみられなかった．関東地域で発症時平均ALT値が高いのは，年齢に関係なく肝障害の強い症例が多いためで，これは地域性を表していることが示唆された．血清IgG，ANA，ASMAなど自己抗体関連数値は，全国的にほぼ同程度であり，わが国のAIHにおける免疫学的特徴に地域性はないものと考えられた．

　免疫遺伝学的にHLA-DR4陽性率はどの地域でも健常人と比較し有意に高頻度であり，地域間での偏在性はなかった．このことより，HLA-DR4陽性率が高いことはわが国全域におけるAIHの特徴といえる．また治療効果としてPSL応答性を検討したが，各地域とも良好で地域による違いは存在しなかった．AIHと診断された場合，PSLを第一選択薬とする厚生省の治療指針は，日本全地域のAIHにおいて適応のあることが再確認された．

　わが国のAIHは，HCV感染率の高いことが特徴となっている．検討でもHCV抗体陽性率のみならず，HCV RNA陽性率も一般の感染率に比較し有意に高値であった．特に北海道・東北は9.6％と高率で，他のすべての地域より感染率は高かった．さらに，AIHの好発する50歳代の供血者を対照とした検定でも，ほとんどの地域においてAIH症例のHCV RNA感染率は有意に高値であった．このことより，すべての地域においてAIH患者のHCV感染率は高いことが確認された．またAIH患者同士のHCV RNA陽性率に有意差がないことより，AIH患者のHCV感染率に地域偏在性はないものと考えられた．なお，一般のHCV感染率はHBVほど明らかではないが，西高東低の傾向も報告されていることを考慮すると，AIH患者のなかでも北海道・東北地域のHCV感染率は有意に高い可能性もあり，今後の検討を要す．

AIHスコア中央値および確診例の割合には西高東低の傾向があり，特に北海道・東北地域で女性患者が多い割にスコアが低く，九州地域で男性患者の多い割にスコアが高い結果であった．IgG値，自己抗体，HLAなどに差はないことより，スコアに大きく寄与したのはHCV感染であることが推察された．AIH診断におけるAIHスコアの役割は大きく，場合により治療選択をも左右する．その意味でもAIH発症に与えるHCV感染症の影響を明らかにすることは重要であり，今後の課題といえる．

IV. まとめ

わが国における，AIH発症の地域偏在性を検討した．

1) 新規患者数；人口に対する地域別AIH患者発生数は，北海道・東北地域で低く，中国・四国地域で高いなど，偏在性が示唆された．

2) 患者性比；北海道・東北では女性患者が，中部や九州地域では男性患者の比率が高いなど，地域による患者性比に差が認められた．

3) 発症年齢；関東地域では若年，中部，北海道・東北地域では高齢発症傾向を認めたが，地域の人口分布を考慮すると，患者発症年齢に地域性はないものと考えられた．また，中国・四国地域は二峰性の，他の地域では一峰性の年齢分布がみられた．

4) 発症時トランスアミナーゼ値；中国・四国および九州地域に対し関東地域で有意に高値であった．

5) 抗核抗体力価，抗平滑筋抗体陽性率，血清IgG値，治療反応性に地域性はなかった．

6) AIHスコア中央値；南の地域ほど高い傾向を認めた．

7) HLA-DR4陽性率；検定可能な地域すべてにおいて，健常人に比較して有意に高い出現率であり，HLA-DR4陽性率に地域間の有意差はなかった．

8) AIH患者のHCV RNA陽性率はすべての地域で一般のHCV陽性率より高い値であり，AIHの好発する50歳代代供血者との比較でも，中国・四国および九州地域を除く他の地域で，AIH患者のHCV RNA陽性率は有意に高頻度であった．なお，AIH患者間では地域偏在性を認めなかった．

結　語

わが国の自己免疫性肝炎に関して，性比，発症時ALT値，発症時AIHスコアに地域偏在性の存在が示唆された．一方，発症年齢，HLA-DR4陽性率，自己抗体抗体価，HCV陽性率，治療反応性，HCV陽性率などに地域偏在性はないものと考えられた．しかし，患者発症頻度，特に北海道・東北地域における性比，HCV陽性率および中国・四国地域における患者分布，発症年齢などに関しては，地域偏在性の可能性もあり，今後症例を蓄積し，詳細に検討していく必要があると考えられた．

本発表は，厚生省特定疾患「難治性の肝炎」調査研究班の班員ならびに班友の先生方のご協力により成し得たものであり，ここに深謝いたします．

文　献

1) Jhonson PJ and McFarlene IG : Meeting report : Autoimmune Hepatitis Group Hepatology 18, 998-1005, 1993.
2) Toda G, Zeniya M, Watanabe F, et al. : Present status of autoimmune hepatitis in Japan—correlating the characteristics with international criteria in an area with a high rate of HCV infection. J of Hepatology 26 : 1207-1212, 1997.
3) 戸田剛太郎：自己免疫性肝炎診断指針1996．肝臓 37 : 298-300, 1996.
4) 戸田剛太郎，銭谷幹男，渡辺文時：自己免疫性肝炎の全国集計結果および診断指針の改訂について．厚生省特定疾患難治性の肝炎調査研究班，平成7年度研究報告，1996, 7-8.
5) 戸田剛太郎，銭谷幹男，渡辺文時，他：自己免疫性肝炎に関する第2次調査結果報告（平成9年度調査最終報告）．厚生省特定疾患難治性の肝炎調査研究班，平成10年度研究報告，1999, 8-11.
6) 渡辺文時，銭谷幹男，安部宏，他：自己免疫性肝炎に対する治療とAIHスコアーの検討．肝臓 38 : 646-653, 1997.

（渡辺文時，銭谷幹男，戸田剛太郎）

これからの肝臓病
──将来への展望

VI

TNF-αにより誘導される肝細胞アポトーシスとシグナル伝達

はじめに

　劇症肝炎の病態は急激に生じる広範な肝細胞死とその後の肝再生不全によって特徴づけられる．そのため広範肝細胞死のメカニズムの解明は劇症肝炎の病態，治療を考えるうえで重要な問題である．一般に，細胞死というと，これまでは単なる細胞の崩壊現象としてすべてネクローシス（壊死）という言葉で統括されていたが，近年，自らを積極的に死に導く細胞死が存在し，形態的特徴からアポトーシスと名づけられた．アポトーシスという現象が注目される理由は，それが個体全体の利益のために個々の細胞が自殺するという生命の根源に関わる細胞死であるからであり，個体の中で高度に制御されているアポトーシスが過剰や不足状態になるとさまざまな疾患の原因になると考えられるからである．アポトーシスの分子メカニズムの解明が進むにつれて，アポトーシス研究は爆発的な進展をみせ，アポトーシスという生命現象が生体の恒常性の維持や生体の防御機構に重要な役割を果たしていることが示されている．

　tumor necrosis factor (TNF)/TNF受容体とFasリガンド/Fasを介するシステムが多くの細胞にアポトーシスを誘導することが知られている．これらの受容体を介するアポトーシスシグナル伝達経路には主にcaspaseと呼ばれるプロテアーゼの活性化による共通のプロテアーゼカスケードが存在していることが示されている．Fas抗体やTNFをマウスに投与すると，大量の肝細胞が一度にアポトーシスを起こし，広範な出血性肝細胞障害が惹起され，マウスが死に至る[1,2]．さらに，劇症肝炎患者の肝移植時に得られた肝で，非常に多くの肝細胞に核の断片化が認められたという報告がなされ，アポトーシスを介した肝細胞死の劇症肝炎発症への関与が示唆されている．劇症肝炎患者の肝組織より抽出されたリンパ球においてFasリガンドの発現が亢進しているとの報告があり，また，われわれも患者血清中のTNF-αが高値であることを認めており[3]，これらサイトカインにより誘導される肝細胞アポトーシスが劇症肝炎発症に重要な役割を果たしていると考えられる．

　現在のところ，劇症肝炎はいまだ予後不良の疾患であり，新しい治療法が求められている．われわれの実験の目的は，TNFによって誘導される肝細胞内でのアポトーシスシグナルの解析を行うことにより，劇症肝炎発症の際に生じる広範肝細胞死を制御することにある．

I. 広範肝細胞障害と肝細胞アポトーシス

　劇症肝炎や敗血症の進展に細菌由来のエンドトキシンやエクソトキシンが重要な役割を果たしていることはよく知られている．しかし，これらによって引き起こされる病態は肝細胞に対する直接作用ではなく，活性化された免疫細胞から誘導されたいくつかのサイトカインによることが知られている[4,5]．実際，マウスに少量のD-ガラクトサミン（GalN）とエンドトキシンあるいは細菌性スーパー抗原を投与すると，広範な出血性肝障害を発症する．この際，TNF抗体によってTNF-αの作用をブロックすることによって肝障害が抑制されることより，誘導されるサイトカインのなかでTNF-αが最も重要な役割を果たしていると考えられている．

　マウスにTNF-αあるいは抗マウスモノクローナルFas抗体（Jo2）を単独または少量のGalNと併用して投与し，経時的に血清ALTを測定するとともに肝組織をTUNEL法で染色した[2]．TNF-αは単独では5μgの投与でもまったく肝障害を引き起こさないのに対し，GalNを併用すると0.5μgで肝障害を惹起した．一方，抗Fas抗体は単独，併用ともに10μg以上の投与で肝障害が惹起され，軽度のGalNとの併用効果がみられるが，TNF-αに比較するとGalNによる肝障害の増強効果は軽微であった．TUNEL法を用いてアポトーシス細胞を検討したところ，GalN，TNF-α単独投与では

肝細胞にアポトーシスはまったく誘導されなかった．GalN+TNF-α 併用投与マウスにおいて投与 3 時間後より肝細胞にアポトーシスが認められ，5 時間後には血清 ALT の中等度上昇とアポトーシス細胞数の増加が認められ，その後に広範な肝細胞障害の像が観察された（表 1）．

以上のことより TNF-α および Fas 抗体はともに，肝細胞にアポトーシスを誘導することによって急性肝不全を惹起するが，TNF-α により誘導されるアポトーシスは，Fas システム系とは異なり，肝細胞が GalN によって TNF-α に対する感受性（sensitization）が高まっていることが必要であった．TNF-α による肝細胞死の誘導には，攻撃因子とともに，肝細胞の sensitization，つまり肝細胞が準備状態にあることが必要であると考えられた．

II．肝細胞アポトーシスのシグナル伝達

自殺のための最終兵器ともいえる caspase カスケードが活性化されることにより細胞はアポトーシスに陥る．現在，caspase カスケードには大きく分けて 2 つの経路が知られている（図 1）．1 つは TNF 受容体や Fas などの標的細胞上の受容体よりアダプター分子を介して caspase-8 が活性化され，これが下流 caspase を活性化する経路である．もう 1 つは，ミトコンドリアよりチトクローム c が放出され，これによって活性化された caspase-9 が下流 caspase を活性化する経路である．この 2 つの経路は互いに独立した存在でなく，caspase-8 よりミトコンドリアにシグナルが伝達される経路もあり，どの経路によりアポトーシスシグナルが伝達されるかは，標的細胞や刺激の種類により異なると考えられている．

そこで，本モデルにおける caspase カスケードについて検討した．GalN+TNF-α 併用投与群では，肝障害の発生と一致して caspase-9 と下流 caspase である caspase-3 の活性化が認められた（図 2）．また，チトクローム c がミトコンドリアより細胞質に放出された．一方，これらの変化は GalN，

表 1 GalN，TNF-α，GalN+TNF-α 投与後の血清 ALT 値およびアポトーシス細胞数の変化

投与薬剤	時間	血清 ALT 値 (IU/l)	アポトーシス細胞 (%)
GalN	3	42	0
TNF-α	3	50	0
GalN/TNF-α	3	53	2.56
GalN	5	45	0
TNF-α	5	42	0
GalN/TNF-α	5	1275	22.89
GalN	8	53	0
TNF-α	8	58	0
GalN/TNF-α	8	15117	55.37
Anti-Fas	1	30	0.52
Anti-Fas	2	5583	38.30
Anti-Fas	3	11433	51.69

(Nagaki M, et al.: J Hepatol 31: 997-1005, 1999. より改変)

図 1 アポトーシスシグナル伝達

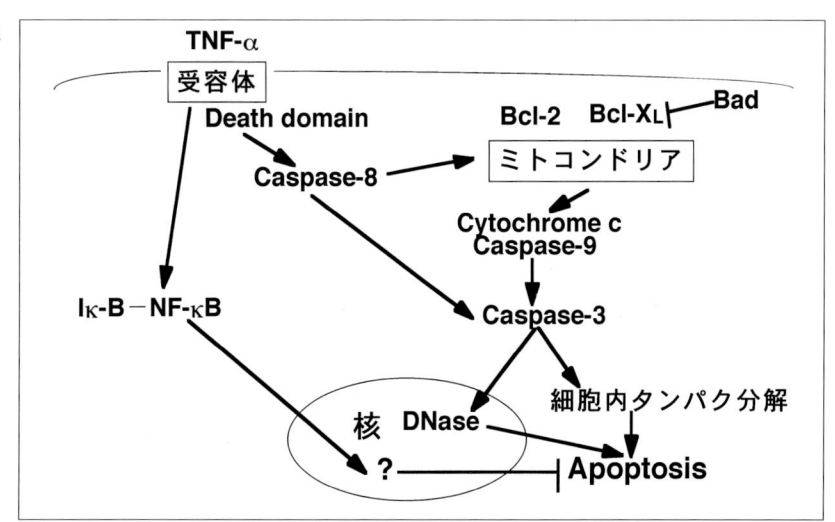

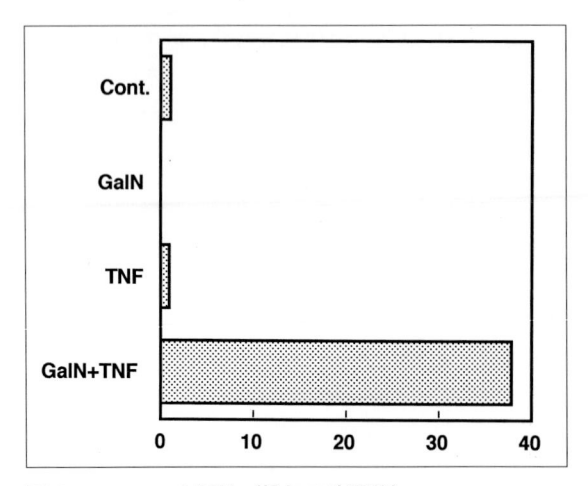

図2 caspase-3活性（投与5時間後）

TNF-α 単独投与群では認められなかった．以上より，本モデルにおけるアポトーシスシグナルはミトコンドリアを介した経路を伝達することが示唆された．細胞が種々のストレスにさらされるとミトコンドリアの膜の透過性が亢進し，ミトコンドリアからチトクロム c が放出されることが引き金となって最終兵器である caspase が活性化されるが，この際の，ミトコンドリアの膜の透過性亢進のメカニズムについては種々の報告がなされている．そのなかで，近年，TNF 受容体の下流でセラミドが集積することによりミトコンドリアの膜の透過性が亢進するという報告があり，本モデルにおいて検討を行った．GalN＋TNF-α 併用投与群では，肝組織中のセラミドはコントロール群に比して増加しており，チトクロム c の放出に先行して上昇が認められ，本モデルにおけるミトコンドリアの膜の透過性亢進にセラミドが関与することが示唆された．

III．肝細胞 sensitization のメカニズム

細胞を自殺に追い込む自爆装置に対し，それらを抑制する安全装置も細胞内に存在している．現在さまざまな生存シグナルが知られているが，代表的なものに NF-κB および Bcl-2 を介した抗アポトーシス経路が知られている．これらが活性化されると caspase を介した死のシグナルが抑制されることが解明されている．上述のように TNF-α により誘導される肝細胞アポトーシスには GalN による sensitization が必要であるが，このメカニズムについ

て生存シグナルの関与の有無から検討を行った．しかし，Bcl-2 ファミリーは各群とも変化はなく，NF-κB も GalN による活性化抑制効果は認められなかった．つまり，GalN が抗アポトーシスの経路を抑制することで，TNF-α の感受性を上昇させているわけではなく，他のメカニズムの存在が示唆された．

GalN による感受性亢進のメカニズムについては，現在のところ GalN の mRNA 転写抑制効果が考えられているが，どのような分子の転写に影響を及ぼすかについてはいまだ詳細にはわかっていない．そこで，GalN がどのような遺伝子発現に影響を与えているかを messenger RNA fingerprinting analysis using arbitrary primed PCR（RAP）法を用いて検討を行った．その結果，抗酸化作用をもつ selenoprotein P mRNA が GalN により発現増強されることが判明した．GalN の投与によって，抗酸化作用をもつ酵素が上昇したことより，活性酸素種の発生が示唆された．実際に，GalN＋エンドトキシン投与肝障害モデルにおいては，抗酸化剤の投与が肝障害軽減に有効であったとの報告もあり，GalN による肝細胞 sensitization に活性酸素種が何らかの関与をもつことが示唆された．

IV．考　察

劇症肝炎は，経過中脳症をはじめとする急性肝不全症状が急速に出現し，短期間のうちに多臓器不全に陥る予後不良の疾患である．この疾患の発症に肝細胞のアポトーシス機構が関与していることがわかり，炎症性サイトカインである TNF-α が肝細胞アポトーシス誘導に重要な役割を果たしていることが示唆された．本モデルにおいても他のアポトーシスと同様 caspase が活性化されることにより肝細胞が死に至ることが明らかとなり，ミトコンドリアの異常を介した経路であることが判明した．現在のところ，この死のシグナルを止める有効な治療は臨床応用されていないが，動物実験レベルでは下流 caspase の阻害剤投与によって肝障害を抑制できたという報告があり，細胞レベルでは生存シグナルを遺伝子導入することによりアポトーシスをコントロールする試みがなされている．今後さらにミトコンドリアや caspase に至るアポトーシスシグナル経

路を明確にし，そのメカニズムの全容が解明されれば，いまだ細胞死に至っていない残存肝細胞中のアポトーシスシグナルを止めることにより劇症肝炎の進展を防ぐことが可能であろう．

　細胞のアポトーシス機構は，個体形成や生体の恒常性維持のため不可欠なシステムであるが，ひとたび暴走すると劇症肝炎のような病的な臓器障害の原因となりうる．TNF-α は肝細胞にアポトーシスを誘導することができる炎症性サイトカインであるが，このような危険な分子を巧妙な生体が放置するはずはなく，正常な状態では肝細胞は TNF-α に対して抵抗性を示しアポトーシスは誘導されない．肝細胞が TNF-α によってアポトーシスに陥るには肝細胞が sensitize されることによって準備状態になっていることが必要である．生体においても，劇症肝炎の原因となるウイルスや薬剤によって sensitization が引き起こされていることが想定されるが，このメカニズムが解明され sensitization がコントロールできるようになれば，肝細胞を TNF-α から守ることができるようになるであろう．

　今回の検討では，肝細胞 sensitization に活性酸素種が関与することが示唆される結果を得た．活性酸素種はアポトーシスを含めさまざまな生体現象や疾患との関与が示唆されており，現在多くの研究がなされている．今後，活性酸素種がどのようなメカニズムで生成され，また sensitization においてどのような役割があるのか，さらに詳細な検討を行い sensitizaition メカニズムの解明に向けて研究を進めていきたい．

文　献

1) Ogasawara J, Watanabe-Fukunaga R, Adachi M, Matsuzawa A, Kasugai T, Kitamura Y, Itoh N, Suda T, Nagata S: Lethal effect of the anti-Fas antibody in mice. Nature 364: 806-809, 1993.
2) Nagaki M, Sugiyama A, Ohsawa Y, Naiki T, Nakashima S, Nozawa Y, Moriwaki H: Lethal hepatic apoptosis mediated by tumor necrosis factor receptor, unlike Fas-mediated apoptosis, requires hepatocyte sensitization in mice. J Hepatol 31: 997-1005, 1999.
3) Iwai H, Nagaki M, Ishiki Y, Murakami N, Sugihara J, Muto Y, Moriwaki H: Removal of endotoxin and cytokines in patients with acute hepatic failure by plasma exchange. Crit Care Med 26: 873-876, 1998.
4) Nagaki M, Muto Y, Ohnishi H, Yasuda S, Sano K, Naito T, Maeda T, Yamada T, Moriwaki H: Hepatic injury and lethal shock in galactosamine -sensitized mice induced by the superantigen staphylococcal enterotoxin B. Gastroenterology 106: 450-458, 1994.
5) Nagaki M, Tanaka M, Sugiyama A, Ohnishi H, Moriwaki H: Interleukin-10 inhibits hepatic injury and tumor necrosis factor-α and interferon-γ mRNA expression induced by staphylococcal enterotoxin B or lipopolysaccharide in garactosamine-sensitized mice. J Hepatol 31: 815-824, 1999.

　　（大澤陽介，永木正仁，杉山昭彦，芋瀬基明，
　　　内木隆文，森脇久隆，坂野喜子，中島　茂，
　　野澤義則）

B型慢性肝炎に対するワクチン療法の可能性

はじめに

わが国におけるB型肝炎ウイルスキャリアの成立は，主として母子感染によると考えられ，1986年以後の母子感染予防法の実施以来，B型肝炎ウイルスキャリア新規発生者数は，予防法実施前の年間約5000例から現在では年間200～300例程度までに減少していると考えられる．しかし，本予防法の効果は1986年以後に出生した15歳未満の若年者に限られており，わが国のB型肝炎ウイルスキャリア数は少なくとも100万人以上存在すると推定されている．

B型肝炎ウイルスキャリアのうち約10％前後の対象者が成人期以後，慢性肝炎が発症し，さらに肝硬変，肝癌へと進展する可能性を有している．B型慢性肝炎の治療法としては，抗ウイルス剤のインターフェロン（IFN）治療や免疫賦活治療としてのステロイド離脱療法などがある．しかしわが国のB型慢性肝炎に対するIFN療法の効果は，15～20％にすぎず，無治療対照例と比較して有意な治療効果が認められないとする報告もある[1]．またステロイド離脱療法では著明な治療効果を示す症例も少なくないものの[2]，ステロイド投与中止後に肝不全へと移行した例が少数例報告されており，安全性の問題から現在も積極的に治療を行っている施設は限られているのが実状である．最近，B型慢性肝炎に対する新たな治療薬剤として核酸誘導体であるラミブジンに大きな期待が寄せられているが，一方で，ウイルスに対する宿主の免疫応答を誘導する免疫賦活療法に対する研究も進行している．

本稿では，一般的なHBV感染予防として使用されているHBワクチンを用いてのB型慢性肝炎に対する治療を試みたので，その治療効果成績，治療効果に影響を及ぼす因子，治療前後の臨床経過および持続ウイルス感染症に対するワクチン治療の現状と今後の可能性に関して，文献的考察をまじえて記述する．

I．HBワクチン治療の実際

1．対象者と治療方法

対象は1994年8月～1996年2月の期間，インフォームドコンセントの得られたHBV DNA陽性のB型慢性肝炎患者16例．男性13例，女性3例，年齢は18～50歳までで平均年齢は36歳である．治療前のHBV DNA量は分岐DNAプローブ法を用いた測定で平均248 Meq/ml，治療前の肝線維化所見は肝硬変（fibrosis stage：F4）4人，慢性肝炎（F1, 2, 3）12例である（表1）．

HBワクチンはリコンビナントHBワクチン20μgを，5ヵ月の期間のうち毎月1回計6回投与した．治療効果判定は，ワクチン投与終了後，ALT値正常，HBeAg陰性，分岐DNAプローブ法での測定で血中HBV DNAが測定感度以下の状態が6ヵ月間以上，最終観察時点まで持続した例を著効例，それ以外を無効例と判定した．

2．治療成績

HBワクチン投与終了1年目の時点で16例中8例（50％）が著効と判定された．経過観察中，著効判定8例のうち再燃した例は投与終了後2年6ヵ月後に1例（12.5％）のみで，他の7例は最終観察終了時まで著効判定基準を満たしていた．

3．治療効果に影響を及ぼす因子

HBワクチン治療効果と治療開始時年齢，治療開始直前ALT値，HBV DNA量，および肝線維化

表1 患者背景

男：女	13：3
年齢	36±10歳（18～50）
HBeAg（＋：−）	15：1
HBV DNA level	248±779(0-2038) Meq/ml
PreC（Wild：Mutant：Mix）	8：6：2
CP（Wild：Mutant）	5：11
Fibrosis	F1：7, F2：3, F3：1, F4：4
ALT	147±75(44-456) IU/l

図1 HBワクチン治療効果と年齢，ALT値

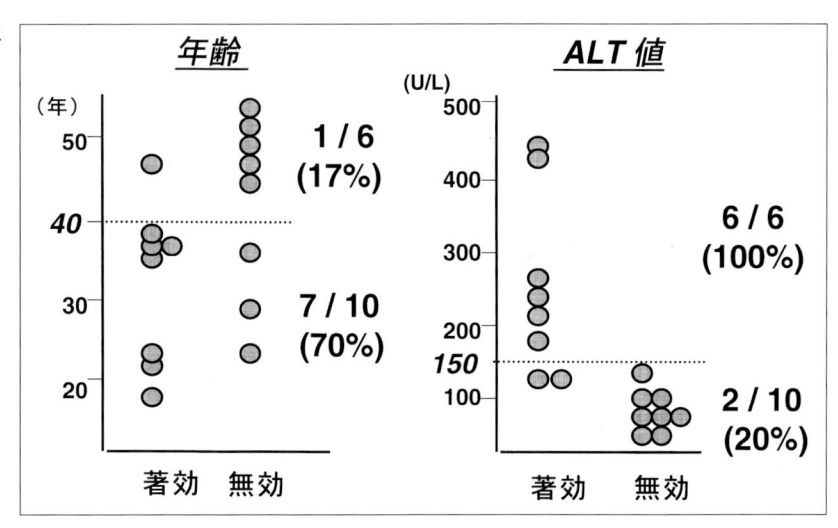

図2 HBワクチン治療効果とHBV DNA量，線維化ステージ

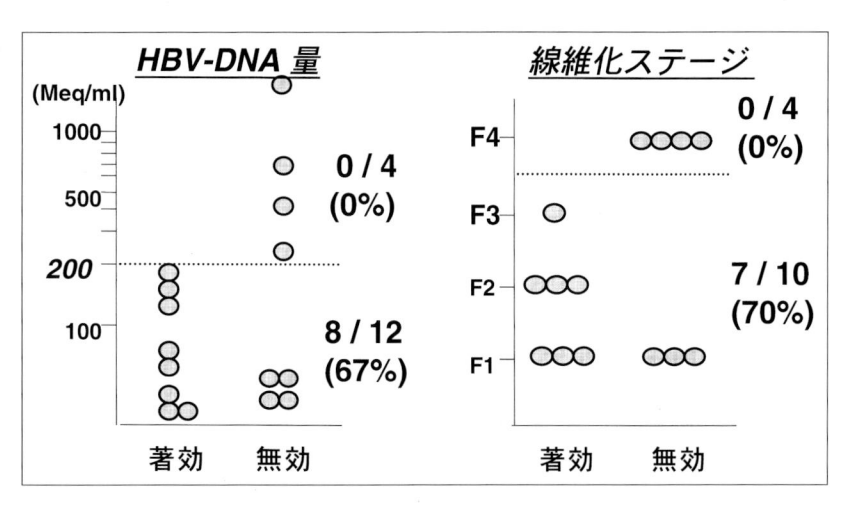

ステージの関係を図1, 2に示す．年齢別にみると，40歳以下で10例中7例（70%），40歳以上では6例中1例（17%）が著効判定で，40歳以下の若年において治療効果は良好であった．治療直前のALT値では，ALT値150 IU/l以上の6症例では全例が著効となるも，150 IU/l以下の10例ではうち2例（20%）にのみ著効であった．HBV DNA量では200 Meq/ml以上の4例では著効例はなく，200 Meq/ml未満の12例中8例（67%）が著効となった．fibrosis stageでは，慢性肝炎例（F1, 2, 3）10例中7例（70%）が著効となるも，肝硬変症（F4）では1例も著効例はみられなかった．

以上，自験例の成績から，治療効果に影響を及ぼす因子（治療抵抗因子）として，年齢（40歳以上），ALT値（150 IU/l以上），ウイルス量（200 Meq/ml以上の高ウイルス症例），肝線維化ステージ（肝硬変症［F4］）などが考えられた．

4. HBワクチン治療の臨床経過

HBワクチン治療を行い著効となったB型慢性肝炎症例の臨床経過を図3に示す．症例は39歳男性，肝生検所見はF1A2，治療前HBV DNA量は101 Meq/ml，HBワクチンはリコンビナントHBワクチン1回20 μgを毎月1回計6回筋肉内投与した．本例ではHBワクチン投与後，黄疸を伴わないALT値の一過性上昇とともにeAg-eAbのセロコンバージョンがみられ，その後治癒した．本例も含めてHBワクチン投与が原因と考えられる副作用は自験例16例中1例も認められなかった．

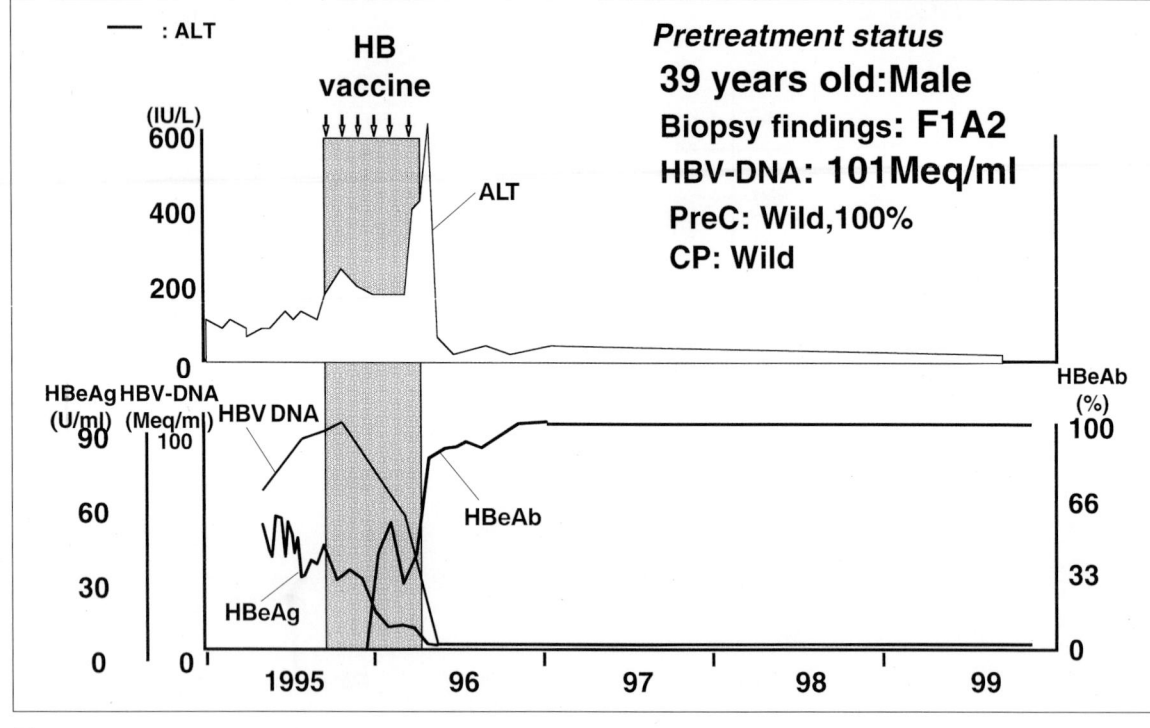

図3

II. ワクチン治療の現状と展望

B形慢性肝炎に対するワクチン治療は，1994年にPolら（仏）によってPreS合成HBワクチンを用いて初めて試みられ，1998年には，彼らは本治療法がコントロール群と比較して有意に治療効果が高いことを報告している[3,4]．B型慢性肝炎患者の体内には，過剰にHBs抗原蛋白が存在しており，HBワクチンとして少量のHBs抗原蛋白を投与することで，なぜ免疫機能が回復するのか，その作用機序に関しては不明な点が多い．しかし，最近になってHBワクチン療法の作用機序に関する報告が散見される．

1999年，Polらは，B型慢性肝炎に対するワクチン治療対象者で，PreS合成HBワクチン投与前後の末梢リンパ球機能の変化を検討したところ，ワクチン投与によりHBV特異的なCD4陽性リンパ球が誘導され，さらにIFN-γ，IFN-αが有意に増加したことを報告している[5]．本邦でも恩地らのグループが，HBワクチン投与でHBVキャリア動物モデルの樹状細胞の機能が回復し，IL-2，IL-12，TNF-αなどのサイトカインが増加したことを報告している[6〜9]．現段階でのB形慢性肝炎に対するワクチン治療の作用機序として，HBワクチンが樹状細胞，CD4陽性リンパ球に関与することが考えられているが，解明すべき点も多く残されている．

最近，欧米ではより強力な免疫誘導効果を有するHBワクチンの開発が進行している．すなわち，HBVに特異的なCTLを誘導するとされるcore peptideを含んだ合成治療HBワクチン，長期間，強いCTL活性を持続させるDNAワクチンなどの開発である．core peptideを含んだ合成治療HBワクチンは1995年，Vitiellら（米）によって報告された[10]．本ワクチン投与でのCTLの活性化が確認されており，現在，その臨床応用，治験は第2相試験のレベルまで進行している．一方，DNAワクチンに関しては，1995年，Davisらによって報告されている．彼らはHBV-S遺伝子発現プラスミドをマウスに筋注し1年以上の長期にわたりHBs抗体産生を確認，また強力なCTL活性が誘導されることを報告している[11]．また，同グループはチンパンジーにも同様の実験を行いHBs抗体産生を確

認したことを報告している[12]．現在，このHBs抗原をコードしたDNAワクチンの治験は，第1相試験まで進行中である[13]．今後，B形慢性肝炎に対するこのような治療ワクチンの概念およびその臨床応用は急速に普及していくものと考えられる．

文献

1) Lok ASF, Wu PC, Lai CL, et al.: A controlled trial of interferon with or without prednisone-priming for chronic hepatitis B. Gastroentrology 102: 2091-2097, 1992.
2) 熊田博光，小宅映士，池田健次，他：コルチコステロイド剤のHBe抗原抗体系のseroconversionに及ぼす影響について．肝臓 22: 803-813, 1981.
3) Pol S, Couillin I, Michel ML, et al.: Immunotherapy of chronic hepatitis B by antiHBV vaccine. Acta Gastroenterol Belg 61 (2): 228-233, 1998.
4) Pol S, Driss F, Michel ML, et al.: Specific vaccine therapy in chronic hepatitis B infection. Lancet 344 (8918): 342, 1994.
5) Couillin I, Pol S, Mancini M, et al.: Specific vaccine therapy in chronic hepatitis B: induction of Tcell proliferative responses specific for envelope antigens. J Infect Dis 180 (1): 15-26, 1999.
6) Kurose K, Akbar SM, Yamamoto K, et al.: Production of antibody to hepatitis B surface antigen (anti-HBs) by murine hepatitis B virus carriers: neonatal tolerance versus antigen presentation by dendritic cells. Immunology 92 (4): 494-500, 1997.
7) Akbar SM, Kajino K, Tanimoto K, et al.: Placebo-controlled trial of vaccination with hepatitis B virus surface antigen in hepatitis B virus transgenic mice. J Hepatol 26 (1): 131-137, 1997.
8) Akbar SM, Abe M, Masumoto T, et al.: Mechanism of action of vaccine therapy in murine hepatitis B virus carriers: vaccine-induced activation of antigen presenting dendritic cells. J Hepatol 30 (5): 755-764, 1999.
9) Akbar SM, Horiike N, Onji M: Prognostic importance of antigen-presenting dendritic cells during vaccine therapy in a murine hepatitis B virus carrier. Immunology 96 (1): 98-108, 1999.
10) Vitiello A, Ishioka G, Howard MG, et al.: Development of a Lipopetide-based therapeutic vaccine to treat chronic HBV infection. J Clin Invest 95: 341-349, 1995.
11) Davis HL, et al.: DNA-mediated immunization in mice induces a potent MHC class-I-restricted cytotoxic T lymphocyte response to the hepatitis B envelope protein. Hum Gene Ther 6: 1447-1456, 1995.
12) Davis HL, et al.: DNA vaccine for hepatitis B: evidence for immunogenecity in chimpanzees and comparison with other vaccines. Proc Natl Acad Sci USA 93: 7213-7218, 1996.
13) Tacket CO, Roy MJ, Widera G, et al.: Phase 1 safety and immune response studies of a DNA vaccine encoding hepatitis B surface antigen delivered by a gene delivery device. Vaccine Jul 16; 17 (22): 2826-2829, 1999.

(辻研一郎，八橋　弘，井上長三，古賀満明，矢野右人)

ハイブリッド型人工肝臓補助システムの前臨床動物実験

はじめに

近年，肝不全の新しい治療法として，複雑多岐な肝機能を担う肝細胞そのものを人工物内に固定化したハイブリッド型人工肝臓補助システム（Hybrid Artificial Liver Support System：HALSS）の研究が国内外で盛んに行われている．HALSSの基本概念は，肝細胞を充填した人工肝臓モジュールを体外循環システム内に組み込んだ体外設置型の治療法であり，この開発には①大量肝細胞の利用（臨床用として200〜500g程度），②高機能をできる限り長期的に維持できる肝細胞培養法の確立，③高密度培養（1.0×10^7 cells/cm^3-module）されたコンパクトな人工肝臓モジュールの設計（臨床用として数l程度のスケール），④安全性を具備した体外循環システムの構築などが必要である．このように，HALSS開発は，治療に関わる医学分野の知識や技術に加え，材料開発・装置設計・物質移動現象の理解など工学分野の知識や技術が必要であり，医学と工学が連携した学際的研究といえる．

本稿では，HALSS研究の現状と九州大学医学部倫理委員会への臨床応用の審査申請へと至っているわれわれの研究について紹介する．

I. ハイブリッド型人工肝臓補助システムの現状

1. 肝細胞培養技術の遷移

HALSS開発は1950年代から試みられているが，欧米において本格的な臨床応用が行われ始めたのは1992年頃からである．このような研究の発展は，細胞培養技術の飛躍的な進歩によるところが大きい．研究の当初，肝細胞の培養法は浮遊培養であったが，細胞生存や機能発現は十分なものではなかった．その後，単層培養法が確立され，現在でも広く利用されているが，肝細胞の機能維持は数日間が限界である．一方，近年，数週間程度の機能維持が可能な球状組織体（スフェロイド）などのような三次元培養が確立され，HALSS開発の有力な培養法として期待されている．このような組織体構造の再構築が良好な機能発現を維持できる理由は現在のところ明確ではないが，今後，生体肝臓構造を模倣するような高度な組織体培養法の確立が，現在よりも高性能なHALSS開発につながる重要な鍵となると思われる．

2. ハイブリッド型人工肝臓補助システム研究の現状

現在，試験的な臨床実施が進められている欧米の人工肝臓モジュールとわれわれが開発しているモジュール（詳細は後述）の比較を表1に示す．欧米で開発されている人工肝臓モジュールは，基本的にはホローファイバー型モジュール内にブタ肝細胞を充填したものであり，肝移植を前提とした数日間の橋渡しを目的に利用されている．

米国のDemetriouら[1]は，平均2.3日間の肝移植までの橋渡し期間中に，平均13.8時間の適用（モジュールあたり約6時間）を行い，急性肝不全患者の救命率90％（39例），Acute-on-chronic患者の救命率47％（15例），平均69％の救命率の成績を得ている．しかし，細胞量が少なく，数時間の適用が限界であることが指摘されている．

ドイツのGerlachら[2]は，急性肝不全患者8例に適用（モジュールあたり最長で40時間）し，全例肝移植の橋渡しに成功している．彼らのモジュールは，装置形状が複雑であるという問題はあるものの，良好な機能発現がみられており，今後が期待されるモジュールの一つである．

このほかにも米国のSussmanら[3]によるヒト肝芽腫由来細胞C3Aを充填したホローファイバー型モジュールが知られる（救命率61％，23例）が，現在のところ株化細胞は初代肝細胞に比べて機能が非常に低く，十分な肝機能補助を期待できない点が指摘されている．

表1 試験的な臨床が進められている欧米のハイブリッド型人工肝臓との比較

研究グループ	Demetriouら（米国）	Gerlachら（独国）	九大グループ
モジュールタイプ	ホローファイバー型[*1]	ホローファイバー編込み型[*2]	多細管PUF充填層型
モジュール形状	シンプル	複雑	シンプル
細胞種	ブタ肝細胞	ブタ肝細胞	ブタ肝細胞
細胞形態	単層（二次元）	細胞集合体（三次元）	スフェロイド（三次元）
細胞量	50g（臨床用）	220～500g（臨床用）	200g（25kgブタ用）[*3]
モジュールあたりの機能維持期間	臨床報告：約6時間	臨床報告：最長40時間 培養実験：数週間	ヒト肝不全血漿を用いた培養実験：少なくとも72時間以上 培養実験：数週間
現　状	臨床適用例：54例 救命率：69％ （肝移植による回復）	臨床適用例：8例 救命率：100％ （肝移植による回復）	前臨床試験 倫理委員会申請中

[*1] デキストランマイクロキャリアに付着させたブタ肝細胞を中空糸膜外腔部分に充填するタイプ
[*2] 中空糸膜に血漿流入用，流出用，ガス交換用，類洞内皮細胞培養用の独立した機能をもたせ，これらを三次元状に巧みに編み込んだ膜外腔部分にブタ肝細胞を充填するタイプ
[*3] 臨床用としては，200～500程度の肝細胞量を考えている

II．ハイブリッド型人工肝臓補助システムの前臨床試験と九州大学医学部倫理委員会への申請

1．多細管PUF/肝細胞スフェロイド充填層型人工肝臓モジュール

われわれが開発している人工肝臓モジュールは，多孔質材の円筒型ポリウレタン発泡体（PUF）ブロックに血管構造に見立てた血漿流動用の細管（培養時には培地が流れる）を三角配置で多数開け，細管間のPUF孔内で自発的に形成される肝細胞スフェロイドを培養する多細管PUF/肝細胞スフェロイド充填層型人工肝臓モジュールである（図1）．各細管とPUF間には物理的な仕切りがなく，しかもPUFは主骨格とある程度連通した薄い膜張り構造からできていることから，その孔内では良好な物質交換が達成できる．さらに，$1.0×10^7$ cells/cm^3-PUFの高密度培養を達成でき，そのシンプルな幾何形状からスケールアップも容易である．われわれはこれまでに，種々のスケールのモジュールを作製し，D-ガラクトサミン誘導肝不全ラットの救命効果[4,5]や温虚血肝不全イヌの治療効果[6]を実証してきた．

2．ハイブリッド型人工肝臓補助システムの前臨床試験

現在，われわれはヒト臨床用プロトタイプとして，ブタ肝細胞200g（$2.0×10^{10}$ cells）を充填したHALSSを開発している．本HALSSは，容積約1 l のモジュール（直径65mm，高さ300mm，ブタ肝細胞100gを充填）2本を体外循環システム内に組み込んだものである（図2）．

前臨床試験として，本HALSSを体重約25kgの温虚血肝不全ブタに適用した結果を表2に示した．この結果，適用群では肝不全症状の進行に伴うアンモニア上昇を抑制し，適用期間中ほぼ正常域に維持した．また，本実験系ではHALSSの治療効果を明確にするために適用期間中は電解質溶液のみの補液としているため，対照群では速やかに血糖値が低下したが，適用群では良好に維持された．さらに，適用群では，その他の血中生化学値，血圧や尿排泄機能にも良好な効果がみられた．これらの効果により，適用群は対照群の2倍以上の延命効果がみられた．

以上のように，本HALSSは肝不全の治療法として有効であることが示され，また，欧米のものと比較しても同等以上の性能であると考えられることから，良好な治療効果が得られるものと期待している．これらの結果を受け，われわれは平成11年7月に九州大学医学部倫理委員会へ臨床応用の審査申請をした．

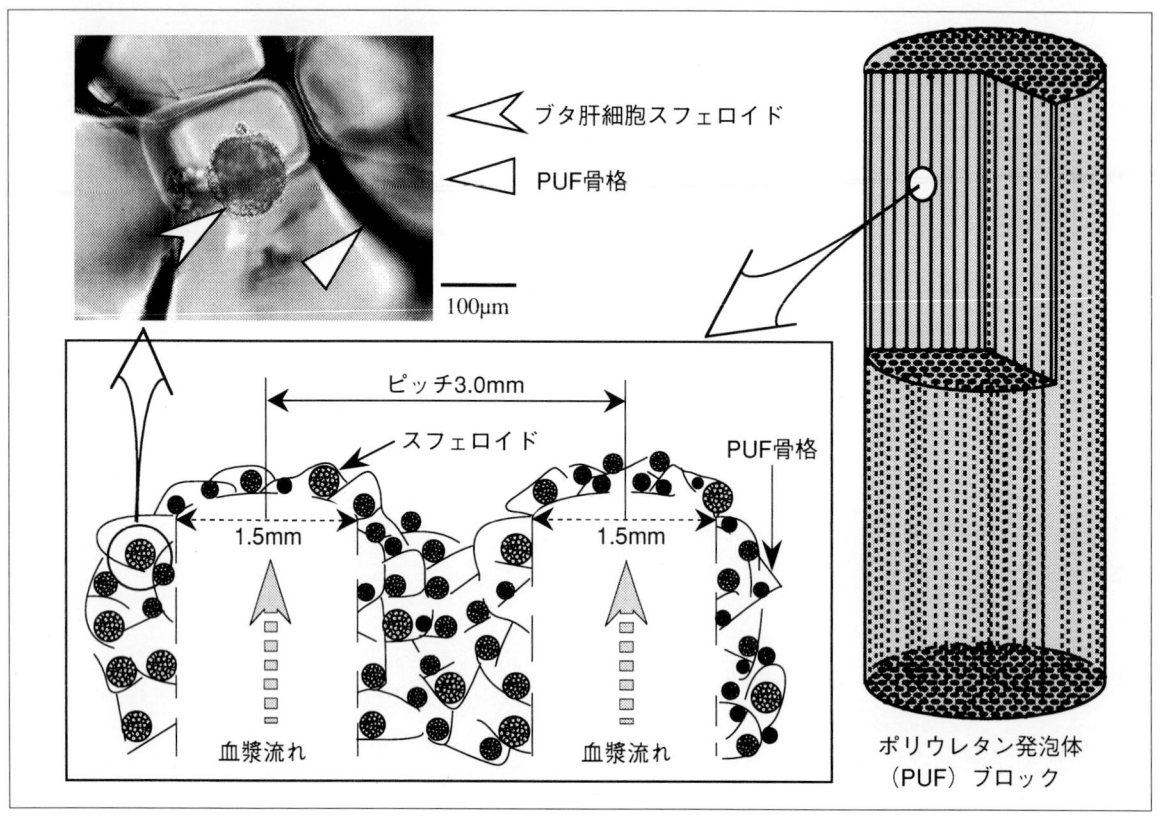

図1 多細管PUF/肝細胞スフェロイド充塡層型人工肝臓モジュール 本モジュールは，円筒型PUFブロック（直径65 mm，高さ300 mm，容積約1 l）に直径1.5 mmの細管をピッチ3.0 mmで多数開けたものであり，細管間のPUF部分で多数のスフェロイドが培養される．本モジュールは約100 gの肝細胞を充塡でき，カートリッジ式で必要に応じて複数本供給することができる．

III. ブタ肝細胞を利用するための対策

現在のところ，ヒト初代肝細胞の大量入手は不可能であり，臨床用HALSSには初代ブタ肝細胞の利用が最も有力である．ここでは，異種細胞利用のための対策について述べる．

1. ヒト-ブタ間の免疫反応の抑制

血漿分離器を有するHALSSでは，液性免疫によるブタ肝細胞の傷害防止を考慮しなければならない．われわれが行ったヒト健常人20名の血清中でブタ肝細胞を培養した実験では，IgG陽性は0％，IgM陽性は5％であったが，C3陽性は100％であった．ブタ肝細胞に対するヒト抗体系反応には個人差があるものの，補体系反応は避けることができないようである．これに対し，われわれは抗凝固剤として利用されているnafamostat mesilate（フサン®）を用いることによって，ヒト補体C3のブタ肝細胞への沈着が抑制され，細胞生存を維持できることを明らかにしている[7]．今後，フサン®のような薬物による免疫抑制効果に加え，免疫隔離膜や吸着材の利用なども考慮する予定である．さらに，長期的にHALSS適用を実施する場合の免疫反応やブタ肝細胞が生産する蛋白質などのヒトへの影響についても考慮する必要がある．

2. PERV感染の可能性

1997年にブタ内因性レトロウイルス（Porcine endogenous retrovirus：PERV）のヒト感染の可能性が提起されて以来，多くの議論や検討が報告されてきた．しかし，これまでブタ由来細胞を利用した治療が実施された患者を調査した結果，ヒトへのPERV感染の証拠は見つけられないとのコメントが1999年米国FDAより表明[8]され，現在，欧米

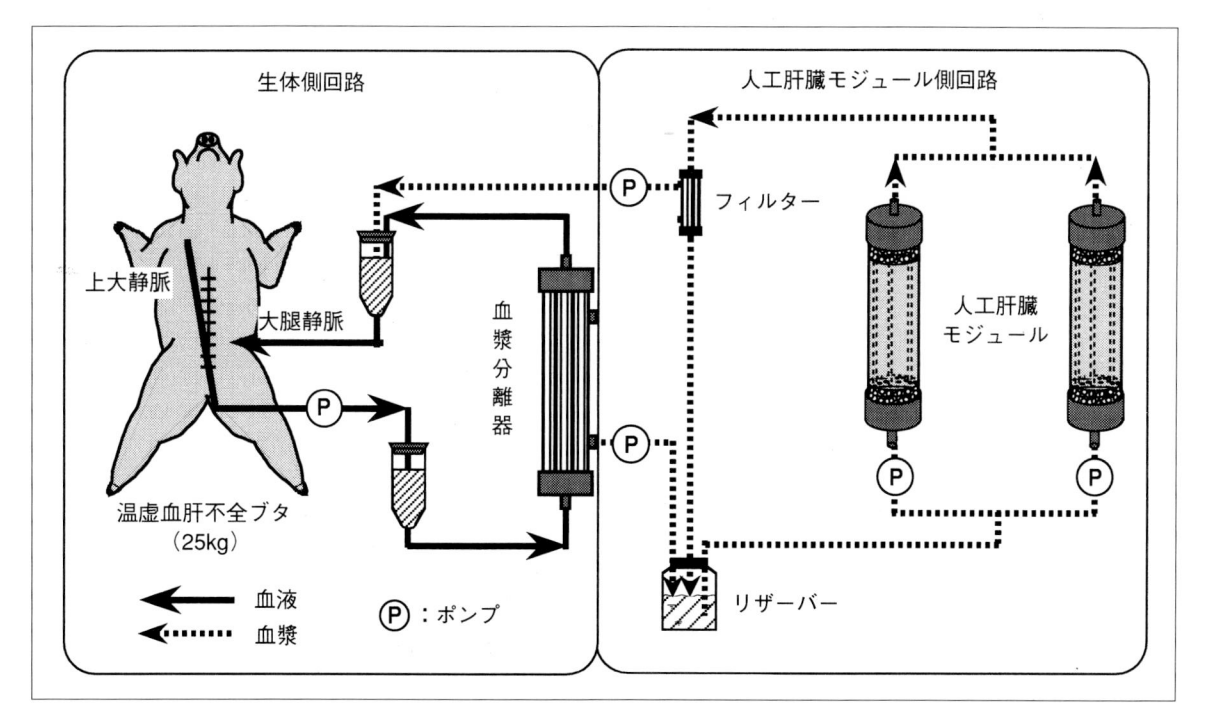

図2 ハイブリッド型人工肝臓補助システム　臨床用プロトタイプとして開発したHALSSの概略図を示す．本HALSSは，容積1 lの人工肝臓モジュール（ブタ肝細胞100 gを充填）2本を肝不全ブタ（25 kg）に適用した前臨床試験の様子を示す．

表2 温虚血肝不全ブタによるハイブリッド型人工肝臓補助システムの前臨床試験

適用時間		0h	4h	12h	24h
血中アンモニア値 ($N-\mu g/dl$)	適用群($n=1$)	115	114	96	86
	対照群($n=1$)	107	372	1028	—
血糖値 (mg/dl)	適用群($n=1$)	240	119	90	21
	対照群($n=1$)	218	81	11	—
生存時間 (hour)	適用群($n=1$)			12.8	
	対照群($n=1$)			27.7	

適用群：モジュール内にブタ肝細胞200 gを充填したシステム
対照群：同システムでモジュール内に肝細胞を充填していないもの

ではHALSSの臨床応用は盛んに行われている．特にHALSSのように一時的で膜隔離が行われている体外設置型の治療システムでは，直接的な異種移植と異なり，ある程度の安全対策が施されていると考えることができる．われわれとしても膜隔離の強化やドナーブタおよびレシピエントの検査体制を充実させる方向で研究を進めている．

IV. ハイブリッド型人工肝臓適用が期待される症例

HALSSに期待される役割は，肝移植までの橋渡しや残存正常肝による自己再生の促進効果である．ここでは，HALSS治療が期待される症例について考えてみる．

1. 移植までの橋渡しとしてのハイブリッド型人工肝臓

欧米と同様，わが国においても，生体肝移植を含めた肝移植治療の橋渡しの役割が期待される．しかしながら，極端なドナー不足が考えられるわが国では，できる限り長期的な利用が要求されると思われ，HALSSの性能や機能維持期間などを明確にすることが重要と考えられる．

2. ハイブリッド型人工肝臓適用が期待される症例

HALSSの適用は現行の治療法では救命が難しい症例への適用が期待される．具体的には，①急性および亜急性型劇症肝炎の治療，②術後肝不全の治療，③重症感染症時の肝不全治療，④肝硬変の急性増悪

時の治療などが考えられる．また，諸外国に比べ，優れた血液浄化治療法が確立されているわが国では，HALSSとの併用による治療法の発展も期待される．いずれにしても，HALSSの実用化が現実のものとなりつつある今，患者の選択基準や適用方法などの具体的な方針を明確にすることが重要になってくると思われる．

V. 今後の展望

近年，HALSS開発はようやく実用化レベルへと研究が進んできたが，現状のものよりも高性能化や長期化されたHALSSの開発は常に望まれている．ここでは，細胞や装置面などから今後の展開について述べる．まず，細胞面においては，現在のところ初代ブタ肝細胞の利用が有力であるが，今後は例えば遺伝子導入した高機能細胞の作出や高機能かつ大量利用ができる同種系細胞の作出など，利用する細胞そのものの改善が考えられる．また，培養法においても，近年，組織体構造の構築と機能発現の密接な関係が明らかになってきており，今後は共培養や毛細血管構造の再現など生体肝臓に迫る高次組織体の肝細胞培養法の確立が期待される．そして，このような細胞や培養法を考慮したうえでのモジュール設計や改良を行うことによって，より高性能なHALSS開発が実現するものと考えられる．われわれとしても，多くの患者救命のために現状に満足することなく研究を進めていきたいと考えている．

謝辞

本研究は，九州大学大学院工学研究科金子充氏，藤井康雄氏，水本博氏および同学医学部第二外科竹中賢治氏，祇園智信氏，長谷川博文氏との共同で行われたことを付記する．

文献

1) Developing US Public Health Policy in Xenotransplantation Meeting Proceeding, 21th January 1998.
2) Kardassis D, Busse B, Kraemer MR, Smith MD, Neuhaus P, Gerlach JC: Hemodynamic effects of therapy with a Hybrid Liver Support System. ASAIO Journal 45: 203, 1999.
3) Sussman NL, Gislason GT, Conlin CA, Kelly JH: The Hepatix Extracorporeal Liver Assist Device: Initial clinical experience. Artificial Organs 18: 390-396, 1994.
4) Ijima H, Matsushita T, Nakazawa K, Fujii Y, Funatsu K: Hepatocyte spheroids in polyurethane foams: Functional analysis and application for a hybrid artificial liver. Tissue Engineering 4: 213-226, 1998.
5) Ijima H, Nakazawa K, Mizumoto H, Matsushita T, Funatsu K: Formation of a spherical multicellular aggregate (spheroid) of animal cells in the pores of polyurethane foam as a cell culture substratum and its application to a hybrid artificial liver. J Biomater Sci 9: 765-778, 1998.
6) Gion T, Shimada M, Shirabe K, Nakazawa K, Ijima H, Matsushita T, Funatsu K, Sugimachi K: Evaluation of a hybrid artificial liver using a polyurethane foam packed-bed culture system in dogs. J Surgical Research 82: 131-136, 1999.
7) Hasegawa H, Shimada M, Gion T, Ijima H, Nakazawa K, Funatsu K, Sugimachi K: Modulation of immunologic reactions between cultured porcine hepatocytes and human sera. ASAIO Journal 45: 392-396, 1999.
8) Birmingham K: FDA Subcommittee finds no evidence of PERV transmission. Nature Medicine 5: 855, 1999.

（中澤浩二，井嶋博之，福田淳二，崎山亮一，島田光生，調 憲，山下洋市，濱津隆之，杉町圭蔵，船津和守）

ヒト肝癌における生存シグナルの検討

はじめに

　癌細胞は，①細胞増殖能の亢進，②細胞死回避能を併せもつことがその特徴と考えられる．すなわち，分裂，増殖と細胞死とのバランスが崩れることにより，結果として無秩序な増殖活性を示すのが癌と考えられる．従来，癌の増殖能亢進については，「肝癌では増殖伝達シグナルの主流であるMAPキナーゼ系の亢進が生じている」ことをはじめとしてさまざまな検討がなされてきているが，細胞死シグナル伝達機構の解明が進んだことで，もう一つの癌の特性である細胞死からの回避機構が注目されつつある．本稿では，先に細胞内情報伝達機構における生存シグナルと細胞死シグナルの関連についての概略を述べ，後にヒト肝癌組織における細胞死伝達シグナルと生存シグナルとの関連についてわれわれの行った検討結果を示す．

I．シグナル伝達機構

1．アポトーシスを実行するシグナル伝達機構

　アポトーシスは，さまざまな細胞外からの刺激によって引き起こされる．CTL，NK細胞がdeath-factorとして，標的細胞（癌細胞）上のレセプターに働きアポトーシスを誘導する．増殖因子の枯渇，また，ある種のがん遺伝子の過剰発現もアポトーシスを誘導するが，アポトーシスを惹起する細胞内のシグナル伝達経路には，細胞を死に向かわせるのか，あるいは生存させ続けるのかを決定する制御機構が存在しており，特に前者ではcaspase familyが，後者ではBcl-2 familyの解明が進んでいる．両者は相互に作用しているが，主に，細胞死を誘導するcaspase familyの働きをBcl-2 familyが制御していると考えられている．caspase familyは，システインプロテアーゼでその多くは限定分解されて活性型の酵素となって働く．現在のところcaspase 3がcaspase familyのカスケードの最下流に位置しており，caspase 3がcaspase-dependent deoxyribonuclease（CAD）と複合体を形成しているICADを不活化することでCADが核内に移行してDNAを断片化する．

　種々のノックアウトマウスによる検討からFADD→caspase 8→caspase 3，チトクロームC→Apaf-1→caspase 9→caspase 3というカスケードが明らかになった．さらに，caspase 8はBcl-2 familyの一つであるBIDを切断活性化することでミトコンドリアからのチトクロームC放出を引き起こす働きのあることが示された．また，BIDのノックアウトマウスによる検討からこの経路は肝細胞特異的であることが判明し，従来よりFasLによる細胞死誘導刺激に対して細胞の種類により異なる反応を示すことが知られていたことを裏づける重要な知見となっている．すなわち，肝細胞（あるいは肝癌細胞）においては，caspaseカスケードによる細胞死シグナル伝達は主にミトコンドリアを介していることが明らかとなった（図1）．

2．細胞死抑制機構

　Bcl-2 familyと総称される分子は，相同性のある4つのドメイン構造（BH1～BH4）のいずれかをもつ分子群で，アポトーシス促進機能（pro-apoptotic）をもつ群と抑制機能（anti-apoptotic）をもつ群とに分けられる．これらはそれぞれにホモ，ヘテロ二量体を作ることが多く相互に作用している．なかでも細胞死抑制機能を示すBcl-2/BclXLは，ミトコンドリアからのチトクロームC放出を抑制することでミトコンドリアからのcaspaseカスケードを介した細胞死シグナルの伝播を抑制する．抑制機能をもつBcl-2/BclXLの発現は細胞によって特異性があり，われわれのヒト肝炎，肝硬変，肝癌組織を用いた *in situ* hybridization法による遺伝子レベルでの検討からも肝細胞ではBcl-2の発現がほとんどみられず，肝細胞系においてはBclXLが抑制機能を司っていると考えられる．

　一方，細胞死促進機能をもつ分子群では，BH3

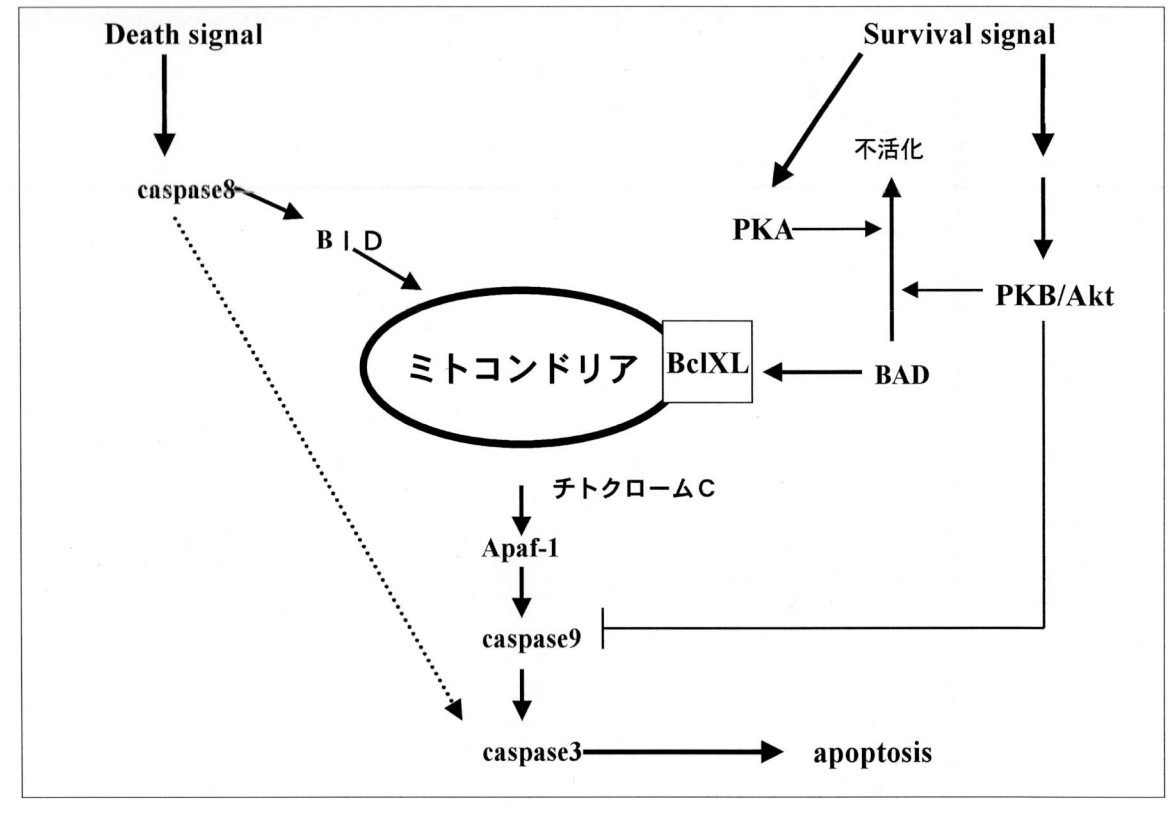

図1 細胞死のシグナル伝達機構

ドメインのみをもつ分子が細胞死を引き起こす中心的な役割を担っていることが示唆されたため，特に注目されている．このうち BAD は BH3 ドメインのみをもつ pro-apoptotic 作用を示す分子である．この分子は，anti-apoptotic 機能を有する群の代表である Bcl-2，Bcl-XL と結合することで Bcl-2，Bcl-XL のもつ細胞死抑制能が抑制されるため結果として細胞死を引き起こすことが判明した．さらに，BAD と Bcl-2 あるいは Bcl-XL との結合と解離は，BAD のリン酸化状態により制御されていることが明らかとなった．すなわち，非リン酸化 BAD は，Bcl-2，Bcl-XL と結合して，細胞死を誘導する．一方，リン酸化 BAD は 14-3-3 分子と結合してしまうために，Bcl-2，Bcl-XL と結合できずに，Bcl-2，Bcl-XL のもつ細胞死抑制機能が働き細胞は生存する．

3. 生存シグナル

さまざまな細胞において，活性化されることでその細胞の生存をもたらすことから PI3K (phosphatidylinnositol 3-kinase)－PKB/Akt 系は生存シグナル伝達機構と呼ばれている．PKB/Akt はセリン/スレオニンキナーゼであり，PI3K の下流のエフェクターとして機能制御されている．PKB/Akt が BAD をリン酸化するということと，BAD 過剰発現による細胞死は PKB/Akt 過剰発現によって抑制されることから BAD をリン酸化することで BAD の細胞死促進機能を不活化し細胞死を抑制していることが示された．BAD をリン酸化するキナーゼは PKB/Akt のほかに，PKA が報告されている．

また，MAP キナーゼキナーゼに依存した経路 (RSK) により BAD がリン酸化されるという報告もあり，多様な BAD キナーゼの存在とそれらによるさまざまな BAD リン酸化を介した細胞死回避機構が考えられる．

BAD リン酸化によるアポトーシス抑制作用をもつことで注目された PKB/Akt であるが，この分子は多彩な生物活性を有する分子である．現在知ら

ている機能としては，蛋白質合成促進，グリコーゲン合成酵素活性化，細胞分化の促進があげられる．いずれも細胞の生存に必須の機能であり，アポトーシス抑制作用についても，BADのリン酸化以外にcaspase 9 をリン酸化して不活化する，IKK（IkB-kinase）の活性化を通じて NF-kB を活性化することでアポトーシス抑制作用を発揮していることが明らかとなった．さらに，ある種の細胞ではForkhead family の転写因子をリン酸化することでも機能を発揮することが示された．

II．ヒト肝癌組織における検討

われわれは新鮮ヒト肝癌切除組織 20 例を癌部とその周辺非癌部とに分離調整した蛋白抽出液を対象として，生存シグナル側の因子としての BAD 蛋白のリン酸化とそのリン酸化酵素である PKA，PKB/Akt の酵素活性を測定し，さらに，細胞死シグナル側の因子として caspase 3 活性を測定した．

1．BAD リン酸化，PKA，PKB/Akt 活性

癌部と隣接周囲の非癌部別に蛋白発現をウェスタンブロット法にて検討したところ，BAD 蛋白自体の発現量には大きな差は認められないのに対してリン酸化 BAD 蛋白は，癌部において発現亢進していた（図 2）．BAD と同様に癌部と隣接周囲の非癌部別に in vitro kinase assay にてそれぞれの酵素活性を検討した．いずれも，非癌部に比べて癌部において活性亢進していることが明らかとなった．

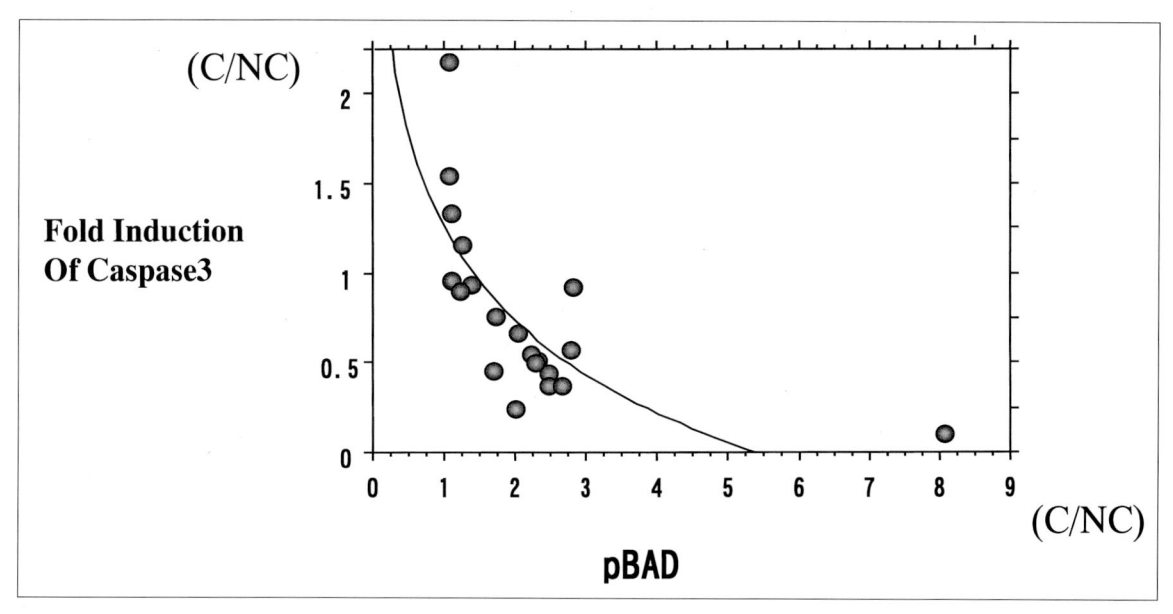

2．BAD リン酸化と caspase 3 活性

先に示した隣接非癌部組織に対する癌部の BAD リン酸化比と caspase 3 活性比を個々の症例についてその相関関係を検討したところ，両者には負の相関関係が存在していた（図 3）．すなわち BAD リン酸化比が亢進している症例ほど caspase 3 活性比が低下しており，逆に BAD リン酸化が低下してい

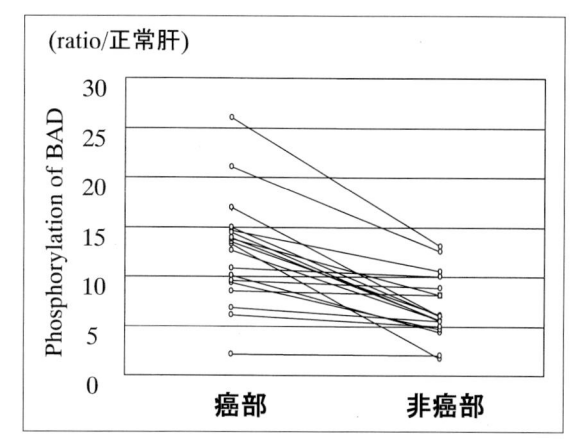

図 2　肝癌における BAD 蛋白のリン酸化

図 3　肝癌における BAD リン酸化と caspase 3 活性

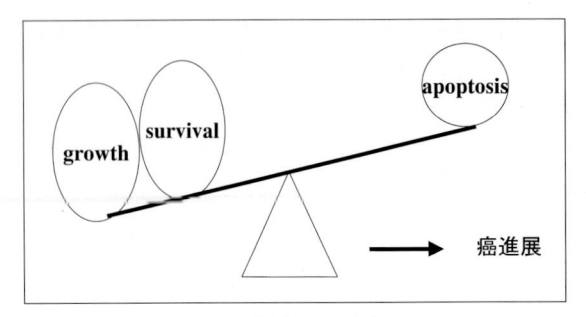

図4 肝癌における細胞内情報伝達機構

ると caspase 3 活性比が亢進していることが示された．すなわち，肝癌では，生存シグナル系が賦活化されて BAD 蛋白がリン酸化されることでミトコンドリアを介した細胞死シグナルを抑制する結果，caspase 3 の活性が低下しており，本機構が肝癌の細胞死回避に寄与していることが推察された．

おわりに

細胞死機構，細胞死回避機構については，以上述べた以外にも多くの経路が報告されている．いずれにしても caspase カスケードが主たる働きを示す細胞死シグナルは，ミトコンドリアに収束し，Bcl-2 ファミリーがこのシグナルを抑制あるいは促進してミトコンドリアから発信されることから，ミトコンドリアが，細胞が死を選ぶか生存を続けるのかを決定するうえで重要な働きを担う細胞内器官と考えられる．そして，そのミトコンドリア上あるいはその近傍で，増殖因子に代表される細胞外からの伝播された生存シグナルにより細胞死伝達シグナルである caspase カスケードを抑制する橋渡しの役割をしているのが，生存シグナルである PKB/Akt であり，BAD であるといえる．

「増殖シグナル」，「細胞死シグナル」，「生存シグナル」のバランスのうえに癌の増殖進展が成り立っていると考えられる（図4）ことから，より詳細な細胞内におけるこれらのシグナル伝達機構が明らかになれば，細胞死回避機構を遮断することによるあらたな癌治療の戦略が生まれてくることであろう．

文　献

1) Datta SR, Dudek H, Tao X, et al.: Akt phosphorylation of BAD couples survival signals to the cell-intrinsic death machinery. Cell 91: 231-241, 1997.
2) Harada H, Becknell B, Wilm M, et al.: Phosphorylation and inactivation of BAD by mitochondria-anchored protein kinase A. Mol Cell 3: 413-422, 1999.
3) Ito Y, Hayashi N, Sasaki Y, et al.: Little expression of proto-oncogene Bcl-2 in tumourous cells of hepatocellular carcinoma with chronic hepatitis C virus infection. Inter Hepatology Comm 4: 316-325, 1996.
4) Reed JC: Double identity for proteins of the Bcl-2 family. Nature 387: 1309-1312, 1998.

（堀本雅祥，佐々木裕，堀　正二，林　紀夫）

Retro-Tet systemを用いたマウス肝癌発達過程における VEGFの作用およびFlk-1の役割の解析

はじめに

　肝癌をはじめとして、すべての固形癌は血管新生なしでは数mm以上には成長できないとされている。肝癌は臨床的にも血管に富んだ癌として古くから知られており、その発達過程に血管新生因子が深く関与していることは想像に難くない。近年代表的な血管新生因子であるvascular endothelial growth factor（VEGF）やbasic fibroblast growth factor（bFGF）などがヒトの各種癌において発現が亢進していることが報告され、微小新生血管密度が予後と相関することが示されている。肝癌においても、これら血管新生因子が癌部では非癌部に比べ高発現していることが報告され、肝癌の病態形成に重要な役割を果たしていることが示唆されている。しかし、これまで肝癌の発達過程におけるVEGFの果たす役割については不明であった。

　近年の分子生物学の進歩により、目的物質の機能を検索するために遺伝子を導入し解析する方法が広く用いられている。しかし通常これまでの遺伝子導入実験は、それが高発現であれ、anti-sense geneを用いた抑制であれ、その発現レベルは一定であり、実験の間で変化させることはできなかった。

　tetracycline-regulated gene expression system（Tet-system）は、生体内で自在に遺伝子発現を変化させることができるシステムとして最近開発されたものである。通常Tet-systemはtTA（tetracycline-controlled transcriptional activator）およびTRE（tetracycline responsive element）という2つの発現カセットを別々に細胞に導入し、安定形質発現株を作製するのであるが、今回われわれが用いたRetro-Tet systemは、レトロウイルスベクターを用い、これら2つのカセットを1つのベクターに反対方向に挿入することにより、通常のTet-systemに比べてより厳密な制御が可能となるように設計されたものである。

　VEGFは血管内皮細胞（EC）にほぼ特異的に存在するflt-1およびKDR/Flk-1という2つのタイプのレセプターを主に利用してその生物学的活性を示すが、両者は血管新生における役割およびその細胞内伝達経路も異なっているとされている。これまでの研究で、in vitro、in vivoともに血管新生においてはKDR/Flk-1が主要な役割を果たしているとされており、腫瘍での血管新生においても、dominant negative KDR/Flk-1をはじめ、いくつかの方法でKDR/Flk-1の経路のみを特異的に遮断することにより、腫瘍発育を抑制することが示されている。しかし、肝癌の発達過程におけるKDR/Flk-1の役割についてはいまだ明らかにされていない。また、これまでの実験は、すべてKDR/Flk-1の経路を腫瘍の移植と同時に阻害しており、すでに腫瘍が十分に発育した後にKDR/Flk-1を阻害した際の腫瘍発育に及ぼす影響についての検討はなされていない。今回われわれは、Retro-Tet systemとKDR/Flk-1の特異的中和抗体（DC101）を組み合わせて、肝癌発達の異なる段階におけるVEGFおよびKDR/Flk-1の果たす役割について検討した。

I．肝癌におけるVEGFの役割

1. In vitro

　図1上に示したVEGF cDNAを組み込んだレトロウイルスベクターをマウス肝癌細胞株（BNL.1ME.A.7R.1：BNL-HCC）に導入し、安定形質発現株（BNL-VEGF）、コントロールとして、LacZ遺伝子を導入した株（BNL-C）を作製した。培養液中に分泌されるVEGFのテトラサイクリン（tet：$1\mu g/ml$）による発現制御をELISAにて検索したところ、VEGFが非常に高い発現を示したクローン（4336 pg/ml）においても、そのVEGF産生は、培養液へのtet添加によって12時間後にはほぼ完全に抑制された（図1下）。次にVEGF発現の肝癌細胞増殖能および浸潤能に及ぼす影響について検討したところ、VEGFを高発現させても、肝癌細胞の増殖、および浸潤能は変化しなかった。

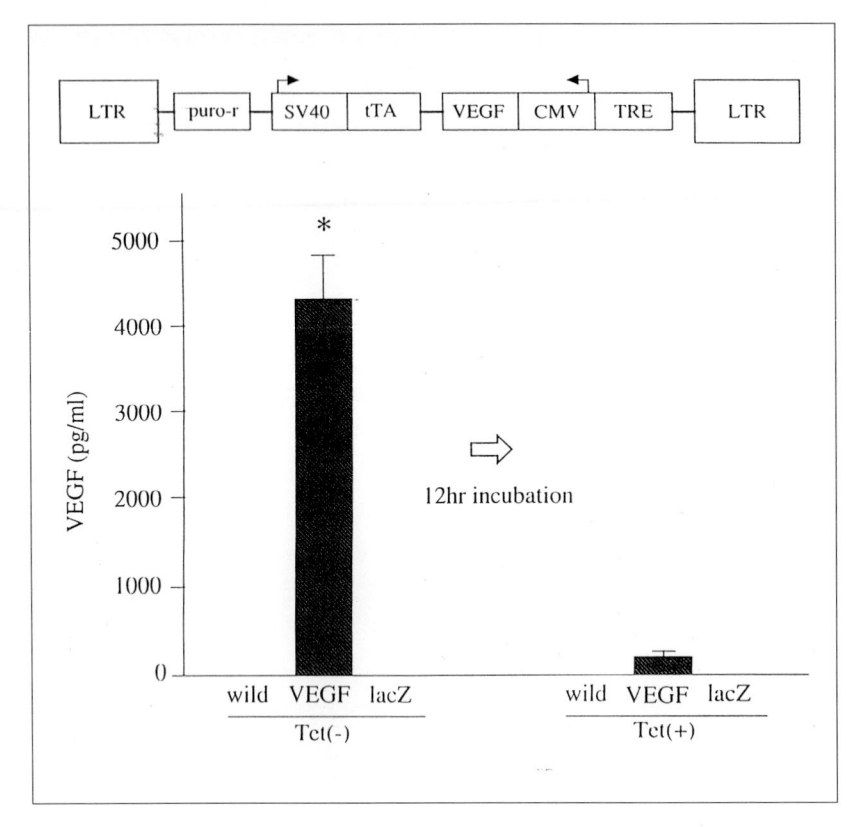

図1 上：Retro-Tet systemベクター tTAおよびTREという2つの発現カセットを，1つのレトロウイルスベクターに相反する方向に挿入することによって，遺伝子発現の厳密なコントロールができるように設計されている．下：肝癌細胞でのテトラサイクリンによるVEGF遺伝子発現の制御 培養液中にテトラサイクリン($tet：1\mu g/ml$)を添加することによって，VEGFの発現は速やかに消失する．$*p<0.01$

しかし，肝癌細胞とECを共培養すると，肝癌細胞のmatrigelにおける浸潤能はVEGFを発現しない場合に比べて著明に亢進した．

2. In vivo

BNL-VEGFをマウス皮下に接種して，その腫瘍発育を経時的に測定してVEGF遺伝子導入の影響を検討したところ，BNL-VEGFは，VEGFの発現レベルに応じ，コントロールに比べて腫瘍発育速度の著明な増大を認めた．さらに，腫瘍体積が比較的小さい時点，および腫瘍が十分に発達した時点において，飲料水に混じて宿主マウスにtet（$1\mu g/ml$）を投与することによってVEGFの発現を抑制すると，そのときの腫瘍体積の大きさにかかわらず，腫瘍発育速度は著明に低下し，ほぼコントロールと同程度にまでなった．また，一度VEGFの発現を抑制した後に再び通常の水を投与してVEGFを腫瘍内において再発現させると，腫瘍発育速度は再度著しく増大した（図2）．

3. VEGFの血管新生への影響

血管新生の指標として広く用いられているCD31（PECAM）についてVEGFの血管新生への影響を検索したところ，in vitroにおいては肝癌細胞のVEGFを高発現させてもCD31の発現に差を認めなかったが，in vivoにおけるBNL-VEGF接種マウスの腫瘍内CD31の発現は，コントロールに比し著明に増加していた．

II．KDR/Flk-1の肝癌における役割

KDR/Flk-1特異的中和抗体であるDC101のin vitroにおける肝癌細胞，およびVEGF刺激下でのECの増殖能に及ぼす影響について検討したところ，DC101は肝癌細胞の増殖にはまったく影響を与えなかったが，ECの増殖は用量依存性に抑制した．次にin vivoにおけるKDR/Flk-1の役割を検討するために，DC101を腫瘍接種と同時，腫瘍体積が比較的小さい時点，および腫瘍が十分に発達した時点から週2回400μgを腹腔内に投与して腫瘍発育に及ぼす影響について検討した．DC101を腫瘍接種と同時に投与すると，VEGFによって増大した腫瘍発育の約80％が抑制され，このDC101によ

図2 VEGFのマウス皮下肝癌発育への影響　コントロール群(G1)に比べて，VEGFを発現させた群(G2)では著明な腫瘍発育の増大を認める．VEGFの発現を腫瘍が形成された後に停止させると，その時の腫瘍の大きさにかかわらず，腫瘍発育は著明に抑制される(G3：18日後，G4：28日後からそれぞれ発現を停止させた)．さらに，VEGFの発現を一度停止させた後に再び発現させると，腫瘍の発育は再び著明に増加した(G5)．黒印，白印はVEGFの発現を停止，再開させた時点を示す．

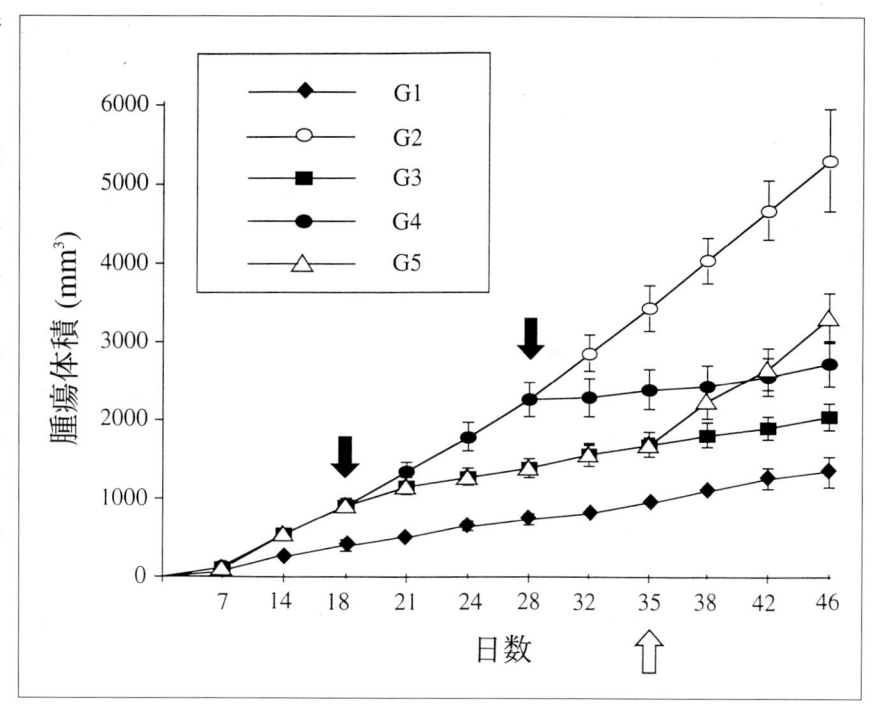

図3 KDR/Flk-1のマウス皮下肝癌発育への影響　コントロール群(G1)に比べて，VEGFを発現させた群(G2)では著明な腫瘍発育の増大を認める．このVEGFによって増大した腫瘍の大部分はKDR/Flk-1の特異的中和抗体を投与することにより抑制される(G3)．この抑制効果は腫瘍がすでに形成された後に中和抗体を投与しても認められた(G4，G5：それぞれ14日，32日後より投与)．黒矢印は中和抗体の投与を開始した時点を示す．

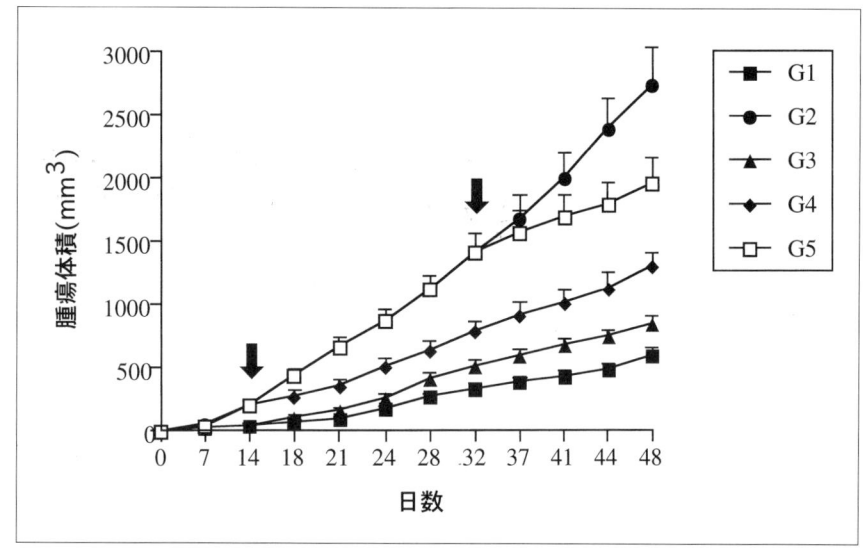

る腫瘍発育抑制効果は腫瘍が形成された後に投与を開始しても認められた(図3)．DC101は腫瘍内におけるFlk-1の活性化を著明に抑制したが，flt-1の活性には影響を与えなかった．また，DC101の投与によって，腫瘍内における血管新生は著明に抑制された．一方，腫瘍内のアポトーシスは著明に増加した．

III. 考　察

VEGFは *in vitro* においては肝癌細胞の増殖に影響を与えなかったが，*in vivo* において，その発現レベルの高さに応じて血管新生を伴う腫瘍発育の

著明な増加を認めた．VEGF を tet によって腫瘍内で抑制すると腫瘍の発育も抑制され，再発現すると腫瘍発育は再び増加した．VEGF による腫瘍発育は，VEGF と KDR/Flk-1 の経路のみを遮断することによって，flt-1 が活性化した状態においても，血管新生阻害を伴って著明に抑制された．今回の実験結果より，VEGF は EC と協調して，肝癌発育のいずれの段階においてもきわめて重要な役割を果たしており，VEGF のレセプターのうち，KDR/Flk-1 が VEGF による肝癌発育の各過程において主要な役割を果たしていることが示唆された．KDR/Flk-1 阻害による肝癌発育の抑制のメカニズムとして，VEGF による KDR/Flk-1 を介した EC の増殖を阻害することにより腫瘍内の血管新生を抑制し，最終的に腫瘍細胞のアポトーシスを誘導することが示唆された．

おわりに

VEGF は血管新生因子であるとともに血管内皮細胞の survival factor であることが報告されている．肝癌においては，VEGF の発現が亢進しているのみならず，KDR/Flk-1 の発現も非癌部に比べて増加しているとされている．現在，VEGF の中和抗体や KDR/Flk-1 の kinase inhibitor が欧米において，癌患者を対象として臨床試験が行われており，その有効性が認められつつある．抗血管新生療法は従来の癌細胞を標的とする抗癌剤治療とは異なり，そのメカニズム上薬剤耐性が生じにくいなどの利点を有しており，今後これらの薬剤を含め血管新生阻害剤が，わが国においても臨床で使用できるようになることが期待される．

文献

1) Folkman J: Angiogenesis in cancer, vascular, rheumatoid and other disease. Nat Med 1: 27-31, 1995.
2) Shibuya M: Role of VEGF-flt receptor system in normal and tumor angiogenesis. Adv CancerRes 67: 281-316, 1995.
3) Yoshiji H, et al.: Vascular endothelial growth factor tightly regulates in vivo development of murine hepatocellular carcinoma cells. Hepatology 28: 1489-1496, 1998.
4) Yoshiji H, et al.: KDR/Flk-1 is a major regulator of vascular endothelial growth factor-induced tumor development and angiogenesis in murine hepatocellular carcinoma cells. Hepatology 30: 1179-1186, 1999.
5) Yoshiji H, et al.: Protein kinase C lies on the signaling pathway for vascular endothelial growth factor-mediated tumor development and angiogenesis. Cancer Res 59: 4413-4418, 1999.

(吉治仁志，栗山茂樹，福井　博)

マーカー遺伝子導入細胞を用いた肝癌転移メカニズムの解明と活性化ナチュラルキラー細胞による免疫治療

I. 背景

肝癌では，多中心性発癌と多発する肝内転移が治療や予後に大きな影響を及ぼす．この肝内転移を微小癌の段階で治療できれば，癌患者の予後を改善しうる．癌転移の研究は癌細胞の接着因子や分化度，細胞外マトリックス蛋白の形成や組織分解酵素などの研究が進んでいるが，微小転移巣を生体内で的確にとらえることは非常に困難であり，単一細胞が標的臓器に到達してから増殖していく過程は，いまだに不明な点が多い．1991年にLinらによって開発されたLacZ遺伝子を導入した癌細胞を用いての癌転移モデル[1]は，これらのメカニズムを解明するうえで画期的な手段であり，微小癌の治療の判定にこのシステムが有効である．

一方，癌に対する免疫療法として，各種のサイトカインやエフェクター細胞の投与が試みられており，悪性黒色腫や腎細胞癌などで有望な成績が蓄積されつつある．近年は，サイトカインの遺伝子を腫瘍細胞に移入し，腫瘍ワクチンとして用いる試みがなされ，動物実験の系で有効性が示されている．活性化ナチュラルキラー（ANK）細胞は，他のNK細胞より癌細胞に対する障害活性が高く，インターロイキン（IL）-2依存性にマウスまたはヒトの癌に集積後，癌巣に浸潤して癌を破壊する特徴を有している[2]．

II. 目的

マーカー遺伝子（LacZ遺伝子）を組み込んだ培養癌細胞株を用いて作製したマウスの微小癌モデルにおいて，早期転移性肝癌の進展の観察と，ANK細胞を用いた早期転移性肝癌に対する免疫治療を試みた．

材料ならびに方法：lipofectin法によりLacZ遺伝子をまたはヒト肝転移胃癌細胞（HR）[3]に導入後，ネオマイシン存在下の培養で選択し，X-gal染色にて，LacZ遺伝子の発現を確認した．癌細胞をヌードマウスに経門脈的に投与し，肝転移を作製した．経時的に，X-gal染色にて癌細胞の早期の肝内転移過程を観察した．NK細胞は健常人の末梢血からフィコール遠心法により単核球分画を採取後，ナイロンウールカラム法と抗CD3抗体付加マグネチックビーズ吸着により，マクロファージ，B細胞，T細胞を除去したもの（CD3陰性CD56陽性NK細胞＞94％）を用いた．その後，6000 IU/mlのIL-2存在下で，2週間培養したNK細胞をANK細胞とした．10^7個のLacZ遺伝子導入HR細胞（LacZ HR）を，抗アシアロGM1抗体とシクロフォスファミドで処理したヌードマウスに経脾的に投与し，腫瘍投与3日後に10^7個のANKを経脾的に投与し，その後，腹腔内に6000 IUのIL-2を1日2回投与した．また抗アシアロGM1抗体処理は，引き続き週2回行った．ANK細胞投与24時間と72時間後にマウスを犠死させ，治療効果を検討した．

III. 成績

1. LacZ HR用いた肝微小転移癌の解析

実体顕微鏡による観察では，腫瘍投与1時間後に門脈系に癌細胞がみられ，3日後には肝内の転移巣が認められた．その後経時的に転移癌が増大していく過程が観察された．組織学的検索では，腫瘍投与後1時間後に，長く変形した癌細胞が多数類洞に認められた．4時間後には，癌細胞は肝実質に進入し，24時間後に分裂した癌細胞が観察された．投与4日後には，10〜20個の細胞からなるmicronoduleとして認められ，その後は経時的に増大したが，組織内におけるLacZ遺伝子活性は維持されていた．一方，従来のHE染色では，癌細胞が癌巣として確認されたのは，腫瘍投与4日後であった（表1）．

2. 肝内微小転移癌のANK細胞を用いた養子免疫療法

はじめに，腫瘍投与3週間後にマウスを犠死させ，肉眼レベルでの治療効果を検討した．癌投与のみで治療を行わない陽性対照群，またはIL-2のみで治

表1 X-gal染色によって認められる肝転移過程

Metastasis Events	X-gal staining	Time after tumor inocultion						
		1h	4h	24h	4d	7d	14d	28d
Macroscopic events								
Tumor cells in vessels	Yes	+	+	+	−	−	−	−
	No	−	−	−	−	−	−	−
Nodule formation	Yes	−	−	−	+	+	+	+
	No							+
Microscopic events								
Tumor cells in sinusoid	Yes	+	+	+	−	−	−	−
	No	−	−	−	−	−	−	−
Tumor cell invasion	Yes	−	+	+	+	+	+	+
	No				+	+	+	+
Micronodule formation	Yes	−	−	+	+	+	+	+
	No				+	+	+	+

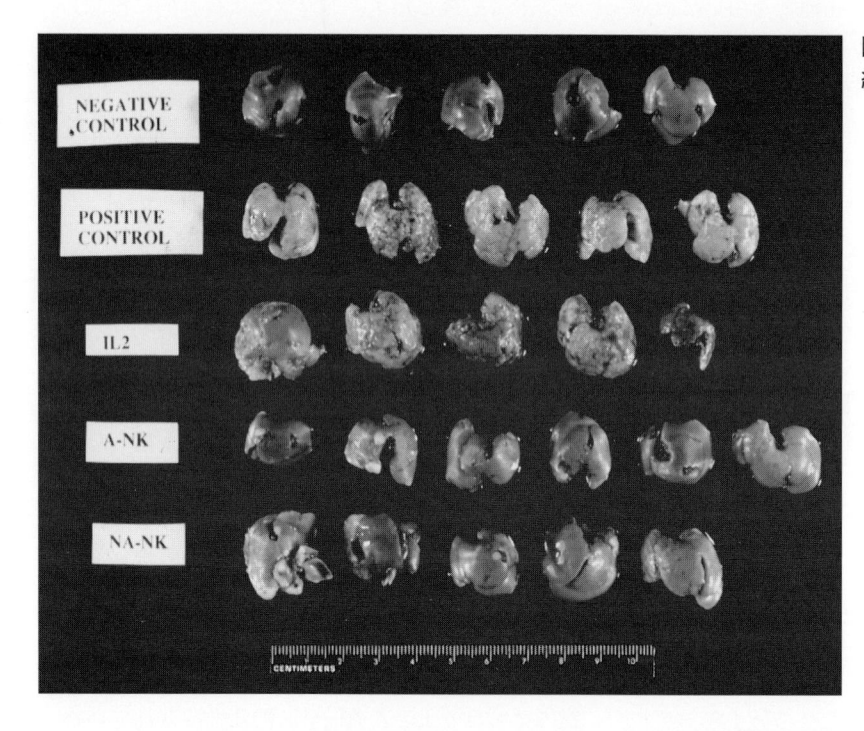

図1 肝転移における活性化NK細胞ならびにIL-2治療効果

療した群では，明らかに肝全体が腫瘍で置換されているのに対し，活性化NK細胞で治療した群は，肝転移巣が減少した（図1）．また同様のプロトコールでヌードマウスの生存率を検討すると，活性化NK細胞治療群は陽性対照群に比べて，有意に生存日数が延長した（$p<0.001$）．

実態顕微鏡下での観察では，HR細胞投与後3日目に活性化NK細胞に注入された治療群では，24時間後にほとんどの微小転移巣は消失した（正常コントロール，61±13/スライス，IL-2投与群58±10，活性化NK投与群0±0）．また腫瘍投与後7日目に活性化NK細胞で治療されたヌードマウスは，2週

Control　　**IL2**　　**ANK**

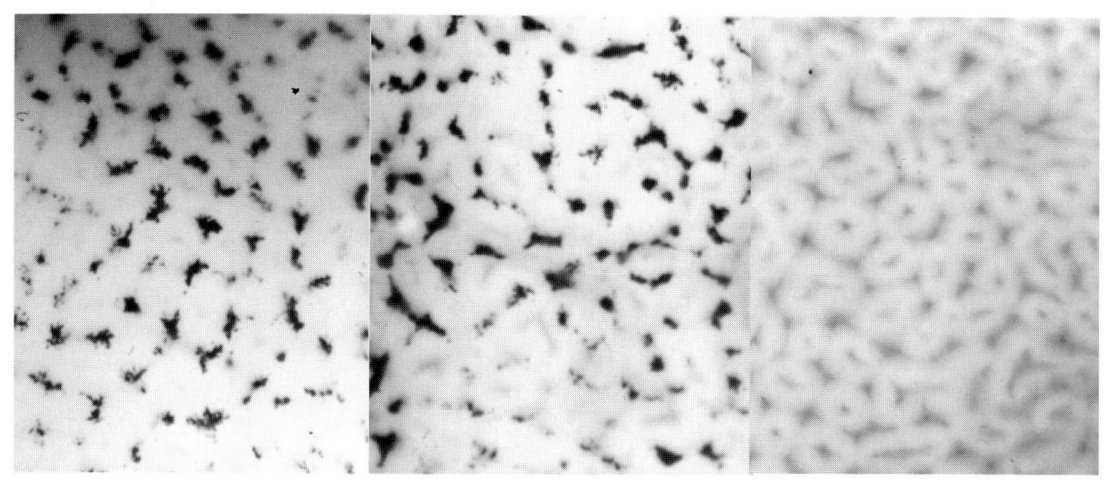

図2　微小転移巣における活性化 NK 細胞ならびに IL-2 治療効果

後にはコントロールに比べ，有意に肝転移数と肝重量の減少を認めた（正常コントロール，>150転移巣，2.2±0.2 g，IL-2投与群，>150転移巣，2.0±0.2 g，NK投与群，11±7転移巣，1.5±0.2 g）（図2）[4]．以上より，LacZ遺伝子導入細胞が，転移癌の早期の治療効果判定に有用であり，さらにANK細胞による免疫治療が早期の肝転移癌の治療に有効であることが示された．

IV. 今後の展望

肝癌の再発を予防するうえで，肝内転移のメカニズムを解明し，それをコントロールする方法を開発することは，非常に重要である．ピッツバーグ大学の Iwatsuki らは，肝癌患者の肝切除術，または肝移植後に生じる再発率は，それぞれ50％，ならびに43％と非常に高率で，特に進行癌は再発頻度が高いと報告している[5]．この事実は肝癌の治療後の再発を考えるときに，多中心性の発癌のみならず，一度体循環に入った癌細胞が再び肝臓に forming して増殖する肝内転移が，生体内で発生していることを示している．

今後は，肝細胞癌の肝内転移機構解明のために，ヒトまたはマウスの肝細胞癌に LacZ 遺伝子を導入し，マウスの正常または硬変肝に生着させ，肝内転移の進展過程を観察する．また同時に，LacZ 遺伝子を指標として，肝細胞癌の進展と末梢血中癌細胞量の相関を PCR を用いて検討する．さらにマウスの免疫能をモニターしながら，免疫治療を行う計画である．

また副作用をを少なくした TNF-α 誘導体[6]やこの遺伝子を組み込んだ腫瘍ワクチンを，マウスの皮下腫瘍や LacZ 遺伝子を組み込んだ培養癌細胞株によるマウスの微小癌モデルの系に使用し，どのレベルの微小肝癌を治療しうるかを検討中であり，有望な結果が得られつつある．また宿主の免疫能をモニターし，肝臓を免疫組織学的に観察することにより，この腫瘍ワクチン療法がどのような過程で微小肝癌を退縮させるかを明らかにしたい．

最後に夢を語るならば，微小転移性肝癌の進展のメカニズムを解明し，21世紀の消化器内科医は画像でとらえることのできない微小肝癌を診断し，治療しコントロールする役割を果たす者でありたいと願っている．

結　語

Lac-Z 遺伝子導入癌細胞の X-gal 染色による検出は，特異度が高く，また鋭敏であるため，従来の方法では観察が困難であった，きわめて早期の肝転

移巣を組織内で検出することが可能であった．またこのシステムは転移癌の早期の治療効果判定に非常に有用であり，さらに ANK 細胞による免疫治療が肝転移癌の治療に有効であることが示された．

文献

1) Lin W-c, Pretlow TP, Pretlow TG, Culp LA : Bacterial lacZ gene as highly sensitive marker to detect micrometastasis formation during tumor progression. Cancer Res 50 : 2808-2817, 1990.
2) Vujanovic NL, Yasumura S, Hirabayashi H, Lin W-c, Watkins S, Herberman RB, Whiteside TL : Antitumor activity of human IL-2 activated natural killer (A-NK) cells in solid tumor tissue. J Immunol 154 : 281-289, 1995.
3) Shimizu Y. Weidmann E, Iwatsuki S, Herberman RB, Whiteside TL : Characterization of human autotumor-reactive T cell clones obtained from tumor-infiltrating lymphocytes in liver metastasis of gastric carcinoma. Cancer Res 51 : 6153-6162, 1991.
4) Yasumura S, Lin W-c, Hirabayashi H, Vujanovic NL, Herberman RB, Whiteside TL : Immunotherapy of liver metastases of human gastric carcinoma with interleukin 2-activated natural killer cells. Cancer Res 54 : 3808-3816, 1994.
5) Iwatsuki S, Startl ET, Sheahan DG, Yokohama I, Demetris AJ, Todo S, Tzakis AG, Van Thiel DH, Carr B, Selby R, Madariaga J : Hepatic resection versus transplantation for hepatocellular carcinoma. Ann Surg 214 : 221-229, 1991.
6) Atarashi Y, Yasumura S, Nambu S, Yoshio Y, Murakami J, Takahara T, Higuchi K, Watanabe A, Miyata K, Kato M : A novel human tumor necrosis factor-α mutein, F4614, inhibits in vivo and in vitro growth of murine hepatoma MH134 ; Implication for immunotherapy of human hepatoma. Hepatology 28 : 57-67, 1998.

(安村　敏，新敷吉成，樋口清博，渡辺明治)

アデノウイルスベクター二重感染法による肝癌特異的自殺遺伝子治療

はじめに

1. 悪性腫瘍に対する遺伝子治療

1990年，先天性疾患であるアデノシンデアミナーゼ欠損症の女児に対して，Anderson, Culver, Blaeseがレトロウイルスベクターを用いての遺伝子治療を世界で初めて行ってから[1]10年が過ぎようとしているが，以後現在まで，単一の遺伝子欠損症のみならず，悪性腫瘍をはじめとする後天性疾患に対しても，遺伝子治療の基礎的検討，ならびに臨床治験が数多く行われている。

悪性腫瘍は，大半が多数の遺伝子異常を伴っており，遺伝子治療を行う場合，異常のある遺伝子すべてを補充，あるいは修復するという戦略は，現在のところ不可能である。現在，悪性腫瘍に対して行われている遺伝子治療の試みは，①自殺遺伝子による悪性腫瘍細胞の細胞死誘導，②癌抑制遺伝子導入，③悪性腫瘍に対する免疫賦活を促す遺伝子導入，に代表される[2]。

自殺遺伝子は，単純ヘルペスウイルスチミジンキナーゼ（HSV-tk）に代表されるが，HSV-tkは，プロドラッグであるガンシクロビル（GCV）をリン酸化し，その後リン酸化されたGCVは，細胞内の内因性キナーゼにより，三リン酸化GCVとなり，細胞のDNAポリメラーゼを抑制し，細胞死を誘導する。癌抑制遺伝子に代表されるのはp53であるが，p53の変異を伴っている悪性腫瘍に野生型p53を導入することによって，細胞のアポトーシスを誘導させることが可能である。免疫賦活を促す戦略の一つとして，細胞傷害性T細胞が認識した悪性腫瘍に対する殺細胞効果を発揮するために必要なco-stimulatory moleculeであるB7遺伝子を導入する方法があげられる。

2. アデノウイルスベクターを用いた肝癌に対する自殺遺伝子治療

自殺遺伝子は，上述のようにプロドラッグを活性化し，細胞死を誘導するが，悪性腫瘍に対する遺伝子治療に用いる場合，悪性腫瘍を選択的に細胞死に導き，非悪性細胞に対する傷害を極力避けなければならない。肝癌の約80％はα-フェトプロテイン（AFP）を特異的に産生しており，その発現は，AFPプロモータにより転写レベルで制御されている。AFPプロモータによる制御で自殺遺伝子を肝癌にのみ選択的に発現させることで，肝癌細胞のみに細胞死を誘導することが可能である[3]。しかし，AFPプロモータの転写活性は弱く，アデノウイルスベクターを用いても遺伝子導入発現は，すべての肝癌を殺滅するには不十分である。アデノウイルスベクターは，免疫原性および細胞傷害性が強く，十分な遺伝子発現を得るためベクター投与量を増加させることには限界がある。ベクター投与量を増量させず，肝癌特異性を保ちながら，遺伝子発現を増強させる方法として，AFPプロモータ，Cre/loxP制御を用いた組み換えアデノウイルス二重感染法によって，従来のAFPプロモータ下に直接遺伝子を発現するベクターの約50倍の遺伝子発現増強を得ることを示した[4]。今回，HSV-tkを用いて，ヌードマウス皮下に移植したヒト肝癌移植腫瘍に対する組み換えアデノウイルス二重感染法の抗腫瘍効果を検討した。

I. 組み換えアデノウイルス二重感染法を用いた肝癌特異的遺伝子治療の試み

1. 材料と方法

a) 組み換えアデノウイルス

組み換えアデノウイルスは，COS-TPC法を用いて作製した。AxA2ANCreは，AFPプロモータ下にバクテリオファージP1由来の部位特異的組み換え酵素Creを発現，AxA2ATKは，AFPプロモータ下，HSV-tkを発現するベクター，AxA2ANZは同プロモータ下，lacZ遺伝子を発現するベクター，AxCAiTKは，非特異的強力なCAGプロモータ下HSV-tkを発現するベクター，AxCALNLTKは，CAGプロモータ下，2つの

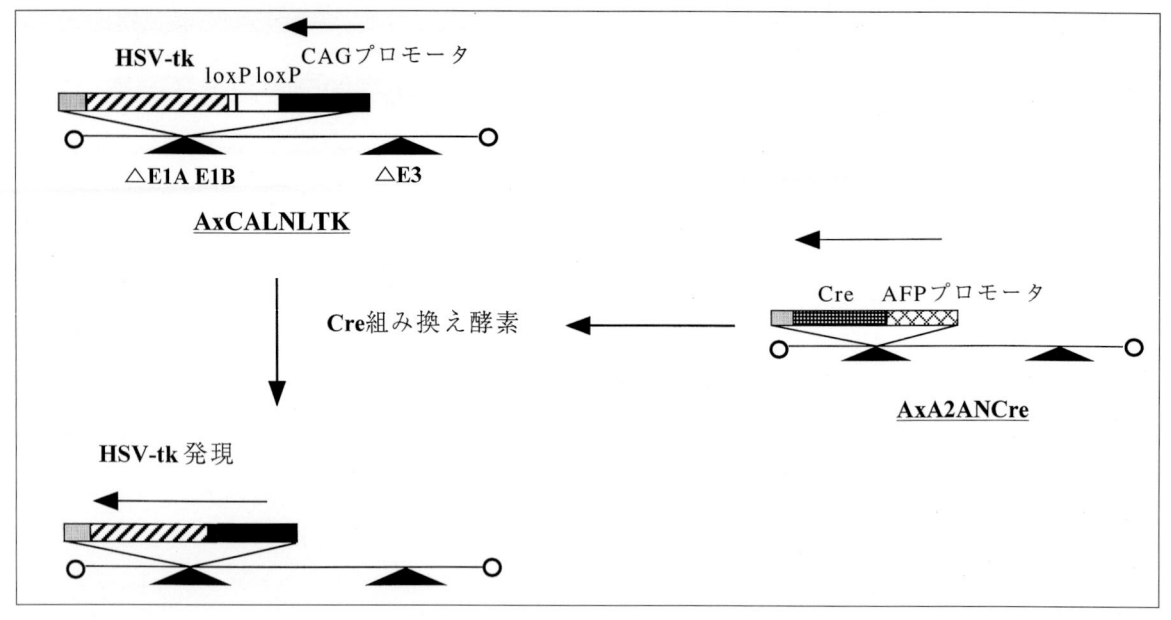

図1 組み換えアデノウイルス二重感染法による遺伝子発現機序

loxP配列に挟まれたstuffer領域をもち，その下流にHSV-tk遺伝子をもつベクター，AxCALNLNZはlacZ遺伝子をもつベクターである．

b) 組み換えアデノウイルス二重感染法による遺伝子発現の機序

AxA2ANCreおよびAxCALNLTKをAFP産生細胞へ同時感染させると，AxA2ANCreよりAFPプロモータ下Cre酵素が発現する．Cre酵素はAxCALNLTKの2つのloxP配列を認識し，その間に挟まれたstuffer領域を切り落とす．AxCALNLTKにおいて，Creにより組み換えを起こしたベクターは，CAGプロモータ下にHSV-tkを発現する．遺伝子発現のAFP産生細胞への特異性はAxA2ANCreにより保たれ，HSV-tkはCAGプロモータによって強力に発現される（図1）．

c) 細胞株

ヒトAFP産生肝癌細胞株として，HuH7細胞を，またAFP非産生細胞株としてSK-Hep-1細胞を用いた．

d) HSV-tk活性

$25\,cm^2$フラスコに1×10^6個のHuH7ないしSK-Hep-1細胞をseed，翌日MOI (multiplicity of infection) 100にて組み換えアデノウイルスを感染させ，3日後に細胞を回収，回収細胞より蛋白を調整し，$50\,\mu g$あたりのHSV-tk活性を^{3}H-GCVを用いて測定した．

e) GCV感受性（MTS assay）

96 well plateに1×10^4個のHuH7ないしSK-He-1細胞をseed，翌日組み換えアデノウイルスをMOI 50にて感染させ，2日後にGCVを0，1，10，$50\,\mu g/ml$にて加え，その4日後にMTS assayを行い，GCVによる細胞増殖抑制効果を検討した．

f) ヌードマウス皮下腫瘍モデルでの抗腫瘍効果の検討

7週齢オスのBalb/cヌードマウスの皮下に1×10^7個のHuH7細胞を移植した．移植後翌日より2日間連続，$5\times10^8\,TCID_{50}$あるいは$1\times10^8\,TCID_{50}$の組み換えアデノウイルスを腫瘍へ投与した．組み換えアデノウイルス投与後翌日より，GCV 70 mg/kgを10日間連続腹腔内に投与した．GCV投与終了後7日後に腫瘍の出現を観察した．

g) 組み換えアデノウイルス二重感染法における，ベクター希釈と遺伝子発現量

HuH7細胞を，24 wellプレートに1×10^5/well seedし，翌日組み換えアデノウイルス（二重感染法ではAxA2ANCre：AxCALNLNZ；3：1）を，MOI 50，25，10，5，1にて投与した．3日後細胞を回収し，cell lysateを作製，$50\,\mu g$あたりのβ-

表1 HSV-tk活性

組み換えアデノウイルスベクター	総MOI	HSV-tk活性($\times 10^3$dpm) HuH7	SK-Hep-1
AxA2ANCre +AxCALNLTK	100	63	0.7
AxA2ATK	100	1.0	<0.1
AxCAiTK	100	194	240

表2 HuH7皮下腫瘍における組み換えアデノウイルス投与後の腫瘍出現

組み換えアデノウイルス	腫瘍へのベクター投与量 5×10^8TCID$_{50}$	1×10^8TCID$_{50}$
AxA2ANCre +AxCALNLTK	1/6	6/6
AxA2ATK	1/6	5/6
AxCAiTK	0/6	3/6

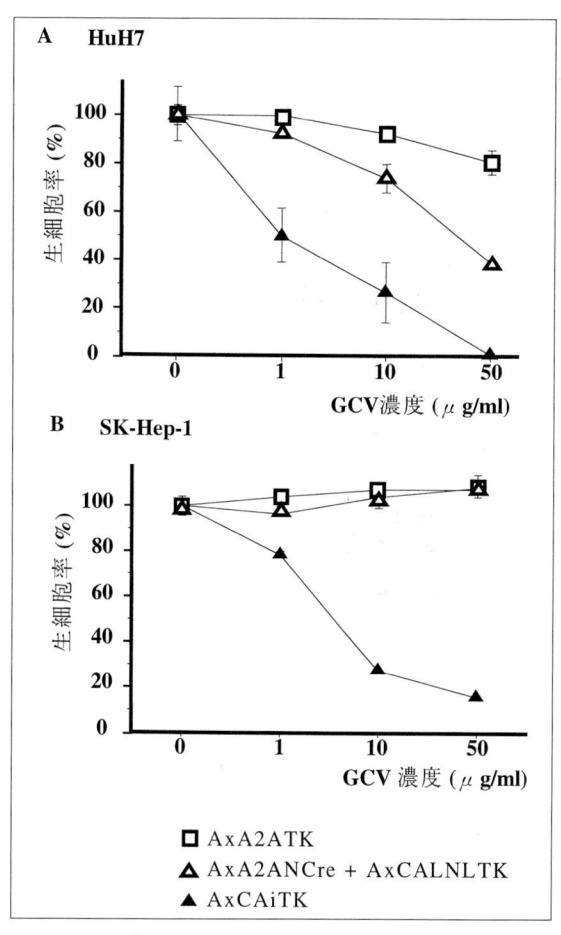

図2 GCV感受性（MTS assay）

ガラクトシダーゼ活性を，chlorophenol β-D-galactopyranoside を用いて測定した．

2．結　果

a）二重感染法によるHSV-tk活性

HuH7において，二重感染法（AxA2ANCre+AxCALNLTK）で，AxA2ATKに比べ約60倍の活性増強が得られた．SK-Hep-1細胞では二重感染法では活性増強は認められず，二重感染法のAFP産生細胞特異的なHSV-tk活性増強が示された（表1）．

b）二重感染法によるGCV感受性

HuH7細胞において，二重感染法による場合，GCV 50 μg/ml にて，コントロールのGCV 0 μg/ml を投与した場合に比べ，約60％の増殖抑制効果がみられた．AxA2ATKの場合，約15％の増殖抑制であった．SK-Hep-1では，二重感染法にて，この増殖抑制効果は認められなかった（図2）．

c）HuH7皮下腫瘍モデルにおける組み換えアデノウイルス二重感染法の抗腫瘍効果

組み換えアデノウイルス投与量が 5×10^8 TCID$_{50}$ の場合，腫瘍の出現がみられたのは，二重感染法（AxA2ANCre+AxCALNLTK）および，AxA2ATK投与群で6結節中1結節，AxCAiTK投与群で0結節であった．投与量を 1×10^8 TCID$_{50}$ へ減量した場合は，二重感染法で6結節中6結節，AxA2ATKで6結節5結節，AxCAiTKで6結節中3結節であった（表2）．

d）AFP産生細胞HuH7における，組み換えアデノウイルス二重感染法による遺伝子発現量とその投与量の関係

MOI 50において，二重感染法では，AxA2ANZによるβ-ガラクトシダーゼ活性は9倍増強されたが，MOI 25では同等の活性を，MOI 10以下では，二重感染法による発現活性はAxA2ANZを下回った（表3）．

3．考　察

二重感染法にてHSV-tkを発現させた場合，AFP産生細胞特異的にHSV-tk発現が増強され，GCV感受性も高まることが，*in vitro* の検討より確認された．しかし，ヌードマウスへ移植したヒト

表3 β-ガラクトシダーゼ活性

総MOI	β-ガラクトシダーゼ活性(mU/50μg)		比
	AxA2ANCre+AxCALNLNZ	AxA2ANZ	
50	1,140	134	9
25	206	45.2	5
10	42.3	44.5	1
5	13.3	42.1	0.3
1	1.2	10.1	0.1

AFP産生肝癌腫瘍における組み換えアデノウイルス二重感染法による抗腫瘍効果は，投与量を減量した際，認められなかった．また，二重感染法によるβ-ガラクトシダーゼ発現の検討より，この二重感染法による遺伝子発現量は，組み換えアデノウイルス投与量を減量させた場合，従来のAFPプロモータ下直接遺伝子を発現する組み換えアデノウイルスに比べて減弱することが示された．二重感染法により遺伝子が発現するには，2つの組み換えアデノウイルスがAFP産生細胞に同時に感染する必要があり，組み換えアデノウイルス投与量を減らした場合，細胞に同時感染される可能性が小さくなるため，遺伝子発現量が急激に減弱すると考えられた．

皮下腫瘍モデルにおいて，従来のベクターと比較し抗腫瘍効果が増強されなかった理由として，皮下腫瘍において2種類の組み換えアデノウイルスが十分に拡散し，同時感染するのが困難であった，もしくは，HuH7は免疫不全マウスであるヌードマウスに移植してあり，腫瘍の増殖速度が速く，十分な抗腫瘍効果が発揮されなかった，との理由が考えられた．

II. 肝癌遺伝子治療の今後の課題と展望

自殺遺伝子治療においては，非癌部組織に対する傷害を極力避け，癌のみを選択的に殺滅することが望ましい．AFPプロモータによる肝癌特異的遺伝子発現により，肝癌特異性は保たれる．AFPプロモータによる肝癌特異的自殺遺伝子発現を利用し，十分な殺腫瘍効果を得るには，ベクターが十分に腫瘍へ分布し，より強力な転写活性を得，かつ自殺遺伝子の殺腫瘍効果をさらに促進させることが必要である．

AFPプロモータ，Cre/loxP制御を用いたアデノウイルスベクター二重感染法は，より強力な肝癌特異的転写活性を得る方法と考えていたが，今回の検討で，この方法には，遺伝子発現のための2つのベクターの同時感染の必要性という問題点が明らかとなった．この問題を克服するには，二重感染法でなく，ベクターの単一ゲノム上での，AFPプロモータによる制御が必要である．

自殺遺伝子治療，癌抑制遺伝子導入療法，免疫遺伝子治療といった，悪性腫瘍に対する遺伝子治療の戦略は，現在のところ，いずれも単独では完璧な治療法ではない．肝癌を含めた悪性腫瘍に対する，より有効な遺伝子治療法の開発には，自殺遺伝子治療，癌抑制遺伝子導入療法，免疫遺伝子治療を絡めた検討も今後行っていく必要があると思われる．

文献

1) Blaese RM, Culver KW, Miller AD, et al.: T lymphocyte-directed gene therapy for ADA-SCID: initial trial results after 4 years. Science 270 (5235): 475-480, 1995.
2) Weichselbaum RR, Kufe D: Gene therapy of cancer. Lancet 349 (Suppl 2): SII10-SII12, 1997.
3) Kaneko S, Hallenbeck P, Kotani T, et al.: Adenovirus-mediated gene therapy of hepatocellular carcinoma using cancer-specific gene expression. Cancer Res 55 (22): 5283-5287, 1995.
4) Sato Y, Tanaka K, Lee G, et al.: Enhanced and specific gene expression via tissue-specific production of Cre recombinase using adenovirus vector. Biochem Biophys Res Commun 244 (2): 455-462, 1998.

(酒井佳夫，金子周一，小林健一)

肝疾患研究における呼気生化学的アプローチ

はじめに

「呼気生化学」というキーワードは必ずしも一般的ではないが，飲酒運転を検出するために行われる呼気中アルコール濃度の測定は古くから行われており，また Helicobacter pylori 感染の有無を検査する尿素呼気試験（UBT）はすでに実用化されている．しかし，それ以外となると，これからの課題が多いといわなければならない．

著者らは，3年前から，日本呼気病態生化学研究会を設立し，呼気ガス分析機器を開発している企業の技術者と一緒になってこの問題に取り組んでいる．本稿では，肝疾患研究における呼気生化学の面からのアプローチの一端を述べ，また著者らが手がけている研究についても紹介したい．

I. 21世紀の診断技術——医療ニーズと非侵襲的検査

臨床検査には，超音波エコーなどの生体検査と，血液や尿など生体から得られる材料について検査する検体検査とがある．血液検査は採血を必要とする関係で，患者に身体的侵襲つまり苦痛を与えることになる．21世紀の医療ニーズを考えるとき，人間社会の個別化や多様化に伴い，医療分野でも今まで以上に QOL が重視されることが予測されるので，臨床検査においても非拘束性，無侵襲性，即時性が追求されるものと考えられる．

検体検査のなかで，非（低）侵襲的な方法の一つとして呼気検査があげられる．呼気中に含まれる50種類以上の内因性微量揮発性有機物質（volatile organic compounds：VOC），例えば一酸化窒素，水素，メタン，エタン，メルカプタン，イソプレン，アセトンなど ppm から ppb レベルの濃度を検出して，生体情報として活用しようというのが呼気検査である．その特徴としては，第一に痛みを伴わない非侵襲的な検査法であること，第二にウイルス感染や針刺し事故などがなく安全であること，第三に体重測定のように特別な免許を必要とせず，誰でも検査ができることであり，小児，妊婦や高齢者にもやさしい検査といえる．また，頻回に繰り返して検査ができ連続モニターが可能となり，日内リズムを追跡できることから，これまで知られていなかった新しい情報が得られるのではないかと期待されている．

II. 呼気生化学——基礎的事項

肺胞は血液と呼気とのインターフェイスであり，ぶどうの房状に約1億個の肺胞があり，その総面積は $70 m^2$ にも達する．肺胞壁には毛細血管が豊富にみられ，電子顕微鏡でみると，ごく薄い上皮によって肺胞気と血液とが境されている．1日に10万 kl の血液が肺を流れ，1日の呼吸量は実に1万 l に達する．したがって，血液の中の VOC 濃度の変化は，刻一刻と，肺胞を介して呼気に表現されることになる．

呼気ガス分析のサンプルとしては，肺胞気を用いるのが望ましいと考えられる．肺胞気をうまく採取できたかどうかをみるには，呼気中の物質濃度がプラトーに達したかどうかをチェックすればよいことになる．そのためには，通常の呼気のうち解剖学的死腔を排除したあとの終末呼気に相当する約150 ml 程度を集めればよい．

呼気だけでなく，広く，生体ガス（biogas）の測定として考えてみると，まず第一に呼気中の内因性の揮発性有機物質（VOC）の定量があげられる（表1）．第二に，口臭（口のにおい）の測定などに用いられる口腔内ガス，第三にその他のガスとして，肛門部に留置する排ガス（おなら）モニター，さらに「げっぷ」など胃の中のガスの VOC 濃度の測定などが行われている．もちろん，最もよく検討されているのは，呼気中の VOC の定量であるが，内因性の呼気成分をそのまま測定する方法だけでなく，安定同位元素で標識した物質を経口または経静脈内に負荷して，その終末代謝物質，例えば標識された CO_2 濃度を呼気を用いて測定するという方法がよ

表1 生体ガス測定

Ⅰ. 呼気ガス（肺胞気）
  1. 内因性揮発性有機物質（VOC）の定量
  2. 物質（安定同位元素で標識）負荷後の呼気中代謝物質（標識）を測定
Ⅱ. 口腔内ガス
  1. VOCの測定
  2. 物質負荷後の代謝物質（口腔気内）の測定
Ⅲ. その他のガス
  1. 肛門部に留置した小型CO_2検出計による術後の排ガスモニタ
  2. げっぷに含まれるVOCの測定

く行われている．

　呼気ガス測定が多くの研究分野で検討されるようになったのも，赤外分光計（infrared spectroscopy）などの測定装置の開発・普及によるところが大きいことは言うまでもない．これまでは質量分析計やガスクロマトグラフィーなど，値段の高い分析機器を使わなければ測定できなかったのが，最近では100万円台の赤外分光計が市販されるようになり，安定同位体の測定が容易になってきた．今後とも，ガス・バイオセンサーなどの先端機器を活用した高感度，高性能で，迅速性に優れた，しかも小型・ポータブル型で，値段の安い測定機器の開発が続けられるものと期待される．

　また呼気ガスをサンプルとして採取するためのバッグも目的・用途に応じて，いろいろなものが市販されている．死腔を排除し，一方向バルブによって終末呼気だけをサンプルとして選択的に集めることのできるバッグもある．ただ，ガス成分によっては，サンプルをバッグの中に保存ができないものや，高温にしなければ物質の表面に付着してしまうものもあり，使い捨てのマウスピースを用いて測定器に直接吹き込まなければならないこともあり，測定する物質によっては呼気サンプルの標準化が必要となることもある．

　最近わが国で開発された超小型の水素ガスセンサーは乾電池で作動し，1 ppmから150 ppmまでの測定が可能である．また終末呼気を選択的に採取できる，逆流防止・弁つきの，耐久性に優れたcollection bagもあり，また炭酸ガスや窒素ガスを測定して，終末呼気が採取できたかどうかをチェックすることも可能である．

Ⅲ. 肝疾患研究への応用（1）――基礎的臨床事項（栄養の診断と薬物代謝能の評価）

　呼気ガス分析が栄養評価法としてすでに応用されているものと，今後応用されると考えられるものとがある．呼気中の酸素と炭酸ガス濃度の測定から，三大栄養素のエネルギー利用率をリアルタイムで明らかにできる間接カロリメータ，フルクトオリゴ糖やresistant starchなどの消化・吸収動態の指標として水素やメタンがあり，多価不飽和脂肪酸の脂質過酸化物として生じるエタンやペンタンはビタミンCなど抗酸化物質の機能評価に用いられる．その他に，コレステロール代謝の評価にイソプレンが，肥満の治療にアセトンの測定などが検討されている．

　間接カロリメータを用いた熱量測定は，非常に感度のよい炭酸ガスと酸素のガスアナライザーを用い，鼻をつまむこともなく，キャノピー法で患者の負担は少なく，雑誌を読んだり，テレビを見たりしながら，長時間にわたって連続モニターが可能である．安静時のエネルギー消費量，エネルギー基質利用率だけでなく，食事や点滴のときの栄養素がどのように利用されているかを，ダイナミックかつリアルタイムに把握することが可能である．

　間接カロリメータによる栄養評価の一例を示すと，肝硬変例では，早朝のエネルギー基質として脂肪の利用率が69％にもなり，逆に糖質の利用率はわずか13％ときわめて低く，この状態は健康な人が3日間絶食した状態とまったく同じである．また，脂肪酸のβ酸化による炭酸ガスの産生も3日間の絶食に等しい．つまり肝硬変の患者では，3日間の絶食状態が毎朝おとずれるということがわかる．

　私達は日頃多くの患者に薬剤を投与しているが，個々の患者の薬物代謝の特徴を理解したうえで，薬物を選択して投与したり，その効果を判定したりしているわけではない．それは薬物代謝の簡単な評価法がないためである．薬物代謝は肝細胞ミクロゾーム内のチトクロームP450といわれる薬物代謝系酵素によって営まれるが，最近では数多くの亜分画が知られており，その頭文字をとってCYPと呼ばれている[1]（表2）．例えば，アミノピリン，カフェイン，フェナセチンの代謝はCYP1A2によって営ま

表2 薬物代謝と cytochrome P450（CYP）

アミノピリン呼気テスト　CYP1A2
　　（カフェイン，フェナセチン）
　　　　↓
　　肝機能検査

エリスロマイシン呼気テスト　CYP3A4
　　サイクロスポリンAやタクロリムス代謝
　　　　↓
　　臓器移植，自己免疫疾患の免疫抑制治療のために

遺伝子多型　-SNP（single nucleotide polymorphism,
　　　　　　　遺伝子 DNA 一塩基多型）
　　　　　　薬剤の選択の指標として

表3　$^{13}CO_2$ 呼気試験

^{13}C 尿素呼気試験
　　胃内 Helicobacter pylori 感染の診断
^{13}C 中性脂肪呼気試験
　　脂肪消化不良の診断―膵機能検査
^{13}C 炭水化物呼気試験
　　乳糖，でんぷん，果糖，ガラクトース消化不良の診断
^{13}C 蛋白質呼気試験
　　乳，卵，蛋白質の消化不良の診断―膵機能検査
肝機能評価のための ^{13}C 呼気試験
　　薬物，フェニルアラニン，ガラクトース代謝能の評価
^{13}C カプリル酸呼気試験
　　胃停滞時間の測定

れ，エリスロマイシンの代謝は，サイクロスポリンAやタクロリムスなど免疫抑制薬と同じようにCYP3A4によって営まれる．このサブファミリーはヒトの肝薬物代謝で最も重要なもので，主としてエリスロマイシン呼気テストとして評価されており，移植医療などに活用されている[2]．このようにCYPの研究が進むとともにその遺伝子多型が明らかとなり，将来的には遺伝子DNAの一塩基多型（スニップ：SNP）に基づいて，それぞれの患者に投与すべき薬剤が選ばれるようになるかもしれない．

　古くから行われている有名な呼気試験の一つにアミノピリン呼気試験がある．ジメチルアミノピリンはCYP 1A2によって N-脱メチル化され，モノメチルアミノピリンになるが，その過程で生じるギ酸塩と重炭酸塩を経て炭酸ガスが産生され，呼気中に $^{13}CO_2$ が排泄される．アミノピリンを経口投与したあと，12時間の呼気中 $^{13}CO_2$ 排泄量を縦軸に，血清アルブミン濃度を横軸にプロットすると，肝硬変例では両者がよく相関することがわかる．つまり，アルブミン産生能の低い肝硬変の進展例では，薬物の代謝処理能が低下していることを示す．また，薬物代謝を促進するフェノバルビタールを7日間投与したり，逆に薬物代謝を阻害するジスリフィラムを4日間投与して，その後に再びアミノピリン呼気試験をすると，薬物代謝の促進と抑制が見事にとらえられる．

IV．肝疾患研究への応用(2)
――$^{13}CO_2$ 呼気検査

　$^{13}CO_2$ 呼気検査は，放射能を浴びるという危険性もなく，少量の ^{13}C 標識物質を経口投与した後に，ただ呼気を採取するだけの簡単な方法である．今日，$^{13}CO_2$ 呼気試験には多くの方法が試みられており，実用化に向けて検討が進められている（表3）．なかでも，^{13}C 尿素呼気試験（UBT）はすでに標準化され，H. pylori 除菌判定法として重視されている．また，$^{13}CO_2$ を材料としてクロレラに産生させた ^{13}C 混合中性脂肪，^{13}C アミノ酸をニワトリに食べさせてできる卵白の ^{13}C 蛋白質を消化吸収試験として活用することができる．

　^{13}C の天然存在比は1.1％であることから，それを99％以上に濃縮して市場に出すために，一酸化炭素の低温蒸留法を用いた商業ベースの濃縮が行われている．したがって，必要とする標識化合物の合成は炭酸ガスやヨウ化メチルなど，できるだけ値段の安い ^{13}C 化合物から出発し，いかに短い行程で効率よく合成するかが求められる．図1には，$^{13}CO_2$ から ^{13}C の標識位置を異にする酢酸塩の合成方法を示す．上段には $^{13}CO_2$ からワンステップで個体の［1-^{13}C］酢酸塩が生じることを示し，下段には4段階で得られる［2-^{13}C］酢酸塩の合成法が示されている．上段のものが，下段のものよりずっと値段が安い．

このようにして標識された［1-^{13}C］フェニルアラニンを経口投与し，4-ヒドロキシフェニルピルビン酸ジオキシゲナーゼ反応で脱炭酸されて生じる^{13}CO$_2$が呼気中に排泄されるので，それを赤外分光計で測定するのがフェニルアラニン呼気試験である（図2）．フェニルアラニンは肝細胞の細胞質で水酸化をうけチロシンに変換されるが，この代謝経路は肝細胞にしか存在しない特異性の高い機能であり，この障害によって肝疾患ではFischer比が低下することになる．正常例では，フェニルアラニン投与後20分から30分後にかけて^{13}CO$_2$のピークがみられるが，肝硬変患者（図3）でははっきりしたピークは得られず，肝硬変と対照との差は明瞭である[3]．その結果はChild-Pushのスコア，プロトロンビン時間や血清アルブミン濃度などの肝予備能と密接に相関することが示されている．最近，外科分野から，この試験が肝切除量ときれいに相関するとの成績も報告されている．

ガラクトース負荷試験はこれまでも特異性の高い肝機能検査法として行われてきたが，血中ガラクトース濃度の測定のために採血を繰り返すという侵襲的な検査であること，あるいは肝硬変の予後判定には役立っても慢性肝炎の病態解析にはあまり役に立たないという問題があった．そこで，^{13}Cガラクト

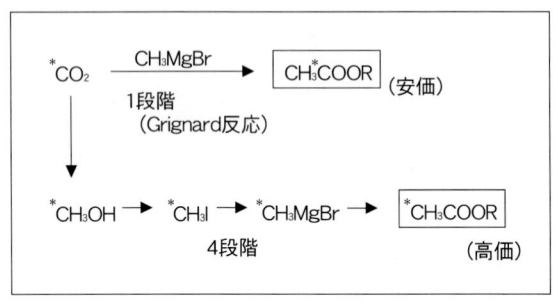

図1　^{13}CO$_2$から［1-^{13}C］または［2-^{13}C］酢酸塩の合成法

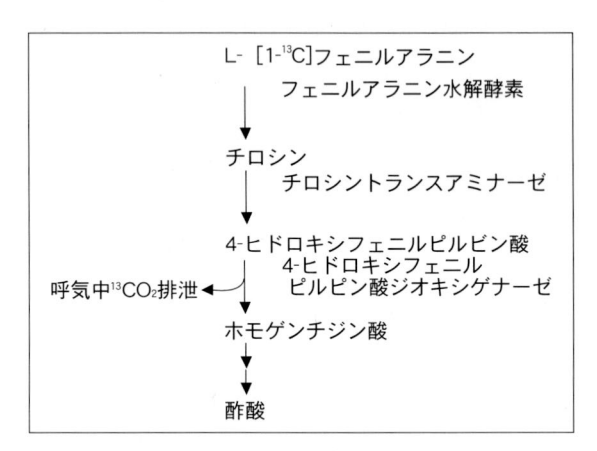

図2　^{13}Cフェニルアラニン呼気試験

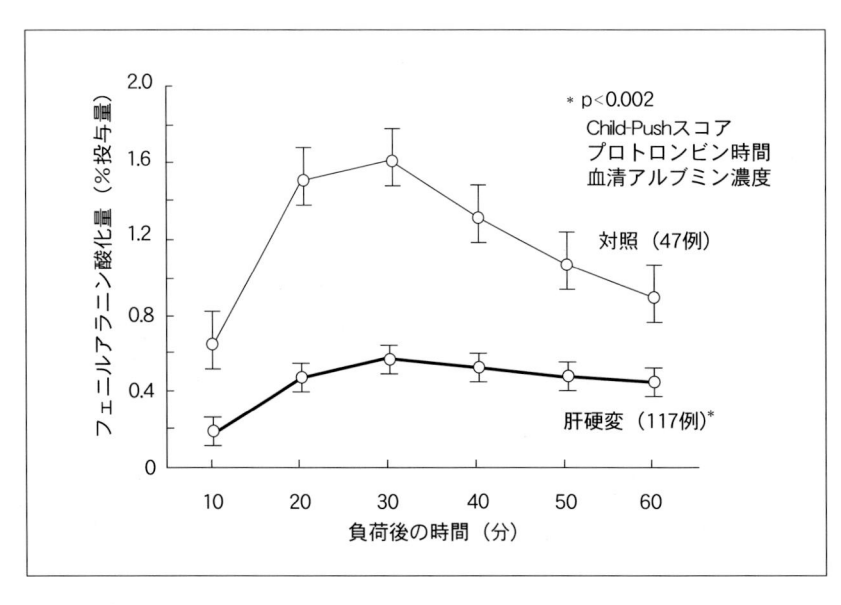

図3　肝硬変例におけるフェニルアラニン呼気試験

ースを経口投与し，1時間後の呼気中 $^{13}CO_2$ 排泄量を指標にしてC型慢性肝炎例の肝線維化の程度との関連性を調べてみた．その結果は図4に示すように，F1に比較してF2では $^{13}CO_2$ 排泄量は明らかに低下し，またF2と比較してF3とF4では有意に低下していることから，肝線維化の程度を非侵襲的なガラクトース呼気試験で評価できることを示している[4]．

α-ケト酸であるケトイソカプロン酸は肝細胞のミトコンドリアで選択的に代謝されて脱炭酸されることから，^{13}Cケトイソカプロン酸呼気試験は肝ミトコンドリア機能の評価法として用いられる[5]．アルコール性肝障害では肝ミトコンドリア機能の障害が特徴とされているが，図4は肝ミトコンドリア機能がエタノール投与で抑制され，逆にアセチルサリチル酸の投与で促進されることを示している．

V．肝疾患研究への応用(3)──私達の研究

血液におけるアンモニアの大部分はイオン状アンモニア（NH_4^+）であるが，血液では NH_4^+ とガス状アンモニア（NH_3）とが平衡状態にある．血液中の NH_3 はわずか1%以下にしかすぎないが，血液脳関門を通過して神経毒作用を発揮することから，肝性脳症の発現と深く関わっている．アンモニアの気体拡散能は酸素の3万倍であることから，血液中に溶けているガス状アンモニアは肺胞毛細血管を1回通過する際に，すべて肺胞内に拡散される．したがって，呼気中の NH_3 濃度を測定すれば，神経毒作用をもつ NH_3 の血液内濃度を分別定量することになる．

著者らが開発してきた呼気アンモニア測定装置mBA-300型の特徴としては，呼気をマウスピースを介して測定器に直接吹き込むこと，呼気の通る部位はすべて50℃に加温されていることなどであり，現在自動表示に向けて最終調整を行っている．

血中アンモニア濃度と呼気中アンモニア濃度を同時に測定すると，両者はほぼ相関する．しかし，血中濃度は正常範囲内にあるものの呼気中アンモニア濃度が高く，潜在性肝性脳症になっている肝硬変の患者がいること，また血中アンモニア濃度が高いにもかかわらず呼気中アンモニア濃度が高くなく，肝性脳症がみられない肝硬変患者がいることが示され

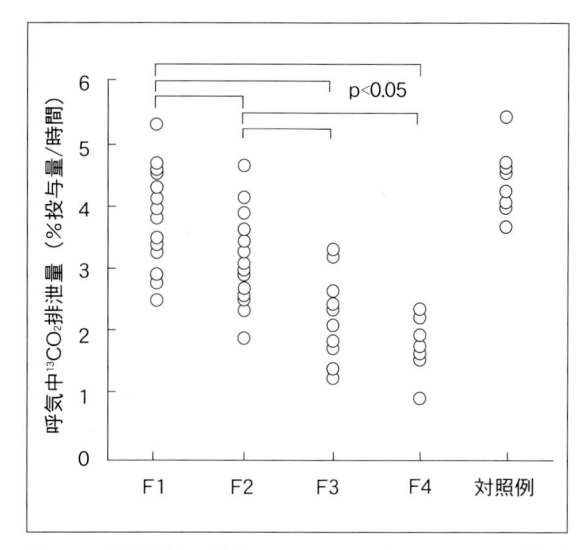

図4 C型慢性肝炎例における ^{13}C ガラクトース呼気試験と肝線維化との相関

た．

次に，小腸で分解されなかった難消化性のオリゴ糖や resistant starch が大腸内細菌に取り込まれると，乳酸や短鎖脂肪酸などの有機酸を産生するとともに，エネルギーが生じ，その際に水素やメタンなどのガスが発生するが，この現象を「発酵」と呼ぶ．著者らは，肝硬変患者によく用いられる難消化性二糖類ラクツロースを経口負荷した後，呼気中に排泄される水素ガスやメタンの臨床的意義を調べている．小腸で分解吸収されなかったラクツロースは大腸に到達し，そこで腸内細菌に取り込まれて水素を放出する．しかし，水素を利用してメタンを産生する細菌も存在することから，呼気中の水素とメタンを同時に測定しなければならない．その変化をどう解釈するかについては，それを減少させる因子や増加させる因子が多くあるために，簡単ではない．

ラクツロースシロップ30 ml を負荷したときの血中アンモニア濃度と呼気中の水素ガス濃度の変化を同一の肝硬変患者で観察し，水素ガス濃度の最大増加量（Δppm）とラクツロース投与後のアンモニアの最大低下量（$\Delta\mu g/dl$）の関係を検討してみた．呼気中の水素ガス排泄量の最大増加量（Δppm）が増加するとともに，血中アンモニアの最大低下量（$\Delta\mu g/dl$）が大きくなるという結果が得られた．

ラクツロースを投与すると血中アンモニア濃度が

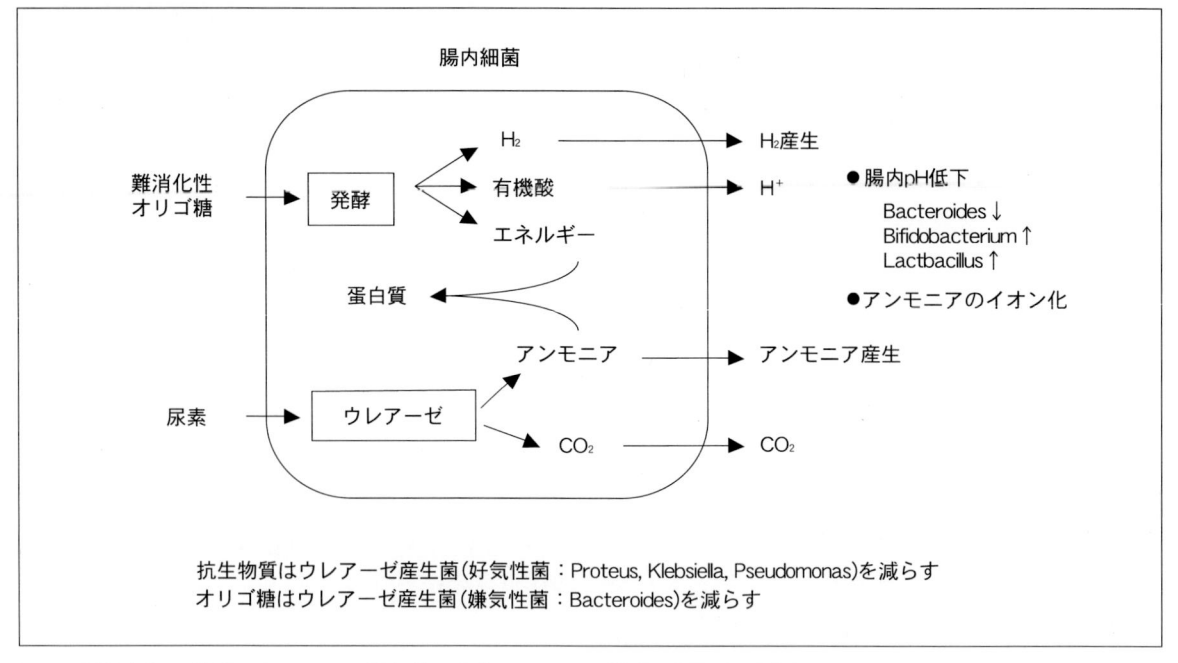

```
                    腸内細菌
                ┌─────────────────────┐
                │         H₂      ──→ H₂産生
                │        ↗              
  難消化性  ──→ │発酵 →─ 有機酸   ──→ H⁺     ● 腸内pH低下
  オリゴ糖      │        ↘                       Bacteroides ↓
                │         エネルギー              Bifidobacterium ↑
                │            ↓                   Lactbacillus ↑
                │         蛋白質 ←──
                │            ↓                ● アンモニアのイオン化
                │         アンモニア ──→ アンモニア産生
                │        ↗
  尿素    ──→ │ウレアーゼ
                │        ↘
                │         CO₂     ──→ CO₂
                └─────────────────────┘

  抗生物質はウレアーゼ産生菌(好気性菌：Proteus, Klebsiella, Pseudomonas)を減らす
  オリゴ糖はウレアーゼ産生菌(嫌気性菌：Bacteroides)を減らす
```

図5 難消化性二糖類ラクツロース投与後の血中アンモニア濃度の低下する機序

なぜ低下するかという機序については，有機酸の産生とアンモニアの再利用が重要と考えられるが，水素ガスがたくさん産生されるということは，腸内環境がより酸性に傾くということであり，bacteroides など嫌気性ウレアーゼ産生菌を減少させるとともに，腸内アンモニアを NH_4^+ として腸管から吸収されるアンモニアを少なくすることを意味している（図5）．

肝性脳症の研究を例にとると，呼気生化学からのアプローチはたくさんある．30年以上も前に，血液や尿で検討されたメチルメルカプタンや低級脂肪酸などは呼気中VOCであることから，これらを呼気で測定することにより何らかの新しい情報が得られるものと期待される．

VI. 今後の課題

酸素や炭酸ガスとは異なり，溶解性の高いエタノールやアンモニアなどの物質では，肺胞から出発して呼気が気道内を通過する過程で，気道表面への吸着，気道を循環する気管支・毛細血管による拡散と放出など，ガス交換やガス循環などが複雑に生じるために，終末呼気を用いてもプラトーに達しないことが明らかになってきた[6]．

また，¹³C標識化合物を用いる呼気試験の問題点としては，呼気中 ¹³CO₂ 排泄量を測定しているだけであり，生体内代謝については問題にしていないことから，生体側の条件によっては必ずしも目標とする変化をとらえていない可能性もある．すなわち生体内代謝の black box を，場合によっては，補整する必要が生じることになる．

21世紀の医療においては，患者の苦痛を伴うことなく，有益な生体情報をいかに効率よく，お金を使わずに集めることができるか，その工夫が求められる時代と考えられる．科学技術庁の未来予測によると，2005年にはバイオセンサを用いた生体情報の連続モニタリングが可能となり，2009年には遠隔操作によって無侵襲で検査データを入手することが可能とされている．今日，環境ホルモンなど環境の汚染が注目されているが，「呼気生化学」は単に臨床医学にとどまらず，環境学，中毒学，産業医学，宇宙学など多くの周辺関連分野で利用されるものと思われる．またこれからは，森林浴の効果をもつフィトンチッドなど植物が放出する揮発性テルペン類などの特定のガスを吸入して病気を治療する方法や，

鼻から吸うワクチンやホルモンの開発など，吸気を利用した「治療学」も視野に入れながら研究を進めたい．

本論文の要旨は，第33回日本肝臓学会（平成11年12月3日，富山国際会議場）で行われた会長講演に加筆したものである．

文 献

1) Tanaka E, Breimer DD : In vivo function tests of hepatic drug-oxidizing capacity in patients with liver desease. J Clin Pharm Therap 22 : 237-249, 1997.
2) Watkins PB : Erythromycin breath test and clinical transplantation. Therap Drug Moniter 18 : 368-371, 1996.
3) Burke PA, Stack JA, Wagner D, Lewis DW, Jenkins RL, Forse RA : L-[1-^{13}C] phenylalanine oxidation as a measure of hepatocyte functional capacity in end-stage liver disease. Am J Surg 173 : 270-274, 1997.
4) Milon F, Rousseau M, Scoazec J-Y, Berger F, Minaire Y : [^{13}C]-Galactose breath test : correlation with liver fibrosis in chronic hepatitis C. Europ J Clin Invest 29 : 624-629, 1999.
5) Lauterburg BH, Grattagliano I, Gmür R, Stalder M, Hildebrand P : Noninvasive assessment of the effect of xenobiotics on mitochondrial function in human beings : Studies with acetylsalicylic acid and ethanol with the use of the carbon 13-labeled ketoisocaproate breath test. J Lab Clin Med 125 : 378-383, 1995.
6) Hlastala MP : The alcohol breath test—a review. J Appl Physiol 84 : 401-408, 1998.

（渡辺明治）

索　引

A

アデノシンデアミナーゼ欠損症　237
アデノウイルス　102
アドリアマイシン　164
アカルボース　84
アミノピリン呼気試験　243
アミノ酸-mTOR キナーゼ　121
アミノ酸-mTOR シグナル系　121
アポトーシス　9, 97, 212
アポトーシスシグナル　213
アラキドン酸　111
アレルギー機序　68
アレルギー性肝障害　57
アレルギー症状　84
アルギニノコハク酸合成酵素　131
アルコール肝細胞膜抗体　198
アルコール+ウイルス性　198
アルコール性　198
アルコール性肝疾患　176
アルコール性肝障害　22, 198
アルコール性肝障害の診断基準試案　198
アルコール消費量　184, 198
アセチル化能　84
アセトアミノフェン　84
アセトアルデヒド脱水素酵素　85
亜区域肝動脈塞栓術　163
亜区域 TAE　160
悪性リンパ腫　6
悪性腫瘍　150
悪性腫瘍細胞の細胞死の誘導　237
安静時エネルギー消費量　110, 112
安定同位体　242
adenocarcinoma　155
adw のサブタイプ　191
AFP　151
AFP プロモータ　237
AFP 生産細胞　238, 239
AGML　92
AIC 高齢発症地域　208
AIH スコア　205
allele-specific PCR　84
alternative splicing　11

anergy　38
ANK 細胞　236
anti-apoptotic　10
antiinflammatory cytokine　22
Apaf-1　10
APC　11
apoptosis　9
argininosuccinate synthetase　131
ASS　131
ASS 遺伝子　132
ASS 蛋白　132
avidin-biotin-peroxidase complex 法　99

B

バルーン下逆行性経静脈的塞栓療法　139
バルーンカテーテル　92
バルプロ酸　124
ベザフィブラート　43
ブタ肝細胞　220, 222
ブタ血清投与の線維肝　98
晩発性皮膚ポルフィリン症　31
微小癌　233
微小塞栓物質　163
微小転移癌　233
母子感染予防法　216
分岐鎖アミノ酸　111
分子機構　9
分子相同性理論　38
B7 遺伝子　237
BAD リン酸化　227
basic fibroblast growth factor　229
BCAA　111
BCAA 顆粒製剤　111
B-cell disorder　31
Bcl-2　214
Bcl-2/BclXL　10, 225
Bcl-2 ファミリー　214
Bence-Jones 蛋白　6
bFGF　229
B 型慢性肝炎　7, 39
biloma　166
biogas　241

BrdU　81
BrdU の取り込み　101
B-RTO　139
Budd-Chiari 症候群　177, 190

C

チャレンジテスト　75
チンパンジー　13
チオアセトアミド　101
チオプロニン　51
チトクローム P450　242
チトクローム p450 2E1　48
痴呆　125
地域偏在性　194
治療戦略　12
窒素バランス　111
著効　2, 4
腸内細菌　88, 129
超音波検査　129
中毒学　246
中毒性肝障害　57
中毒性薬剤性肝炎　74
中間代謝産物　57
中心壊死型　74
^{13}C 標識化合物　246
^{13}C 尿素呼気試験　243
$^{13}CO_2$　243
$^{13}CO_2$ の呼気試験　243
Caroli 病　183
caspase　212
caspase-8　9, 213
caspase-9　213
caspase-dependent deoxyribonuclease (CAD)　9
caspase カスケード　213
CCl_4　96
CD3$^+$ 細胞/CD56$^+$ 細胞比　27
CD4$^+$ 細胞/CD8$^+$ 細胞比　27
CD56　25
CD56$^+$NKT 細胞　26
CD57　25
CD86　12
CD8$^+$　14
CD8$^+$CTL 細胞　14, 25
ced-4 遺伝子　9

ced-9 遺伝子　9
C 型肝硬変　150
C 型慢性肝炎　2
chlorofluorocarbon　46
class II (DR, DQ)　19
clonal B-cell expansion　33
colection bag　242
costimulatory molecule　237
Councilman body/acidophilic body　9
CYP　84, 242
CYP2C19　85
CYP2C9　85
CYP2E1　85
CYP 遺伝子多型　66
cytotoxic T lymphocyte　9, 13

D

デルタ肝炎ウイルス　190
デルタ抗体　190
第 3 世代の免疫抑制剤　118
第四のリンパ球　25
代替フロン　46
大脳基底核領域　93
大酒家　198
大酒家慢性肝炎　200
伝染性単核球症　22
DNA ワクチン　13, 218
Danan の診断基準　68
death domain (DD)　9
death effector domain (DED)　9
DEN　98
D-ガラクトサミン　212
dimethylnitrosoamine　98
DNA ladder　9
DNA プラスミド　13

E

エンドトキシン　212
エネルギー利用率　242
エネルギー代謝　110
エピルビシン　164
エピトープ　13
エリスロマイシン　76, 243
エリスロマイシン呼気テスト　243
エリスロポエチン　35
栄養アセスメント　114
栄養治療　114
栄養学的介入　114
栄養評価法　242

栄養異常　111
栄養状態の評価　114
栄養代謝異常　110
塩酸ベラパミル　80
塩酸チクロピジン　54, 80
塩酸プロパフェノン　80
塩酸シプロフロキサシン　80
炎症性サイトカイン　215
炎症性サイトカイン IFN-γ　16
円筒型ポリウレタン発泡体　221
壊死/ネクローシス　9
EB ウイルス　35
EC　229
ECM　95
eIF-4E 結合蛋白　118
e 抗体へのセロコンバージョン率　187
ELISA 法　16
envelope glycoproteins　13
epithelioid granuloma　35
escape variants　13

F

フィラリア　193
フェナセチン　243
フィトンチッド　247
フリーラジカル　44
フローサイトメトリー解析　27, 79
腹部超音波検査　32
腹部 dynamic CT　150
複合ヘテロ接合体　134
負の窒素出納　111
腹腔鏡肝表面像　74
腹腔鏡肝生検　74
腹腔鏡検査　74
腹腔鏡像　145
腹腔内出血　168
Fas　9
Fas-associated death domain-containing protein (FADD)　9
Fas リガンド/Fas　212
Fas リガンド/Fas システム　9
FK506 結合蛋白　118
focal necrosis　17

G

がん遺伝子の過剰発現　225
ガラクトース負荷試験　244
ガラクトース代謝酵素の欠損　127

ガス状アンモニア　245
ガス循環　246
ガス交換　246
ガスクロマトグラフィー　242
グリコーゲン蓄積量の低下　110
グリコーゲン合成酵素の活性化　227
グルクロン酸抱合　85
癌抑制遺伝子　237
外科的切除　50
外科的短絡路結紮術　139
劇症肝炎　22, 172
解熱・鎮痛剤　51
原発性胆汁性肝硬変　27
疑診例　62
合成治療 HB ワクチン　218
α-グルコシダーゼ阻害剤　54
逆転写酵素　33
gadolinium chloride　98
galactokinase　127
galactose-1-phosphate uridyltransferase　127
GalN　212
β-ガラクトシダーゼ発現　240
α-ガラクトシルセラミド　25
GCV 感受性　239
GdCl$_3$　98
gelatinase　99
genotype　7
GSH　64
γ-グロブリン　6

H

ハイブリッド型人工肝臓補助システム　220
ハイドロキシプロリン　96
ハプトグロビン　35
ハローセン　65
ハローセン肝障害　48
ヘパラン硫酸プロテオグリカン　16
ヒアルロン酸　96
ヒト初代肝細胞　222
排ガスモニター　241
肺胞壁　241
肺胞気　241
肺胞毛細血管　245
発酵　245
汎血球減少　7
判定基準案　62
発疹　62
発症年齢　209

平衡状態　245
扁平苔癬　31
偏食傾向　133
非B非C型慢性肝疾患　177
皮膚試験　50
脾腎シャント　147
非肝硬変性脳症　136
皮下腫瘍モデル　240
非侵襲的検査　241
脾体積　144
非代謝性肝硬変　111
非蛋白呼吸商　115
標的臓器　22
^{3}H-チミジン　79
HAIスコア　17
HALSS　220
Harris-Benedict式　112
Hassab術　139
HBs抗原特異的cytotoxic T cell　39
HBV　39
HBV healthy carrier　38
HBV感染　22
HBVの増殖　39
HBワクチン　216
HCC　27
HCFC-123　48
HCV core　11
HCV-core特異的CTL　14
HCV genotype　6
HCV保有率　190
HCV持続感染　19
HCV感染率　31
HCV RNA　2
HCVの予防的ワクチン　14
HDV　190
HDV遺伝子　192
healthy carrier　38
Helicobacter pylori　88
helper T cell, type 1 (Th1)　22
helper T cell, type 2 (Th2)　22
hemophagocytic syndrome　37
hepatic encephalopathy　136
HepG2細胞　11
HLA　19
HLA-A2.1分子　14
HLA class I (A, B)　19
HLA class I複合体　10
HLA-DR4陽性率　207
HLA-DRの解析　178
HLA拡張ハプロタイプ　19
HLA多型性　19

Hodgkin's lymphoma　31
homozygote　85
放射性同位元素　79
H. pylori　88
H. pylori除菌判定法　243
H. pylori除菌療法　88
HuH7細胞　238, 240
Hybrid artificial liver support system　220
hydrochlorofluorocarbons　48

I

インスリン抵抗改善薬　54
インターベンション技術　163
インターフェロン (IFN) 治療　2
イオン状アンモニア　245
イソニアジド　84
イソプレン　242
遺伝子治療　237
遺伝子DNAの一塩基多型　243
遺伝子発現量　239
遺伝子プロモーター　108
遺伝子SLC25A13　131
遺伝子多型　243
胃内H. pylori　88
飲酒者　198
一般市販薬　54
医療ニーズ　241
胃・食道静脈瘤　92
移植医療　243
医薬品　62
ICAM-1　16
遺伝子頻度　19
idiosyncratic reaction　84
idiosyncrasy　84
IFN治療効果　107
IFN-γ-responsive element　106, 109
IgM-HBc抗体　39
IL-1β　16
IL-10　23
IL-12　12, 27
IL-4　25, 28
immune surveillance system　28
infrared spectroscopy　242
INH　76, 84
in situ hybridization法　17, 225
Interferon inducible protein 10 (IP-10)　16
interleukin-1β converting enzyme : ICE　9

interstitial collagenase　99
interventional radiology　139
intrinsic hepatotoxicity　84
IPH　143
IVR　139

J

ジクロフェナクナトリウム　65
実験的肝線維化モデル　97
実験的肝線維症　96
自己抗原　38
自己抗体　208
自己免疫性肝炎　4, 176, 203
自己免疫性肝疾患　177
自己免疫疾患　7
人工肝臓モジュール　220
人口統計データ　203
自殺遺伝子　237
自食作用　119
持続感染　12
女性のアルコール性肝障害　200
上腸間膜動脈　92
静脈管開存　92
常習飲酒家　198
樹状細胞　11
循環器用剤　51

K

カナマイシン　91
カロリー病　177
カスパーゼ　9
ケモカイン　16
キメラ分子　14
コンピュータ画像解析装置　99
コラーゲンI型　96
コラーゲン沈着　97
コラーゲン遺伝子　106
クリオグロブリン血症　6
キャノピー法　242
化学療法剤　51
解剖学的死腔　241
開発・普及　242
肝部下大静脈閉塞症　192
肝動脈の塞栓　158
肝動脈塞栓術　158
肝炎型　56
肝炎ウイルス　62
肝炎の慢性化　19
肝不全　88
肝外病変　6

肝癌治療効果判定基準　158
肝癌細胞株　121
肝癌死亡率　190
肝癌特異的自殺遺伝子発現　240
肝芽腫由来細胞　220
肝脾原発性 NHL　32
肝被膜下血腫　169
肝移植　4, 134
肝腎ミクロソーム抗体　85
肝血管腫　124
肝硬変　19, 88
肝硬変の成因　172
肝硬変の成因別実態　184
肝梗塞　150
環境学　246
肝内びまん型　137
肝内限局型　137
肝内血管腫　127
肝内混在型　137
肝内リンパ球　25
肝内転移機構解明　235
肝膿瘍　190
漢方薬　54
肝類洞内転移　155
肝細胞　18
肝細胞アポトーシス　212
肝細胞培養技術　220
肝細胞癌　27, 150
肝細胞機能不全　145
肝細胞膜抗体　85
肝細胞障害　9
肝細胞増殖　101
肝再生不全　212
肝生検　6
肝性昏睡　22
肝性脳症　88
肝性脳症惹起物質　145
肝星細胞　96
感染防御　13
肝線維化　95
感染肝細胞　38
感染経路　4
感染細胞　10
間接カロリメータ　242
肝腫瘍の早期発見　130
肝組織　17
肝体積　144
肝予備能　166
肝臓病の地域偏在性　181
肝臓に forming　235
肝臓専門外来　172
肝臓特異的 ASS 欠損症　133

活性化ナチュラルキラー（ANK）細胞　233
活性酸素　214
活動性肝炎　19
可溶性 Fas　11
血中アンモニア　88
血中線維化マーカー　106
血中トランスフェリンの微小変異　198
経皮経肝的脾静脈分流術　139
経皮的エタノール注入療法　167
経皮的高周波熱凝固療法　167
経静脈輸液　112
蛍光抗体法　7
形質細胞数　6
血管内皮細胞　229
血管瘻　137
血管新生　229
血管新生因子　229
血管新生阻害剤　232
献血　191
健康食品　56
血清 IgG 値　209
血清シトルリン値　132
血液浄化治療法　224
血液脳関門　245
気道表面　246
揮発性テルペン類　247
起因薬剤　50
起因薬剤同定のための検査法の確立　57
奇形　129
呼気中アルコール濃度の測定　241
呼気ガス分析　241
呼気ガス分析機器　241
呼気生化学　241
呼気試験　246
呼吸商　112
混合型　56
昏睡度　88
個体差　48
古典型シトルリン血症　131
骨髄幹細胞　37
骨髄穿刺　35
高アンモニア血症　88
抗アポトーシス作用　97
好中球浸潤　43
抗エストロゲン作用　42
高ガラクトース血症　123
抗原提示細胞　11
高グルカゴン血症　111
広範壊死型　74

広範肝細胞死　212
広範な肝細胞死　212
抗平滑筋抗体　205
抗核抗体　205
抗血管新生療法　232
口腔内ガス　241
高密度培養　221
好酸球増多　63
抗生物質　51
厚生省人口動態統計　183
厚生省の治療指針　208
厚生省特定疾患門脈血行異常症調査研究班　143
厚生省特定疾患「難治性の肝疾患」調査研究班　194
抗線維化作用　106
抗腫瘍薬　64
抗体価　4
高胆汁酸血症　124
高ウイルス血症　19
抗ウイルス薬　39
区域肝動脈塞栓術　163
組み換えアデノウイルス　237, 240
巨核球　36
胸腺外分化 T 細胞　25
京都地区　181
救命率向上　196
急性 A 型肝炎　35
急性白血病　39
急性肝炎　19
急性肝炎型　74
急性肝不全　22
急性増悪　4
肝炎ウイルス蛋白　11
肝移植までの橋渡し　223
活性化 T 細胞（Th1 細胞）　16
KDR/Flk-1　229
key enzyme　99
Kupffer cell hyperplasia　38
Kupffer 細胞　98
急性肝炎重症型　22

L

LacZ 遺伝子　233
large granular lymphocyte　27
LCAP　27
LFA-1　26
lipofectin 法　233
LKM2　85

M

マイクロカテーテル　160
マイトマイシンC　164
マンガン　129
マトリックスメタロプロテアーゼ　95
マウスピース　242
膜性増殖性糸球体腎炎　7
慢性感染症　7
慢性甲状腺炎　31
末梢血リンパ球　25
末梢血単核細胞分画　79
免疫賦活治療　216
免疫賦活状態　38
免疫賦活を促す遺伝子導入　237
免疫学的寛容状態　38
免疫学的リバウンド　39
免疫監視機構　13
免疫応答　19
免疫細胞　212
免疫組織染色　96
免疫担当細胞　28
免疫抑制剤使用　4
免疫誘導効果　218
宮古群島　192
門脈圧　92
門脈-大循環系短絡路性脳症　93
門脈-大循環系短絡路　92
門脈大循環シャント　91
門脈欠損　125, 129
門脈瘤　143
門脈塞栓　153
門脈造影像　145
無症候性キャリア　19, 177
Mallory 体の形成　43
mammalian target of rapamycin　118
MAPキナーゼキナーゼ　226
matrigel　230
matrix metalloproteinase　98
matrix metalloproteinase: MMP　95
MCP-1　16
metabolic hepatic encephalopathy　136
MHC class I 拘束性　13
MIP-1α　16
MIP-1β　16
mixed cryoglobulinemia　32
MMP　98
MMP-13　100
monoclonal gammmopathy of uncertain significance : MGUS　31
monoclonal gammopathy of undetermined significance (MGUS)　6
monocyte/macrophage　24
MRI T1 強調像　93
mRNA　17
M 蛋白血症　31
mTOR　118
multiple organ failure : MOF　22

N

長野県　176
内因性微量揮発性有機物質　241
内視鏡的硬化療法　143
難治性肝疾患　12
難消化性のオリゴ糖　245
熱量測定　242
日本病理剖検輯報　194
21世紀の診断技術　241
二重感染法　239
脳浮腫　133
脳MRI　92
尿素呼気試験　241
尿素サイクル　131
乳癌の特効薬　42
N-アセチルトランスフェラーゼ　84
NASH　42
necrosis　9
NF-κB　214
NH$_3$　245
NH$_4^+$　245
NK細胞受容体　25
NKT細胞　25
non-alcoholic steatohepatitis　42
non-Hodgkin B cell lymphoma (NHL)　7
non-protein respiratory quotient　115
npRQ　115

O

オゾン層破壊物質　48
沖縄県　190

P

パーフォリン・グランザイムの系　10
パルボウイルス　37
パルスラベル　79
ピーナッツ　133
ポルフィリア　186
プロテアーゼカスケード　212
プロテアゾーム　20
Portal hypertensive colonopathy　160
p53　237
p70S6 キナーゼ　118
pancreatic secretory trypsin inhibitor　133
Parkinson 病様症状　129
PBC　27
PCR-RFLP 法　20
PEIT　167
peliosis hepatis　74, 76
PERV　222
phorbol-myristate-acetate　22
phosphoinositide 3-キナーゼ　118
PHSL　32
PI3K　226
PIVKA-II　151
plaque-forming unit　14
polymerase chain reaction　84
Porcine endogenous retrovirus　222
portal systemic encephalopathy　136
preclinical model　13
PreS 合成 HB ワクチン　218
primary hepatosplenic lymphoma　32
pro-caspase-8　9
pro-inflammatory cytokine　22
protein-energy malnutrition　110
PSTI　133

Q

quality of life　115
quasispecies　13

R

ラクツロース　92
ラクツロース抵抗性　88

ラミブジン 39, 216	細胞死促進型 Bcl-2ファミリー	食道・胃静脈瘤破裂 143
ラミニン 101	10	消化器用剤 51
ラパマイシン 118	細胞死抑制機能 225	小葉中心部の陥凹 76
レトロウイルスベクター 237	細胞障害性Tリンパ球 9	小葉間胆管 27
リアルタイム 242	細胞周期制御 121	出血性陥凹 76
リンパ系増殖性疾患 6	細胞増殖能の亢進 225	宿主側の因子 19
リンパ球除去療法 27	細菌性スーパー抗原 212	首都圏 172
リンパ球サブセット 26	再燃 2	周辺関連分野 246
リンパ球刺激試験 (DLST) 50	再生不良性貧血 35	終末呼気 241
リンパ球幼弱化テスト 84	再投与 50	終生免疫 13
リピオドール 164	三大栄養素 110, 242	腫瘍発育速度 230
ロイシン 120	産業医学 246	腫瘍マーカー 150
冷媒 46	三次元培養 220	腫瘍細胞 152
連続モニター 242	三重染色 26	腫瘍性肝疾患 182
臨床栄養 114	Scheuer 分類 178	側副血行路 145
労働安全衛生法 48	成人発症II型シトルリン血症 131	測定装置 242
労働基準局 48	生活の質 115	瘙痒 62
量的異常 133	西高東低 208	睡眠障害 92
Rat-2 線維芽細胞 102	生命予後 115	水素ガスセンサー 242
RC sign 145	星細胞 98	7S-コラーゲン 96
recombinant vaccinia virus (rVac) 38	星細胞の活性化 98	segmental TAE 163
Rendu-Osler-Weber 病 137	精神発達遅延 123, 132	Sirius red 染色 99
resistant starch 242, 245	精神科用剤 51	SIRS 22
restriction fragment length polymorphism 84	精神疾患 125	Sjögren 症候群 31
RFA 167	生体ガス 241	S 期細胞 79
RQ 112	性的接触 178	S 期細胞比率 82
	赤外分光計 242	slow acetylator 86
S	赤芽球癆 35	Smad3 108
サイトメガロウイルス 35	赤芽球系幹細胞 37	Smad7 109
III型コラーゲン 101, 108	責任遺伝子 134	α-SMA 陽性細胞面積 99
セラミド 214	線維化治療 98	α-smooth muscle actin 96
セリン・スレオニンキナーゼ 118	洗浄剤 46	SNMC 64
シャント血管の閉鎖 125	潜伏期間 71	SNP 243
シャント血流量 145	先天性アミノ酸代謝異常 143	steatohepatitis 183
スニップ 243	先天性肝線維症 177	steatosis 44
ステロイド 64	先天性肝疾患 183	Stimulation index (S. I.) 79
ステロイド離脱療法 216	先天性門脈-大循環シャント 123	subsegmental TAE 160, 163
ステロイド投与 4	先天性門脈欠損症 137	syndrome of hepatitis and aplastic anemia 35
ストレスファクター 112	潜在性肝性脳症 245	systemic inflammatory response syndrome 22
細胞分化の促進 227	脂肪吸収不良 112	
細胞外基質 99	脂肪酸のβ酸化 242	**T**
細胞外マトリックス 95	四塩化炭素 96	タモキシフェン 42
細胞外マトリックス分解酵素 104	子宮内膜癌 42	トランスジェニックマウス 11, 13, 95
細胞内シグナル伝達経路 107	新犬山分類 172, 178	トリフルオロ酢酸 46
細胞成長因子 118	森林浴の効果 246	トログリタゾン 84
細胞死 9, 212	新生児マススクリーニング 123	多発性骨髄腫 6, 31
細胞死回避 225, 228	身体的侵襲 241	体液性免疫 13
細胞死回避能の分子機構 10	新薬の開発 50	代謝性肝疾患 183
細胞死からの回避機構 225	脂質過酸化物 242	
	質量分析計 242	
	質的異常 133	
	自然退縮 150	

大滴性の脂肪滴　43	Th1/Th2-associated cytokine imbalance　22, 24	VEGF 遺伝子導入　230
耐糖能異常　110		VOC　241
多価不飽和脂肪酸　242	Th1/Th2 バランス　28	volatile organic compounds　241
多機能蛋白質　97	Th2-associated cytokine　22	
胆道出血　168	TIMP-1　95	**W**
胆汁酸依存性胆汁流量　72	tissue inhibitor of metalloproteinsase (TIMP)　95, 98	
胆汁うっ滞型　56, 74		Wilson 病　183
単核細胞　18	TNF-α　16	
胆管細胞癌　177	TNF 受容体　212	**X**
蛋白エネルギー栄養障害　110	TNF 抗体　212	
蛋白不耐状態　111	TNFR1　9	X-gal 染色　235
蛋白の異化亢進　111	tolerance break　39	
蛋白制限　89	transporter associated with antigen processing (TAP)　20	**Y**
蛋白質合成促進　227		
蛋白質リン酸化酵素　119	trifluoroacetyl protein　48	薬物感受性試験　65
短絡路閉鎖術　92	γδ-T 細胞　26	薬物療法　50
炭酸ガスの産生　242	T 細胞レセプター　25	薬物代謝　242
胆栓　74	tumor necrosis factor　212	薬物代謝系酵素　242
淡蒼球の高信号　94	tumor necrosis factor receptor 1　9	薬物代謝能　71
多剤服用　54		「薬物と肝」研究会　62
多臓器不全　22		薬剤中断　71
低アルブミン血症　111	**U**	薬剤服用歴　57
低脂肪食　111		薬剤性肝障害　22, 50
転移性肝癌　186	ウイルス肝炎　62	薬剤性肝障害の診断基準　57
特異体質性　84	ウイルス量　6	予後予測式　196
特定フロン　46	ウレアーゼ　88	溶血　37
特発性門脈圧亢進症　143	ウレアーゼ産生性腸内細菌　90	溶剤　46
糖尿病治療薬　51	ウルソデオキシコール酸　189	IV型コラーゲン　101
TT ウイルス　189	宇宙学　246	輸血後非 A 非 B 型肝炎　35
TAE　158	UBT　241	輸血後肝炎　189
TCR　10, 25	UDCA　64, 189	輸血歴　186
tetracycline-controlled transcriptional activator　229	UDP-galactose epimerase　127	有効門脈血流量　145
	Urea Breath Test　88	遊離脂肪酸酸化　111
tetracycline-regulated gene expression system　229		
	V	**Z**
TGF-β 受容体　109		
TGF-β-responsive element　108	vascular endothelial growth factor　229	全国調査　50, 137, 172
Tg マウス　38		造血器障害　35
Th1-associated cytokine　22	VEGF　229	増殖因子の枯渇　225

© 2001　　　　　　　　　　　　　　　　　第1版発行　2001年1月20日

最新 肝臓病学
全国現状調査から将来展望まで

編集　渡辺明治
　　　樋口清博

定価（本体 7,000 円＋税）

〈検印廃止〉

発行者　　服部秀夫
発行所　　株式会社 新興医学出版社
〒113-0033　東京都文京区本郷 6-26-8
　　　　電話　03（3816）2853
　　　　FAX　03（3816）2895

印刷　明和印刷株式会社　　ISBN4-88002-286-1　　郵便振替　00120-8-191625

Ⓡ 本書の全部または一部を無断で複写複製（コピー）することは，著作権法上での例外を除き，禁じられています。本書からの複写を希望される場合は，日本複写権センター（03-3269-5784）にご連絡ください。